U0268725

BASIS AND TRAINING OF
LAPAROSCOPIC SURGERY

腹腔镜外科
基础与培训

主　编　周总光　胡建昆

副主编　郑民华　蔡秀军　王国斌　余佩武

人民卫生出版社
·北 京·

图书在版编目（CIP）数据

腹腔镜外科基础与培训 / 周总光，胡建昆主编 . —
北京：人民卫生出版社，2023.11
ISBN 978-7-117-35677-0

Ⅰ. ①腹⋯ Ⅱ. ①周⋯②胡⋯ Ⅲ. ①腹腔镜检 —外
科手术 Ⅳ. ①R656.05

中国国家版本馆 CIP 数据核字（2023）第 232559 号

| 人卫智网 | www.ipmph.com | 医学教育、学术、考试、健康，购书智慧智能综合服务平台 |
| 人卫官网 | www.pmph.com | 人卫官方资讯发布平台 |

腹腔镜外科基础与培训
Fuqiangjing Waike Jichu yu Peixun

主　　编： 周总光　胡建昆
出版发行： 人民卫生出版社（中继线 010-59780011）
地　　址： 北京市朝阳区潘家园南里 19 号
邮　　编： 100021
E - mail： pmph @ pmph.com
购书热线： 010-59787592　010-59787584　010-65264830
印　　刷： 北京华联印刷有限公司
经　　销： 新华书店
开　　本： 889 × 1194　1/16　印张：19
字　　数： 535 千字
版　　次： 2023 年 11 月第 1 版
印　　次： 2024 年 1 月第 1 次印刷
标准书号： ISBN 978-7-117-35677-0
定　　价： 168.00 元

打击盗版举报电话：010-59787491　E-mail：WQ @ pmph.com
质量问题联系电话：010-59787234　E-mail：zhiliang @ pmph.com
数字融合服务电话：4001118166　E-mail：zengzhi @ pmph.com

编 委

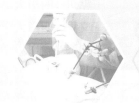

3

王存川（暨南大学附属第一医院）

王国斌（华中科技大学同济医学院附属协和医院）

王默进（四川大学华西医院）

王文凭（四川大学华西医院）

王自强（四川大学华西医院）

魏　强（四川大学华西医院）

徐　皓（江苏省人民医院）

徐泽宽（江苏省人民医院）

许剑民（复旦大学附属中山医院）

杨　华（暨南大学附属第一医院）

杨　昆（四川大学华西医院）

杨　烈（四川大学华西医院）

杨佳琦（四川大学华西医院）

杨景哥（暨南大学附属第一医院）

尹芹芹（四川大学华西医院）

尹新民（湖南省人民医院）

余　江（南方医科大学南方医院）

余佩武（陆军军医大学西南医院）

袁　勇（四川大学华西医院）

臧　潞（上海交通大学医学院附属瑞金医院）

曾　浩（四川大学华西医院）

张　朋（四川大学华西医院）

张维汉（四川大学华西医院）

赵　刚（上海交通大学医学院附属仁济医院）

赵恩昊（上海交通大学医学院附属仁济医院）

赵林勇（四川大学华西医院）

赵永亮（陆军军医大学西南医院）

郑朝辉（福建医科大学附属协和医院）

郑民华（上海交通大学医学院附属瑞金医院）

郑树国（陆军军医大学西南医院）

周总光（四川大学华西医院）

朱　涛（四川大学华西医院）

朱甲明（吉林大学白求恩第二医院）

朱育春（四川大学华西医院）

编写秘书

杨　昆（四川大学华西医院）

绘　图

马　钦（四川大学华西医院）　　　　　　吴薇薇（四川大学华西医院）

序

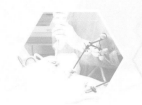

  自 1987 年法国里昂医师 Phillips Mouret 成功实施第一例腹腔镜胆囊切除手术以来，腹腔镜手术就以创伤小、痛苦少、恢复快、疗效好且具有美容特点等优势被全世界外科医师认可。伴随最近 10 年我国微创外科技术的发展进步，"微创"成为医学的热门词汇，引起了我国现代外科学领域的一场深刻变革，正在逐步形成具有鲜明特点的专门学科，被认为是外科发展史上又一里程碑。微创外科也成为未来外科的发展趋势。

  腹腔镜手术作为微创外科技术最典型的代表，已广泛应用于外科领域，相对于传统手术，它有鲜明的优势，但它又是建立在传统外科手术基础上的治疗手段。在传统的外科手术培训过程中，教授与年轻医师之间的教与学可以建立在实际手术当中；而腹腔镜手术，相比传统外科手术，其手术技术特殊性，培训过程更为复杂和漫长，学习曲线较长，从某种程度上限制了其推广应用。因此，开展科学的腹腔镜培训是临床实践腹腔镜手术的前提。

  近年来，很多发达国家的外科医师行业管理机构，如美国外科医师学会（American College of Surgeons，ACS）都建立、健全了腹腔镜外科医师组织机构，在协会组织机构的统筹协调下，腹腔镜外科的发展较均衡。此外，腹腔镜技能培训中心建设发展迅速，基本微创技能、离体器官腔镜手术、计算机虚拟仿真手术、活体动物手术等腔镜外科技能训练在继续教育中发挥了重要作用。通过相关技能训练，大大减少了腹腔镜外科技术学习曲线长带来的临床问题，手术并发症的发生率也大大降低，手术质量提高。不少欧美国家已建立了较完善的腹腔镜外科医师培训制度，甚至颁布了"没有经过模具和虚拟现实仿真技术训练者，不能在患者身上进行操作"的正式文件规定。虽然腹腔镜手术在我国广泛开展，但在腹腔镜手术技术培训方面没有形成体系，对于腹腔镜手术技术的培训尚无统一方案。由于缺乏腹腔镜外科医师规范化技术培训，基础技能培训环节薄弱，受训者的基本技能难以全面提高。鉴于国内外微创外科发展形势，为推动我国腹腔镜外科的发展，加快腹腔镜培训基地建设、构建规范的腹腔镜外科科学培训体系及编写具有中国特色的培训教材势在必行并已迫在眉睫。

  本书是国内腹腔镜外科领域的领军人才悉心、合力编撰而成，内容涉及腹腔镜外科技能培训的各个方面，横贯整个腔镜技术，跨多个亚专业学科，将理论与实际操作、技能培训、手术技巧等联系起来，更有手术录像配合解析，内容丰富生动。本书的出版将有助于读者强化基本技能，奠定良好的微创外科基本技能，其在腹腔镜手术的技术细节、常见问题及处理对策、并发症预防等诸多方面进行系统学习，推动微创技术的临床应用，提高我国微创外科技术和学术水平。

  在本书出版之际，谨向参与编写本书、付出辛勤劳动的各位教授及工作人员致以衷心的感谢，并感谢中国医师协会腹腔镜外科医师培训学院、中国医师协会内镜医师分会腹腔镜外科医师专业委员会、四川大学华西医院、国家医学考试中心等单位的大力支持。尽管我们竭尽全力编写，但难免漏一挂万，不足之处希望专家、读者予以批评指正。

四川大学消化外科研究所
四川大学华西医院胃肠外科中心

2023 年 6 月

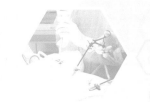

前　言

　　1911 年,美国 Johns Hopkins 医院的 Bemheim 报道了使用结肠镜及膀胱镜进行腹腔检查的技术操作。20 世纪 80 年代腹腔镜阑尾切除术和腹腔镜胆囊切除术的成功实施极大地推动了腹腔镜手术的应用。经过近几十年的腹腔镜手术器械、设备的发展,腹腔镜手术的推广,腹腔镜手术已经广泛应用于外科各个领域。我国腹腔镜手术发展与起步较早,1991 年曲靖地区第二人民医院普通外科荀祖武医师完成了国内第一例腹腔镜胆囊切除手术,上海第二医科大学附属瑞金医院在 1993 年开展了国内第一例腹腔镜乙状结肠癌根治术。在手术技术突破、操作经验积累的同时,我国的腹腔镜外科医师也越来越重视临床数据与临床证据的积累与研究,四川大学华西医院周总光教授在 2002 年完成了国内第一个腹腔镜直肠癌的随机对照试验,南方医科大学南方医院李国新教授牵头负责的针对进展期胃癌腹腔镜手术的全国多中心随机对照试验(CLASS-01 试验)结果相继发表在 *J Clin Oncol* 和 *JAMA*。目前在我国腹腔镜手术已经成为外科各个亚专业临床治疗的重要技术手段与方法,并已经进入腹腔镜手术的广泛推广与腹腔镜手术的规范化开展并重的新时代。

　　目前,国内微创领域存在各种各样的微创学习班,各个单位、医学中心及各个外科亚专业均制定了相应的培训计划及培训课程。腹腔镜技能与手术操作培训时仍采用传统的师徒带教形式,缺乏系统、完整的培训体系。更重要的是,目前尚无符合我国实际情况,并且系统、完整包含腹腔镜基础及进阶技能的培训教材。鉴于此,中国医师协会内镜医师分会和中国医师协会内镜医师分会腹腔镜外科医师专业委员会成立了腹腔镜外科医师培训学院,旨在建立和完善我国腹腔镜外科医师培训体系。本书为腹腔镜外科医师培训教材,基于中国医师协会腹腔镜外科医师培训基地多年培训经验,参考国际腹腔镜外科培训课程体系设置并结合我国腹腔镜外科实际情况编写。内容涵盖腹腔镜入门基础知识、腹腔镜基本操作技能及操作训练方法与技巧、专科手术操作流程与规范,适用于各个阶段及有志于从事腹腔镜手术事业的中青年医师,有助于系统掌握腹腔镜手术相关基础理论、基本操作,从而不断提高腹腔镜手术操作技术,并完善相关操作规范。

　　在本书的编写过程中,得到我国腹腔镜外科领域各位专家的鼎力支持和辛勤付出,在此对各位的付出致以真诚的感谢! 当然,由于我们水平有限,加之时间紧迫,书中难免出现一些疏漏和错误,恳请广大读者批评与指正。

四川大学华西医院胃肠外科

胡建昆

2023 年 6 月

目 录

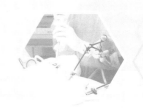

视频目录

扫二维码观看网络增值服务：

　　1. 首次观看需要激活，方法如下：①刮开带有涂层的二维码，用手机微信"扫一扫"，按界面提示输入手机号及验证码登录，或点击"微信用户一键登录"；②登录后点击"立即领取"，再点击"查看"即可观看网络增值服务。

　　2. 激活后再次观看的方法有两种：①手机微信扫描书中任意二维码；②关注"人卫助手"微信公众号，选择"知识服务"，进入"我的图书"，即可查看已激活的网络增值服务。

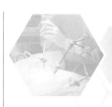

第一章
腹腔镜外科的发展历史

不经皮肤穿刺、切口打孔、也不借助外物或材料引导进入人体的诊疗技术,称为非侵入性技术或无创技术(non-invasive surgery)。通过皮肤、自然腔道或解剖开口进入人体实施医疗操作,对这些组织结构最小损害的医疗技术,称为微创技术或微侵袭技术(minimally invasive surgery)。希波克拉底(Hippocrates,公元前460—公元前370年)是世界上第一个用金属窥开器观察直肠、阴道病变的医师,他同时告诫医师"不要做得过多",其中就已经蕴涵了"尽可能小的创伤"的理念。腹腔镜外科是当今微创外科的主要代表,开创了微创外科治疗历史的新纪元。与传统手术相比,腹腔镜手术有创伤小、恢复快、符合美学要求等优势。随着工业制造技术的进步、相关学科的融合、医师操作技能的提高,使许多开腹手术现在已可通过腹腔镜手术来完成,腹腔镜手术已是未来手术发展的一个必然趋势。纵观腹腔镜外科的发展历史,经历了从无到有,再到如今高速发展的漫长路程。本章着重归纳了腹腔镜外科在世界及中国的发展历程。

第一节　世界腹腔镜外科的发展历史

一、内镜的早期历史

内镜的英文"endoscopy"一词来源于希腊语,"endo"即为内部之意。内镜有史可查的最早起源为1804年德国Bozzini首先利用烛光照明制作了一台检查膀胱、尿道和直肠腔情况的器械,从此开创了人类使用硬式内镜的先河。1807年,Bozzini发明了第一台金属管式直肠镜,用于观察直肠腔内病变,但受限于光源,检查效果差。1821年,法国Segales研制出了膀胱镜和食管镜。1853年,法国Deosrmeaux利用乙醇和松节油作为混合燃料照明,使照明技术有了一定发展。1868年,德国的Kussmaul受吞剑表演的启发,研制出了第一台硬管式内镜。1869年,英国Pantaleoni首次介绍了宫腔镜。1877年,Leiter与Nitze合作设计制造出观察膀胱的腔内镜,在此基础上,1879年又制成了第一台间接膀胱镜。自1879年爱迪生发明电灯以后,腔内镜采用小电珠作为光源,使腔内镜的光学技术发生了巨大进步。到19世纪末,硬管胃镜、胆道镜相继问世,迎来了内镜发展的第一个"春天"。随着内镜的发展,腹腔镜作为内镜的重要分支之一,也经历了一段较长的发展历史。

二、腹腔镜外科的发展历程

根据时间,腹腔镜外科的发展大致可分为以下 3 个时期。

(一)诊断性腹腔镜时期(1901—1933 年)

在此阶段,主要是建立和发展了腹腔镜系统,并初步使用腹腔镜对某些疾病进行检查。

1901 年,俄罗斯圣彼得堡的一位妇科医师通过腹壁的小切口将窥阴器插入腹腔内,并利用额镜将光线反射进入腹腔,从而对腹腔进行检查,并将这种检查称为腹腔镜检查。同年,德国 Kelling 首次用过滤空气建立了气腹并采用膀胱镜观察了犬的腹腔,但当时膀胱镜是中空的管腔设计,照射到腹腔的光线少,所以视野很暗,无法观察清楚。上述两人将内镜技术用于腹腔内脏器的检查,开辟了腹腔镜临床诊疗的历史。至 1910 年,瑞典 Jacobaeus 首次使用了胸腹腔镜检查(laparothorakoskopie)这一名词,他认为这种方法具有重要的意义,可用它来研究肝脏的膈面,并对有腹水的患者进行了检查。至 1911 年他已完成了 115 例腹腔镜检查,是第一位描述腹腔镜下肝硬化、肿瘤、梅毒、结核性腹膜炎等表现的学者。1911 年美国约翰·霍普金斯医院的外科医师 Bernhein 用发射光做光源,经腹壁切口将直肠镜插入腹腔,并借助耳鼻喉镜检查了部分胃前壁、肝脏及膈肌,将一例黄疸患者确诊为胰腺癌,完成了美国的第一例腹腔镜检查。为了使腹腔镜更好地应用于诊断,人们对腹腔镜及其应用技术进行了不断改进。1918 年 Goetze 介绍了一种使用安全的自动气腹针;美国 Orndoff 于 1920 年设计了锥形 Trocar 针以方便穿刺。因 CO_2 具有不燃烧,容易经腹膜吸收后通过肺部排出,且一旦进入血管形成气栓也比空气和 O_2 栓塞容易治疗等特性,瑞士 Zollikofer 在 1924 年利用 CO_2 来制造气腹;同年美国的内科医师 Stone 推荐使用一种橡胶垫圈协助封闭穿刺 Trocar,以避免操作中漏气。德国腹腔镜学院的奠基人 Heinz Kalk 设计了一种 135° 视角的内镜,并于 1929 年率先提倡在腹腔镜检查中运用双 Trocar 针穿刺技术,这为手术腹腔镜的发展开辟了道路,他也被公认为是真正的诊断性腹腔镜检查术的发明者。

(二)治疗性腹腔镜早期(1933—1987 年)

在这一时期,腹腔镜系统和手术器械有了进一步发展和完善,此时期腹腔镜主要用于妇科疾病的诊断和治疗。

Fevers 于 1933 年首先报道使用腹腔镜进行肠粘连松解术。1934 年,John Ruddock 介绍了带有活检钳及单极电凝的腹腔镜系统,进一步拓宽了腹腔镜的使用范围;同年,Wemer 尝试了腹腔镜输卵管电凝绝育术。到 1938 年,匈牙利 Veress 发明了一种可以安全建立气胸治疗肺结核的弹簧注气针。同时,在建立气腹时,其也可以防止针尖损伤针下的内脏,这种气腹针被普遍接受,并沿用至今。在这一时期,腹腔镜技术在多个国家中逐步发展,相对于美国,欧洲从 20 世纪 40 年代早期至 60 年代末,在 Palmer 和 Frangenheim 的影响下,持续进行腹腔镜的实践。Palmer 在 1961 年系统地报道了他们施行腹腔镜输卵管单极电凝术作为绝育手术的成功经验,为世界所公认。但该手术容易出现邻近器官热灼伤的并发症,故后来被双极电凝及机械方式的绝育术取代。影响腹腔镜发展的两个重要事件出现在 20 世纪 50 年代。1952 年,Fourestier 制造由玻璃纤维制成的"冷光源"照明装置,该装置能在较低温度下提供照明,而不造成热灼伤。另一个便是由 Hopkins 设计的柱状石英腹腔镜,这种腹腔镜改变了图像反射的介质,使折射减少,传出速度加快,显著提高了内镜图像的清晰度和对比度,成为现代腹腔镜外科所用的硬质内镜设计的基础。同一时期,德国 Kurt Semm 设计了包括自动气腹机、冲洗装置、腹腔镜手术模拟器等众多的腹腔镜配套器械,为腹腔镜的进一步发展立下了汗马功劳。运用这些器械及技术,Semm 设计了一系列的腹腔镜手术以替代传统的开腹手术,包括输卵管切开术、卵巢切除术、粘连松解术、肿瘤活检及确定分期等,并于 1980 年完成了第一例腹腔镜阑尾切除术,将腹腔镜技术率先引入外科手术治疗领域,从而开辟了腹腔镜外科的新纪元。

在腹腔镜领域,妇科的进步要快于外科。1972 年,在 Phillips 的倡导下,美国成立了"美国妇科腹腔镜医师协会",腹腔镜手术的理念首先被妇科医师普遍接受。至 20 世纪 80 年代初,虽然大多数普通外科医师对腹腔镜手术仍未予以足够重视,但腹腔镜在外科的使用价值已逐渐展现,并带来了外科技术和观念的革命性变化。1985 年美国 Shultz 医师应用 CO_2 激光在犬身上做腹腔镜胆囊切除术(laparoscopic cholecystectomy,LC)实验,但未获成功。1986 年,英国的 Cuschieri 成功完成了 LC 的动物实验。自此,席卷全球的腹腔镜外科的辉煌时代随之到来。

(三)现代外科腹腔镜时期(1987 年至今)

此时期发明和改进了许多手术器械,腹腔镜手术取得了长足发展。

1986 年计算机集成电路微型摄像系统被整合到内镜上,腹腔镜经历了由光学到数码的划时代变革,腹腔镜图像可在显示器上呈现,供术者和助手同时观察,而且图像更大、更清晰。1987 年法国妇科医师 Philippe Mouret 为一例妇科疾病和胆囊结石的患者同时施行了腹腔镜盆腔粘连松解术和胆囊切除术,这是首例在人体成功施行的 LC,由此掀起了外科医师开展腹腔镜手术的热潮。腹腔镜在外科手术中的应用也由早期的以探查诊断为主逐渐转变为以病变器官手术切除为主。随着腹腔镜设备及器械的进一步改进,各种各样的腹腔镜术式逐渐开展,从简单的胆囊切除术、阑尾切除术,到复杂的胃肠肿瘤手术、肝脏肿瘤手术,甚至胰十二指肠切除术。1989 年 Buess 开展了第一例腹腔镜食管切除术,同年 Dubois 施行了壁细胞迷走神经切断术。1990 年 Fowler 首次成功应用腹腔镜行乙状结肠切除术。1991—1992 年,先后报道了腹腔镜 Billroth Ⅰ式吻合和 Billroth Ⅱ式吻合胃大部切除术、胃空肠吻合术、Nissen 胃底折叠术、脾切除、肾上腺切除术、胆总管切开取石及 T 管引流术、右半结肠切除术,以及疝修补术。至 1992 年,美国国立卫生研究院专家组讨论后认为 LC 对患者有益,并允许外科医师常规开展。1994 年机器人手臂被用于腹腔镜手术。1996 年第一次通过互联网进行了腹腔镜手术的直播。如今,腹腔镜技术已延伸到包括普通外科、妇科、泌尿外科、胸外科、骨科等多个学科,手术的微创化已成为外科学发展的趋势。

(周总光　胡建昆)

第二节　中国腹腔镜外科的发展历史

一、微创外科进入中国

亚洲从 1990 年开始引入现代腹腔镜手术,日本帝京大学的山川达郎等于 1990 年 5 月首次成功应用腹腔镜进行外科手术;中国香港中文大学医学院威尔斯亲王医院的钟尚志在 1990 年首次开展这一手术;随后中国台湾的黄清水以及印度的 Udwadia 分别开展了腹腔镜胆囊切除术。

1991 年 1 月 29 日,中国香港钟尚志在广州医学院附属第一医院演示了 LC,拉开了内地开展腹腔镜手术的序幕。同年 2 月 19 日,曲靖地区第二人民医院荀祖武医师独立施行了此项新手术。同年 6 月到 12 月,北京、昆明、上海、广州、成都等相继开展了 LC。截至 1992 年 4 月底,国内已经完成了 1 000 例 LC。

LC 最主要的优点是创伤小、痛苦少、术后恢复快,因此很快引起了应用热潮。腹腔镜手术之所以在胆囊手术上率先发轫,主要是因为其相对简单。然而,在 LC 推进过程中也遇到了一些问题,如出现严重并发症,包括胆总管损伤等,这与施行 LC 的医师缺乏相应腹腔镜操作经验有关。很多医师通过去国内先期开展手术的医院进行临床学习与培训,给主刀医师当助手、模拟器训练等,逐渐掌握了 LC 技术。随着

LC 技术的成熟,腹腔镜技术的应用还向其他领域进行了扩展。至此,中国腹腔镜手术开始蓬勃发展,并保持着与国际同步的发展水平。

二、微创技术引领下的外科发展

回顾国内外腹腔镜技术在过去近 30 年的发展历程,可以发现在该技术刚问世的阶段,法国乃至欧洲的外科医师对此并不太热情,主要是好奇。在 20 世纪 90 年代,国内对腹腔镜手术也存在很多争议,胆囊手术并发症也相对常见,甚至出现过一些严重并发症,这是阻碍腹腔镜手术进一步发展的重要原因。然而,这些阻力并不能阻挡腹腔镜新技术前进的脚步。随着技术的发展,高清图像系统及微型器械广泛应用于腹腔镜手术,已经将传统手术操作的创伤减少到最低程度,其效果主要表现为患者痛苦较小、手术切口更小、并发症更低、术后愈合更快、住院时间缩短、费用降低等。

腹腔镜手术的不断突破是以现代科学技术的发展为前提的。其中图像技术的发展,对腹腔镜技术的进步起关键性作用。事实上腹腔镜(硬镜)及纤维镜(软镜)早在 20 世纪 60 年代即已问世,但由于受到当时技术及观念的限制,在此后近 20 年的时间,仅用于临床诊断及少量治疗。直到 1987 年 LC 的成功开展,才最终促使腹腔镜技术快速发展,并在后来广泛应用到胸外科、泌尿外科、妇产科、小儿外科、骨科及神经外科等几乎外科系统的各个领域。

1980 年郎景和等在我国首次介绍了腹腔镜在妇科临床诊断上的应用。1992 年刘衍民等首次在国内实施并报道了腹腔镜下阑尾切除术。其后一年,郑成竹、柯重伟等首次在国内报道了胃良性疾病的腹腔镜手术;同年郑民华等在国内率先开展腹腔镜直乙结肠切除术并报道。1994 年,周伟平、吴孟超等首次在国内报道 3 例腹腔镜肝脏肿瘤切除术;同年李汉忠等在国内首次报道了腹腔镜肾上腺肿瘤切除术。1995 年胡三元等报道了腹腔镜脾切除术。1998 年姜波健等报道了早期胃癌的腹腔镜手术。2001 年,周总光等首批开展腹腔镜下超低位直肠癌的手术治疗;同年叶建宇等报道了腹腔镜胰体尾(保脾)切除术。2003 年,卢榜裕等报道了腹腔镜胰十二指肠切除治疗十二指肠乳头癌,意味着腹腔镜手术已经可应用于手术难度系数最高的普通外科手术。据不完全统计,迄今为止我国估计已完成腹腔镜手术数量达数十万例,我国已开展的腹腔镜手术已超过 50 种。

腹腔镜技术的不断普及,也推动了相关设备和器械的发展,随之不断涌现出先进的手术器械与设备,如超声内镜、超声刀、微型手术器械、各类腔内切割吻合器等。1997 年超声刀首次进入中国后,国内许多医院的腹腔镜手术开始突破胆囊切除术,向胃肠、肝脏、胰腺、脾脏的良性及恶性肿瘤等高级手术方面发展。

高清、超高清的腹腔镜显示系统和录像设备,乃至新一代 3D、4K 腹腔镜的应用,使腹腔镜下的精准操作、精细解剖和功能保留得以实现,并推动整个外科领域朝"外科微创化、微创功能化、手术精准化"的方向发展。腹腔镜手术的升级——机器人手术也于 2009 年前后在我国陆续开展;此外,减孔、单孔、迷你、针型、经自然腔道等多种微创手术在国内多家医院也得到了应用。

微创手术不仅可以给患者带来诸多益处,还可以大幅缩短各类外科手术的学习曲线,因为全高清设备可以非常清晰地将手术过程显示并记录下来,这是开腹手术无法完成的。某些腹腔镜器械如超声刀和腹腔镜切割缝合器,以及某些腹腔镜理念如精准解剖、中间入路解剖等都被借鉴到传统开腹手术中。这种腹腔镜手术对开腹手术的反哺作用,更提高了普通外科各亚专科医师学习腹腔镜手术的热情,推动了整个微创外科的进一步发展。

21 世纪将是高科技大举进军外科手术的时代,腹腔镜外科的发展为外科手术与高科技(电子传输系统-高速宽带网的发展)进一步结合开辟了道路,腹腔镜手术将更多地取代传统外科手术;并且,用微小创伤的方法修复人体患病器官,是 21 世纪外科的发展方向,而腹腔镜手术是典型代表。过去的事实已经证明，腹腔镜手术能在保证手术最佳效果的前提下，最大限度地减少手术对人体的创伤。

如果说自 1991 年 2 月开始的 10 年是起步期，那么进入新世纪的头一个 10 年则进入了飞跃期。微创外科不仅成为目前中国外科界的重要发展方向，而且在亚洲乃至世界的舞台上开始占据重要地位。中国的微创外科学者陆续登上了世界舞台展示，中国的腔镜技术在某些领域甚至达到了国际领先水平，而中国也逐渐取得了国际性腔镜会议的举办权，标志着中国微创外科已迈入世界的主流。这一切，得益于中国广大的微创外科医师和专家们以创新精神不断地探索，得益于全球微创技术与器械的快速进步，也得益于微创技术在中国的大力推广，让微创技术在各个外科专业中得到了广泛和深入的应用。

以腹腔镜技术为代表的微创外科，在中国已经耕耘了 30 年。回顾微创外科在中国的 30 年，微创外科领域专家让"微创"的梦想成为现实，造福了中国千千万万的患者。这里面既有黄志强、刘国礼等老一辈专家教授的倾力支持，更有年轻一代医师们的勇于探索。

从当初的"棵棵幼苗"到如今的"春色满园"，中国微创技术和内镜外科发展水平不仅在亚太地区领先，还在全球占据重要地位。20 世纪 90 年代初，腹腔镜手术作为一个全新的事物进入中国医学界，当时面临重重困难，既有患者的不理解，又有医学同行的不支持，但"微创"符合患者的需求，是外科追求的境界。最重要的是，在最开始的四五年时间里，一批中青年医师在黄志强院士等德高望重的老专家大力支持下，勇做"拓荒者"，顶住压力，追求创新，开创了中国微创外科的新局面。之后，这些先驱者们带动了一批又一批医师投身微创事业，各类手术在各地蓬勃开展，广大微创医师在探索中实践，在实践中规范，在规范中前行。

（郑民华　臧潞　马君俊）

第三节　展　望

微创外科的迅猛发展离不开这些年来的科技背景，包括以分子生物学为代表的生物技术、现代四大影像技术、微电子学的发展、计算机的信息处理和实时成像、三维重建技术等。这些技术让广大医师能够打破禁区，把外科微创化的观念推广到所有外科领域，把微创技术变成了外科主流技术，造福了千千万万的患者。

回首腹腔镜外科技术的发展，从多孔到两孔、单孔，从"钥匙孔"发展为 2mm 的"针眼孔"，手术位置越来越隐蔽；从最初仅应用于一些良性疾病，逐渐发展到应用于恶性肿瘤。展望未来，腹腔镜外科将进入腹腔镜 PLUS 阶段，即以腹腔镜外科技术为核心，实现"腹腔镜 + 技术""腹腔镜 + 手术式式""腹腔镜外科 + 培训""腹腔镜外科 + 临床研究"等，整合医疗资源，采取以患者为中心的诊疗模式，尽量"移动"医师，而不是移动患者。科技的发展也必将促进腹腔镜外科的发展，如人工智能与腹腔镜外科的有机结合，腹腔镜机器人的更加智能化，腹腔镜设备的微型化、高清化等。以腹腔镜外科为代表的微创外科的崛起，是时代发展的必然，也是众多前辈医师和许许多多后来者栉风沐雨、不断前行的结果。21 世纪的外科一定是充分体现以人为本的时代，患者的最大利益将不断得到实现。

（周总光　郑民华　胡建昆）

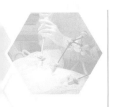

第二章
腹腔镜的工作原理、设备设置和故障处理

腹腔镜系统是由目前最先进的内镜技术和图像显示技术融合而成的一种先进的医疗检测设备。回顾现代腹腔镜外科的发展历史，从最初腹腔镜胆囊手术的简单设备，发展到目前拥有超声刀、氩气刀、结扎速血管闭合系统（LigaSure vessel sealing system，简称结扎速）、机器人手术系统等现代腹腔镜设备器械，使手术的种类涵盖了普通外科、心胸外科、泌尿外科、妇科、关节外科等几乎所有手术，更实现了远程手术和裸眼3D腹腔镜手术的梦想。溯本追源，腹腔镜设备、器械与技术的不断革新是腹腔镜外科发展的决定力量，腹腔镜设备器械的高度发展是现代腹腔镜外科发展的有力保证。

一、腹腔镜手术设备与器械

腹腔镜手术设备是现代电子、光学、机械融为一体的高科技精密手术设备，包括成像系统（腹腔镜、冷光源、内镜电视摄像系统等），动力系统（单极或双极高频电刀、超声刀等），气腹相关设备（CO_2 气腹机、气腹用冲洗吸引系统等），免气腹相关设备等。

（一）腹腔镜成像系统

包括腹腔镜、冷光源、内镜电视摄像系统和显示设备。按照成像的类型可以分为二维和三维成像系统。

1. 二维（two-dimensional，2D）光学成像系统　常规腹腔镜所采用的是平面二维图像显示，通常由一套常规或迷你腹腔镜、冷光源和内镜电视摄像系统，以及显示设备组成型号较新的腹腔镜系统。结合高分辨率技术，图像分辨率可达到1 920像素 ×1 080像素，并可在一定范围内按比例放大，满足手术需要。随着图像显示技术的发展，近年来4K超高清影像系统大大地提高分辨率至原来全高清腹腔镜系统的4倍，画面更加清晰，手术更加精细和精准。然而，2D显像技术最大的不足在于所显示图像缺失景深感，导致手术者在手术过程中可能对一些重要的解剖结构及其相对位置等产生视觉上的偏差，从而对手术产生一些不利的影响。

（1）腹腔镜：通常取硬质镜，常用0°和30°镜。角度小的腹腔镜在手术操作时很方便，而30°以上的镜适用于特殊角度的手术。30° 10mm直管腹腔镜具有较宽广的视角，临床较为常用，其镜管由杆状透镜、镜头间的空气间隙及用于补偿周边失真的透镜组成，将来自腹腔内的图像聚焦，通过传导冷光源的光束照亮术野，同时又把术野图像传至摄像头。

（2）内镜电视摄像系统：多采用三晶片，分辨率≥600线，具有白平衡、电子快门和自动光增益功能的摄像机。三晶片摄像头与腹腔镜内镜连接，将腹腔镜镜端的图像以电视信号的方式输入摄像机。术中可通过摄像头调节图像的色彩、亮度、对比度，使色彩逼真，图像清晰，便于手术操作。

（3）冷光源：腹腔镜的照明是由冷光源完成的，其由氙光源或卤素光源提供高强度光源和光导纤维束构成，其中来自灯泡的热量会因为红外线光谱的滤过而显著减少，光的热量在光导纤维传送过程中基本都被消耗，故称为冷光源。连接摄像机时，通过亮度反馈调节能力以及摄像机输入信号，光源系统自动调节输入光的强度。如果冷光源照明使用 250W 卤素灯泡，其色温为 3 400K 或 5 000K，色温较高的光源频率（蓝色）波长更高，形成更明亮和更准确的影像。现在的冷光源多使用氙灯，与卤素灯不同，它没有灯丝，而是利用两极之间放电产生电弧而发光，色温更高（可达 6 000K），使用寿命更长（可达 500 小时左右）。

（4）光学转换器：包括光导纤维和信号转换器。光导纤维负责腹腔镜和冷光源的连接，每条光缆中含有光导纤维约 10 万根，光导纤维极细，很容易在使用中被折断而影响光线的输送。因此，使用时需要十分小心，光导纤维卷曲太紧或直接损伤可以引起纤维束破损和裂痕，导致光传导能力丧失。

（5）显示设备：显示设备是腹腔镜影像链中的最后一环，高分辨率的摄像机应连接高质量的显示设备，否则就不能体验出高品质摄像机的优越性。显示设备通常包括电视显示器和头盔/面罩式显示器两种。监视屏要选用专用显示器以匹配高分辨率的摄像机，并要求至少能接受两种输入信号：美国国家电视标准委员会（National Television Standard Committee，NTSC）制式复合、Y/C 和 RGB 信号。头盔/面罩式显示器佩戴舒适，符合人体工程学原理，拥有更高的分辨率和图像质量，但尚处于研究阶段，其应用价值尚未肯定。

腹腔镜手术设备应固定房间，设备置于专用车上。专用车的位置以手术需要和满足术者的视野为原则。腹腔镜专用车顶层放置显示器（高度可调节者更佳），第二层放置摄像系统，第三层放置光源系统，第四层放置气腹系统，第五层放置冲洗系统，电源插座可固定于专用车后方或外侧立板；电刀另外固定放置，超声刀另备。

2. 三维（three-dimensional，3D）光学成像系统　普通的 2D 光学成像系统只能提供腹腔内的 2D 图像，医师的空间纵深感丧失，在没有经过系统训练的情况下，对于腹腔内器官的深度分布状态判断相对困难。因此，随着微创外科手术复杂程度的不断增加以及精确快速手术的需求，3D 成像技术显得尤其重要。目前的 3D 腹腔镜系统能通过特殊的视频信号控制器使图像快速交替无交叉地显示出来，图像处理更加快速，外科医师只需佩戴 3D 眼镜就能获得与开腹手术一样的器官空间纵深感觉。

3D 光学成像系统按成像光学通道的数目简单地分为单通道光学系统和双通道光学系统 2 种。前者使用一套常规腹腔镜捕捉图像后，由图像处理系统将图像分成左右图像，然后交替传输至显示器，术者佩戴偏振光镜即可观看到 3D 图像。双通道光学系统使用并排的左右两套光镜，分别由对应的两套摄像机摄取捕获以采集图像，并左右交替传输至显示器，手术者佩戴偏振光镜观看 3D 图像。两套系统各有优缺点，使用双通道光学系统，空间感明显增强，较单通道光学系统更快、更安全，但是使用有角度腹腔镜进行视野角度转换相对困难。3D 腹腔镜可以很好地适配传统的腹腔镜设备，且不产生额外的耗材费用，因此这项技术很快在全国各地广泛开展。早期 3D 腹腔镜的不足之处在于其按照双目成像原理，30° 的双镜头无法像传统腹腔镜那样通过旋转来改变视野角度，加之显示器屏幕较小，眼睛需要专注于屏幕，稍有偏离就会影响 3D 效果，长时间操作还会带来视觉疲劳。随着技术的发展，30° 镜头的全高清 3D 腹腔镜及 4K 分辨率 3D 腹腔镜已在解决上述问题上取得了突破。

（二）腹腔镜可视化气腹穿刺设备

腹腔镜在建立气腹时，气腹针及第 1 个 Trocar 置入通常采用盲穿，可能因穿刺过度或损伤腹壁血管等，造成穿刺并发症。因此，可视化穿刺设备近年来就应运而生了。目前主要分为 3 类。①可视化 Trocar：包括 OptiView 和 VisiPort 两种。OptiView 头部为透明的圆锥形，穿刺芯中空，末端与 0° 腹腔镜相连，穿刺腹壁时，经透明的头部摄取图像，并传输至显示器。VisiPort 与前者基本相同，不同的是头部为透明半球形，Trocar 上带有一个电切装置用于切断肌筋膜组织。②可视化气腹穿刺系统：由改进的气腹针和 1.2mm 的迷你腹腔镜组合而成。③可视化套筒穿刺系统：为新一代可视化穿刺系统，无须穿刺芯，使用表面有螺纹直达钝性头部的套筒，穿刺时通过旋转运动使套筒进入腹壁，套筒内放置腹腔镜，图像传输连接至显示器。可视化套筒穿刺系统与前两者相比，穿刺时组织层与层之间结构显示更清晰，图像更易于解读判断。临床试验显示可视化穿刺系统直观明确，操作安全，易于使用，降低了穿刺并发症的发生率，但应用价值尚未肯定。

（三）CO_2 气腹机

CO_2 气腹机主要包括机械气腹机、半自动气腹机和全自动气腹机 3 种。前两者已基本淘汰，后者应用广泛。目前的主流产品通常都为高流量设计（最大流量可达 30~40L/min），采用电子传感微控技术，自动测定气腹针或套鞘处腹压及充气压，以达到预定气腹压力（成人一般为 12~14mmHg，小儿一般为 8~12mmHg，新生儿为 7mmHg）。全自动高流量气腹机可实时监测腹压及充气压力变化，并自动调控进气速度及进气量，压力调节迅速、精度高，能满足各种复杂手术的需要，使用安全、方便。此外，由于冷 CO_2 可导致患者体核温度降低，可引起应激反应、肩部疼痛、呕吐等，对生理干扰大，从而影响术后恢复。目前多数气腹机产品都有加热功能，部分还有加湿功能，以保证体核温度恒定，降低并发症的发生率。此外，无加热功能的气腹机也可外接加热、加湿设备对 CO_2 进行加热、加湿。

（四）冲洗、吸引装置

腹腔镜手术时必须有良好的冲洗吸引设备，通过冲洗组织，以保证手术视野清晰。冲洗泵流速包括 1L/min 和 2L/min 两种选择，可以使用吸引杆开关来控制泵的流速。吸引器用于快速吸出烟雾、液体和血凝块，吸引管内径应为 5~10mm，吸引头应有多个侧孔，以便快速吸出血凝块和大量液体。腹腔镜手术的冲洗吸引设备通常包括 4 种。①简易的冲洗设备：使用尖嘴吊瓶装载生理盐水，放置一定的高度，使流出水压超过腹压，即可形成冲水系统，并通过结合医院手术室的中心负压系统行负压吸引，即可组合形成简易的冲洗系统；②CO_2 冲洗器：它连接 CO_2 气瓶进行正压冲洗，冲水速度可达 1~2L/min 或更高，冲洗液的吸引则利用中心负压吸引系统完成；③有冲洗吸引装置的全自动气腹机：利用其中附带的冲洗吸引装置冲洗吸引腹腔，用这种方法时需要注意装置的无菌；④有电凝功能的冲洗吸引棒：可实现完成冲洗吸引后迅速进行电凝止血，减少术中器械更换，以保证电凝止血时手术视野仍然清晰。

（五）动力系统

从最初简单的腹腔镜手术器械的高频电刀，发展到目前的超声刀、结扎速、氩气刀等。

1. 高频电刀　高频电刀通过作用电极端释放出高频电流，对目标组织进行加热，以产生干燥、气化和炭化作用。目前的高频电刀产品功能全面，与 5mm 电钩、分离钳、剪刀、电铲等连接，通常能够满足普通腹腔镜手术的要求。在术中可以根据不同类型选择电切、电凝或混合工作模式。高频电刀又分为单极高频电刀和双极高频电刀。

（1）单极高频电刀：采用电路对组织进行切割和凝血，电路由高频电刀内的高频振荡器和放大器、连接导线和电极组成。在应用中，采用有功导线和电极将电流输出至患者手术部位，然后电流通过手术患者由与之相连的回路电极及其导线发散至高频功率发生器的中性一端，回路电极置于手术患者手术部位的另一端。腹腔镜手术中常用的是单极电刀，操作简单、有效、经济，但是电刀切凝时会产生 100℃ 以上的高温，可使组织焦化，产生烟雾，影响腹腔镜手术视野；电刀工作时产生的电流和高温传导，有可能导致周围组织传导性损伤。

（2）双极高频电刀：通常采用一把钳子或剪子的两端作为两极，当作单极高频电刀中的作用极和回路极，高频电刀的直流被限定在钳子直接作用区域中少量的人体组织中。双极高频电刀主要用于细微组织的凝血。双极高频电刀又分为双极电切和双极电凝 2 种工作模式。双极电切是根据腹腔镜手术的需要而设计的新功能,与双极电凝一样,双极电切时电流仅流经两极之间而不通过全身,故对体内(心脏起搏器)或体外(电视系统)的干扰甚微。双极电切对周围波及甚小,在电解质溶液中使用也不致发生远离作用部位的器官损伤。因此,双极电切远较单极者安全。低压恒压自动电刀是一代新型电刀,该电刀利用微控技术调节输出电流峰压高低以调控电切时的电凝效果并使电压恒定,输出功率适宜,其可进行非常精细的切割及粘连分离,可使复杂手术便捷有效地进行,非常安全可靠。

2. 超声刀 超声刀是20世纪90年代问世的一种兼有凝固和切割功能的新型手术器械,广泛用于各种腹腔镜手术,具有明显的临床应用优势及广泛的应用前景。超声刀的出现使许多传统腹腔镜手术设备难以实施的复杂手术采用腹腔镜手术完成成为可能。超声刀的工作原理是通过超声频率发生器使金属刀头以55.5kHz的超声频率进行机械振荡,将机械能转换为超声能,使组织内的水分子气化、蛋白质氢键断裂、细胞内蛋白变性形成凝块、组织被切开或凝固,以闭合血管。用于凝固时可以选择较低能量输出,而切割则需要选择高能量输出。超声刀操作精确,产生的热能少,对周围组织的损伤小,可安全地在重要脏器和大血管旁进行精确的分离切割,并且腹腔内烟雾少,组织焦痂少,使腹腔镜手术视野更清晰,缩短了手术时间;超声刀在工作时无电流通过人体,手术更安全,减少了并发症的发生。超声刀具有集抓持、分离、切割、凝固、止血等操作于一体的一器多用性,减少术中器械更换频率,对直径3mm及以下的血管凝血效果确切,术中出血少,手术速度大大加快,可显著缩短手术时间。最近研发出一种新型血管闭合和组织切割分离器械,该器械可同时输出用于血管闭合及止血的双极高频能量,以及用于组织切割分离的超声波能量,仅使用这一个器械即可迅速进行血管闭合及组织切割分离。

3. 双极电热血管闭合装置 双极电热血管闭合装置通常称为结扎速血管闭合系统,是1999年推出的一种新型止血设备。系统包括用于开腹手术的标准闭合钳(18cm)、大号闭合钳(23cm)、加长闭合钳(28cm)及各种闭合钳匹配电极,用于腔镜手术的闭合钳(包括直径5mm和10mm两种)、结扎速主机、足踏开关、电源连接线。结扎速应用实时反馈技术和智能主机技术(主机在血管束闭合完全后自动发出反馈),可自动识别并不断即时反馈钳间组织的阻抗,并瞬时调整输出的高频电能(低电压180V,高电流4A),结合电凝钳间加大的压力,使血管壁内胶原蛋白和纤维蛋白溶解变性,血管壁熔合形成与周围有区别的透明带,产生永久性管腔闭合,无须人为判断闭合的安全程度。研究表明,结扎速形成的闭合带可以抵御3倍的正常人体动脉收缩压的压力,可安全和永久闭合直径小于7mm的各种血管,同时还可用于韧带和组织束等的处理。结扎速和超声刀的出现给腹腔镜下的手术治疗带来革命性的变化,目前结扎速已广泛应用于腹腔镜下的各类手术。众多动物实验及临床试验研究表明结扎速可以安全有效地闭合直径小于7mm的各种血管,结扎速避免了以往腹腔镜下处理大血管时缝扎止血的复杂操作,降低了使用钛夹和内镜吻合器的昂贵费用。然而,结扎速的主要缺点是抓持及精细分离组织的能力不如超声刀;同时其作用时间相对较长,闭合一个血管约需20秒,而超声刀只需4~8秒。

(六) 免气腹设备

免气腹腹腔镜技术的原理是利用非气腹机械装置,借助机械外力提拉或悬吊前腹壁,使前腹壁与腹腔脏器分离形成手术操作空间。免气腹设备主要分为皮下悬吊系统、腹腔内悬吊系统2大类。皮下悬吊系统通过皮下置入外科用金属丝等牵拉并通过悬吊装置吊起前腹壁;腹腔内悬吊装置通过腹壁戳口,置入扇形、杆状、或气囊托垫等于腹壁后,经悬吊装置提吊,提升前腹壁。皮下悬吊系统通用性好,无论腹腔内有粘连者或孕妇都可以应用,但是建立的手术空间有限,尤其是肥胖患者,腹壁悬吊后腹腔内手术视野仍受限,手术难度仍然较高。腹腔内悬吊系统则与之相反,能提供更大的操作空间,但其升高了腹壁疝的发生率。免气腹腹腔镜手术尽管具有消除CO_2气腹对人体带来的不利影响、免除气腹所需的相关设备和腹腔密闭性的要求、对血流动力学影响很小等优点,然而就目前的发展情况来看,其自身的缺陷也是显著的。现有免气腹装置多为手术者自己研发制造,商业化成品较少,都存在手术空间暴露不足的重要缺陷,主要原因是现有的腹壁悬吊装置产生的拉力会使双侧腹壁向中间聚集,挤压肠管向中间集中,导致手术空间变小;特别是肌张力较大时,手术操作空间更会明显缩小。这些问题制约了免气腹技术的进一步发展和应用。如何联合外科学、机械学、材料学等学科研制出更加先进的、能满足手术空间要求的、具有良好操作性和收纳性的免气腹装置,是今后免气腹腹腔镜技术发展的关键。

二、腹腔镜机器人手术系统

机器人手术系统的发明快速地推动了微创外科的发展。手术机器人以人手无法比拟、可完成多种难度系数较高的手术的优势,使整个微创外科手术平台发生了又一次质的飞跃。作为微创外科手术平台,手术机器人系统从技术角度讲无疑是当今最先进的外科手术系统。

Zeus 系统和达芬奇(Da Vinci)系统是机器人手术系统发展历史中重要的两个机器人手术系统平台。Zeus 手术系统有一个计算机工作站、一个视频显示器和控制手柄,用于移动手术台上安装的手术仪器。采用 AESOP 3000 定位系统声控内镜的位置和动作,并使用了 2 个由 AESOP 系统改进的机械臂。成像系统采用 Storz 3D 影像系统,在一定程度上弥补了压力和感觉的缺失,Zeus 系统机械臂的器械头具有 6 种活动功能。目前 Zeus 系统已被达芬奇手术机器人系统所取代。达芬奇手术机器人系统于 2000 年 7 月由美国食品药物管理局(Food and Drug Administration,FDA)批准应用于临床,使其成为美国第一个可在手术室内使用的机器人系统,其经过 4 代发展与演进,机械臂的体积更小,功能也更多更细致。达芬奇手术机器人系统由外科医师控制台、床旁机械臂系统和成像系统 3 个主要部分组成。主刀医师坐在控制台中,位于手术室无菌区之外,使用双手(通过操作两个主控制器)及足(通过足踏板)来控制器械和一个 3D 高清内镜。床旁机械臂系统是外科手术机器人的操作部件,其主要功能是为器械臂和摄像臂提供支撑。助手在无菌区内的床旁机械臂系统旁边工作,负责更换器械和内镜,协助主刀医师完成手术。成像系统内装有外科手术机器人的核心处理器和图像处理设备,在手术过程中位于无菌区外,可由巡回护士操作,并可放置各类辅助手术设备。外科手术机器人的内镜为高分辨率 3D 镜头,对手术视野具有 10 倍以上的放大倍数,能为主刀医师带来患者体腔内 3D 立体高清影像,使主刀医师较普通腹腔镜手术更能把握操作距离,更能辨认解剖结构,提高了手术精确度。达芬奇手术机器人系统的机械臂头模拟了手臂关节,具有前、后、左、右、旋前、旋后和环转 7 种活动功能,并且其本身还可顺时针或逆时针旋转。

然而,目前机器人手术系统最大的缺陷是压力和触觉丧失。哈佛大学和迪肯大学的研究人员开发了一款称为 HeroSurg 的机器人,其最大亮点就是它的触觉反馈系统,可以对外科医师的操作力度进行实时检测,并通过同等力量的振动反馈到外科医师手上,以便医师对自己的操控力度把控得更准确,让医师在进行操作时更有信心,使手术操作更安全、更准确。该手术机器人还带有避碰功能,以确保其机械臂不会相互间发生碰撞。目前,机器人手术应用范围已经涵盖普通外科、心胸外科、妇科和泌尿外科的多种手术,并应用于远程手术。尽管如此,其应用价值尚无法定论,加上价格昂贵,手术时间长,目前应用有限。

三、迷你腹腔镜手术系统

迷你腹腔镜手术又称微型腹腔镜手术或针型腹腔镜手术,通常指直径小于 5mm 的腹腔镜及腹腔镜手术器械,迷你腹腔镜直径包括 1mm、1.7mm、2mm、2.5mm、2.7mm、3mm 及 4mm 等不同规格,迷你腹腔镜目前主要应用于小儿外科、腹腔镜诊断和对美容有特别要求的手术。它在传统腹腔镜手术基础上发展,使腹腔镜手术进一步微创化,创伤更小,美容效果更好。但迷你腹腔镜手术器械直径细小、易于损坏、器械的种类不全、价格昂贵等,因此在成人手术的应用仍然有限。

四、手辅助腹腔镜手术系统

参见第十九章。

（孟文建　杨　烈）

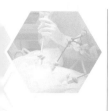

第三章
腹腔镜手术对人体相关生理、病理的影响和麻醉建议

第一节　腹腔镜手术对人体相关生理、病理的影响

一、腹腔的血流、调控及其生理作用

（一）腹腔血流

胃肠道相对于心脏、大脑等器官血供及氧耗相对较少。

（二）腹腔血流的"储库"作用

腹腔脏器血管调节的目的主要是保证全身血流动力学的稳定,带有"自我牺牲"的特性。

腹腔静脉顺应性较高,静脉血管可因内压力降低而发生被动回缩,而且腹腔静脉中分布高密度 α_1、α_2 受体。静脉中的这些受体密度远高于动脉,交感神经兴奋时静脉可主动收缩。一般来说,静脉被动回缩主要发生在小肠,静脉主动收缩主要发生于肝脏。

当失血量为全身血容量的 10%~12% 时,腹腔静脉收缩,将血液"挤"出腹腔血管,补充全身的有效血液容量,起自体输血的作用,从而保持中心静脉压、心排血量、血压基本正常。而当失血量超过全身血容量的 20% 时,腹腔血管的上述代偿作用已经耗竭,没有更多的血液可以动员,此时仅有轻微失血也可以引起血流动力学的巨变。

70% 的血容量在静脉中,腹腔血管容量约占心排血量的 25%,全身血容量的 1/3。当情况需要时,腹腔血管可以动员约 1L 的血液,各器官血容量及可动员血容量见表 3-1。因此,在全身血流动力学改变不大的前提下,腹腔血管可通过大量增加或减少储存的血液调节全身循环血量而使心排血量和血压保持相对稳定。

表 3-1　器官血容量及可动员血容量　　　　　　　　　　　　单位：ml

器官	血容量	可动员血容量
肝脏	600	300
脾	700	600
小肠	350	150
肺	500	50
皮肤	100	50
肌肉	850	250

在全身麻醉、正压通气、腹压增高、失血等情况下,给予小剂量的 α 受体激动剂,可以收缩肠道静脉,而对动脉没有影响。肠道血管床内的血液被转移到体循环,从而保障血流动力学的稳定。这种自体输血的效应有时候并不干扰组织循环灌注,比补液或输入血液制品的效果更好。

（三）腹腔血流的生理性调节

胃肠道的生理性血流调控主要有两种途径。

1. 外源性调节　即交感神经通过释放儿茶酚胺直接导致血管收缩,而副交感神经通过乙酰胆碱、血管活性肠肽、P 物质等间接导致胃肠道血管舒张。

2. 内源性调节　包括以下几种调节途径。①血流自动调节:血流自动调节在大脑和心脏血管非常明显,如在血压较正常水平降低 50% 的情况下,大脑的血流变化非常小,而胃肠道的血流可减少超过 25%。②反射性充血:指动脉短暂阻塞之后,引起局部血流增多,超过基础水平,其原因可能为偿还缺血时的氧债或舒张血管的代谢产物(如腺苷等)在局部积聚。③功能性充血如进食后因为氧需求量增加,导致血液向黏膜下血管重新分布,形成功能性胃肠道水肿。④血流调节的代谢机制:指在氧需求增加和 / 或氧供减少的情况下,组织中的氧分压减少,使具有血管舒张作用的代谢产物释放。⑤肠道神经调节:在肠道内的血液分配中起主要作用。胃肠道黏膜接受整个胃肠道约 80% 的血液,以满足胃肠道运动、分泌及吸收功能的需要。黏膜下神经丛是胃肠道血流控制的主要部位,其收缩主要是交感传出神经兴奋的结果。

3. 其他调节方式　颈动脉的压力感受器感受到血压升高,则腹腔血容量增加。反之,则立即引起交感神经兴奋,导致全身动脉阻力增高,包括腹腔动脉。同时引起腹腔静脉收缩,导致主动以及被动的腹腔静脉血液被挤出腹腔。这样心排血量、回心血量增加,以保证血压回到正常水平。在全身麻醉手术中,这种反射被削弱了,使机体对血压调控的能力降低。

肝静脉系在腹腔静脉系统的终末调节位置,当此处血管阻力增高,静脉血液回流受限;反之则静脉回流增加。小剂量 α 受体激动剂的静脉收缩作用(造成腹腔血液挤入体循环)强于收缩肝动脉的作用。而大剂量 α 受体激动剂则可以收缩肝静脉,从而减少静脉回流。血容量正常的患者,α 受体激动剂联合 β₂ 受体激动剂可以并降低远端腹腔静脉阻力,更有效地动员腹腔血容量。血容量不足的患者,该代偿能力减弱甚至消失(腹腔血管可动员的血液已经耗竭),因此单纯的大剂量 α 受体激动剂将引起动脉收缩、组织灌注减少、组织缺血。此时,应当优先纠正低血容量。

血容量过高时,心房细胞受到牵拉,释放心房钠尿肽。心房钠尿肽除了作用于肾脏,导致肾滤过率增高以外,还以相似方式作用于脾脏,扩张肾脏入球动脉和脾内小动脉,收缩肾小球后血管和脾内小静脉。这样促使液体过滤,从而减少血容量,提高血细胞比容。一氧化氮也有类似作用。

二、腹腔镜对机体的影响

（一）腹压增高对胃肠道血流和腹腔血容量的影响

自然吸气时膈肌下降,压迫腹腔血管床,导致血液流向体循环,同时下肢静脉回流减少。自然呼气时膈肌上抬,腹腔血液流出减少,且下肢静脉回流增加。妊娠、腹水等情况使腹压缓慢增高;出血、空腔脏器穿孔、气腹等造成非生理性的腹压急剧增高,当腹压超过 12mmHg 即定义为腹内高压。根据其出现症状的时间,可以分为慢性、亚急性、急性和超急性腹压增高。急性腹压增高可引起明显的心血管、呼吸系统症状,甚至颅内压增高症状,而慢性腹压增高带来的影响可能被机体代偿。注意腹压急剧增高至超过 25mmHg 时可以导致腹腔间室综合征,血流动力学极不稳定,可危及生命。

腹腔镜气腹压力可以压迫腹腔脏器,引起腹腔脏器的血流减少。此外,腹压增高时,为保证静脉回流,血管内压随之增高。例如,肝静脉的血管内压力增高,会导致腹腔血液回心增加;下腔静脉到右房的静脉压差增大,会增加静脉回心血流,最终导致前负荷增加,以对抗腹压造成的下腔静脉受压和股静脉回流受阻。这种调节的最终效果取决于腹压增高的程度、基础血容量、血管对交感神经兴奋的反应能力 3 个因素。如果腹腔血容量本身不足，或者腹压过高，导致腹腔血管失去代偿能力，则静脉回心血流减少。

腹腔放气以及随之而来的腹压猛烈降低可导致血管扩张、血液回流至腹腔血管床、有效循环血容量减少、静脉回心血量减少、低血压，以及再灌注损伤。腹腔脏器的再灌注损伤可能导致自由基产生、毛细血管通透性增高，以及细菌异位。

（二）腹腔镜手术中患者的病理生理改变

腹腔镜手术中，血流动力学变化主要由麻醉、手术创伤、体位、CO_2、腹压增高，以及氧化应激因素相互作用共同导致。其中氧化应激是一个重要的整体性影响因素。因此并不能简单地认为手术切口越小，机体创伤就越小。近年已经有研究者将微创手术更名为微切口手术（minimal access surgery）。

1. **心血管系统**　通常情况下，腹腔镜手术中气腹压力稳定在 12~15mmHg，这一气腹压力可以很好地被心肺功能正常的患者所耐受。合并有心肺疾病的患者，气腹会导致心排血量减少和低血压，CO_2 经腹膜吸收后引起的高碳酸血症导致交感神经兴奋，造成血压升高、心率加快、心排血量增加。在临床中，心排血量减少多发生在人工气腹的充气期，其程度与充气速度、血容量相关，且血容量不足，则心排血量明显减少。

气腹时胸膜腔内压增高，因此常用的评估心脏容量负荷的指标（如中心静脉压、心室舒张末期容积、右心房压、肺动脉压等），并不能反映真实情况。混合静脉血氧饱和度、血乳酸水平是否正常能简单、客观地反映心排血量能否满足机体的氧气需要。

气腹时外周血管阻力增加。心排血量减少导致的交感神经兴奋、体位都可能导致外周阻力血管收缩，术中可以使用扩血管的麻醉药如异氟烷、α_2 受体激动剂等可对抗这些改变。

2. **呼吸系统**　全身麻醉本身可以导致肺的功能残气量减少，而气腹、头低足高的体位加剧了功能残气量减少，并可能导致肺萎陷，此时可以用呼气末正压通气治疗。另外，气腹会增加气道峰压；同时膈肌上抬、腹压增高，导致胸腔顺应性降低，肺顺应性也会相应降低。

3. **CO_2 分压增高**　人工气腹可使 CO_2 分压升高 15%~30%。CO_2 通过腹膜吸收的程度与腹膜面积、腹膜灌注有关。气腹造成的腹压增高导致腹膜灌注减少，反而延缓 CO_2 的吸收。值得注意的是，手术结束腹压降至正常时，残留的 CO_2 可以经过腹膜加快吸收，加上组织内潴留的 CO_2 逐渐释放入血，可导致术后一过性 CO_2 增高。疏松结缔组织较腹膜吸收 CO_2 的能力更强，因此涉及盆腔、淋巴结清扫、肾脏、前列腺、腹股沟疝等手术需要暴露大面积疏松结缔组织时，CO_2 分压升高可能更明显。

除了人工气腹的原因以外，体位、机械通气、心排血量减少、通气血流比例失调、生理无效腔增加、气胸、代谢率增高、气体栓塞等也可能导致高碳酸血症。在肥胖、危重患者中更加明显。

4. **体温**　腹腔内注入冷的气体，可能会导致低体温。低体温在创伤、休克、凝血功能障碍的患者中非常危险，可能导致低体温—凝血功能障碍—代谢性酸中毒的"死亡三角"。

5. **体腔积气**　腹膜与胸膜、腹膜和心包腔内存在胚胎源性的潜在通道。在气腹导致腹压增高的情况下，气体可能通过这些通道进入胸腔、纵隔及心包腔。气体由纵隔向头侧弥散可以导致面部、颈部皮下气肿。手术过程中应该尽量暴露头颈部，观察头面部情况。

6. **影响静脉回流**　头低足高位或头高足低位都可能影响静脉回流，因此必须观察静脉回流的情况。下肢静脉回流减少可能增加深静脉血栓的风险。头低位可能导致颅内压、眼压增高。如术中使用呼气末正压通气，则发生的可能性更高，长时间可能造成球结膜水肿。

7. **气体栓塞**　穿刺针将气体直接注入血管内、腹腔器官或气体进入门静脉系统，将会发生气体栓塞。血液吸收 CO_2 的能力较强，并且肺也能清除一部分 CO_2，因此 CO_2 栓塞相对较为安全。但是如果注射压力过高,注入气体量较大,可形成"气体锁定"效应,即气体积聚在右心房和腔静脉之间,严重影响静脉回心血流,心排血量急剧减少导致循环虚脱。如果气体积聚在肺循环,则会导致无效腔增加、通气血流比例失调、肺动脉压增高,从而导致低氧血症。如果大量气体进入体循环,可能对大脑和心脏供血造成致命影响。气体栓塞的诊断措施为心肺听诊可有独特的"磨坊样"音;经胸或经食管心脏超声发现气体;或经中心静脉导管抽出气体。治疗措施包括立即停止注气;停止气腹;吸入纯氧;过度通气;改为左侧卧位,头低足高,争取使气体从右心室流出道排出;给予循环支持;必要时经右心导管或肺动脉导管抽气;甚至体外循环等。有脑栓塞时应考虑高压氧舱治疗。

8. 肾脏血流　腹压增高可导致肾血流减少、肾小球滤过率降低、尿量减少。术中避免腹压过高对维持肾功能至关重要。

第二节　麻醉及其药物的选择

一、麻醉选择的原则

腹腔镜手术对全身器官的影响,尤其是对心血管和呼吸系统的影响较大,单纯的区域麻醉并不能保证患者的围手术期安全,因此通常需要气管插管全身麻醉,或者全身麻醉联合区域麻醉。

(一)全身麻醉

气管内插管、控制呼吸的全身麻醉对腹腔镜手术最安全。在合适的患者喉罩也是控制通气的一种选择,但是必须警惕腹压增高导致气道压升高可引起喉罩漏气、反流误吸的风险。腹腔镜手术中腹压增高对肾脏血流的影响较大,有研究证明,腹压超过 20mmHg 可引起少尿,超过 30mmHg 则无尿,超过 40mmHg 则肾动脉血流减少 70%。肾功能不全的患者,应严格控制腹压小于 20mmHg,并避免使用具有肾毒性以及经过肾脏代谢的药物。

(二)椎管内麻醉(蛛网膜下腔阻滞和硬膜外阻滞)

尽管椎管内麻醉可以提供舒适的术后镇痛,但是由于消除上腹部腹腔镜手术中内脏牵拉疼痛所需的阻滞平面较高、体位及气腹的不适需要较深的镇静、椎管内麻醉不能控制呼吸等原因,上腹部的腹腔镜手术一般不单独使用椎管内麻醉。下腹部或盆腔的硬膜外阻滞要求手术时间短、气腹压力低、患者一般情况好且能合作,并且对术者有较高的操作水平要求。

(三)周围神经阻滞和局部浸润麻醉

周围神经阻滞和局部浸润麻醉可以减少术中镇痛药的用量、减少应激反应、提供满意的术后镇痛、促进快速康复。在超声引导下进行上述操作能减少局部麻醉药中毒、阻滞不全的风险。

二、术前访视

(一)胃肠道手术患者

胃肠道疾病患者误吸的风险较高。慢性胃肠道疾病如肿瘤等,可能伴有不同程度的贫血。合并胃肠道穿孔(如阑尾穿孔)的患者可能伴有脓毒血症、感染性休克。术前应明确患者的血容量是否足够、是否贫血、有无脓毒血症。急诊患者需按照饱胃处理。

(二)肝功能不全患者

肝功能不全的患者根据血中白蛋白、胆红素、腹水、肝性脑病、凝血酶原时间延长秒数等指标,进行

Child-Pugh 分级。术前应尽力纠正患者异常情况,包括凝血功能障碍、未控制的腹水、水电解质失衡、营养不良、肾功能不全、肝性脑病等。

肝囊型包虫病患者行腹腔镜下切除,需注意术中包囊破裂导致过敏、循环虚脱,术中大量高渗盐水冲洗后腹腔吸收导致高钠血症、高氯血症,以及大量失血等风险。

(三) 心血管疾病患者

行腹腔镜手术的心脏病患者需要从临床预测、心功能状态、手术风险这 3 个方面来权衡风险。轻度心功能不全患者腹腔镜手术中的循环变化可能与健康人差别不大。尤其需要关注术前心排血量低、血容量不足、平均动脉压高及外周血管阻力高的患者。这些患者在腹腔镜手术中的血流动力学可能发生剧烈变化。术前可以适当补足容量,准备好硝酸甘油、尼卡地平、多巴酚丁胺等血管扩张药以及正性肌力药。术中使用尽可能低的腹压并减慢充气速度。由于腹压降至正常后心血管功能恢复缓慢,充血性心力衰竭可能在术后 1 小时内发生。心功能受损严重的患者行腹腔镜手术应谨慎考虑腹腔镜手术的利弊,权衡腔镜手术的益处与麻醉和手术过程中血流动力学巨变,以及由此引发的心脑血管不良事件的风险。心功能 3 级及以上的患者除非有特殊情况,否则建议行开腹手术。因腹腔镜术中快速腹膜膨胀牵拉、胆道牵拉等可以刺激迷走神经,因此心律失常患者,尤其是心动过缓患者应做好充分的术前准备。

(四) 肥胖患者

体重指数(body mass index,BMI)= 体重(kg)/ [身高的平方(m^2)]。体重指数超过 25kg/m^2 为超重,超过 30kg/m^2 为肥胖,超过 40kg/m^2 为病态肥胖。

肥胖患者耗氧量增加,通过循环血量及心排血量增加才能满足耗氧量的需求。高血压、左心功能减退与肥胖程度明显相关。由于体重增加,胸壁顺应性降低,肺血流增加,肺顺应性降低,功能残气量减少。仰卧位时功能残气量可进一步减少,通气血流比例失调,甚至发生低氧血症。肥胖患者由于代谢率增加及氧耗增加,CO$_2$ 生成增多,为维持 CO$_2$ 水平正常,每分钟通气量增加。

肥胖患者一个重要的挑战是控制气道。由于面部肥胖、颈部粗短,困难气道的可能性较大。术前访视应仔细评估颈部、下颌活动情况,张口、口腔、牙齿情况,马兰帕蒂分级(Mallampati classification)等。如确认为困难气道,应考虑清醒插管。

病态肥胖患者行腹腔镜手术应谨慎,其对腹腔镜手术中的病理生理变化适应能力较差,因此应该尽量考虑采用开腹手术。如果必须行腹腔镜手术,应该做好保证通气的充分准备,以及保证血流动力学稳定的相关措施。

(五) 孕妇

孕妇行腹腔镜手术有特殊的风险,包括损伤子宫和胎儿。高碳酸血症可引起胎儿酸中毒;围手术期低心排血量可导致子宫胎盘血流减少。一般认为妊娠早期应尽量推迟手术,以免麻醉药和手术操作致畸。妊娠 12~23 周流产和早产的风险最低。超过 24 周应该应用抑制子宫收缩的药物。术中可以使用阴道超声监测胎儿。

三、麻醉前准备及术中监测

原则与其他手术相同。腹腔镜手术需要监测呼气末二氧化碳分压,以及时发现高碳酸血症和气栓。高风险患者可能需要监测直接动脉压、中心静脉压、肺动脉压、血气及体温。

四、全身麻醉及常用药物

麻醉用药原则与其他手术无明显差异。腹腔镜手术由于对生理功能的特殊影响,危重患者、心肺功能不全患者应尽量避免使用抑制心肌收缩的药物,可以考虑使用具有扩张血管功能的吸入麻醉药如七氟烷。一氧化二氮（笑气）有引起肠胀气的风险，且更容易进入血液，增加气体栓塞的风险，因此不主张使用。术中腹膜牵张可能增加迷走神经张力，因此应准备好阿托品。短时间的腹腔镜手术可以考虑短效阿片类镇痛药，如瑞芬太尼，有利于术后快速拔管。丙泊酚的药理特点也适用于短时间的腹腔镜手术。

孕妇可以选择不通过胎盘的药物，如格隆溴铵。术前镇静药物尽量不用。术中应尽量维持母体的血流动力学稳定，以保障胎盘、子宫的血供。

五、区域麻醉及常用药物

蛛网膜下腔阻滞和硬膜外阻滞导致的动脉低血压直接取决于阻滞的范围、局部麻醉药用量以及基础的血流动力学水平。蛛网膜下腔阻滞引起阻滞节段的动脉和静脉扩张，但可以被腹腔近心端血管床收缩所代偿，保证血压和有效循环血容量。胸段硬膜外伴随显著的肠系膜血管扩张和动脉血压降低，而小肠的血流及氧耗是平衡的。使用血管收缩药能减少腹腔血管床的血容量，但增加胸腔内血容量。有研究表明，胸段硬膜外麻醉时使用血管活性药物导致血液从腹腔转移至胸腔可达 1L。

补液和使用肾上腺素受体激动剂均可显著增加有效循环血容量。补液增加了总血液容量，而肾上腺素受体激动剂将现有的血液从腹腔血管床转移至循环有效血容量。由于腹腔静脉对肾上腺素刺激的反应强于动脉，小剂量的 α 受体激动剂在血容量正常的患者可能只收缩静脉，而不影响动脉及组织灌注。

六、术中特殊问题的处理

（一）高碳酸血症

一般认为，二氧化碳分压在 60~80mmHg 对机体并无明显损害。增加肺泡通气量 10%~25% 可以消除气腹带来的二氧化碳分压增高。为了保证二氧化碳分压处于正常水平而强行增加潮气量、提高气道压并不可取。慢性阻塞性肺疾病、肺大疱、有自发性气胸病史的患者，增加通气量的方法以增加呼吸频率为主，以避免过度升高气道压，导致气胸。

由于呼出气体中混有一定比例的无效腔量气体，呼气末二氧化碳分压（partial pressure of end-tidal carbon dioxide，$PetCO_2$）一般比动脉血二氧化碳分压（arterial partial pressure of carbon dioxide，$PaCO_2$）低 3~6mmHg。这一差值在危重患者中可能增大，甚至可以高达 10~15mmHg。用 $PetCO_2$ 代替 $PaCO_2$ 监测时应保持谨慎，必要时可行动脉血气分析。

（二）体腔积气

腹壁的局限性皮下气肿无须特殊处理。但是大面积皮下气肿增加术后残余 CO_2 的吸收，可能影响苏醒，这种情况应该等待 $PaCO_2$ 降至正常后拔管。

大量纵隔积气导致剧烈的循环波动，甚至心搏骤停。此时应停止手术，穿刺排气。

气胸分为两种情况。一是 CO_2 经腹腔进入胸膜腔。此时 CO_2 吸收面积增大，表现为 $PetCO_2$ 增加。CO_2 经胸腔吸收快，30~60 分钟可全部自行吸收，因此可以采用呼气末正压通气，不用安置胸腔闭式引流。第二种情况是肺大疱破裂形成的气胸。破入胸膜腔的为肺泡气，没有额外的 CO_2 经胸膜吸收，因此 $PetCO_2$ 并不升高，并且由于破入的气体不易吸收，一般应安置胸腔闭式引流，禁用呼气末正压通气以免加重气体漏出。

（三）气管导管进入支气管

气腹导致膈肌上升，压迫肺部引起气管隆嵴上升，气管导管可能进入一侧支气管。表现为气道平台压增高。短时间内一般不会造成低氧血症、经皮动脉血氧饱和度（percutaneous arterial oxygen saturation，SpO_2）降低。气道压增高需仔细寻找原因，是气腹导致的还是单侧肺通气导致的。

七、术后处理

腹腔镜手术术后恶心呕吐的发生率较高,重点在预防和及时处理。丙泊酚、地塞米松等有预防、缓解术后恶心呕吐的作用。腹腔镜手术的术后疼痛中,内脏疼痛为主要原因。术中膈肌牵拉可能导致术后肩部疼痛。术后疼痛的处理原则与其他手术相似。

(朱　涛　尹芹芹)

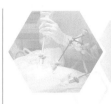

第四章
腹腔镜手术器械

第一节　腹腔镜手术器械的类型及用途

与传统的开腹手术相比,腹腔镜手术中所使用的器械也有所不同。按照术中用途大致可以分为解剖分离、抓持组织、剪切、吸引冲洗、推挡显露、夹闭管道、缝合、能量设备以及其他一些特殊用途的器械,但很多器械通常同时具备多种用途和功能,而这也成为腹腔镜手术器械的一大特点。

腹腔镜手术器械从头端开始主要由钳口、杆身、旋钮和手柄等组成。不同用途器械的钳口的人小、形状和齿形均有不同;杆身长度多为 320mm 或 330mm,直径则包括 5mm 和 10mm 两种规格,杆身外可包绕绝缘层;部分器械杆身后带有旋钮,操纵旋钮可以 360° 旋转器械;手柄则多由前后两个圆环构成,前方圆环固定,而后方圆环可以活动,以控制钳口的开闭,部分器械在手柄处带有锁定释放钮或在前后圆环之间的带齿铰链以有效控制钳口张开的大小,同时有些器械在手柄上方有单极电凝接头或冲洗口用以连接相应设备增加器械的功能。下文将根据用途来分别介绍腹腔镜手术器械。

一、分离钳

分离钳按钳口形状分为直头、弯头和直角 3 种,杆身包绕绝缘层,手柄处带有单极电凝接头。主要用于组织分离、牵引以及缝合,与高频电刀连接可用于止血。

二、抓钳

抓钳按对抓持组织损伤程度分为有损伤和无损伤两种,按钳口齿形不同则可分为锯齿形、鼠齿形、匙形等类型。其中有损伤抓钳主要用于抓持较厚韧或者需要切除的组织和器官,如子宫、膀胱和胆囊等,同时也可以用于抓持需要取出的标本;而无损伤抓钳在抓持组织的同时保护组织不受损伤,如胃、肠和胰腺等。抓钳的手柄一般带有锁定释放钮或带齿铰链,主要用于长时间抓持、牵引和固定组织时可以锁定钳口,以减轻握持的疲劳。一部分抓钳手柄处也会带有单极电凝接头用于止血。

三、手术剪

手术剪按剪刀头的形状可分为直头剪、弯头剪、钩形剪等,杆身多包绕绝缘层,并带电凝接头。主要用于锐性分离、剪线、离断血管,还可与高频电刀连接用于止血。

四、吸引冲洗管

吸引冲洗管为一体型，兼具上述两种功能，其头端有多个侧孔，杆身直径多为 5mm，尾端则带有两个接头分别与吸引和冲洗管连接，同时还有手控开关，以操纵实施吸引或冲洗。主要用于术中的局部冲洗，吸出渗液、渗血或冲洗液，同时也可以协助推挡组织以暴露手术视野。目前一些多功能的吸引器也已问世，如 Olympus HiQ＋吸引 / 灌流系统的流线型设计能够通过凝固的血块和小结石，同时结合单极电凝还能有效地完成止血。

五、牵开器和拉钩

牵开器和拉钩按头端形状不同可以分为扇形、翼形或杠杆式等，尾端一般都有调节旋钮可以控制头端的展开范围或弯曲角度，还可带有锁定释放钮。主要用于在术中牵开和推挡肝脏、肠管、网膜等脏器，显露手术视野，以利于手术操作。

六、施夹钳和 Hem-o-lok 钳

施夹钳按使用次数不同可以分为单发和连发两种，前者需配合外置钉夹使用，头端的钳口带有凹槽用于夹持钉夹，一次只能夹持一枚钉夹；后者的钉夹仓则内置于杆身中，施夹完成后一枚钉夹会自动弹出至钳口，节省时间，使用便捷。目前可吸收钉夹及其配套的施夹钳也已问世，可吸收夹在术后 3 个月可完全降解，在体内无异物残留，配套的施夹钳则多为单发。Hem-o-lok 钳（自动结扎钳）则需配合外置 Hem-o-lok 夹使用。施夹钳和 Hem-o-lok 钳主要用于夹闭离断的管道，如血管、胆囊管等。

七、持针钳

持针钳按头端形状可以分为直头、弯头和自动归位持针钳等，其中前两者钳口较长，开口较大，夹持面带有螺纹以保证夹持牢固，使用时需要配合使用分离钳进行调针，根据缝合部位来调整合适的进针角度；而自动归位持针钳钳口较短，开口较小，夹持面带有小的凹槽，使用时所夹缝针会自动形成一个垂直的角度，不需要进行调整。持针钳主要用于腔镜下夹持缝针缝合各种组织，也可用于腔内打结。近年来，开发了新的自动缝合器，可用于组织的连续缝合，其安装的针线采用弹夹方式，易于即时安装。穿透厚度 4.8mm，缝针为双刃，尖锥形，易于穿透组织。缝合器杆身长度多为 360mm，直径 10mm，针长 9mm，手柄处有两个关节杆和两个重装按钮，头端具有两个针臂。使用时通过两个针臂交替接针完成缝合，主要用于连续缝合，克服了普通持针钳操作角度受限的困难，也降低了缝针误伤周围组织的风险，但尚不能完全替代普通持针钳。

八、能量器械

能量器械包括了电能量平台和超声能量平台等，包括单极和双极电凝钩、超声刀、结扎速等，主要用于组织的分离、切割及止血。

九、其他类型的手术器械

在不同的腹腔镜手术中还会用到一些特殊类型的手术器械，如圈套器和推结器可用于结扎胆囊管、阑尾根部或较大块组织；标本袋用于术中肿瘤或感染标本的取出，避免肿瘤播散和标本污染腹腔；取石钳则用于胆道手术中取出残留在腹腔内的小结石；腹腔镜下的腹壁缝合针用于缝合 Trocar 孔、腹壁疝缺损，同时也可以用于腹腔内疝补片与腹壁的固定。

第二节　腹腔镜手术器械的选择及使用技巧

一、选择

在腹腔镜手术中面对五花八门的手术器械时,外科医师应该做到"心中有数,有的放矢",根据不同的手术步骤和手术方式选择正确的手术器械,才能确保腹腔镜手术的顺利实施。

几乎所有的腹腔镜手术都包括分离、结扎、切割、缝合、止血、冲洗等步骤,不同的步骤选择不同的手术器械。如在分离中,钝性分离一般选择分离钳,而锐性分离则选择弯头剪,在分离中常需要凝闭组织周围的小血管,因此常会将分离钳和剪刀连接单极电凝以便于止血,也可以选择电凝钩。而在胃肠道、胰腺等较为复杂的手术中,使用超声刀分离也成为最常用的分离方式。对于管状结构的夹闭,则可以选择金属钉夹、可吸收钉夹、Hem-o-lok夹或圈套器等,一般根据管径的粗细、质地、周围组织的情况以及夹闭端的重要程度来选择。如较细的胆囊管的结扎近端可以使用两枚钉夹或Hem-o-lok夹,而远端仅要求夹闭以防止胆汁外溢,因此只需要使用一枚钉夹;而离断较粗大的血管如胃癌手术的中胃左动脉离断时,一般在近端使用两枚Hem-o-lok夹。在缝合中,间断缝合一般选择直头或弯头持针器夹针线,用分离钳配合完成缝合打结,连续缝合则可选择自动归位持针器或镜下自动缝合器(Endo-stitch)。

总之,腹腔镜手术时手术医师应充分考虑组织特点、器械性能和手术需求,选择合适的腹腔镜手术器械,同时手术室的器械护士也应该熟悉手术流程和特点,预先准备好足够的器械,保证手术的顺利实施。

二、使用技巧

在腹腔镜手术中,术者和助手一般通过握持手术器械后方的手柄来完成操作,握持方法主要是拇指扣在后面活动的圆环,中指和环指扣在前面固定的圆环,小指靠在下方,示指用于调节旋钮和控制锁定释放钮。在一些器械中特意设计为抓持的力度越大,调节360°旋钮所需的力度也越大,因此使用时应注意握持的力度合适。

带有锁定释放钮的器械一般在需要长时间牵拉组织时使用,在准确地抓住组织后,按下锁定释放钮,如需要放开组织则重新按一下锁定释放钮,但应注意在牵拉时尽量避免示指触碰按钮,以免误操作造成牵拉组织脱落。

能量设备以及部分可连接能量设备的器械一般都带有足控制板,通过踩踏和释放来控制,使用前应确认足控制板是否正确连接能量设备,能否正常工作,同时应将其置于合适位置,以免在术中误操作造成组织损伤。

持针钳的握持使用方法与分离钳、抓钳等器械有所不同,一般拇指和手掌鱼际靠在握手上,中指、环指和小指三根手指握在关闭杆的释放钮后端,示指放于肩胛部,需要打开钳口时,示指下移,按压释放件打开钳口。使用时应特别注意在缝针已夹持后,中指和环指应避免触碰释放钮,以免造成缝针位置移动或滑脱。

(曹晖　赵刚　赵恩昊　黄华)

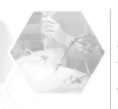

第五章
能量器械

能量器械是腹腔镜手术的主要操作设备,可以将电能转换为术者需要的其他能量。能量器械的使用在很大程度上弥补了腹腔镜下分离、止血、缝合、结扎等操作过程复杂、费时的缺点,使腹腔镜手术变得更为精准、高效和安全。随着科技的进步,能量器械的性能已日趋优化,但由于技术限制,目前临床上常用的能量器械都可能对周围组织产生副损伤。因此,熟悉各种能量器械的特点并掌握其使用方法,对提高手术的安全性、缩短手术时间、减少手术并发症具有重要意义。

第一节　能量器械的类型及工作原理

能量器械从能量角度可以划分为电能量器械和超声能量器械。电能量器械是使用高频电流对组织细胞进行加热,导致组织细胞气化、蛋白质变性凝固、形成血栓,从而完成切割和止血操作,包括高频率电刀、普通双极电刀、智能双极电刀、结扎速、氩气刀等。超声能量器械是利用超声刀头的超声效应和高频机械振动来切割、分离组织的,包括超声刀、超声吸引刀等。此外,还有其他能量器械如射频、多极射频、微波、水刀等。其中高频电刀、超声刀、结扎速等在腹腔镜手术中的应用最为广泛。

一、高频电刀

当高频电流通过人体组织时,每一振荡的电脉冲时间极短,离子很难引起迁移,仅在富有黏滞性的体液中振动,因摩擦而生热。高频电刀就是利用高频电流通过机体的这种热效应制成的。高频电刀切割时,通常应用针形或刃形电极,有效面积很小,而电极下组织中的电流密度却很大,因此可以在一瞬间产生大量的热,将电极下的组织气化,分裂成一个不出血的、窄而平坦的切口,而且还可以使血管中的血液凝固到一定的深度,代替结扎,完成切口止血工作。为了避免低频电流引起的神经刺激并减少交流漏电,高频电刀一般使用 0.3~5MHz 的振荡频率。高频电刀包括单极和双极两种主要的工作模式。

(一)单极模式

单极模式是使用一条完整的电路来切割和凝固组织,该电路由高频电刀内的高频发生器、患者极板、接连导线和电极组成。在大多数应用中,电流通过有效导线和电极穿过患者,再由患者极板及其导线返回高频电刀的发生器。

（二）双极模式

双极模式是通过双极镊子的两个尖端向机体组织提供高频电能,使双极镊子两端之间的血管脱水而凝固,达到止血的目的。它的作用范围只限于镊子两端之间,对机体组织的损伤程度和影响范围远比单极模式小得多,适用于对小血管(直径<4mm)的封闭。因此,双极模式多用于较为精细的手术。

二、超声刀

超声刀是通过超声频率发生器及金属刀头以 55.5kHz 的超声频率进行机械振荡,使与刀头接触的组织气化、蛋白质氢键断裂、细胞崩解,组织被切开或凝固,从而达到切割组织和止血的目的,局部组织温度为 50~100℃,对周围组织热损伤小。超声外科设备最先应用于眼科和神经外科,主要用于进行精细分割。随着微创外科的产生和发展,超声刀被引入腹腔镜外科,因其具有组织切割精准、凝血可控、极少有烟雾和焦痂、无电流通过机体等优点,极大地促进了腹腔镜外科的发展。

超声刀装置配有 5mm 剪刀型刀头、10mm 剪刀型刀头、5mm 钩型及球型刀头等,其中 10mm 刀头又有平面、钝面及锐面三种构造,满足术中不同组织的凝固与切割需要。超声刀同时兼有分离、抓持、凝血、切割的功能,缩短了术中更换手术器械的时间,减少了进出 Trocar 时可能引起的副损伤,保证了手术的流畅性和安全性。

三、结扎速血管闭合系统

结扎速血管闭合系统,又称电脑反馈控制双极电刀系统,是一种新型的腹腔镜手术止血设备。该系统包括一台双极无线电频率发生器和多种闭合钳,应用实时反馈技术和智能主机技术,能感知两钳之间的拟熔合的组织密度,并将信息传回发生器,再通过发生器控制系统自动调整将要释放的能量,最终释放适当的能量闭合组织。结扎速输出高频电能(低电压 180V、高电流 4A)与高频电刀的机制不同,其结合血管钳口压力使人体组织的胶原蛋白和纤维蛋白溶解变性,血管壁融合形成透明带,产生永久性的管腔闭合,并不依赖于近端血栓。它可以封闭 7mm 直径以下的血管和组织束,热传导范围小,组织粘连和焦痂少,无异物残留。由于直接闭合组织束,无须切口、剥离,减少了术中出血,大大缩短了手术时间,也减少了副损伤。

第二节 能量器械的选择及使用技巧

一、选择

能量器械凭借出色的切割、止血性能,在腹腔镜手术当中发挥着巨大的作用。但因其作用原理不同,特性也有极大差异,只有充分了解每个能量器械的性能,在手术过程中选择性使用,才能发挥其最大优势。

二、使用技巧

腹腔镜下使用能量器械的过程中需要注意以下事项:①充分利用腹腔镜的放大作用,分清组织层次,找准组织间隙,进行精准手术。②使用能量器械的过程中,为了预防焦痂黏附使能量器械的效率降低,要及时清理超声刀头或钳叶。单 / 双极电凝钳使用较长时间后余热较高,在钳夹重要组织时,还要注意对其进行冷却处理。③能量器械在切割血供丰富的脏器时速度不宜过快,最好使用中低挡能量缓慢进行。过快切割可能会造成止血不彻底,导致出血,影响能量器械的闭合效果。

在使用高频电刀的手术过程中,术者应注意尽量靠近实质器官,操作前应尽量推开附近的小肠、膀胱等空腔脏器,以防造成副损伤。如电凝胆囊动脉时应防止损伤胆管,分离胆囊粘连时要防止损伤肠管。此外,在使用电刀时还应远离钛夹,防止热传导波及所夹组织,从而导致损伤。安装心脏起搏器者禁用单极电刀,以防止心室颤动;避免在带电解质的液体如血液或生理盐水中使用电刀,因为密集的电子束可传导至远处造成烧伤。

使用时超声刀最好将组织钳夹在刀头前2/3的部位进行操作;持续工作超过10秒对刀头的损伤很大,应尽量放开,再二次工作。切割组织前,应充分凝血,时间以6秒左右为宜,每次钳夹不宜过多,以免影响凝血切割效果。凝血切割操作时通过手柄施力,刀头与组织保持一定压力,切割时组织应维持一定张力。根据切割组织的致密度、血管多少、切割凝血的不同需要,通过手柄调节两叶刀头的接触面,以便充分凝血或快速切割。为防止损伤刀头,操作时勿过分用力,不要在血液中使用、不要闭合空踩、工作时绝对不允许旋转刀头。

此外,超声刀的使用技巧还表现在掌握凝固与切割间的平衡,切割越快凝固效果越差,能量输出越高、组织张力越大、刀头越锐利、抓持力度越强则切割越快,但凝固止血效果越差。术者需根据拟切割的组织类型及血管的大小正确选择能量输出、组织张力、刀头锐钝、抓持力度等,才能在保证凝血效果的基础上提高速度。

尽管结扎速对直径小于7mm的血管有良好的闭合能力,但需要注意的是结扎速不推荐应用于胆管,更禁止应用于输尿管和输卵管。在操作前应注意检测钳口表面和内侧不要残留组织异物,避免影响闭合效果;不同厚度的组织,手持器械的咬合力度应有所不同,输出功率也应根据组织的不同而调整。使用时,不可强力将组织挤入钳口底端;闭合前不可击发器械;不可在同一部位重复闭合,若需要再次闭合,需重叠于前次闭合的1/3处;激活时避免牵拉组织。还应注意保持钳口部分的清洁,若出现焦痂凝集,应及时用湿纱布清除,切勿将电极从金属钳上取下。

较粗的血管,为了避免术后患者血压升高引起血管内的血液冲开凝固封闭的断端血管,造成术后出血,可以在准备切断处的血管近侧,先用超声刀或结扎速进行凝固但不切断,反复进行几次,在切断闭合带时靠近血管远端,以确保闭合端有足够宽度的闭合带,保证止血效果。该方法虽然稍微延长手术时间,但是可提高手术的安全性。

(陶凯雄　王国斌)

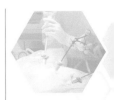

第六章
腹腔镜手术的手术室配置、手术体位和医护配合

第一节　腹腔镜手术的手术室空间布局

　　科学合理的空间布局是保证手术顺利进行的必要条件。无论普通手术室或洁净手术室均需要根据建筑布局要求进行空间设计和硬件配置,腹腔镜手术间相较于普通手术间有一些不同之处。

　　手术间按照不同用途设计大小,一般大手术间面积 40~50m²,中小手术间面积 20~40m²。腹腔镜手术及达芬奇机器人手术的手术间,因辅助仪器众多及达芬奇机器人系统较庞大,并且时常需要根据术式调整手术床、麻醉机等位置,手术间面积最好大于 50m²。

　　为了有效集中、协调各类腹腔镜手术所需医疗设备,应尽量设立腔镜一体化手术室。一体化手术室是指在有限的手术室场地中,通过利用数字化、信息化、智能化及多媒体技术,将电源、气源和各种信息接口与种类繁多的医疗器械有效地集中协调,使其空间布局更合理,并减少了设备布局对层流的干扰,确保手术工作环境的安全,简化操作流程,使外科医师、麻醉医师和护士的操作更符合人体工程学原理。同时,实现术中手术室与其他手术室、示教室、会议室甚至远程交流之间的无缝连接,完成示教、远程沟通等功能。腔镜一体化手术室则在一体化手术室基础上,有效整合腔镜手术所需的手术器械、内镜、摄像系统等在内的设备。

　　若无法建成一体化手术间,针对普通腔镜手术间,在布局时应考虑仪器数量、医师操作路径、辅助人员空间站立、人体工程学等问题,尽量使用吊塔。以此既可增加空间使用率,也可解决上述问题。

　　机器人手术间,由于机器人需要在床旁进行操作,在布局时要考虑整个手术间不同人员的动线,避免碰撞及污染。同时,机器人的磁场也是需要关注的问题,因此,对一些工作原理类似且会互相干扰的设备,摆放位置应保证足够的空间距离。

第二节　腹腔镜手术的手术室设备设置

　　腔镜手术与开腹手术相比,在视野观察、切割、缝合、止血等方面操作要求均不同。完成一台腔镜手术,需要一些特殊的设备配置。

一、高频电刀

高频电刀工作时有电流流经组织和身体,为避免发生电灼伤,应选择有智能回路安全检测的设备,并且腔镜手术用高频电刀需要足控开关。因此,高频电刀仪器需同时具备手控及足控功能。

高频电刀在使用时,如遇医师诉切割及凝血效果不佳时,首先检查连接处,再清理刀头焦痂,必要时更换切割和凝血的模式。同时还需注意:①负极板粘贴尽量接近手术切口,但不小于 15cm;②负极板粘贴处需肌肉丰富、脂肪少、毛发少、无瘢痕、无金属内置物;③负极板应距离心电图电极 15cm 以上;④电流回路不可经过金属内置物、心脏、临时起搏器;⑤负极板不可折叠裁剪。

二、血管闭合系统

1. 超声刀　超声刀分为快挡与慢挡。快挡切割快,止血差;慢挡切割慢,止血好。术中根据血管粗细以及组织类别选择不同挡位。为了使用效果佳,还应当注意:①切割时保持适当的组织张力;②刀头避免持续击发,持续击发时间尽量不超过 10 秒;③组织尽量钳夹于刀头的前 2/3 部位,避免刀头之间无组织时击发刀头;④刀头工作时,避免与金属器械接触;⑤刀头不使用时,使用湿纱布擦拭刀头进行降温。

2. 结扎速　结扎速钳口形式多样,可根据医师习惯选择不同的类型和长短。在使用中,注意保持组织张力和及时处理钳口焦痂。

三、腔镜系统

腔镜系统包括摄像系统、光源系统、气腹系统、冲洗吸引系统、录像系统 5 类基本设备。各科的腔镜根据手术要求可选择 5 大系统进行组合搭配。目前摄像系统技术更新快,种类繁多,包括 2D、3D、4K 镜等。腹腔镜价值昂贵,易损坏,在使用过程中需要医护人员的专业培训和维护。

1. 摄像系统和光源系统内含光纤,不可直角或锐角折叠,盘旋放置直径应至少大于 20cm。

2. 摄像连接线不使用时,应盖上防尘罩,并定期清洁。

3. 摄像镜头需对光检查,若光导纤维损坏超过视野的 30% 或中心区域 >2mm 时需要更换,并且要避免碰撞和高处坠落。

4. 气腹尽量使用中心供气。设备连接处滤芯需定期更换。

5. 气腹压力流量调节遵循由低到高的原则。尤其在镜头未进入腹腔时,需特别注意气体的流速和压力的上升趋势。

四、超声吸引系统

低频超声作用于生物组织时,会产生声空化、微声流和瞬时冲击加速度等物理效应,将弹性低的实质组织乳化吸除。神经、血管、胆管等重要组织具有弹性,不吸收低频超声的能量,因此得以保留。在术中使用时,应注意以下几点。

1. 超声吸引系统在工作时需要将组织吸入管道,术中应注意配合探条及时进行管道清理,避免影响使用效果。

2. 超声作用时,术中避免与其他金属器械碰撞,否则会引起火花,损伤刀头。

3. 建议冲洗最低级别为 30%(约 3ml/min),吸引最低级别为 30%(约 180mmHg),增加振动级别时,一定要增加冲洗级别。

4. 不使用时,将器械置于干燥的、不导电的表面,刀头不接触任何物体。

第三节 腹腔镜手术的手术体位

腹腔镜及达芬奇机器人手术因部位不同而采用不同的手术体位,常见体位包括平卧位、截石位、侧卧位。部分手术在标准体位的基础上会有微调。

一、平卧位

(一) 适用手术

腹腔镜胃手术、腹腔镜右半结肠手术、腹腔镜疝手术、腹腔镜肝手术、腹腔镜胆道手术、腹腔镜胰腺手术、机器人肝手术。

(二) 体位摆放流程

1. 手术床放于层流级别最高区域。

2. 患者平卧于手术床中央。

3. 头部垫头枕,腰背部垫中单,腘窝及踝关节垫半圆形硅胶垫或治疗巾。

4. 根据手术要求,将上肢外展或压于中单下方。

5. 束脚带放置于膝关节上,松紧为可容纳两指。

(三) 注意要点

1. 妥善固定,防止患者坠床。

2. 身体裸露部分不可接触金属。

3. 机器人胃手术,需平卧两腿分开,机械臂从左肩进入,使立柱、目标区域、镜头孔在一条直线上。

(四) 其他平卧位

因手术部位及术野暴露等原因,手术体位摆放会在平卧位基础上进行调整,如平卧分腿位、头高足低平卧位、头低足高平卧位、腰骶关节过伸平卧位等。

1. 平卧分腿位 将双下肢分开 45° 左右(以能站立一个人为宜)的平卧位。适用于腔镜胃手术、腔镜右半肝手术等。

2. 头高足低平卧位 调整手术床使患者呈头高足低 15°~30°。适用于腔镜胆囊手术、腔镜右半肝手术等。

3. 头低足高平卧位 调整手术床使患者呈头低足高 15°~30°。适用于腔镜前列腺手术等。

4. 腰骶关节过伸平卧位 患者在平卧时将其骶关节处对齐手术床腰桥,通过适当摇低床头和床尾,并适当抬高腰桥,使腰骶关节呈过伸位。适用于腔镜膀胱手术。

二、截石位

(一) 适用手术

腹腔镜直肠手术、机器人前列腺手术。

(二) 体位摆放流程

1. 手术床放置于层流级别最高区域。

2. 患者仰卧于手术床中线,靠近头侧,清醒状态下褪掉手术裤。

3. 待麻醉后,将患者调整至耻骨联合平床缘处。

4. 安置吊腿架至床两侧,固定稳妥。

5. 根据患者股骨长度调整吊腿架的长度,根据手术需要调整高度。

6. 将患者双下肢放置于吊腿架,覆盖治疗巾并固定稳妥。

7. 根据手术情况,臀下垫泡沫垫。

8. 去除手术床尾板。

9. 将上肢固定至身体两侧或将静脉通道侧上肢外展。

（三）注意要点

1. 注意保护患者关节、血管、神经。

2. 普通截石位遵循 T-K-O 原则（即患者的足尖、膝关节、对侧的肩在同一直线上）。

3. 腘窝需要悬空。

4. 患者足尽量处于中立位,避免外旋。

5. 注意保暖和保护患者隐私。

6. 体位摆放完成后,大腿内侧肌肉张力不应过高。

7. 尿管固定于大腿上,消毒时一并完成。

8. 机器人前列腺手术时,头低足高角度比常规更大,同时需要调节腰桥,下半身略平,上半身向下折,第三机械臂方向的腿需放平。

三、侧卧位

（一）适用手术

胸腔镜肺手术、机器人肺切除术、机器人食管手术。

（二）体位摆放流程

1. 手术床放置于层流最高区域。

2. 患者取仰卧位完成麻醉。

3. 麻醉完成后,放置双层搁手板。在腋窝下、髋关节处垫泡沫垫。

4. 麻醉医师、手术医师、巡回护士共同将患者调整为侧卧位。

5. 髋关节处泡沫垫向身体侧折叠,耻骨联合前后放置沙袋、治疗巾,并使用约束带固定,下肢呈跑步状。

6. 双上肢放置于搁手板上下层,呈抱球状,固定稳妥。

7. 管道挂于床旁。

（三）注意要点

1. 患者靠近术者一侧。

2. 患者需固定稳妥,始终处于中立位。

3. 注意保护患者腋神经、耳郭及骨突出。

4. 沙袋放置时检查尿管和生殖器,避免压伤。

5. 机器人食管手术,侧卧位较常规平,仅患侧稍垫高。

第四节　腹腔镜手术的护理配合要点

腹腔镜手术对团队配合要求高,对设备依赖性强。因此,对手术室护士而言,需要把控整体的护理方案和护理质量,掌握设备仪器的正确使用和维护,妥善安排护理程序,学会预判手术步骤,进行前瞻性地给予护理配合。

一、术前护理配合要点

(一)建立信息共享与沟通平台

实行电子排程系统和电子病历系统,可以使手术团队的三方人员通过电子化平台进行信息共享和查询。

(二)患者信息安全核查

患者术前应严格按照三方核查表和医疗文书进行安全核查,保证正确的患者,正确的部位,正确的手术。

(三)确保医疗文书完整、信息无误

手术相关医疗文书,包括手术同意书、术前小结、高值耗材使用同意书、输血同意书、三方核查表、转运交接单、术前医嘱单均应确保信息完整、一致、准确。同意书签署人与授权委托人应当一致。

(四)建立输液通道

术前根据手术出血风险选择适宜的通道大小。建议最小通道,胃肠手术为18G,肝脏手术为14G,肿瘤较大的手术可增加一条静脉通道。建立部位可选择手背静脉、桡静脉、肘正中静脉、贵要静脉、颈外静脉,非必要情况尽量不选择下肢静脉。

(五)使用药物

术前使用药物包括抗生素、辅助化疗药物、保护胃黏膜药物、激素等。护理人员要严格按照药物使用说明配制药物,使用时注意配伍禁忌、输注速度、输注时机。

(六)保护皮肤

腔镜胃肠、结直肠手术患者年龄偏大,且术中特殊体位使体液和重力分布不同于常规,另有一些手术时间较长。这类手术术前需使用硅胶垫、棉垫进行皮肤保护。

(七)固定约束,防止坠床

减重手术、需要调整手术床倾斜位的手术均是坠床的高发人群,需妥善固定。

(八)提前沟通,备好物资

术前,需要了解医师习惯和喜好,备好普通与特殊耗材,提供个性化的服务。

二、术中护理配合要点

(一)手术器械组装(关注器械功能与用法)

腹腔镜手术器械根据功能不同,使用动作不同。洗手护士在组装时,需充分了解每种手术器械的使用特点。如分离功能的直角钳,如弯钳等,把手无须配备锁扣;牵拉功能的肠钳,如肠钳等,把手需配备锁扣。

同时,腹腔镜手术器械的绝缘套应保持完整,避免金属操作杆导电导致组织损伤。

（二）严格执行物品清点制度，异常情况及时沟通反馈

物品清点至少4次，术中添加应及时记录，洗手护士应及时提醒医师取出。多腔隙手术，关闭一个腔隙清点一次，若术中出现数量不够，有缺损等，需查找清楚后再行关腹。术中严禁剪纱布，撕扯钡丝等行为。

（三）用物放置符合人体工程学

术中使用的管道、收纳袋等需要考量医师的操作路径和省力原则，放置时考量医师取用的距离和高度。

（四）设备仪器功能保护

腹腔镜仪器及器械价值昂贵，常用的镜头、光纤、灯泡易损坏。巡回护士与洗手护士放置时应防坠落，收纳时，先收纳高值、易损坏的镜头等。管道类放置时，盘旋直径至少20cm。

（五）培养前瞻性干预思维

巡回及洗手护士应掌握手术步骤，关注手术进程，主动沟通，积极配合医师操作。

（六）正确留送标本

术中标本及时收纳、留送，与医师确认标本类型，按要求送检。冷冻病理结果由医师查看或接听，护士不复述。石蜡标本，送检时与医师核对名称、数量，保证医疗文书与标本及患者身份一致。

（七）出入量管理

保持对术中补液治疗、引流液瓶及尿袋引流量、颜色、速度的关注。记录应和麻醉医师、手术医师保持一致。

（八）防控院内感染，减少手术切口感染

手术间管理要遵照医院手术室建筑管理规范和院内感染要求，包括医务人员穿着、行为、参观人员数量、手术层流状态维护等。

（九）提高应急抢救能力

术中大出血、麻醉意外是外科手术常见应急情况。护士应定期培训，提高应急抢救能力和抢救成功率。

三、术后护理配合要点

（一）管道护理

术后各种引流管道需要标识清楚，固定稳妥，避免转运途中的意外脱管，若发生意外脱管，应掌握应急处理方法。

（二）患者复苏安全

全身麻醉患者复苏期间易躁动引发坠床，手术护士在复苏拔管期间严禁离开手术间，必要时在患者床旁守护，将手术床降低，上下肢约束稳当。

（三）完善护理文书

手术护理相关文书应在患者出手术室前完成，医护三方的医疗文书信息应当一致，对需要修改的信息按照国家病历书写基本规范修改。

（谭永琼 廖安鹊 杨佳琦）

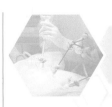

第七章
腹腔镜手术并发症及处理

腹腔镜手术在取得良好手术效果的同时,也具有安全性、微创性的特点,但其微创性是指手术损伤小、恢复快,并不代表腹腔镜手术不存在并发症。随着腹腔镜技术在普通外科、泌尿外科、妇科手术中的普遍应用,腹腔镜手术的并发症也逐渐被关注。正视这些并发症的存在,探讨其出现原因和防治措施,可减少或避免术中或术后并发症的发生,提高手术的安全性和手术效果,保障腹腔镜手术的安全实施。

腹腔镜手术的并发症可分为腹腔镜特殊并发症、腹腔镜专科手术相关并发症和其他并发症;其中腹腔镜特殊并发症只在腹腔镜手术中出现,腹腔镜专科手术相关并发症和其他并发症也可出现于开腹手术。

一、腹腔镜特殊并发症

(一)穿刺操作相关并发症

1. 血管损伤

(1)腹腔内血管损伤:腹腔内血管损伤主要由气腹针及 Trocar 穿刺操作引起,腹腔大血管解剖位置变异及术者不规范的操作是引起损伤的主要因素。受累的血管主要包括左、右髂总动静脉,腹主动脉,下腔静脉等,其中以右髂总动脉损伤最为常见,一旦出现损伤,出血凶猛,患者常会出现失血性休克表现,严重者可危及生命。实际手术操作中为更好地对病变进行操作,而穿刺点的选择不得不位于大血管的体表投影时,就增加了血管损伤的概率。但是,腹膜后大血管的体表投影不是固定不变的,影响因素有患者体位及体重指数等。患者仰卧位时,其腹主动脉分叉处位于脐下方 2~3cm;患者头低足高位时,腹主动脉分叉处位置上移。体重指数对于腹主动脉分叉处位置移动的影响尤为明显,体重指数较小者,腹主动脉分叉处位于脐水平面并分出左、右侧髂总动脉。因此,在脐部穿刺建立气腹时容易损伤腹主动脉末端或左、右髂总动脉起始部。此外,术者未接受规范的腹腔镜技术专业培训,穿刺操作不规范时造成大血管损伤的概率增高。如穿刺建立气腹时未能将腹壁提起和固定;进 Trocar 时未旋转进入,而是蛮力穿刺;Trocar 穿透腹膜后未改变穿刺方向,依然垂直穿刺;气腹建立后气腹压不够等均是导致穿刺并发症的危险因素。

防治措施:①若发生腹腔内大血管损伤,术者首先应沉着冷静,判断能否腹腔镜下处理出血,同时告知麻醉医师保证患者麻醉松弛,告知巡回护士建立多条输液通道,预防失血性休克;②若出血量较大腹腔镜下止血困难、腹腔镜下视野不清及术者腹腔镜下处理出血经验缺乏,应立刻开腹进行止血。

(2)腹壁血管损伤:腹壁血管的损伤主要出现在腹壁浅动脉、腹壁上动静脉、腹壁下动静脉等,在辅助 Trocar 穿刺操作时发生;但辅助 Trocar 穿刺的操作常在腹腔镜腹内直视下进行,因此血管的损伤较少出现。下腹部的腹壁血管呈较大的单支分布,Trocar 穿刺损伤后血管部分撕裂不能自然止血,因此下腹部穿刺操作时应慎重选择穿刺点。

防治措施：①手术医师需了解腹壁血管解剖走行，Trocar 穿刺时尽量避开这些血管；②手术结束后腔镜再次探查腹腔，确保无出血后再封闭手术切口。

2. 内脏损伤 腹腔内脏器的损伤主要为肠管和大网膜的损伤，实质性脏器损伤较少见。肠管和大网膜的损伤多由于进 Trocar 时用力过猛导致，容易忽略，但损伤后果严重，可能出现肠穿孔、肠坏死、腹膜炎，甚至败血症等。

防治措施：①进 Trocar 时应在直视下完成，注意穿刺角度和力度，出现损伤应及时止血，必要时修补肠管；②在使用气腹针插入首个 Trocar 时，应立即检查 Trocar 下方组织有无损伤。

3. 穿刺切口并发症

(1) 切口感染：Trocar 切口感染较少见，主要出现在脐部或标本取出处。原因可能为脐部消毒不彻底、污染性手术或消化道内容物等污染切口。

防治措施：①术前彻底消毒；②污染性标本应置于标本袋中取出；③重视切口保护套的使用。

(2) 切口肿瘤种植：腹腔镜手术切口肿瘤种植的因素包括以下几种。①脱落肿瘤细胞种植，包括手术结束时释放气腹，肿瘤细胞随 CO_2 高压气体自 Trocar 穿刺口喷出及肿瘤标本取出时污染切口；②术中器械黏附肿瘤细胞、CO_2 气腹使肿瘤细胞雾化黏附于切口；③气腹对体内 pH 的影响、气腹对免疫抑制、Trocar 穿刺口组织出血、挤压导致切口周围组织缺氧及酸中毒等为肿瘤种植提供机会。

防治措施：①重视气腹孔与辅助操作孔的保护；②取标本时使用特制的保护袋；③手术结束按无瘤原则对腹腔及切口行蒸馏水冲洗和浸泡等。

(3) 戳孔疝：切口疝容易发生在下腹部和脐部切口，疝内容物通常为小肠和网膜。当 Trocar 拔除后，腹压改变使肠管嵌入戳孔形成 Richter 疝；特别是穿刺锥活塞打开同时放气时，腹腔内外压差使肠管嵌入腹壁缺口处，形成疝。如患者肥胖、腹壁薄弱，腹壁戳孔处有发生切口疝的可能。

防治措施：10mm 戳孔应缝合白线及腹直肌前鞘。

(二) 气腹相关并发症

1. 皮下气肿 患者皮下气肿的形成多由术中气腹压力过高、灌注过快或手术时间过长等因素，使 CO_2 气体由 Trocar 周围向皮下组织扩散导致。皮下气肿严重者可发生纵隔气肿、气胸等。皮下气肿原发于 Trocar 周围，以皮下组织间隙为通路向远处扩散，常扩散至胸腹部，少数患者可扩散至肩背部及双下肢等部位。皮下气肿导致患者不适症状有肩背部持续酸痛、胸腹胀痛等。

防治措施：①进入 Trocar 的切口长度适宜，不能过长；②可用皮针缝线固定 Trocar 于腹壁，以防 Trocar 脱出造成皮下气肿；③在穿刺建立气腹时确定通气针已进入腹腔后再充气；④腹腔内气腹压维持在 12mmHg 左右。这些措施可避免组织间 CO_2 气肿的发生。当发生大面积皮下气肿并发呼气末二氧化碳分压持续升高时，尽快结束手术或转开腹手术。已发生皮下气肿的患者术后可通过吸氧及深呼吸等增加患者组织血氧含量，促进 CO_2 和 O_2 的交换，进而缓解皮下气肿。

2. 高碳酸血症 气腹建立之后，由于气腹压力较高及 CO_2 气体的高弥散性导致其大量进入血液循环中，进而发生严重的酸碱失衡，最后导致高碳酸血症。术中表现为血氧饱和度降低，通气和换气功能失调。术后患者较难拔管，拔管后呼吸频率加快等。

防治措施：①应尽量缩短手术时间，出现相应临床症状后及时监测动脉血气分析；②维持适当的气腹压，根据手术要求控制在 10~15mmHg；③气腹充气应遵循从低流量到高流量灌注，流速以 1L/min 为宜，切勿快速充气；④同时加强麻醉管理，进行适当的过度通气等。发生高碳酸血症时，应及时降低气腹压力，尽快结束手术或转开腹手术，并积极对症处理促使患者尽快清醒。

3. 气体栓塞 腹腔镜手术导致气体栓塞在临床较少见，但病死率极高，应予以高度重视。气体栓塞多由建立气腹时气腹针直接插入血管内充气导致。术中一旦发现建立气腹期间患者血压、血氧饱和度及氧分压明显降低,则应高度怀疑气体栓塞发生。

防治措施:①立刻停止并解除 CO_2 气腹;②变换体位为左侧卧位;③心脏按压将气栓挤碎并使其排出;④积极心、肺、脑复苏,必要时高压氧治疗。

4. 气胸和纵隔气肿 气腹导致的气胸和纵隔气肿相对较少,但后果严重。主要原因可能是术中损伤膈肌,气体进入胸腔导致。

防治措施:①术中精细操作,避免膈肌损伤;②术中气腹压应维持在 10~15mmHg,出现气胸后应立即解除气腹并行胸腔闭式引流。

5. 深静脉血栓 CO_2 气腹会导致静脉回流不畅,增加深静脉血栓的发生率。气腹影响静脉回流的作用主要有两个方面。①机械作用:气腹使腹压增高,阻止下肢静脉血液回流,同时抬高膈肌,升高胸腔内压,使心脏充盈受限,静脉回心阻力增高;②神经内分泌作用:气腹使体内肾上腺素、血管升压素等水平上升,收缩血管,导致静脉回心阻力增加。

防治措施:①术前后常规预防血栓形成;②术中可采取头高足低位,减轻气腹对膈肌及胸腔的压力。

(三)能量器械相关并发症

这类并发症主要是应用有能量的器械造成,如电外科器械、超声刀等造成的热损伤或者电灼伤。常见电灼伤的脏器是肠管和输尿管。电能损伤的原因主要是高频电本身的潜在危险和医师的使用不当,主要包括:①手术器械绝缘层损坏导致短路;②使用电凝时接触其他金属器械导致短路;③电凝的靶器官组织脱水干燥,局部阻抗增大,电凝时电流流向邻近的低阻抗组织而引起非靶器官损伤;④忽视电容耦合作用,使用过大的电功率进行手术。电灼伤在术中不易诊断,患者均在术后延迟出现临床表现,但出现症状和体征的时间不确定,肠管电凝损伤导致肠穿孔的时间早者在术后 5 天左右,迟者术后数周才被确诊。输尿管电损伤后表现的症状和体征与损伤程度有关,电损伤后出现症状的时间常不确定,可在 10 余天后才有临床症状。

防治措施:①应加强手术医师的规范化培训,熟悉手术器械的性能,正确规范地使用器械,并及时处理破损的器械;②在术中术后密切观察,一旦出现电损伤相关并发症应及时给予对症处理。

二、腹腔镜专科手术并发症及防治

随着腹腔镜技术的发展,外科医师腹腔镜手术的经验和技术水平也随之提高,但伴随着手术适应证的扩大,手术难度的提高,腹腔镜手术的并发症并无明显减少。因此,应重视腹腔镜手术的并发症,以预防为主,并加强外科医师的培训,熟悉解剖结构和腹腔镜器械的合理使用,严格遵守手术适应证,选择合适的手术方式;出现并发症后,应积极给予处理措施,降低并发症的发生风险。熟悉腹腔镜手术的并发症发生原因及防治措施,将有助于减少或避免并发症的出现,进一步提高腹腔镜手术的安全性。腹腔镜手术专科并发症及防治措施将在后续各个章节进行论述。

(樊 勇 王 琛 杜燕夫)

参 考 文 献

[1] 郑民华. 我国腹腔镜手术并发症现状和防治对策 [J]. 中国实用外科杂志, 2007, 27 (9): 679-681.

[2] 臧潞. 腹腔镜胃癌根治术并发症防治策略 [J]. 中国普外基础与临床杂志, 2015, 22 (4): 395-398.

[3] 余佩武, 唐波. 腹腔镜胃癌根治术常见并发症与防治原则 [J]. 中华普外科手术学杂志 (电子版), 2015, 4 (9): 83-85.

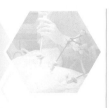

第八章
腹腔镜手术入路

第一节　腹膜腔入路

一、设备

在腹腔内建立气腹需要气腹机和气腹针两种腹腔镜手术设备。

(一) 气腹机

如果手术室无中央供 CO_2，则术前需要检查 CO_2 钢瓶以确保钢瓶内有足够的 CO_2 完成整台手术操作，且手术室常规备用一个 CO_2 钢瓶，并确保能随时应用。术前检查气腹机，确定其能正常工作。

将充气管连接气腹机与气腹针(在气腹针插入腹部前)，气腹机调整为低流速 1L/min，或者高流速 2~2.5L/min，这两种设置情况下，气腹机的测量压力都应该低于 3mmHg，压力读数 ≥ 3mmHg 表明充气管或气腹针堵住。如果出现这种情况，应更换气腹针。

在腹腔镜手术中，气腹压力限制应该设置为 12~14mmHg(成人)、8~12mmHg(小儿)或 7mmHg(新生儿)；腹腔内的压力高于这个限定值会减少脏器灌注和腹腔静脉回流，对于肥胖患者，可个体化提高气腹压 1~2mmHg。

(二) 气腹针

气腹针可分为一次性和重复使用的气腹针。重复使用的气腹针是金属制作且可以拆卸，使用前应做以下检查，如不符合要求，须立即更换。

1. 通过注射生理盐水以检查气腹针的通畅性。

2. 堵住针头并且以适当的压力注入生理盐水以检查针管有无渗漏。

3. 重复使用的气腹针需要检查阀门螺丝和连接是否正常。

4. 检查气腹针的钝头回缩性，将其抵住刀柄或是一个坚实的平面，此时钝头应该很容易回缩并露出针尖，放松后钝头可以迅速、顺利地弹回。

二、气腹针闭合式建立气腹法

(一) 脐部穿刺

如果患者腹部没有瘢痕，可以选择脐上部或脐下部应用气腹针进入腹腔建立气腹。全身麻醉后，在脐孔的上部或下部做一切口,用巾钳夹住脐部向上提起,手指捏住气腹针,如同拿飞镖的手指姿势,将气腹针送进切口处。气腹针尾部与腹壁成45°(体型瘦长或轻微肥胖的患者),也可垂直于腹壁进针(肥胖患者)。一般会有两次突破感,第一次突破感是气腹针接触并穿过筋膜时;第二次突破感是气腹针接触并穿过腹膜时。当气腹针进入腹腔时,可以听到气腹针的钝头回弹时发出的咔嗒一声。

使用10ml的注射器装5ml生理盐水连接气腹针,通过以下4个步骤的测试,以确保气腹针放置在合适的位置。①回抽以评估是否有血液、肠内容物或尿液进入针筒。②注射5ml生理盐水,应没有阻力很通畅地流入腹腔。③如果气腹针位于腹腔内的正确位置,回抽将抽不到生理盐水。④关掉气腹针阀门后,取下注射器,在气腹针顶端滴入数滴生理盐水,然后打开气腹针阀门,观察水滴是否顺畅流下,此步骤称为滴落测试。如果水滴顺畅流入腹腔,证实气腹针位于腹腔内正确位置。

在通过气腹针向腹腔内充气过程中,要固定好气腹针,尽量减少气腹针的前后左右摇晃,避免不必要的损伤。在确定气腹针的尖端安全地放入腹腔后,连接气腹针和气腹机,将CO_2流速调至1L/min,然后将机器上显示总CO_2输入量的示数调成0。在一开始充气过程中气腹机的压力显示应低于10mmHg。如果出现压力过高,应轻轻地转动气腹针,检查针尖是否抵住腹壁、网膜或肠管。如果腹部压力仍然很高(如针在粘连处、网膜或腹膜前的空间),把气腹针退出再重新穿刺一次。如果不能确定气腹针是否放置在腹腔合适的位置,不可继续充气。

气腹针安全地放置在腹腔的第一个标志就是在充气早期肝脏叩诊浊音界消失,当针放置在正确的位置时,腹膜应该在穿刺处很好地把针封闭起来,如果在充气过程中CO_2沿着针的长柄漏出,应当怀疑针头在腹膜前的空间。在充气时,腹部应该会均匀对称地胀大,然后肋缘的正常轮廓逐渐消失。

在充气时,应密切监测患者的脉搏和血压,以避免发生迷走神经反应。如果脉搏突然减慢,立即释放腹腔内CO_2,同时静脉注射阿托品,待心率回到正常后再重新缓慢地充气。

充完1L气体后若没有出现不良症状,可以适当提高流速。

（二）其他穿刺部位

有腹部手术史的患者,可以考虑使用开放式建立气腹法。如果之前的切口刚好远离脐部,仍然可以选择脐部作为穿刺位置,此时闭合式或开放式建立气腹法均可选择。脐部附近的中线瘢痕可增加腹腔内粘连。在这种情况下如果仍然使用闭合式建立气腹法,选择其他的穿刺点则更为安全。上腹部肋缘下的区域是一个合适的位置。穿刺前需仔细叩诊肝脏和脾脏有无肿大,以避免不必要的损伤。下腹部麦克伯尼点(McBurney point,简称麦氏点)周围的右侧下腹部较左侧下腹部更适合,因为许多人存在先天性乙状结肠和前腹壁粘连。采用闭合式建立气腹法在脐部或脐周建立气腹时要排空膀胱。

（三）Trocar放置

腹腔镜使用的Trocar有很多不同种类。大部分Trocar的尖头端是圆锥形或金字塔形的构造。此节重点描述气腹针建立气腹后,将Trocar盲穿进入腹腔的注意事项。

穿刺前,操作者要认真检查Trocar的各个阀门以确保每个阀门都能很顺利地打开和关闭。气腹针建立气腹至压力达到12~15mmHg后,取走气腹针,向上提起腹壁以增加额外的腹腔内空间来置入Trocar。体型瘦小的患者,内脏器官与腹壁之间的距离较短,Trocar穿刺进入腹腔时一定要非常谨慎。在Trocar插入时需适当地予以反作用力,以防止Trocar进入腹腔后阻力忽然减小导致误伤腹腔脏器。打开阀门释放少量CO_2以确认在腹腔内放置的位置,插入腹腔镜直视下再次确认,然后连接充气管,打开阀门建立合适的气腹。除第一个Trocar外,其余的Trocar均应在腹腔镜直视下放置。

三、开放式建立气腹法

开放式建立气腹法是一种非常安全的建立气腹的方法,特别是对于有腹部手术史的患者。在这些患者中,如果采用闭合式建立气腹法,会增加腹部脏器损伤的风险。

无腹部手术史患者,可在脐部周围皮肤褶皱处,而有腹部手术史,可选在距瘢痕较远的部位。首先,做一个 1~2cm 的切口,用小 L 形拉钩帮助暴露,逐层切开进入腹腔。切口的长度要能容纳外科医师的示指,直视加上用手指触诊确认进入腹腔,确保切口附近没有腹腔内粘连,置入 Trocar,连接气腹管至 Trocar 的侧孔上,将气腹机设置为高流速,气腹压设为 12~15mmHg。

四、建立气腹时的并发症

(一) 腹壁出血

腹壁出血常表现为从 Trocar 持续不断地渗血或腹腔镜发现腹腔脏器或网膜表面滴血。腹壁出血可以通过直接按压,开放式或腹腔镜缝线结扎进行止血。

发现腹壁出血时,应抬起 Trocar,用腹腔镜探查 Trocar 周围,直至找到出血所在的部位并进行止血。

(二) 脏器损伤

如果气腹针回抽到黄色液体,提示气腹针可能在肠腔内。因为气腹针本身内径很小,这种情况下损伤通常较小,只需拔出气腹针,换用开放式建立气腹法,置入腹腔镜仔细检查腹腔脏器以发现损伤。

如果 Trocar 损伤肠管,肠管损伤通常较大,可依据每个外科医师的经验采用以下方法处理:①常规开腹手术进行肠管修补或切除;②腹腔镜下缝合修补损伤的肠管;③小切口辅助方法,切口长短只需达到可将损伤的肠管从腹部取出进行修补或切除后再吻合。

(三) 大血管损伤

大血管损伤多发生在闭合式建立气腹时,气腹针或 Trocar 尖端意外地损伤肠系膜血管或腹膜后血管。如果从气腹针回抽到血性液体,应立即改用开放式建立气腹法,置入腹腔镜仔细探查,必须仔细检查有无腹膜后血肿,如果有中心性或正在扩大的腹膜后血肿,需立即中转开腹。

采用闭合式技术插入第一个 Trocar 时发生的腹膜后大血管损伤,是非常严重的并发症,如不及时发现与处理,可危及生命。常表现为退出 Trocar 内芯时,一股压力很高的血流从 Trocar 喷出,此时立即快速开腹进行处理。腹膜后大血管损伤通常为腹主动脉、下腔静脉、髂血管等的损伤,虽然这种损伤发生率很低,但死亡率很高,必须重视,避免发生。

(臧　潞　郑民华)

第二节　腹膜外入路

一、适应证

腹膜后器官和盆腔器官的腹腔镜手术,既可以通过经腹腔入路来实施,也可以不经过腹膜腔而采取腹膜外入路,在腹膜后或腹膜外建立气腹空间来完成。后者因不经过腹膜腔,减少了对腹腔脏器尤其是肠管的干扰以及可能的副损伤。

腹膜外腔镜手术最早由 Bartel 在 1969 年提出。1993 年 Wickham 和 Miller 首次报道了腹膜外腔镜下的输尿管切开取石术。早期这种手术方式最大的困难在于无法在腹膜外建立足够的气腹空间,不利于初学者掌握与操作。1993 年 Gaur 提出了腹膜外球囊扩张技术,使腹膜外腔镜手术得到了巨大发展。腹膜外腔镜手术现已涵盖泌尿外科和妇科涉及腹膜后和盆腔的各种手术,包括肾上腺、肾脏、输尿管、膀胱、前列腺、子宫、盆腔及腹膜后淋巴结和肿瘤等手术。在普通外科则最常用于腹膜外腹股沟疝修补术。

腹膜外腹腔镜手术的优势及不足见表 8-1。

表 8-1　腹膜外腹腔镜手术的优势及不足

优势	不足
降低肠道损伤概率	手术操作空间较小
降低肠道受到牵拉概率	操作时方向不易辨别
术后肠梗阻概率较低	
降低粘连导致的肠梗阻概率	意外刺入腹膜漏气导致术区狭小
置入网片后无须关闭腹膜	受到牵拉的结构常需要复位于小网膜囊
后腹膜建立气腹时对血流动力学影响较小	腹膜外手术史是腹膜外腔镜手术的相对禁忌证

二、解剖学要点

腹膜外间隙从临床应用解剖的角度,可分为腰部腹膜后间隙及盆部腹膜外间隙。临床上,一般将经腹膜后间隙的腹腔镜手术入路称为腹膜后入路或腹膜后腔入路,以区别于盆部腹膜外入路。

(一)盆部腹膜外间隙

经腹膜外实施腹腔镜盆腔手术,操作件的 Trocar 鞘分布于下腹部,这不仅需要在盆腔内建立气腹空间,还需在下腹部腹膜外建立空间。因此,该间隙的上份位于腹横筋膜与壁腹膜之间,下侧边界包括Bogros 间隙(在盆壁血管旁,为完全腹膜外腹腔镜无张力疝修补术的区域)(图 8-1、图 8-2)。下份位于盆腔脏器前,起自耻骨后间隙(耻骨与膀胱之间的间隙,又称膀胱前间隙、Retzius 间隙),止于直肠旁间隙。

腹膜外间隙气腹空间在下腹部的腹横筋膜和壁腹膜之间,但在解剖变异的情况下,腹横筋膜与壁腹膜之间较为紧密或腹横筋膜较为疏松薄弱,都需要在空间建立后辨识和切开该部位的腹横筋膜。尤其是Bogros 间隙精索穿过腹股沟管深环处,该部位腹横筋膜不仅被覆精索,还被覆随精索下拉的腹膜锥状鞘。

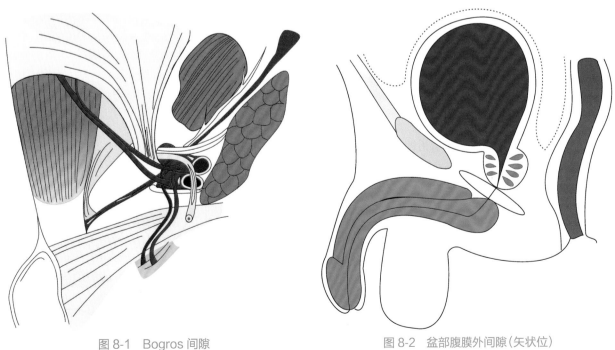

图 8-1　Bogros 间隙　　　　　　　　　　　图 8-2　盆部腹膜外间隙(矢状位)

（二）腰部腹膜后间隙

即为传统意义上位于腹膜腔后、腹后壁骨骼肌前的间隙。该间隙前方为壁层后腹膜以及胰腺、十二指肠、升降结肠,侧方及后方为腹横筋膜、锥侧筋膜及腰肌筋膜,上起自膈,下至骶骨岬并向盆部及 Bogros 间隙延伸。除腹部的大血管、神经和淋巴等结构外,主要容纳了由肾周筋膜囊所包裹的肾上腺、肾脏、输尿管腹段等脏器。

腹膜后间隙气腹空间的建立是在腰部的肌肉层与腹横筋膜、锥侧筋膜之间。锥侧筋膜位于肾筋膜囊所形成的圆锥体侧表面,向前与腹横筋膜相延续,向后与腰肌筋膜相延续,被覆于侧腹膜和肾筋膜侧表面。锥侧筋膜与腰部肌肉层之间有腹膜外脂肪,在该部又称肾旁脂肪。

三、腰部腹膜后空间的建立

腹膜后入路行腹膜后脏器的腹腔镜手术,首先需要人工建立腹膜后间隙的气腹空间,多采用开放式建立气腹法。虽也可采取气腹针穿刺的方法,但由于腹膜后间隙为潜在间隙,气腹针盲穿不仅难以准确进入该间隙,还存在血管和脏器损伤的风险,需要丰富的经验。因此,开放式建立气腹法更为直接、确切和安全。

（一）Trocar 穿刺点的分布

位置恰当的 Trocar 穿刺点,是腹腔镜手术能够顺利实施的重要基础。腹膜后入路腹腔镜手术的常规体位为患侧向上的完全侧卧位,一般在腰部分布 3 孔(前、后操作孔和腔镜孔),必要时可增加 1 辅助操作孔。

腔镜孔位于腋中线、髂嵴上方至少 2cm 处,不能太靠近髂嵴。后操作孔以竖脊肌外缘与第 12 肋尖连线中点做参考,前操作孔以腋前线与肋弓下缘做参考,在腋前线偏前和肋弓下缘偏下的位置,尽量使 3 孔近似等腰三角形分布,以方便观察手术视野以及术中左右手的协同操作。辅助操作孔则根据具体手术需要而确定,多数位于髂前上棘内上方 2~3cm。

腔镜孔如靠髂嵴过近,髂嵴将成为腹腔镜镜体活动的障碍,尤其是需要镜体下压观察术野上方和前方时。因此,肋弓下缘与髂嵴之间距离短窄的患者,可适当将腔镜孔略向腋前线方向前移和下移,在保持和操作孔有足够距离的同时,又不太靠近髂嵴。同理,后操作孔不能太靠近竖脊肌,否则会增加术中操作的难度。如每两孔间过于靠近,术中镜体、器械在伸向目标区域的过程中就容易碰撞,互相干扰。

（二）首个穿刺点的切开

腹膜后入路多首选腔镜孔作为首个穿刺点,也可选择后操作孔作为首个穿刺点。

（三）腹膜后间隙的分离和扩张

首个穿刺点切开后,术者示指伸入腹膜后间隙,紧贴体壁肌层内表面,向各方向充分分离,在腹膜后间隙内容物与体壁之间获得初步的操作空间。

腹膜后间隙也可用腹腔镜镜体和充气球囊来分离和扩张。镜体扩张类似于手指扩张,但没有良好的手指触觉,用者不多。手套和尿管自制的球囊扩张体积可约为 1 000ml,节省费用(图 8-3)。市售球囊便捷高效,可视化球囊用腔镜放入球囊内直视下扩张,更加直观,方便经验不足的初学者。但球囊扩张容易过度分离腹膜、腹横筋膜与腹前壁之间的间隙,使腹膜返折部分在气腹的作用下垂落于腹膜后

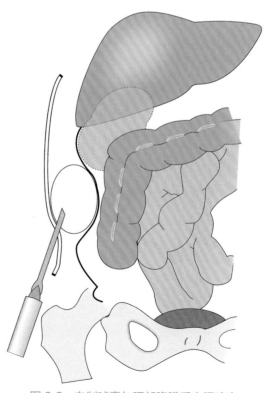

图 8-3　自制球囊与腰部腹膜后空间建立

间隙操作空间的前份,一定程度上干扰后续的空间建立和手术操作。

(四) 其他穿刺点的建立

术者示指经首个穿刺点伸入腹膜后间隙内引导,切开前、后操作孔穿刺点的皮肤,穿刺置入 Trocar。除镜孔外,一般也在优势手主操作的操作孔留置 10~12mm Trocar,以利于术中放置合成夹等操作。其余操作孔留置 5mm Trocar。调整好各 Trocar 的深度,使其头端 1~2cm 位于腹膜后腔。如皮肤切口偏大,Trocar 松动或漏气,则予以丝线缝合和固定。

可先经腔镜孔置入 10~12mm Trocar,连接气腹机导管充气,将腹腔镜经 Trocar 伸入初步建立的腹膜后空间内,直视下穿刺置入其余 Trocar。但是,如果之前的空间扩张不充分,前操作孔、辅助操作孔的穿刺位置超腋前线过多,则置入的 Trocar 可能进入腹膜腔。

(五) 腹膜后气腹空间的清理和维持

进入腹膜后间隙,首先观察到的是腹膜外脂肪(肾旁脂肪)。由于这些脂肪组织的充填,使该空间较为狭小;如果直接进入肾周间隙,腹膜外脂肪将严重影响后续手术操作,需要对其进行清理。如用能量器械配合负压吸引切碎和清理腹膜外脂肪,相对费时且容易切开其深面的筋膜层或腹膜,干扰和影响后续操作。

恰当的清理方法是使用超声刀沿术野周边切开腹膜外脂肪,自上而下于锥侧筋膜表面将术野中的腹膜外脂肪整块游离,然后翻转垂于前下方髂窝部。之后予以 10~12mmHg 的气腹压,就可以维持干净、充分的腹膜后气腹空间。

(六) 潜在的问题和处理

既往后腹膜手术史、长期严重感染等会使腹膜后间隙消失,为腹腔镜腹膜后入路手术的相对禁忌证。

在腹腔后气腹空间建立的过程中,如果腹膜破损或 Trocar 穿入腹腔,会使腹腔充气导致腹膜后间隙操作空间变得狭小。若腹膜破口小,可予以修补;若无法修补,可在腹腔内用一小 Trocar 持续放出漏进腹腔的气体。另外,还可充分切开后腹膜、敞开腹膜后间隙,完成之后的手术操作;也可以经辅助操作孔置入操作器械协助暴露,多能顺利完成腹膜后间隙的腹腔镜手术。

四、盆部腹膜外空间的建立

盆腔腹膜外入路主要用于经腹膜外的前列腺、膀胱及盆腔包块手术,以及完全腹膜外的腹股沟疝修补术。气腹空间的建立也多采用开放式建立气腹法而非气腹针穿刺方法。

(一) Trocar 穿刺点的分布

根据手术需要和术者习惯,一般在下腹部沿两侧髂前上棘与脐部弧形连线区域,相对均匀地分布 3~5 个孔。腔镜孔应位于脐下而非脐部,如位于脐部则很容易直接进入腹膜腔。每两孔之间保持足够距离,一般为 4~5cm,以免术中操作器械互相碰撞干扰。

(二) 首个穿刺点的切开

以脐下腹腔镜孔作为首个穿刺点,沿腹中线纵向切开 2cm 长皮肤,再切开皮下脂肪及腹直肌鞘前层,提起切开的腹直肌鞘前层,推开中线两侧的腹直肌纤维,提起和切开腹直肌鞘后层。

(三) 腹膜外间隙的分离和扩张

切开腹直肌后鞘后,术者示指伸入腹膜外间隙,紧贴体壁肌层内表面进行游离,在下腹部腹膜腔与体壁之间获得一定的空间。在其内置入扩张球囊,充气使其他穿刺点区域的腹膜外间隙也被球囊扩开。体型瘦、体壁薄者,手指分离如能获得足够的腹膜外空间放置其他穿刺点的 Trocar,可不用球囊扩张。

(四) 其他穿刺点的建立

在术者示指的手指引导或充气后腹腔镜直视下,放置其余穿刺点的 Trocar。优势手主操作孔为

10~12mm Trocar，其余操作孔为 5mm Trocar。切开穿刺点皮肤时，若切口略小于穿刺 Trocar 的直径，则 Trocar 进入体壁后不容易松动，否则需要缝合加以固定并防止漏气。各操作 Trocar 穿过体壁肌层，其角度可略倾斜指向盆部，但倾斜角度过大、Trocar 在肌层内穿行过多，将限制 Trocar 的活动度，影响手术操作。

（五）腹膜外气腹空间的整理和维持

腹腔镜进入腹膜外气腹空间观察，如在之前的扩张过程中腹横筋膜没有被充分推向腹壁肌层，则会被撕裂而部分残留被覆于盆腔手术区域上方，呈疏松的纤维网状结构。切开残留的腹横筋膜后，就进入盆腔的耻骨后间隙，以 12~15mmHg 气腹压即可维持足够的手术空间。

Bogros 间隙精索穿过腹股沟管深环处，腹横筋膜被覆精索以及随精索下拉的腹膜锥状鞘。切开该部被覆的腹横筋膜，游离精索和腹膜，即可将腹膜腔及其内容物向内、向头侧推移，显露 Bogros 间隙和髂外血管。若在腹股沟管深环处离断精索后再行推移，则可暴露髂血管达髂总血管水平，以利于髂血管周围淋巴结的清扫。

（六）潜在的问题和处理

如腹膜破损或穿刺鞘不慎进入腹腔，气体漏进腹腔使腹膜外空间难以维持，可切开盆底腹膜而转为经腹腔手术；也可增加辅助操作孔，协助推开腹膜、暴露术野，继续在腹膜外间隙完成手术（图 8-4）。

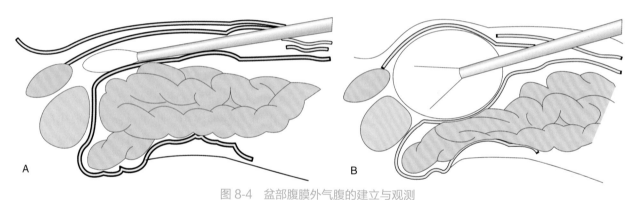

图 8-4　盆部腹膜外气腹的建立与观测
A. 盆部腹膜外球囊扩张气腹建立；B. 观测盆部腹膜外气腹。

（李　响　邵彦翔）

参 考 文 献

［1］ CARVER B S, SHEINFELD J. The current status of laparoscopic retroperitoneal lymph node dissection for non-seminomatous germ-cell tumors [J]. Nat Clin Pract Urol, 2005, 2 (7): 330-335.

［2］ MIRILAS P, SKANDALAKIS J E. Surgical anatomy of the retroperitoneal spaces part Ⅱ: the architecture of the retroperitoneal space [J]. The American surgeon, 2010, 76 (1): 33-42.

［3］ OZGOK Y, KILCILER M, ISTANBULLUOGLU M O, et al. Two-glove-finger-balloon dissection of retroperitoneal space for laparoscopic urology [J]. J Chin Med Assoc, 2009, 72 (12): 625-628.

［4］ WANG Y B, DING X B, HOU Y C, et al. Retroperitoneal laparoscopy rather than an open procedure for resection of pheochromocytomas could minimize intraoperative blood pressure fluctuations and transfusion events [J]. Int Urol Nephrol, 2011, 43 (2): 353-357.

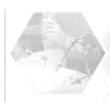

第九章
腹腔镜模拟箱的训练和使用

开展科学的腹腔镜培训是临床实践腔镜技术的前提,在腹腔镜外科技术培训的过程中,以课程为基础的实践训练越来越重要。通过相关技能训练,能大大减少腹腔镜外科技术学习曲线带来的临床问题,使医疗投诉和医疗纠纷减少,手术并发症的发生率降低,手术质量提高。

第一节 模拟箱的组成

随着科技的飞速发展,越来越多虚拟模拟设备的推广和普及,腹腔镜外科技术的培训也变得更加简单、安全、经济,为外科医师提供了一个有效的技能训练平台。腹腔镜模拟箱是众多虚拟模拟设备中最方便、经济的,是初学者练习腹腔镜技术较好的训练工具。基于模拟箱的腹腔镜外科技能培训能克服成本和医学伦理的相关问题,减少了离体器官及动物实验等湿性训练的用量,而且仿真程度高,让医师在练习时没有面对患者时的额外压力,训练的效率更高,在年轻医师腹腔镜技能培训教学领域发挥了重要的作用。已有多项研究表明,采用模拟箱进行腹腔镜技能的培训后,受训者的腔镜空间定位、方向感、手眼协调、抓持传递、缝合打结等能力等均可有较大幅度提高,显著缩短腹腔镜手术的学习曲线。不少欧美国家已建立了完善的腹腔镜外科医师培训制度,甚至颁布了"没有经过模具和虚拟现实仿真技术训练者不能在患者身上进行操作"的正式文件规定。

目前国内外有多种用于腹腔镜技能培训的模拟箱,虽然各厂家的模拟箱在组成及功能上略有差别,但均包括显示器、摄像头、照明灯、训练箱、手术器械等核心组件。操作者可通过观察显示器完成箱内训练。一般而言,训练箱的底部为封闭硬体,上面放置相应训练项目模块;训练箱上部为封闭的硬体或软体以模拟人体腹壁,在模拟人体腹壁上应有 2 个或 2 个以上的孔以模拟 Trocar,手术器械借由这些孔进入训练箱内,在模拟人体腹壁的前内侧装有摄像头,摄像头通过视频线接于显示器。模拟箱的两侧可全封闭或部分封闭,模拟箱内应有照明灯提供光源。腹腔镜模拟箱应配有一套腔镜训练器械,包括有齿/无齿的抓钳、分离钳、剪刀、持针器等,及配套的训练模块及附件。目前常用的训练模块包括抓豆子、轨道移圈、物件传递、剪圆圈、套扎、缝合打结、高低柱、穿隧道、剥葡萄等。

第二节　传递训练方法及考核标准

一、抓豆子

（一）练习目的

提高医师腔镜下抓持、传递和放置的技能。

（二）训练要求

左手器械抓起豆子，在空中传递到右手器械，右手器械将豆子放在目标容器。完成豆子从左边传递到右边后，再从右边传递到左边。

（三）训练器材

分离钳、有齿抓钳、若干豆子、2个盘子。

（四）技术要点

1. 准备　器械进入模拟箱并出现在视野中，左手持有齿抓钳，右手持分离钳。

2. 抓持　用左手有齿抓钳抓持一颗豆子。

3. 传递　左手有齿抓钳抓持豆子到中央位置，准备交接。旋转左手抓钳，调整合适的角度，同时保持分离钳的凹面朝上。

4. 交接　分离钳从抓钳钳口进入轻轻抓住豆子，2把器械进行传递交接，豆子从抓钳传递到分离钳。

5. 放置　分离钳将豆子放在右边的容器内。

视频1　抓豆子

交接结束，完成左边盘子里的豆子传递到右边盘子里。再把右边盘子里的豆子传到左边盘子里。中间可以交换器械或使用2把抓钳进行练习（视频1）。

（五）测试规则

从器械进入模拟器开始计时，至器械离开标本结束为止，3分钟内传递至少10颗豆子。若豆子落入盘内后反弹出盘外不予计数。

二、轨道移圈

（一）练习目的

训练腔镜下双手配合、手眼配合、纵深感及腔镜下双手灵活配合能力；通过定位、传递等操作，达到加强空间感、训练双手稳定性及手眼协调的目的。

（二）训练要求

用1把分离钳抓起一个圈沿铁丝走向前行，当圈移到铁丝拐弯处，将圆圈传递给另1把抓钳继续前行，当中不能掉落，否则需重新开始，依次将所有圈移到另外一端，3个圈要全移，传递中圆圈应避免接触铁丝。

（三）训练器材

抓钳、分离钳、轨道移圈模块。

（四）技术要点

1. 初始状态　用一把器械抓持一个圆圈。

2. 转递　提起圆圈沿轨道向上运动,对铁丝弯曲角度要正确判断。遇到障碍时,将圆圈转到另外一只手持的器械,传递后继续沿轨道移动。在遇到障碍时需通过灵活旋转器械、手腕等改变圆圈的方向,使其能顺利通过障碍。再次遇到障碍时,再将圆圈传递至另一器械,以此类推,继续传递,将圆圈放至轨道末端的底板处。

3. 结束　重新开始传递下一个圆圈,直至全部完成。重复训练时可将圆圈以相同方法移回起始端。

（五）测试规则

从抓圈开始计时,3 分钟内完成任务且圆圈无掉落者为优秀;4 分钟内完成任务且圆圈掉落 ≤2 次者为合格。

三、钉板移物

（一）练习目的

练习腔镜下双手配合、手眼配合的能力和纵深感。

（二）训练要求

由左手器械提起挂件,传递到右手器械,放置到目标立柱上,分别完成 6 个挂件的传递,然后再由右手器械提起挂件,传递到左手器械,放置到起始立柱上,分别完成 6 个挂件的传递。

（三）训练器材

2 把弯头抓钳、挂钩板、6 个挂件。

（四）技术要点

1. 准备　正确选择操作器械,用示指调整抓钳尖端朝向下方。

2. 抓持　用左手抓钳提起 1 个挂件。

3. 传递　左手抓钳抓持挂件到中央位置,准备交接。

4. 交接　待右手抓钳抓紧挂件后,松开左手抓钳,2 把器械进行传递交接,挂件从左手抓钳传递到右手抓钳。

5. 放置　右手抓钳将挂件放在右边的目标立柱上。

分别完成 6 个挂件的传递,然后再由右手提起挂件,传递到左手,放置到起始立柱上(视频 2)。

（五）测试规则

150 秒内完成任务且挂件无掉落者为优秀;210 秒内完成任务且挂件掉落 ≤1 次者为合格。

视频2　钉板移物

四、移圈训练

（一）练习目的

通过抓持、传递、定位动作要求,达到练习腔镜下双手配合、手眼配合、纵深感及腔镜下双手灵活配合能力。

（二）训练要求

使用 1 把器械抓持提起一个胶圈,完全离开起始长钉后在空中与另一器械进行传递,之后再放置到目标长钉上。

（三）训练器材

2 把弯头抓钳、挂钩板、7 个胶圈。

（四）技术要点

1. 准备　正确选择操作器械,用示指调整抓钳尖端朝向下方。

2. 抓持　用左手抓钳提起一个胶圈。

3. 传递　左手抓钳抓持胶圈到中央位置,准备交接。

4. 交接　待右手抓钳抓紧胶圈后,松开左手抓钳,2 把器械进行传递交接,胶圈从左手抓钳传递到右手抓钳。

5. 放置　右手抓钳将胶圈放在右边目标长钉上。

将 7 个胶皮圈全部按要求完成操作。出现掉落需返回原位,重新开始。

(五) 测试规则

器械进入腹腔镜视野时开始计时,7 个胶圈全部按要求完成操作结束计时。在 90 秒内完成任务为优秀,在 180 秒内完成任务为合格。

第三节　剪切训练方法及考核标准

(一) 练习目的

通过抓持、显露、剪切等动作要求,达到训练双手精细操作、相互配合的目的。

(二) 训练要求

准备纱布或有一定硬度的白纸片,在该材料上绘制直径 4cm、线宽 3mm 的圆环,在固定器上用夹子固定住纱布或纸片的一条边。单手牵拉纱布或纸片,从边缘开始切割,到达绘制线后,在 3mm 的绘制线上进行剪切,通过分离钳或抓钳牵拉、调整,辅助显露待剪切区域,沿绘制线进行剪切,将内部圆形完整剪裁下来。不要损伤圆圈以外的部分。

(三) 训练器材

抓持钳、剪刀、10cm × 10cm 的纱布或纸片,在其上绘制直径 4cm、线宽 3mm 的圆环、固定器。

(四) 技术要点

1. 用示指将抓持钳调为凹面向右,左手用抓持钳牵拉纱布或纸片,右手持腹腔镜剪刀从边缘开始剪入到达绘制线。

2. 到达绘制线后,在 3mm 的绘制线上进行剪切。左手用抓持钳固定纱布或纸片做适当牵拉,右手持腹腔镜剪刀沿绘制线进行裁剪。

3. 在裁剪过程中要不断调整剪刀的朝向以始终保持沿绘制线进行裁剪,左手可在垂直平面牵拉纱布或纸片以调整角度适应裁剪。

4. 先完成圆圈右半的裁剪,然后左右手互换器械再完成左半的裁剪,两边会师完成整个圈圈的裁剪(视频 3)。

视频 3　剪切训练

(五) 测试规则

器械进入腹腔镜视野时开始计时,完成整个圈圈的裁剪结束计时。在 90 秒内完成,完全沿绘制线进行裁剪,圆圈周围不呈锯齿状为优秀。在 180 秒内完成,基本沿绘制线,圆圈周围少量呈现锯齿状为合格。剪切过程中不能撕扯纸片或纱布。

第四节　结扎训练方法及考核标准

（一）练习目的

通过抓持、推结、剪线等动作要求，达到训练双手精细操作、相互配合的目的。

（二）训练要求

将已预先打好结的结扎环或内镜环套入中间泡沫尾条上的预标记线。

（三）训练器材

1 把抓钳、1 把腔镜剪刀、1 个预先打好结的结扎环或内镜环、1 个带尾条的泡沫器官。

（四）技术要点

1. 一只手操作抓钳，另一只手持预先打好结的结扎环。

2. 先将预先打好结的结扎环套入中间泡沫尾条并置于泡沫尾条上的预标记线附近，左手抓钳抓住泡沫尾条以固定住尾条，方便推结。也可先将预先打好结的结扎环套入左手抓钳，然后左手抓钳抓住泡沫尾条，再将结扎环从抓钳上移动至泡沫尾条上的预标记线附近。

3. 结扎环位置放好后，在模拟箱外有纹路标记处折断塑料推结器的尾端。

4. 通过向下滑动推结器的杆部，保证预先打好的结缓慢接近泡沫尾条的预标记线，在这个过程中需要不断调整结扎环的方向，避免偏离预标记线。

5. 收紧结扎环，剪断模拟箱内部结扎环的尾部，完成此项任务。

采用带锁的抓钳可使两只手可同时控制结扎环。

（五）测试规则

器械进入腹腔镜视野时开始计时，剪断模拟箱内部结扎环的尾部结束计时。在 50 秒内完成任务为优秀，在 180 秒内完成任务为合格。打结不紧或偏离刻度者扣分。

第五节　体外推结训练方法及考核标准

（一）练习目的

提高医师腔镜下缝合的综合技能，规范体外打结、推结的能力。强化深度觉、手眼协调、双手并用及传递技能。

（二）训练要求

在 Penrose 引流条纵向裂口两侧的靶点间做一单纯缝合。通过体外进行打结。结必须打紧，足以闭合引流条的裂口。要求至少打 3 个方结，确保结不在张力下松脱。缝针偏离靶点、引流条纵向裂口出现任何缝隙、施加张力时滑线结者扣分。引流条从底板上撕脱者直接判定不合格。

（三）训练器材

2 把腔镜针持（或 1 把针持及 1 把分离钳）、1 把腔镜剪刀、1 个推结器、90~120cm 缝线、带靶点的 Penrose 引流条、缝合底板。

（四）技术要点

1. 调针 抓住针尾附近的缝线将带针缝合器置入模拟箱。分离钳夹持针尖前 1/3 处，旋转分离钳，拉线尾，调整针的位置，方便持针器抓持针尾部约 1/3 处，使针与持针器保持垂直。

2. 进针及出针 在预先标记的点垂直于裂口进针，旋转持针器在预先标记的点出针，保证出针点与进针点对称，保留适宜的线尾长度。

3. 体外打结 体外用手打一个单结。

4. 推结 用推结器将单结推向 Penrose 引流条，保证结紧贴 Penrose 引流条，关闭裂隙。在推结的过程中需使用左手固定住线尾，保持缝线有张力。推结完成后退出推结器，重复打结、推结的动作，共完成 3 个单结。

5. 剪线 将多余的线尾剪除。

（五）测试规则

器械进入腹腔镜视野时开始计时，剪断缝线尾部结束计时。在 140 秒内完成任务为优秀，在 420 秒内完成任务为合格。偏离出入针点的位置、切口未被闭合而张口的毫米数为扣分项；滑线结和明显分开的结也为扣分项。

第六节 体内打结训练方法及考核标准

（一）练习目的

提高医师腔镜下缝合打结的综合技能，规范操作，强化深度觉、手眼协调、双手并用、传递技能。技能要求包括正确持针、缝针传递、缝合技能、体内打结。

（二）训练要求

在引流条纵向裂口两侧的靶点间做一单纯缝合，通过体内打结进行结扎。缝合处需打至少 3 个结，含 1 个外科结和 2 个单结。必须保证结为方结，不会松脱。缝合时，缝针必须有两只手传递动作。

（三）训练器材

普通持针器、分离钳、剪刀、15cm 带针线、带靶点的 Penrose 引流条及缝合底板（或伤口硅胶模块）。

（四）技术要点

1. 调针 抓住针尾附近的缝线将带针缝合器带入模拟箱。分离钳夹持针尖前 1/3 处，旋转分离钳，拉线尾，调整针的位置，方便持针器抓持针尾部约 1/3 处，使针与持针器保持垂直。

2. 进针及出针 垂直于伤口进针，旋转持针器出针，保证出针点与进针点对称，保留适宜的线尾长度。

3. 绕线打结——正结 分离钳凹面向内，前端夹线，移至伤口旁，使线没有张力。顺时针转动持针器，在分离钳凹面处穿出，完成绕线，并打正结。第一个结绕 2 圈，分离钳随持针器抓线尾，将线尾拉向对侧。

4. 绕线打结——反结 分离钳凹面向内，前端夹线，移至伤口旁，使线没有张力。逆时针转动持针器，在分离钳凹面处穿出，完成绕线。分离钳随持针器抓线尾，将线尾拉向对侧，完成第 2 个反结。

5. 绕线打结——正结 相同方法，再打 1 个正结，绕 1 圈。

6. 剪线 将多余的线尾剪除（视频 4）。

视频 4 缝合打结

（五）测试规则

从抓针开始计时，缝一针打 3 个结（1 个标准外科结 +2 个单结），结的牢固度和合适的线尾长度均为衡量标准（标准方结，不松脱，紧贴切口，线头长度适中）。在 90 秒内完成任务为优秀；在 180 秒内完成任务为合格。

第七节　手眼配合训练方法及考核标准

一、高低柱

（一）练习目的

腹腔镜下双手配合、手眼配合、纵深感以及腹腔镜下扶镜定位的练习。通过右手抓持和放置豆子、左手扶镜的左右手配合练习，达到手眼配合、双手配合以及作为助手扶镜配合主刀的能力。

（二）训练要求

左手扶镜子，右手拿抓钳，抓钳抓起圆盘中的豆子，由远及近依次把豆子放到竖起的柱子上，豆子掉落重新放，直到全部柱子放满。抓钳将豆子放到高低柱上的整个过程中镜子要提供良好的视野。

（三）训练器材

高低柱模块、30 枚黄豆、有 / 无损伤抓钳。

（四）技术要点

1. 左手扶镜子，右手持腹腔镜抓钳。右手抓钳采用前端部分先自容器内抓取豆子一枚提起。

2. 抓钳带动豆子缓慢伸向远处的立柱，左手扶镜及时跟进，保证抓钳始终处于视野中央，不可过近或过远。

3. 抓钳到达立柱上方 0.3~0.5cm 处时，先将豆子底部接触立柱顶端，然后松开抓钳，将豆子轻轻放于立柱顶端的凹陷处。

4. 右手抓钳缓慢退回到容器处抓取新的豆子，左手扶镜随抓钳的位置及时调整，保证抓钳始终处于视野中央，不可过近或过远。

5. 重复按上述步骤放置豆子，先选择远处的立柱，由远及近规则地放豆子，直到所有立柱均放满豆子。

（五）测试规则

器械进入腹腔镜视野时开始计时，所有立柱均放满豆子时结束计时。在 180 秒内完成任务为合格，在 120 秒内完成任务为优秀。

二、穿隧道

（一）练习目的

训练腔镜下双手配合、手眼配合、纵深感及双手灵活配合的能力。通过抓持、传递、牵拉等动作要求，达到适应景深、立体平面转换、训练手眼配合及双手配合的目的。

（二）训练要求

器械提起绳索头段，从圆环一侧穿入，另一器械从圆环另一侧将绳索牵拉出来，依次穿过所有圆环，完成后绳索不用取出，1 排圆环 1 条绳索。完成所有 4 排圆环的穿越。

（三）训练器材

2 把腹腔镜抓钳、1 块穿隧道模块、4 根绒丝。

（四）技术要点

1. 优势手持抓钳距顶端 2cm 左右提起绒丝的一端，先穿过一个圆环。避免抓钳距绒丝顶端过近或过远。

2. 非优势手持另一抓钳在绒丝穿过圆环后夹住绒丝的顶端，将绒丝轻轻牵拉过圆环一小段距离。

3. 优势手持抓钳再次距顶端 2cm 左右夹住绒丝，然后松开非优势手的抓钳。优势手持抓钳带动绒丝穿过另一圆环。

4. 非优势手持另一抓钳在绒丝穿过圆环后夹住绒丝的顶端，将绒丝轻轻牵拉过圆环一小段距离。

5. 重复上述动作，依次穿过所有的圆环。完成后绳索不用取出，1 排圆环 1 条绳索。完成所有 4 排圆环的穿越。

（五）测试规则

器械进入腹腔镜视野时开始计时，完成所有 4 排圆环的穿越时结束计时。在 3 分 30 秒内完成任务为优秀，在 5 分钟内完成任务为合格。

第八节　分离训练方法及考核标准

（一）练习目的

以剥葡萄皮作为分离训练，通过抓持、分离等动作要求，达到训练双手精细操作的目的。

（二）训练要求

使用分离钳等器械以最低程度损伤葡萄果肉的操作方式将外皮剥离。将 2 颗葡萄全部按要求完成操作。

（三）训练器材

1 把抓钳、1 把腔镜剪刀、1 把分离钳、新鲜带蒂葡萄若干。

（四）技术要点

1. 左手持抓钳，右手持剪刀。抓钳抓住葡萄蒂部，将葡萄的蒂调整向上，固定住葡萄并可牵拉蒂部以轻微调整葡萄的方位，在蒂部用剪刀做一十字形开口。

2. 右手更换器械为分离钳。左手抓钳抓住葡萄蒂部辅助固定，分离钳顺应葡萄曲面沿开口在葡萄皮下先进行轻柔的钝性分离扩大间隙。当蒂掉落时，则用抓钳固定果体。

3. 左手抓钳固定住葡萄，右手分离钳从葡萄蒂开始，先夹住切口处的果皮，轻轻撕剥、分离葡萄皮。

4. 至分离困难的地方，换用左手抓钳抓住葡萄皮，右手分离钳顺应葡萄曲面在葡萄皮下进行轻柔的钝性分离扩大间隙。

5. 间隙扩大后，再用左手抓钳固定住葡萄，右手分离钳继续撕剥、分离葡萄皮。在不损伤果肉的前提下，尽可能完整地将整个葡萄皮剥离。

（五）测试规则

器械进入腹腔镜视野时开始计时，完成 2 颗葡萄皮的剥离时结束计时。在 90 秒内完成任务为优秀，在 150 秒内完成任务为合格。

（杨昆　蒲丹　赵林勇）

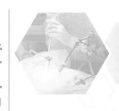

第十章
腹腔镜下分离

第一节 腹腔镜下分离的一般原则

分离,又称解剖、剥离或游离,是显露和切除组织的重要步骤。任何手术分离都需要良好显露、正确层面和精细解剖,只有解剖层次清晰,才能保证手术安全进行,并使手术损伤降至最低。同时,选择正确的分离器械,掌握合适的操作技巧也非常重要。

一、解剖层面

解剖层面,即手术时需游离的平面。一般来说,理想的解剖分离应该按照正常的组织间隙进行,既可以减少不必要的出血,又可以防止不必要的损伤,这就要求术者必须熟悉局部解剖层次和间隙。通常皮下组织与浅筋膜之间、浅筋膜与深筋膜之间、器官与周围组织之间均有一层疏松的结缔组织间隙,如甲状腺真假被膜之间的间隙、直肠固有筋膜和盆腹膜壁层之间的直肠后间隙(图 10-1)、胰后间隙、降结肠后方的 Toldt 间隙等,沿此天然间隙分离,是最理想的解剖层面。

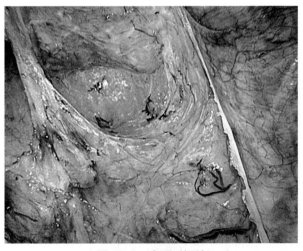

图 10-1 直肠后间隙

二、分离方法

同开腹手术一样,腹腔镜下分离也分为锐性分离和钝性分离2种方法。锐性分离是利用能量平台或锐利的刀、剪的切割作用离断组织或分离组织间隙,常用于相对致密组织的分离,直接将组织切开或剪开,这种分离方法对组织的损伤较小,但必须在腹腔镜直视下进行,以防损伤毗邻的重要脏器、血管及神经。钝性分离则多借助腔镜器械如分离钳或小纱布进行分离,常用于疏松结缔组织间隙的解剖分离,打开血管鞘外层(图10-2)、融合筋膜间隙等。

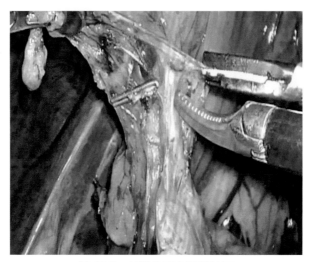

图 10-2 钝性分离血管鞘外层

第二节 腹腔镜下分离的设备和器械

同传统开腹手术一样,腹腔镜下的分离也需要借助能量平台设备和相应的器械才能完成。

分离钳是最常用的腹腔镜器械之一,有直头、弯头和直角3种,用于钳夹、钝性分离、止血、打结等操作。手术剪也常用于锐性分离、剪线等操作,可接上电极,在剪切组织时还可以同时电凝止血。电钩接电后常用于组织的分离、切开、电凝止血等,杆身绝缘,仅金属钩端裸露带电,不通电时可用于钝性分离。

上述器械接电组成了腹腔镜电外科能量平台,能够取代机械手术器械进行组织切割和止血。电外科能量平台包括单极模式和双极模式2种工作模式。单极模式又包括电切和电凝两种模式,电切模式频率高、电压低、产热高,电凝模式则相反。双极模式则需要通过双极镊子或刀头的两个尖端向尖端之间的机体组织提供高频电能,它对周围组织的损伤和影响远比单极模式要小,适用于小血管凝闭。近年来出现的结扎速实际上是一种升级版的双极电能量平台,其主机可以通过反馈控制系统感受到刀头之间靶组织的电阻抗,当组织凝固到最佳程度时系统自动断电,从而避免过度凝闭。

腹腔镜外科另一重要的能量平台是超声刀。超声刀是腹腔镜外科最重要的器械之一,由发生器(主机)、导线手柄和刀头组成,其将电信号换为超声振动机械能,刀头进行高频机械振动,使与刀头接触的组织发生蛋白凝固,达到切割、分离、止血的目的。

第三节　腹腔镜下分离的技巧

同开腹手术一样,腹腔镜下分离也需要遵循以下原则。

一、良好显露是基础

不管是锐性分离还是钝性分离,均需在直视下操作才能避免误损伤。要做到直视下操作就必须要有良好显露,主刀和助手之间需要形成良好的对抗牵拉及合适的张力,简而言之称为"展平张紧",这对层面维持和精确操作非常重要。一般情况下,在游离融合筋膜间隙(如胃系膜与结肠系膜之间、降结肠及其系膜与左侧肾前筋膜之间)时,助手的两只手需将胃或结肠组织垂直向腹侧 / 前方提起,"展平张紧"胃系膜或结肠系膜,主刀的左手将需保留的组织向下对牵,右手沿疏松的融合筋膜间隙进行游离。在游离血管鞘外间隙时,助手同样需将血管鞘外的脂肪淋巴组织垂直向上提起,主刀左手将血管向下对抗牵拉,使组织间隙保持适当张力,右手再沿血管鞘外的疏松间隙进行游离。有时,还可以利用腹腔镜下的小纱布来阻挡肠管对术野的干扰,或在钝性分离时增加摩擦力。

二、正确层面是保障

手术游离尽量遵循无血的天然层面,如游离直肠需在直肠后间隙进行;游离降结肠和右半结肠需在Toldt 间隙进行;清扫胃周淋巴结需在胰腺上缘或下缘的胰后间隙和血管鞘外间隙进行(图 10-3)。若层面不正确,就会造成系膜血管、输尿管等损伤。每进行一步操作,都考虑被分离组织的下面及其周围有无重要解剖结构。

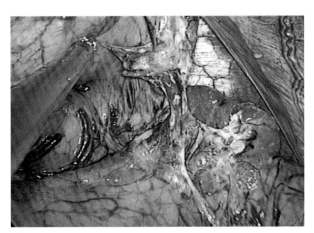

图 10-3　清扫胃周淋巴结的间隙

三、选择合适的器械进行精细的解剖分离

应根据不同的场合选择合适的器械。

(一)单极电外科器械的使用技巧

电刀比较适合用于不是很重要的部位,如韧带、融合间隙等。刀头接触组织一定要轻,在术者和助手双方保持组织张力的基础上进行切割。在使用电钩时,既可以使用电钩头接电进行锐性分离,也可使用

其杆身钝性分离、推开等。需特别注意的是器械接电时其金属头必须在术野目标区域内且避免误伤其他组织和脏器。

（二）超声刀的使用技巧

与电能量平台的器械相比,超声刀更适用于一些关键部位,如血管鞘外层面、游离十二指肠球部等。超声刀的使用包括剪、断、推、切、剔、拨、剥、分、戳等九种技巧。

1. 剪　此手法是超声刀最常见的锐性分离方法,主要用于切开较为坚韧的富含血管的腹膜、筋膜、结缔组织等。操作要点是保持牵张,用刀头前 2/3 夹持组织,快挡击发切割。注意保持工作刀头朝外,逐层解剖,"小步快走",切忌大块夹持组织。

2. 断　是指凝固并切断血管。直径小于 2mm 的血管可直接使用慢挡凝固切断,2~3mm 的血管建议在血管近心端凝固而不切断,建立"防波堤",然后在其远端再次凝固切断血管。用超声刀离断血管的操作要点是控制血管张力,如果张力过大会导致血管还未彻底凝固就被切断,从而导致术中出血或术后早期失血。

3. 推　此手法是超声刀的锐性分离方法,主要用于切开光滑的无血管薄层腹膜或系膜。操作要点是张紧系膜或腹膜,用超声刀头前 1/4 轻含组织,高挡位击发,边切割边向前推进,如裁缝剪布,一气呵成。

4. 切　此手法是超声刀的锐性分离方法,主要用于切开融合筋膜、薄层腹膜、系膜等。操作要点是张紧组织,沿正确层次用超声刀工作刀头的游离面(背面)高挡位击发并用刀背切割。如使用得当,切割速度快如电刀,切线整齐。

5. 剔　此手法是超声刀的锐性分离方法,其操作方法与要点和"切"相似,用于裸化血管时剔除血管周围的软组织。在进入血管鞘外层面后张紧血管,高挡位击发同时用刀背剔除血管鞘外脂肪、淋巴组织。此手法操作时要注意使工作刀头背侧刀面轻轻靠住血管壁,沿血管走行方向快速切割,避免切断或损伤血管。

6. 拨　此手法是超声刀的钝性分离方法,主要在分开融合筋膜间隙时使用。操作要点是将超声刀刀头并拢,运用刀柄之力与副操作钳形成反向牵张力,使紧贴在一起的间隙分开,可以帮助术者准确、迅速辨识层面。

7. 剥　此手法主要用于切开血管鞘,使之"骨骼化"。操作方法:①用较锐利的工作刀头在鞘外剪个小孔(小心不要伤及血管内膜),通过小孔进入血管鞘内间隙,轻轻摆动使血管鞘与血管壁分离,再挑起并剪切剥除血管鞘及其外面的脂肪、淋巴组织;②用弯分离钳沿血管走行插入血管鞘内,分开鞘内间隙,再将超声刀非工作刀头插入鞘内,夹住并击发剪开血管鞘,这一手法类似"剥皮"。不论采用哪一种方法,关键技巧都是准确辨认并游离血管鞘内间隙,避免"剥皮伤肉",防止损伤血管壁。

8. 分、戳　此手法采用超声刀前端钝性分离的功能,主要用于游离血管。一般选择比较薄而疏松的部位进行。当血管周围打薄后,可以闭合刀头,紧贴血管后方上下摆动并向对侧戳,同时击发则更容易突破,使血管游离简洁流畅。

除了上述超声刀使用技巧外,还要注意:①工作刀头一定要远离血管、肠管等以防损伤后引起术后迟发性出血和穿孔;②避免大块夹持组织击发,容易降低效能且操作不精细;③击发时切忌接触到金属、骨骼等坚硬物体,以防刀头断裂损坏;④夹持太少组织空击发会增加刀头损耗;⑤刀头上的组织焦痂要及时清理以保持刀头清洁。

（余　江　李国新）

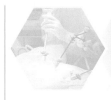

第十一章
腹腔镜下缝合和打结

第一节　腹腔镜下缝合和腔内打结的一般原则

近年来,腔内切割缝合器械已有很大进步,但对于腹腔镜外科医师来说,腹腔镜下缝合和打结的基本能力依然十分重要。在腹腔镜下缝合精细组织如血管系统和胆胰系统等的能力可使外科医师实施更高级的腹腔镜手术而不影响患者结局。在体腔内完成操作的技术挑战主要包括非传统的视觉图像、局限的可活动范围、难操作的器械等。当然,这些技术上的挑战可以通过模拟器械进行反复动作训练来循序渐进地提高熟练度。

腹腔镜下缝合作为一项非常实用的技术,具有很强的适应性、灵活性、经济性以及设备可及性。缝合技能训练需要特别注意设备、视觉感知、手眼协调和运动技能。

1. 外科医师的站位和主显示器的位置由器械和拟缝合方向决定。将镜头放置在两个器械的中间或平行位置,以模拟双眼和两手之间的正常关系。当要在不同位置缝合时,这 3 个 Trocar 的器械需要进行必要的交换。恰当布局 Trocar 和选择恰当 Trocar,可为腹腔镜下缝合的器械提供最佳角度和支点。因此,腹腔镜下缝合应该需要适当的患者、手术团队、显示器和器械 Trocar 定位。如果上述因素不协调导致人体工效学不佳则可能因反复牵拉显露导致医源性损伤。

2. 视觉感知是腹腔镜下操作必须考虑的因素,因为手术视野是通过闭路电视系统间接观察的。最佳状态是,显示器与双眼距离为 1.5~1.8m,且水平于或略低于双眼,具体的距离与显示器的大小有关。在手术观察过程中的一个挑战是视野范围与放大倍数成反比,也就是镜头越接近组织,放大倍数越高,但同时手术视野显露范围也就越窄。显示器上图像放大倍数越高,就要求适当地降低器械移动速度和范围以保持对器械的充分控制。视野效果受到如下因素的影响:①使用光学仪器,即腹腔镜;②显示器上平面二维图像;③外科医师视角的适应能力;④三角原则;⑤助手流畅操纵镜头跟随主刀医师操作的能力。

随着细节的放大,视野越来越小,越来越深。外科医师必须调整手眼协调,适应器械运动的速度。良好的视觉记忆和训练有素的眼睛是腹腔镜下操作包括缝合和打结必不可少的。

3. 手眼协调　恰当的站位、Trocar 布局和显示器位置,有助于外科医师利用显示器图像作为参考来进行器械定位和修正空间定位。腹腔镜手术中器械使用动作要比传统开腹手术慢,一般来说腹腔镜下器械运动速度应与放大程度成反比。在显示器上图像放大后,应放慢上肢动作的速度,以保持对腹腔镜器械的控制,也有利于留出足够的时间让手术医师的大脑处理视觉信息。在临床实践中,通过提高精度去除不必要的动作并严格编排手术操作流程,可使腹腔镜手术时间效率最优化。适当的训练课程与实践结合,可提高腹腔镜缝合和打结的总体成功率和效率。

4. 操作技能是手术成功与否的决定性因素,当然感知觉、决策判断和操作技能的协调整合才能实现较理想的手术进程。在日常的开腹手术中形成的操作习惯在腹腔镜手术中放大的 2D 视野下需要进行动作修正。可借鉴显微外科手术中使用的外科显微镜的相同经验,来克服视野放大和器械加长造成的不协调感。

第二节　腹腔镜下缝合打结的设备和仪器

一、视频设备

虽然腹腔镜外科医师通常更偏好高清(high definition,HD)视频系统,但定量分析表明,实际上高清显示器较标清显示器在实际应用效果上并无统计学优势。

二、缝合器械

腹腔镜持针器设计较多样,不带环手柄的机动性和可操控性更强。辅助抓钳一般由非惯用手操作,牵拉组织进行显露时应选择无损伤抓钳。进行缝合和打结时,应选择尖端较窄的抓钳来辅助传递缝针和打结。腹腔镜持针器由惯用手操作进行抓持缝针和缝合组织。腹腔镜持针器较长的传动距离导致外科医师手的力量传递到器械前段咬口时有力量减弱,这可能降低对缝针的控制能力。虽然市面上有多种腹腔镜持针器可供选择,但大多数外科医师都喜欢用带齿轮锁扣、钝性弯头的腹腔镜持针器。

三、Trocar

Trocar 的长度应较腹壁厚度稍长为宜,首选 5~10mm 直径的 Trocar。过长的 Trocar 可能干扰器械的灵活性和功能,主要是影响器械开口的打开和限制在腹腔内的运动范围。特别是在肥胖患者中,Trocar 置入的角度会明显增加操作缝合器械时的扭矩力。

四、针尖形状

针尖的几何形状影响针道中组织切割穿透能力及其穿透损伤的大小和形状。为减少组织损伤,在腹腔镜手术中,选择穿透能力强的缝针很重要。缝合较厚的组织层次时选择较坚韧的缝针;缝合精细质脆组织时选择较细小的缝针。锥形设计的针尖即三角针穿透组织层次更容易。

五、缝线材料

与开腹手术相同,缝线材料的选择基于良好的组织学反应、质地特性、视觉效果以及其他特殊属性,如可吸收性、强度和组织反应。在腹腔镜手术中,浅色或无色缝线在视觉上难以辨别和定位,其使用可能较为有限。编织材料如丝线、聚乳糖、编织聚酯或编织尼龙,具有较好的灵活性和较少的塑形记忆的特点,因此是较为理想的腹腔镜缝线。单丝聚丙烯、多聚二酮和尼龙等替代材料较为硬韧,因此腔内打结较为困难。

六、缝针的使用

缝针的刺入和接针、拔出和打结是腹腔镜下组织缝合的主要重复动作。有时需要花时间来反复尝试调整简单的动作来完成缝合。在针尖穿过组织时,如果组织阻力、针尖、抓持点和行针力的方向在同一轴向方向上,就会产生最小的创伤。针尖方向和行针给力方向必须保持一致,最好是垂直 90° 正面刺入组织。如果这些方向不一致时,缝针将可能在器械上偏转,或在缝合路径上产生不必要的组织损伤,特别是在腹腔镜下精细缝合时,可能会破坏或撕裂质脆的组织。

七、专注度

当在放大的视野下操作时,进行单纯的缝针动作也需要保持注意力高度集中。非直接在组织上操作的动作更为复杂化,需要相当专注。

八、持针器的设计

为了弥补持针方向不稳定的问题,设计了更有力的针持抓持部,如自扶正的针持咬口(可修正缝针至正确方向)。如前所述,控制缝针主要包括正确地引导针尖方向和恰当地发力行针。若未意识到这些因素,单纯增加力度很容易导致组织损伤或缝合效果不佳。设计更有力的持针器通常需要有更复杂的锁定装置,而这种锁定状态可能会增加组织损伤风险。自动调整的设计可将缝针自动锁进一个位置,垂直于持针器长轴方向。当拟缝合方向与缝针方向一致时,自动调整和锁定是有帮助的;但如果方向不一致,那此项功能的效果可能会适得其反。因此,更重要的是学习和提高腹腔镜下缝合的实践技能,而不是依靠这些设备上的小设计。

第三节　腹腔镜下缝针定位

当外科医师在 2D 图像中学习时,缝针定位常会出现困难。为了克服这个问题,最早期使用的是直针;但随着实践经验的增加,外科医师更习惯使用现在标准的缝针和缝线。将缝针和缝线送入腹腔,并由持针器抓持住缝针的方法包括以下几种。

一、抓持缝线法

惯用手使用持针器抓持缝线距缝针 1~2cm 处,然后将缝针通过 Trocar 送入腹腔。当缝针和缝线进入腹腔后,非惯用手使用分离钳接住缝针保证组织安全,然后将缝针传递给持针器并相互牵拉调整缝针与持针器咬口的角度。

二、抓持缝针法

另一种可选择的送针入腹方法是持针器夹持缝针本身而不是缝线。持针器端部夹住针尾部,针体位置与持针器杆身平行,而针尖反过来指向杆身。用惯用手持针将缝针通过 Trocar 送入腹腔。非惯用手使用抓钳来推动和旋转缝针,将缝针固定在持针器上所需的位置。

第四节　腹腔镜下缝合技术

腔内缝合和打结是腹腔镜手术的挑战之一，是考验外科医师的技巧和耐力的腹腔镜技术。外科医师的技能水平在一定程度上可以通过腔内缝合打结来考评，如能否在 30 秒或更短时间内正确地完成一个方结。自信熟练地完成腹腔镜下缝合打结通常需要经过 20~40 小时的正式训练后达到。腹腔镜下打结一般在连续缝合的起点和终点处，以及在间断缝合时的每次缝合中。缝合前应准备好组织的定位摆放，根据意愿进行间断缝合、连续缝合，或两种方式结合使组织间张力最小。

一、间断缝合

在完成一个缝合打结时，影响进针出针点选择的因素包括切口或裂口长度、拟缝合组织层次及功能、缝针和缝线组合的选择、缝线的长度。

1. 调整显示器位置，尽量对齐腹腔镜 Trocar 和拟缝合切线方向，让外科医师的惯用手和非惯用手 Trocar 形成三角布局。

2. 缝针应垂直拟缝合切线方向。进针和出针的动作一般应遵循从术者正面 3 点钟到 9 点钟的方向进行。

3. 如果有组织张力存在，或视野不佳，或机械可及性不佳，可使用滑线结技术完成打结。平均分配缝合打结，使组织在无张力状态下精确对合。

二、连续缝合

这种缝合技术速度更快，但正确完成缝合的难度相对更大。此技术的开始和结束都有一个结锚定，最后一个结是与最后一针的线圈打结。当连续缝合对合组织时，应小心调整缝线张力和组织边缘的良好对合。

三、缝线选择

选择恰当的缝线是十分重要的。因为单股和编织材料的缝线特征表现不同。单股材料缝线较坚硬且有弹性，但在组织中可以平滑地滑动。此特性可导致缝线容易丧失张力。编织材料缝线不易松动，但可能会拖拽组织和意外锁死。这使其使用起来较为麻烦，因此在每缝合一针之前都应收紧并稳住前一针。

四、吻合

腹腔镜下空腔脏器吻合具有较大的技术挑战，其可以参考显微血管吻合技术和开腹手术技术。腹腔镜下同样可以完成端端吻合、端侧吻合、侧侧吻合。

1. 端端吻合　是管径和壁厚相近的管道结构吻合的首选方法。需根据吻合结构的功能，安排缝合的针数、形状和间距。

2. 端侧吻合　管径和壁厚相差较大的管道结构吻合可以采用端侧吻合。

3. 侧侧吻合　是相邻结构吻合比较实用的方法，此法类似于端侧吻合。

第五节 腹腔镜下打结

在腹腔镜手术中,腔内和腔外打结技术都有重要的作用。在大多数情况下,首选腔内打结。腔内打结是一种类似开腹手术操作的技术。腔内打结速度更快,要求更短的缝线,而腔外打结只能设计为在一个方向上滑动推结。

腔外打结是在体腔外进行成结操作,然后用推结器帮助完成线结下滑到组织部位。对新手来说,腔外打结的速度更快、更容易,但对于经验丰富的腹腔镜外科医师来说和腔内打结相差不多。下面介绍方结和外科结的技术要点。

一、第一个平结

需要先创建一个 C 形环,使用右手器械抓住缝合点左侧长线尾,并将其带回缝合点右侧短线尾的近侧。这个线环应位于水平位上,否则较难把长线尾圈套在左手器械上。如果使用较硬的单股缝线材料,可以逆时针旋转右手器械,使长线尾平放在组织平面上。右手器械抓持长线尾,左手器械置于 C 形环上。短线尾不能预留过短,否则可能被意外拉出组织;但也不应预留太长,否则需要更多力来定位和抓持线尾端部。一个足够大的 C 形环才能提供足够的空间来满足双手器械的操作,并且尝试抓持短线尾时动作应减慢以免导致线圈或缝合失败。使用右手器械将长线尾缠绕在左手器械的前端部分。按顺时针方向旋转右手器械,让长线尾形成一个拱形,并协助其缠绕左手器械。保持左手器械的咬口呈闭合状态,直到准备抓持短线尾时。在此基础上,右手器械将长线尾在左手器械上缠绕 2 次,则形成外科结。

二、抓持短线尾

双手器械都应同时向短线尾方向移动。这样可以防止在左手器械上形成一个紧密的线圈缠绕,使其很难到达短线尾处。在接近短线尾时应抓持其末端,避免在拉出短线尾时形成"领结样"环。

三、完成第一个平结

将短线尾从长线圈环中拉出来,然后保持不动,而继续平行于针脚拉动长线尾,直至线结收紧。如果短线尾过长,则很难收紧线结。此时左手器械松掉抓持,而右手器械继续抓紧长线尾,由左手器械来收紧线结。

四、第二个反向平结

创建反向 C 形环,缠绕线圈,抓持短线尾。右手器械抓持长线尾将其转向 180° 带向缝合点左侧的短线尾以近位置,形成反向 C 形环。右手器械将长线尾传递交到左手器械上。右手器械放置在反向 C 形环的长线尾上,左手器械将长线尾缠绕在右手器械上。双手器械前端同时向短线尾移动,用右手器械来抓持短线尾。

五、完成第二个结

将短线尾拉出长线尾线圈,然后将 2 个线尾平行于针脚反面牵拉,保持张力相等。确认这个结是正确完成。

六、滑线结的技术要点

（一）第一个结和牵引

要将方形结（锁定结构）转换成滑线结（滑动结构），双手器械都应抓持同侧的缝线尾进行操作。一手器械在结外抓持缝线，另一手器械在缝合线之间。两手器械都向相反的方向垂直于针脚牵拉。然后短线尾可能会翻动。在多次尝试后缠绕线圈不成功，可尝试反方向缠绕线圈的动作。单股缝线缠绕线圈更加容易。

（二）推滑线结

右手器械保持抓持住线尾并拉紧。左手器械扮演推结器的角色，通过在线尾上滑动结的方式将线结推进至缝合组织处。常见的错误是无意中抓持了另一侧线尾拉紧了线结，而不是仅推动下滑线结。

（三）收紧线结

推动滑线结至组织边缘达到所需的张力为止，并重新检查组织对合张力。将滑线结重新转换成一个方结，双手器械重新抓住对侧线尾，与最初的方结方式相同，需平行于缝合方向。需要再完成一个平结锁紧线结。

（陈心足 彭健 宋武）

—————————— 参 考 文 献 ——————————

[1] LIM B S. Intracorporeal instrumental ligation with reliable security [J]. Surg Endosc, 1994, 8 (9): 1124-1126.

[2] PASIC R, LEVINE R L. Laparoscopic suturing and ligation techniques [J]. J Am Assoc Gynecol Laparosc, 1995, 3 (1): 67-79.

[3] NGUYEN N T, MAYER K L, BOLD R J, et al. Laparoscopic suturing evaluation among surgical residents [J]. J Surg Res, 2000, 93 (1): 133-136.

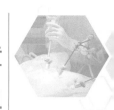

第十二章
腹腔镜下止血

第一节 腹腔镜下能量止血方法

精准的组织切除和血管解剖的正确辨识,将有助于避免出血性并发症,然而术中出血仍是术者难以避免的问题之一。出血容易导致视野模糊,吸引器的使用会大幅缩小气腹的容积,也限制了手术视野。为了保持腹腔镜下清晰的手术视野及避免因出血造成的中转开腹,术者需要掌握腹腔镜下止血方法,理解能量止血的基本原理,熟悉当前常用的腹腔镜手术器械及设备。

一、能量止血原理

除了机械手段(如缝线和血管夹),能量设备通过组织热损伤作用来实现切割和凝血。能量器械通过凝固和组织热损伤模式达到止血目的。施加在组织上的温度不同,引起的反应也不同:45℃时,胶原蛋白解螺旋并可再塑,导致其边缘整齐从而形成共价键而融合;60℃时,组织发生不可逆的蛋白变性,并且开始发生凝固性坏死,表现为组织颜色变白;80℃时,组织开始炭化,导致其变干、皱缩;90~100℃时,发生细胞气化,液泡形成、聚集,引起完全性细胞损伤,此时,外科医师可观察到一缕烟雾,即水蒸气;超过125℃时,蛋白质和脂肪完全氧化,导致炭末和焦痂形成。组织受热速度和热扩散程度的不同,导致了各种能量设备效果的多样性。外科医师应熟悉各种能量设备工作的原理、局限性等,以便更好地选择能量设备,从而减少并发症。

二、腹腔镜手术中使用电能量设备止血的技巧及注意要点

近年来,随着外科技术的不断发展,尤其是微创外科技术蓬勃发展,电外科产品的应用领域得到了全面的拓展,为微创技术的普及作出了巨大的贡献。

(一) 单极电刀

单极电刀在电外科应用领域最为常见,常用于腹腔镜手术中组织切割和凝固,并确保创面、小血管和不确定出血来源的彻底止血。

1. 电流类型　根据设置的波形参数,电外科发生器可产生两种类型的电流——切割电流和凝固电流,从而达到切割和凝固的目的。

(1)切割:又称电切,是切割电流(连续波形、高频、低压)形成的一个集中、快速的组织加热和切割作

用。切割是利用集中在手术部位的高能电火花来切割组织。要达到切割目的,外科医师应保持电极稍远离组织,以产生最大的电流强度,这样在很短的时间内产生最大的热量,从而使组织切断。在腹腔镜手术出血时,外科医师应迅速控制出血,但因为切割仅使组织产生极小范围的凝固性坏死,并没有止血效果,所以术中很少采用单纯的切割功能。相对于传统的手术刀,电刀电切的优势为切割进行的同时具有连续的凝固(止血)作用,无须医师施加过多的机械力。

(2)凝固又称电凝,是凝固电流(脉冲波形、低频、高压)形成较慢的组织加热而使蛋白质变性。凝固使靶组织内部和周围发生凝固性坏死,从而达到止血的效果。电灼(凝固电流产生的电火花)是范围较大的组织凝固,其产生的热量更少,通过产生止血凝块和焦痂达到止血目的。电刀快速有效的电凝作用,很大程度上取代了复杂的血管结扎,可以大大缩短手术时间,简化手术操作。

2. 单极电刀引起的相关并发症

(1)不同电流密度下切割器官间的结缔组织可能会导致电流浓聚。例如,当使用单极电刀切割胆囊与十二指肠之间的粘连带时,如果粘连带更靠近十二指肠,那么经过十二指肠的电流密度也会更强。这种因电流浓聚引起的十二指肠意外损伤,在手术过程中常容易被忽视。防护措施包括在使用电刀之前注意被切割组织两侧的器官,对已经切断的粘连组织应严禁使用电刀,避免导致电流进一步浓聚。

(2)当腹腔镜器械周围的绝缘状态被打破将引起绝缘故障。而绝缘故障会导致电流传输到某些意想不到且经常被忽视的目标上,如手术器械、Trocar或组织。即使是轻微的绝缘故障也会导致严重的损伤。减少这种故障导致患者损伤的防护措施包括对电刀设备的绝缘状态的常规检查;也可通过一个有效的电极监测系统以及覆盖有导电层的腹腔镜设备提供保护,后者可以有效地收集绝缘故障产生的多余电能并以电流方式回输至高频电刀。

(3)当工作电极与导电设备或材料接触时将会引起直接耦合。例如,可以通过不同工作电极接触某一器械抓持的组织产生的直接耦合达到凝固组织的作用。减少直接耦合的防护措施包括必须使用绝缘工具以及注意电刀设备内部及外部绝缘情况;此外,避免直接耦合接近一些金属设备如剪刀、钉子以及腹腔镜等,因为由此会产生相应的热能和周围组织的损伤。

(4)当绝缘完好的工作电极通过无绝缘的导体时将会发生电容耦合。电容耦合产生电流将会储存起来直至关闭电刀设备电源或者储存的电子通过非绝缘的导体或组织形成完整回路释放出来。可能发生电容耦合的情况包括缠绕着金属巾钳的电极电缆、金属假体、外科手套内出汗的皮肤、绝缘的抽吸冲洗设备内可伸缩的工作电极以及在绝缘电刀设备周围的金属Trocar。以上这些情况,患者的皮肤均作为导体。限制或消除电容耦合的防护措施包括在手术可进行的情况下,尽量采用切割电流(因为凝固电流所产生的电容最大);保持电极不被焦痂附着(降低电阻);采用较大直径的Trocar和较小直径的电极(降低电容);将绝缘电刀器械插入待用的金属Trocar内;用一种特殊设计的抽吸冲洗装置(消除电容);和/或连接一个电极监测系统。

(5)活动电极上焦痂的积累以及电阻的增加将会引起组织粘连的发生。减少组织黏附的防护措施包括使用聚四氟乙烯涂层的电极和保持电极清洁。

(二)双极电刀

双极电刀在腹腔镜手术中的应用越来越广泛,特别适用于裸化组织血管根部。双极电刀采用双头手术钳,钳的一支作为工作电极而另一支作为回路电极,因此不需要患者作为回路电极。这样能最大限度地减少漏到手术区域外的电流。在某些组织结构较为复杂的手术中,如颅脑外科手术,为了提高手术安全性,缩短电流在人体中流经的距离,必须使用双极技术。双极电凝镊是最常见的双极电刀,镊子的两端均具有电凝的作用。此外,微创外科手术中常见的腹腔镜器械很多也采用了双极技术,如双极电凝钳、穿刺电凝针等。

双极电刀手术所引起的相关并发症要少于单极电刀。①当外层组织干燥时会使电阻增加,从而导致组织在未完全凝固时就停止凝固,这就形成不完全凝固。不完全凝固导致视觉见到的组织外层凝固与组织内部发生的变化不一致。例如,使用双极电刀凝固输卵管时凝固不完全可能导致无效的输卵管结扎和意外妊娠的发生。消除不完全凝固的防护措施为电流表的使用,可用于记录当前电极并作为组织完全凝固的标志。②当一个或两个电极上的焦痂不断积累及电阻的不断增加将会导致组织粘连的发生。减少组织黏附的防护措施为采取充分冲洗并保持电极清洁。

三、超声能量设备止血的优势

超声刀应用于腹腔镜手术的几大优势:①凝血模式下可用于直径不超过 7mm 血管组织的止血及分离;②超声刀能量的类型以及工作原理的特性可使热损伤的发生降至最低;③所需的配件较少,如无须接地电极,避免了转接部位发生烧灼的可能;④设备的单极性可以让工作叶像电刀一样直接切割,但不会发生无电容耦合,并极少出现意外的直接耦合;⑤工作叶的持续振动以及在叶片 - 组织界面产生的少量热能可以避免组织黏附。

应用超声能量设备所引起的并发症远少于单极和双极电能量设备。电刀和超声刀的常见差异见表 12-1。

表 12-1　电刀与超声刀的差异

类别	电刀	超声刀
接地电极	有	无
烟雾产生	有	无
心电监护、起搏器干扰	有	无
电流通过患者	有	无
产热	持续	时间依赖性
热扩散	中等	极小
费用	低 / 中等	中等 / 高
并发症	电流浓聚 直接耦合 电容耦合 组织粘连	极少

第二节　止血产品和辅助材料

除了能量止血以外,目前还存在多种多样的止血工具可用来辅助外科医师进行腹腔镜下止血。这些止血工具主要分为机械器材和组织封闭剂 2 类。

一、止血的机械器材

(一)腹腔镜血管夹

钛夹是目前最常用的血管夹之一,一次性和可重复利用钛夹钳有 5mm 和 10mm 两种型号。一次性钛夹钳包含多个血管夹,并且能够连续使用,而可重复利用钛夹钳需要单独装填每个钛夹。

使用钛夹时,为了避免对周围组织的意外损伤,目标血管应该被充分游离,并且钛夹的两端均应在直视情况下才能击发。由于钛夹有脱落的风险,必要时需使用2~3个钛夹以充分夹闭血管。另外,在需要使用腹腔镜吻合器时,拟做吻合处邻近的血管或空腔脏器上应避免使用钛夹以便于吻合器的使用。

多聚物夹包含一个自锁结构,能牢固夹闭组织。不同直径的血管应选择不同尺寸的多聚物夹。多聚物夹的钩状锁有误钩住血管造成大出血的可能,因此在使用时,应将要结扎的组织完全从周围组织中游离出来,在观察到多聚物夹两端绕过血管的情况下再闭合,可有效防止这种并发症。虽然多聚物夹夹闭组织相对牢靠,也提倡在大血管上使用2~3个多聚物夹以防止滑脱。

(二) 腹腔镜血管吻合器

腹腔镜血管吻合器可同时对血管或含血管的组织进行钉合和切断。腹腔镜血管吻合器配有多排平行的2.5mm钉子,通过吻合器及其砧板结构间的联动以固定、分割目标组织,两边的线性切缘由2~3排钉子闭合。夹闭吻合器前应该保证其2个钳叶端绕过整个目标组织,并且在击发、切割之前要压迫止血一段时间。另外,为了避免妨碍吻合器的切割效果,任何金属血管夹都必须从靶组织上移除。

(三) 圈套器

圈套器可用于控制已经横断的组织或血管结构。圈套器的放置注意事项:首先,要结扎的结构必须被完全横断;其次,要用腹腔镜手术抓钳轻轻提起并暂时固定横断组织。当圈套器绕过时必须短暂把抓钳放松。圈套器恰当放置后,用抓钳重新轻轻提起目标组织,用圈套器预留的滑线结将其套紧。需要注意的是不要用太大力拉扯,以免撕裂目标组织。相对于腹腔镜下缝合而言,使用圈套器操作更简便、时间更短。

(四) 缝合

缝合无论在腹腔镜手术还是在开腹手术均是非常有效的止血方法。缝合结扎可以在腹腔镜下(体内)或辅助切口下(体外)完成。

二、组织封闭剂

多种多样的组织封闭剂可用于腹腔镜手术,组织封闭剂能增强或促进生理性凝血的级联反应,并最终通过凝血酶分解纤维蛋白原形成纤维栓子,但需要强调的是这些产品并不能替代传统的止血方法,仅作为止血的辅助材料。

(一) 纤维蛋白胶

纤维蛋白胶是现在腹腔镜手术中最常见的组织封闭剂之一。现代纤维蛋白胶成分包含人纤维蛋白原、牛或人凝血酶、钙离子和抗溶栓剂。纤维蛋白胶中的人源组分主要从新鲜血浆中提取,可能造成病毒传播;而其中牛源组分也可能引起凝血功能障碍、过敏反应或朊病毒传播。全人源的纤维蛋白胶可避免因牛源组分引起的并发症。纤维蛋白胶通过1条连有2根针管的长条充填器来使用,2根针管内分别装有纤维蛋白原和凝血酶,混合后可形成纤维蛋白栓止血,其在相对干燥的环境下使用效果最好。

(二) 明胶类

明胶类的止血材料可吸收血和体液,膨胀至原体积的2倍大小并在纤维蛋白团块硬化的过程中作为填充物。现在已经研发出液性的明胶类止血剂,成分为牛源性或人源性凝血酶和牛源性明胶基质,在腹腔镜手术中有良好应用前景。这两种物质在用之前混合于一根针管中,混合后可放置2小时。因为参与形成纤维蛋白团块的纤维蛋白原必须从患者自己的血液中获得,这种止血剂需要在潮湿的环境下才能高效止血。牛源性明胶类止血剂同样有病毒传播和引起过敏反应的风险。

(三) 含纤维蛋白原和凝血酶原的纱布

这种干燥有弹性的纱布样即用止血材料由覆有纤维蛋白原和凝血酶的干胶原纤维纱布组成,通过一种扇形腹腔镜敷料器放置在组织上,并且能够覆盖在脾、肾、肝出血的实质性区域。此类止血材料封闭组织时需要持续压迫并用盐水湿润,该过程需要 3~5 分钟。这种材料的优势包括它的抗粘连特性和作为封闭剂不被其他的止血措施影响,如双极电凝和缝扎止血不会影响其止血效果。

(四) 氧化纤维素

氧化纤维素是一类植物源性局部止血剂,通过氧化的再生纤维素制成,具有柔软、有弹性并且能被切割成任意大小的特性。它能用于直接压迫出血组织,也能作为血小板集合并形成团块的支架,但最终止血的效果取决于患者自身的凝血能力。氧化纤维素制造了酸性的环境,红细胞与这种材料接触后发生裂解,使其颜色变成棕色。因为有这样的酸性环境,氧化纤维素不能与像凝血酶这样的止血材料一起使用。要注意的是氧化纤维素会造成排斥反应并引起肉芽肿的形成,因此可能会造成使用部位的粘连。

(五) 微纤维胶原蛋白

微纤维胶原蛋白可作为血小板黏附、活化、集合的平台,最终促成血栓的形成,该过程需要 2~5 分钟。腹腔镜手术操作中可使用卷起的片状微纤维胶原蛋白,利用一种能通过标准穿刺 Trocar 的敷贴器来放置。它也能以片状、海绵状或板状来使用,尤其适用于控制后腹膜的创面渗出。

三、腹腔镜下活动性出血的处理

当出血发生时,施行腹腔镜手术的外科医师必须保持镇静并有序地控制出血。首先,对可能的出血点进行暴露或维持其暴露,并且谨慎使用吸引器,在清理术野的同时维持足够的气腹空间;其次,使用吸引器的头来压迫辨认出血点,以使其他穿刺 Trocar 或器械能进入视野,注意不要让血液或冲洗液模糊了镜头;最后,一旦确认出血点,就用无损伤钳或精细解剖器控制出血点。再次强调,外科医师一定要在能直接观察到血管夹整个绕过血管的情况下才能放置血管夹,而不能盲目地使用止血夹,否则容易损伤重要结构。如果造成了实质脏器的损伤,需用止血材料进行压迫,或者通过压迫来争取进行体内缝扎止血的时间。如果不能充分控制出血,或者有意外损伤周围结构的情况,外科医师应及时、毫不犹豫地中转开腹手术。

(郑朝辉　黄昌明)

参 考 文 献

［1］AIRAN M C, KO S T. Electrosurgeiy techniques of cutting and coagulation [M]//ARREGUI M E, FITZGIBBONS R J, KATKHOUDA N, et al. Principles of laparoscopic surgery. New York: Springer, 1995: 30-35.

［2］AMARAL J F. Electrosurgery and ultrasound for cutting and coagulating tissue in minimally invasive surgery [M]//ZUCKER K A. Surgical laparoscopy. 2nd ed. Philadelphia: Lippincott Williams & Wilkins, 2001: 47-76.

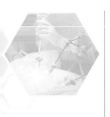

第十三章
腹腔镜下器械吻合

1908 年匈牙利科学家 Humer Hultl 发明了世界上第一个缝合器,但由于其较笨重,临床认可度不高。随着轻巧的吻合器问世,1978 年以后,吻合器进入迅速发展的时代,随后在欧美成为消化道手术的常规器械,具有操作简单、容易掌握、吻合相对安全等优点。近年来,随着医学微创技术的进一步发展,腹腔镜下吻合器械也不断推陈出新,在当前腹腔镜外科实践中发挥重要的作用。尽管如此,吻合口瘘、吻合口狭窄、吻合口出血等并发症仍无法避免,外科医师必须对其提高认识,同时应谨记机械吻合只是胃肠吻合的手段之一,并不能完全替代手工吻合。本章节主要介绍当前腹腔镜下使用的组织吻合器械及技术,并讨论这些器械的正确选择和使用原则。

一、吻合器的功能和应用指征

吻合器一般是由外科医师通过手施加到器械的机械力来使吻合器的缝钉钉入组织,从而达到组织吻合的目的。近年来,随着器械技术的进步和吻合要求的提高,电动吻合器应运而生。吻合器通常用于空腔脏器的切除吻合、血管等管腔结构的闭合以及肺、肝脏、胰腺等实体器官切断等。

尽管吻合器目前已常规应用于现代外科手术并且使外科医师能够更有效、更方便地进行组织吻合,但是外科医师仍然需要掌握腹腔镜外科的基本操作(如止血、缝合、打结等)以及手工吻合的技能。

二、吻合器的选择

吻合成钉高度是确保吻合器发挥正常功能的重要因素。为了适应不同厚度组织的吻合,吻合器的吻合钉设计成多种高度。不同吻合钉的高度通常用不同的颜色来标识(表 13-1)。选择正确的成钉高度非常重要,因为对于拟闭合组织来说使用过低的钉高的钉仓可能导致组织穿透不完全或 U 形成钉等;相反,使用过高的钉高的钉仓可能导致吻合钉过分压缩,这些都可能导致吻合口出血或吻合口漏。为了解决传统机械吻合技术的瓶颈和挑战,研发出具有 3 排不同高度缝钉(图 13-1),可渐进性夹闭组织,达到更好的组织厚度适应性与止血性能。需要注意的是,目前用于标记吻合器钉仓的颜色还没有统一的标准。因此,建议使用外科吻合器时参考说明书来选择适当吻合高度的吻合器钉仓。

(一) 线型吻合器

具有细长的钳口,可以伸入空腔脏器夹持并缝合组织,也可以直接切断或闭合组织。这种吻合器通常沿钳口的方向展开多排吻合钉,压缩并钉合组织。

1. 吻合器长度是选择腹腔镜吻合器的重要因素。在部分减重手术中,正常长度的吻合器可能不足以穿过行减重手术患者的腹壁,不能到达手术部位。因此在使用前,应评估吻合器的长度要求。

颜色	成钉高度	适用组织和器官	所需穿刺器直径
灰色	0.75	较薄组织:静脉丛、韧带及相应的血供系统、大网膜、肠系膜等	12
白色	1.0	薄组织:动静脉血管、小肠等	12
蓝色	1.5	普通组织:近端胃、小肠、结直肠、叶支气管、肺实质、食管等	12
绿色	2.0	厚组织:胃幽门部、远端直肠、主支气管、肺实质等	15

表 13-1　不同钉高的吻合器　　　　　　　　　　　　　　　单位: mm

2. 线型吻合器上的关节头决定了吻合器可以弯曲的角度。线型吻合器的钳口可以弯曲成 0°~45°,以便在难以到达的区域或空间狭小的区域进行吻合,如在骨盆或食管裂孔附近完成横向吻合。

3. 线型吻合器根据吻合时是否切断吻合线之间的组织分为切割型和非切割型,其中切割型吻合器最常见。切割型吻合器通常先沿吻合器的方向以线性方式切断组织,中心刀片的两侧多排缝钉钉合。吻合器有效地切断组织并用多排缝合钉钉合切口的两侧。非切割型缝合器只钉合多排缝合钉,但不切断组织。

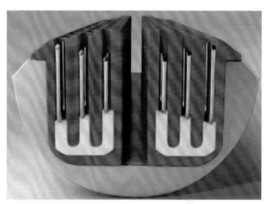

图 13-1　吻合器钉仓示意图

4. 钉仓长度也是一个重要的考虑因素,通常为 30~60mm。选择适合长度的钉仓对于腔镜手术具有重要意义。使用过长的钉仓可能在手术区域留下大量的未用的缝钉,或者很难在如骨盆的狭窄区域中使用。选择长度较短的钉仓在狭窄的区域中使用则更具优势。相反,若选择过短的钉仓可能需要更多的钉仓以确保完成线型切割与缝合,增加医疗费用。

(二) 圆形吻合器

圆形吻合器又称管状吻合器,由可拆卸的圆形砧座、弯曲的细长吻合器手柄以及相应的圆形吻合器头部组成。吻合时夹在圆形吻合器砧座和头部之间的组织通过 2 个环形的钉排连接,圆内的多余组织被切除形成一个圆形吻合口。

砧座的直径是选择吻合器的另一个重要考虑因素。较大直径的砧座吻合后吻合口较大,不易发生吻合口狭窄。然而,如果肠管较细,过大的砧座在放置时可能会损伤肠管。砧座直径通常为 21~34mm。外科医师需根据术式、患者的解剖结构、解剖部位等因素选择不同尺寸的砧座。如胃空肠吻合一般选择 25mm 的吻合器、直肠结肠的吻合一般选择 29mm 的吻合器。

吻合口加固修补片包括向缝合的组织片的两侧添加加强材料的薄带。这种增强材料有助于更紧密地压缩两者之间的组织。有文献报道,吻合线支撑可以降低缝合线渗漏和出血的发生率,但仍存在争议。缝合线支撑使用的材料可分为可吸收或不可吸收的、生物或合成的;并且可用于线型和圆形吻合器。通常在使用之前将支撑材料添加至线型吻合器钉仓的钳口或圆形吻合器的头部。

(三) 电动吻合器

电动吻合器使用机械驱动轴,具有或不具有计算机辅助控制的操作系统来驱动。有些电动吻合器配有传感机制来感受组织厚度的差异,使吻合器的使用达到最优化,其最终目标是使吻合更可靠从而促进组织愈合。然而,到目前为止,还没有证据表明使用这些先进的电动吻合器的吻合效果优于常规手动吻合器。使用这些吻合器需要熟悉它们的性能,必要时需要技术人员现场指导,而且这些吻合器的价格更高。

三、吻合器使用的注意事项

1. 使用吻合器前应熟悉吻合器的控制装置,并预演击发装置。很多一次性吻合器只能在有限的使用次数内使用,吻合器的钉仓价格不菲,在使用过程中应尽量减少操作失误。因此,在使用新型吻合器或医院更换器械供应商时,使用前都应该进行学习以尽量减少使用时的失误。

2. 正确的 Trocar 选择和放置对于外科吻合器准确到达手术部位十分重要。一般说来,线型吻合器都需要至少 12mm 的 Trocar 才能进入,有些吻合器甚至需要 15mm 的 Trocar 才能将高度最高钉仓的吻合器置入腹腔中。

3. 在腹腔镜的监视下将吻合器置入腹腔中,置入的过程中应将吻合器的钉仓关闭,吻合器关节应处于非弯曲状态。同样,应该在关节非弯曲状态下取出吻合器以防止腹腔镜 Trocar 移位。吻合器的所有部件应在视野范围内退出 Trocar,必要时可拔出部分 Trocar。

4. 有时可以将吻合器临时作为抓钳、拉钩或肠钳;需要注意的是,有些吻合器的设计在吻合组织前预先压榨组织,可能会对脆弱的组织施压过大的压缩力,导致组织损伤。

5. 使用吻合器时,应注意组织的血供,吻合组织缺血可导致吻合失败。需要注意的是,这种由吻合口缺血导致的吻合失败通常在手术几天后才会发现。因此,应避免 2 条吻合线所形成的中间相对缺血区,相对缺血区会增加组织缺血坏死的风险。

视频 5 腹腔镜直线切割吻合器切断十二指肠

6. 组织压榨是影响吻合钉安全击发的重要因素。根据吻合器的设计原理,当吻合器的钉仓闭合时,钉仓压榨组织,挤出组织液,组织变形需要一定的时间,因此应缓慢地压榨组织,以确保良好的组织穿透性。组织压缩不充分可能造成不完全的吻合钉闭合和吻合钉变形,导致吻合失败。因此推荐在使用管状吻合器或电动直线切割吻合器,击发前应压榨组织 15 秒,在使用手动直线切割吻合器时,每次击发后需停顿至少 5 秒(视频 5、视频 6)。

7. 吻合口出血是常见的术后并发症。术中吻合完成后可以通过腹腔镜或胃肠镜检查有无吻合口出血。吻合口出血处理方法包括局灶出血部位结扎止血、电凝止血、止血材料处理吻合处出血。

视频 6 腹腔镜直线切割吻合器完成胃肠吻合

8. 检查和测试吻合口。为了排除操作失误、吻合失败,应尽可能使用腹腔镜检查吻合处的外部,以确保吻合线全长的准确吻合;也可以使用胃肠镜检查腔内吻合线,排除腔内出血。建议对高风险的吻合口进行渗漏检查,该方法是将吻合处放置于生理盐水中,向吻合的管腔中注入空气,观察水中是否有气泡溢出,判定吻合口是否存在缺陷。也可以在胃肠吻合完成后从胃管中注入 100ml 温生理盐水,再将其通过重力虹吸作用由胃管引出体外,观察有无血性液体流出,该方法灵敏度高,可检测吻合口的少量出血。

四、操作失误及处理方法

1. 如果发现吻合钉闭合不正确导致闭合失败,提示可能选择了与组织厚度不匹配的吻合钉,因此术前应选择合适的吻合钉。

2. 避免在缺血、坏死、肿胀及炎性组织上使用器械吻合,因为这样易导致吻合失败或迟发性吻合口瘘。

3. 手工吻合可以作为器械吻合失败的一个重要的补救措施。

(徐泽宽　徐　皓)

参 考 文 献

［1］ DURMUSH E K, ERMERAK G, DURMUSH D. Short-term outcomes of sleeve gastrectomy for morbid obesity: does staple line reinforcement matter? [J]. Obes Surg, 2014, 24 (7): 1109-1116.

［2］ ECE I, YILMAZ H, ALPTEKIN H, et al. Comparison of two different circular-stapler techniques for creation of gastrojejunostomy anastomosis in bariatric Roux-en Y gastric bypass [J]. Int J Clin Exp Med, 2015, 8 (7): 11032-11037.

［3］ MATSUDA T, IWASAKI T, MITSUTSUJI M, et al. A simple and reliable method for intracorporeal circular-stapled esophagojejunostomy using a hand-sewn over-and-over suture technique in laparoscopic total gastrectomy [J]. Ann Surg Oncol, 2015, 22 (Suppl 3) : S355.

［4］ 徐泽宽, 徐皓. 胃癌根治术后消化道出血原因及处理 [J]. 中国实用外科杂志, 2013, 33 (4): 306-308.

［5］ ABU-GHANEM Y, MEYDAN C, SEGEV L, et al. Gastric wall thickness and the choice of linear staples in laparoscopic sleeve gastrectomy: challenging conventional concepts [J]. Obes Surg, 2017, 27 (3): 837-843.

［6］ 冯兴宇, 王伟, 臧潞, 等. 全腹腔镜下圆形吻合器与直线切割闭合器行食管空肠吻合疗效对照研究 [J]. 中国实用外科杂志, 2016, 36 (12): 1288-1292.

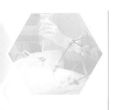

第十四章
腹腔镜手术牵拉暴露原则和技巧

第一节　腹腔镜手术牵拉暴露原则

牵拉暴露技术是外科手术基本功。无论开腹手术或腹腔镜手术都需要通过主刀医师和助手的配合，显露正常解剖情况下不存在或折叠的空间，为分离切割操作提供安全合理的界线或平面。在腹腔镜手术中，有时主刀医师和助手的牵拉暴露达到一定程度时，或者避免频繁更换牵拉位置影响手术流程时，就需要扶镜手实时调成 30° 镜的视角以达到满意的视野。因此，对于腹腔镜手术来说，牵拉和暴露是一项团队工作，也就是主刀医师、助手、扶镜手的精密合作。这种合作是需要一定磨合时间的，尤其在学习曲线中的助手初学者。如果助手掌握一定的基本章法，则有助于快速度过学习曲线和缩短团队磨合时间。

助手和扶镜手都有 4 个基本要求。

一、熟悉所实施的腹腔镜手术的应用解剖和手术程序

要熟悉所实施的腹腔镜手术相关解剖和程序，则应建立在充分参加传统开腹手术的经验积累之上。例如，关于腹腔镜胃癌根治术的多中心随机对照试验通常要求单中心具有 300 例以上的年手术量，以及单个医师具有 50 例以上的年手术量，才能认为具备成熟的手术团队和较高的手术质量。因此，对于助手和扶镜手来说，熟悉所实施的腹腔镜手术的应用解剖和手术程序不仅是手术流畅性的要求，更是手术安全性的要求。

二、熟悉腹腔镜及腹腔镜器械的特点和使用

腹腔镜手术所使用的手术器械与传统开腹手术有显著区别，术者的操作习惯也明显不同。首先，扶镜手需要熟悉 30° 镜，甚至四方向镜的使用，达到最大程度直视隐蔽区域或能量器械的工作界面。然后，助手应掌握各种器械的特性，在特定的手术步骤或部位选择恰当腹腔镜手术器械，达到稳定抓持和组织损伤控制平衡。同时，助手和扶镜手在牵拉显露中都应熟练掌握手眼反馈和调整的技术。

三、重视组织保护

腹腔镜手术受空间有限和 2D 画面的影响，不熟练时需要较频繁地调整抓持部位；同时目前腹腔镜抓持器械缺少力反馈，如果抓持不当则可能造成非切除组织的副损伤。因此，非操作或非切除组织的保护

应在意识层面和技术层面重视,而且只有在意识层面重视了,才可能实现在技术层面避免组织副损伤。

四、固化流程与固化场景

成熟的腹腔镜手术团队表现之一就是固化的手术程序,以及在每一个操作环节都展示固化的场景图像。固化的手术流程有助于持续提高手术质量,增加手术安全性。每一个清扫环节不断重复尝试,耗时缩短,清扫越来越彻底,出血风险越来越小。同时,对于观摩者来说,手术看起来更赏心悦目,也更容易学习和复制推广。

第二节　腹腔镜手术牵拉暴露技巧

一、扶镜手的技巧

(一)随动

腹腔镜手术人员是通过显示器观察体腔内解剖结构来实施手术的。因此,扶镜手实际上扮演了主刀医师双眼的重要角色。手术操作是实时移动的,扶镜手应了解主刀医师的操作习惯和洞察主刀医师的意图,及时调整腹腔镜镜头以跟随主刀医师的操作点。简单讲,扶镜手应有意识地将能量器械如超声刀等操作器械的操作点或工作部位置于显示器的屏幕中央。这样的图像展示,不仅让主刀医师能够更精细地实施操作,同时也可能为主刀医师提供周围结构的信息,为推进操作提供预判信息,也可尽量避免副损伤的发生。学习曲线内的扶镜手,常出现的错误即主刀医师使用超声刀进行分离切割,刀头工作部位已经到显示器的边角部了,而扶镜手依然没有随动调整观察场景的意识。这使主刀医师不得不持续发出指令性要求来调整场景,也就影响了腹腔镜手术的整体流畅性。一个成熟的扶镜手应让术者在操作过程中淡化其存在感,实时随动技巧也就要求扶镜手如同一个隐形的助手一样。

(二)进退

进退是指扶镜手保持观察点始终位居场景中央,根据具体操作情况推进镜头获得更精细的放大图像,或者后退镜头获得更宽广的大视野。不同的操作环节需要的场景和放大倍数不尽相同。在进行精细的操作时,如淋巴结清扫时,需要更清晰地观察血管、神经结构间的间隙,则应当推进镜头抵近观察,甚至可观察到疏松结缔组织中发丝样结构间隙。有时要求画面场景更大一些,以利于观察周围邻近结构,如大网膜切除时需要一个大视野更好地观察横结肠的走行,避免横结肠的副损伤,这就需要扶镜手适当地后退镜头,此时放大倍数的要求则相对降低。何时推进或后退镜头调整放大倍数,实际上可整合进程序化的操作流程中,增加扶镜手的主动性,减少术者和扶镜手之间的指令性沟通。有时在超声刀击发工作时,组织雾化明显可导致镜头模糊不清,扶镜手则应有意识地退镜避免污染镜头导致频繁清洁镜头。

(三)调角

现在常用的腹腔镜为30°镜头,甚至有调角幅度达100°的四方向镜。镜头对角度的设计是为了配合手术操作需要,增加手术操作的可及性和安全性。多数镜头调角需要两个部件配合,一手持手柄部保持其始终在上下垂直的位置不变,另一手操纵镜身左右旋转实现视角变换。腹腔镜调角就如同左右偏头看、低头看、抬头看的视角感觉。扶镜手常出现的错误是通过旋转手柄部来改变镜头角度,这样的操作就会改变观察视角的基准线,显示器画面将出现明显的倾斜角度。一般来说,术者习惯将切割径线调整在水平位置,如胃癌根治术中胰腺上缘的No.8a、9、11p组淋巴结清扫时,扶镜手应将胰腺调整至水平位;但在某些特殊情况可以适当地旋转手柄部来修正视角使切割径线置于水平位,如胃癌根治术中脾门淋巴结清扫时可略微调整手柄部来使脾门平面呈水平位。如果进行十二指肠侧方 Kocher 切口操作则可保持手柄部垂直而旋转 30° 镜身达到从外向内看的视角,避免隐蔽间隙的视角盲区而增加的盲视操作风险。有时在击发超声刀时,因其他结构遮蔽原因未能观察到超声刀头工作面是否接触邻近组织,助手此时又不宜轻易丢掉显露位置重新显露,则需要扶镜手主动调角去观察超声刀工作面以利于术者评估超声刀的击发的安全性。

(四)平稳

动作平稳是外科操作的共同要求,对扶镜手同样需要在所有动作中体现出来。在实践中,扶镜手通常需要将上述技术动作整合,一气呵成地同步完成。平滑稳定的移动腹腔镜镜头对术者、一助、观摩人员都是视觉友好的。经验不足的扶镜手可能由于对手术程序不熟悉或因紧张导致动作僵硬,出现频繁移动镜头、快速大幅度移动镜头、固定场景时镜头不停晃动等问题。不平稳的图像将给术者带来视觉疲劳,甚至类似晕车、晕船的感觉。当然,要做到平稳扶镜是一个技能训练过程,术前要熟悉手术程序,术中要有意识自我要求,术后要回顾复习手术录像,形成一个良性的学习循环。

二、助手的技巧

(一)对抗牵拉

对抗牵拉是外科手术显露的技术精髓和基本思路。无论传统开腹手术或腹腔镜微创手术,都需要使用对抗牵拉技术来展开切割平面或打开隐蔽折叠的间隙。顾名思义,对抗牵拉就是需要术者和助手通过抓持至少 2 个部位组织牵引产生至少 2 个反向作用力,将折叠的或隐匿的或不存在的平面或间隙展开,并使其间的组织保持恰当张力。因此,可以说外科手术就是在"夹缝"中进行的,如果"夹缝"显露不当则手术将面临各种困难。对抗牵拉首要的难点就是选择抓持点。如果抓持点设计不合理,则可能导致操作别扭、难以推进分离切割、频繁更换抓持点、副损伤风险增高等问题。如何有效地选择抓持点则是建立在对应用解剖和组织特性充分认识和对拟切割线正确预判的基础上。复杂腹腔镜手术则需要在学习曲线内加强对抗牵拉的尝试和磨合。

(二)钳夹分寸

开腹手术中应用手牵引暴露有直接力反馈,可以让术者迅速进行灵敏的力量调整。腹腔镜手术的对抗牵拉全部需要通过腔镜器械实现,与开腹手术可以借助手不同。因此,腹腔镜手术中就格外重视器械的钳夹分寸。钳夹分寸包括两方面的要求,一是抓持器械直接钳夹组织的力度分寸,二是抓持器械钳夹组织后牵引组织的力度分寸。初学腹腔镜手术的助手通常对组织抓持和牵引力度的把握上缺乏经验,担心抓持不牢或牵引张力不足,从而使力过强易导致副损伤。例如,切除大网膜时,钳夹横结肠力量过大导致肠壁损伤,或牵拉左侧大网膜力量过大导致脾下极包膜撕裂伤。目前,已有腹腔镜模拟训练系统设计了钳夹牵拉力量的演练和评估。在实际术中,术者应注意观察和提醒助手的钳夹力度,修正助手的动作。

(三)平面展开

平面展开是指术者使用一手抓持器械与助手的双手抓持器械配合,以三点成一面的原理牵拉显露一个供术者可进行分离切割的应用解剖平面。助手应注意调整平面的倾斜度,尽量使拟切割线与能量器械的长轴平行,以利于术者使用能量器械进行分离切割操作时尽可能采用前后移动方式,而非水平移动方式。牵拉形成的平面应向远离术者的方向倾斜,如果向术者方向倾斜则缩小了术者的操作空间,类似在"屋檐"下手术有局促感。此外,应注意在牵拉形成的平面上张力应恰当。如果张力过大,能量器械作用时间过短就已经完成组织切割分离,容易出血;如果张力不足,则能量器械作用时间过长,造成的侧方热损伤将增强(图14-1)。

(四) 间隙显露

间隙显露对助手能力的要求比平面展开更高,需要助手使用双手器械打开隐匿的或潜在的空间或间隙,让术者可以在此空间或间隙内进行双手配合的精细操作。间隙显露就如同翻书一样,助手需要明确书轴的径线位置,通过牵拉、下压、上提动作打开并展开2个平面,并保持2个平面上有适度的张力。应用此显露技术通常是为了术者进行血管周围脂肪淋巴清扫、血管裸化、镜下缝合打结此类精细的双手配合操作。如通过胃后间隙(后入路)完成胰腺上缘的D_2淋巴结清扫。常遇到的问题是空间显露不充分无法安全地或有效地推进分离切割操作,或者空间建立反复丢失需要多次调整和重新钳夹牵拉可能增加副损伤风险和拖延手术进度(图14-2)。

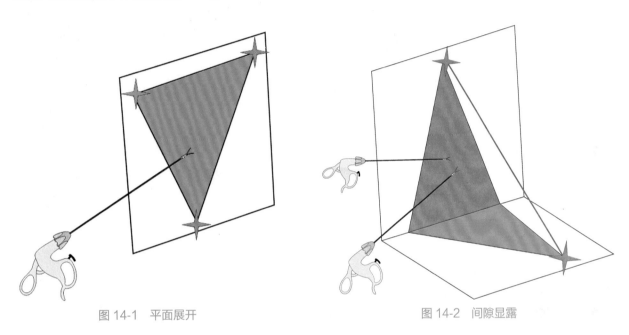

图 14-1 平面展开   图 14-2 间隙显露

(五) 程序配合

定型的常规手术,应遵从一定的标准或规范。这是腹腔镜手术团队是否成熟的标志之一。手术程序应约定俗成地固定下来,从而易化手术难度,如腹腔镜D_2根治性远端胃癌切除术采用模块化的理念实施可明显缩短手术时间,也增强了术式的可推广性。当手术程序分解到每一个模块时,术者和助手应采用固化的显露方式,可具体到钳夹、抓持、牵拉、固定的解剖位点;同时扶镜手应提供固化的解剖场景。例如,胃癌根治术中清扫胰腺上缘淋巴结时,每例均应采用间隙展开技术,向上抓持牵拉胃胰纵襞使其保持一定张力,下压胰腺或牵引胰腺被膜显露胰腺上缘;图像上胰腺上缘应在屏幕中央的水平位,胃胰纵襞(胃左动静脉)应在屏幕中央的垂直位。每例每个场景都做到固化,可明显增加腹腔镜手术的同质性,也利于手术质量控制。

第三节 腹腔镜手术牵拉暴露实例解析

以腹腔镜胃癌D_2根治术为例,以具体场景解析平面展开和间隙显露2项技术。图例中术者位于患者右侧,助手位于患者左侧;图14-3展示平面展开技术,左侧图为实景图,右侧图为展示虚拟平面示意图。图 14-3A1、A2 为切断胃结肠韧带邻近结肠无血管区展开的平面；图 14-3B1、B2 为剥除胰腺被膜展开的平面；图 14-3C1、C2 为清扫幽门下区 No.6 组淋巴结展开的平面，需要解释的是，此处因为十二指肠降部固定作为展开平面中的一个对抗牵拉点，因此可解放术者用于展开平面的器械用来进行精细的淋巴结清扫；图 14-3D1、D2 为清扫幽门上区 No.5 组淋巴结展开的平面。

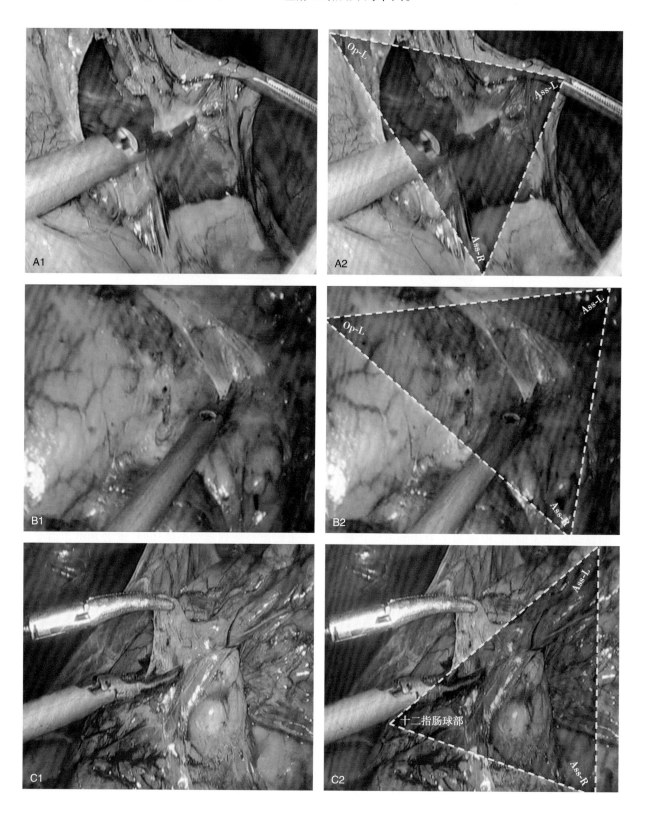

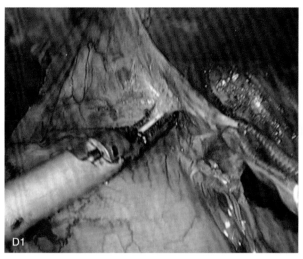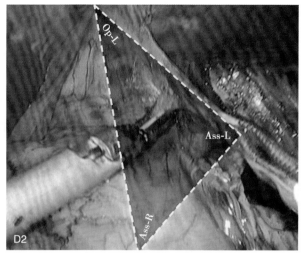

图 14-3 平面展开

A1. 切断胃结肠韧带邻近结肠无血管区；A2. 切断胃结肠韧带邻近结肠无血管区牵拉示意图；B1. 剥除胰腺被膜；B2. 剥除胰腺被膜牵拉示意图；C1. 清扫幽门下区 No.6 组淋巴结；C2. 清扫幽门下区 No.6 组淋巴结牵拉示意图；D1. 幽门上区 No.5 组淋巴结；D2. 幽门上区 No.5 组淋巴结牵拉示意图；Op-L. 术者左手器械；Ass-R. 右手器械；Ass-L. 助手左手器械。

第四节 特殊情况下的牵拉暴露要点

一、超高体重指数患者

BMI 是影响腹腔镜手术难度的因素之一。虽然目前相关临床研究认为腹腔镜手术对超高 BMI 患者来说是安全可行的，但体腔内脂肪组织的堆积确实会给牵拉显露和分离切割带来困难。如果显露不充分，也将导致清扫不彻底和手术副损伤等潜在问题。首先，选择超高 BMI 病例实施腹腔镜手术时，术者和助手应有充分的思想准备和足够耐心，术中不应急于求成。超高 BMI 患者具有组织量增加、肠壁胃壁被脂肪组织包裹较多、血管旁脂肪和淋巴组织量多且易出血等特点。牵拉显露遵循一般原则的同时，术者还应时刻重视寻找和辨识重要和关键的解剖标志。如果牵拉显露不满意，切勿盲目推进，应与助手配合调整重新显露，可以变化钳夹抓持部位，也可以尝试变换组织牵引方向。直接钳夹脂肪组织也易出血，应注意控制钳夹力度和牵引力度。应小步慢进，避免误损伤。

二、解剖变异患者

对解剖变异的认识一方面来源于经验的积累，另外一方面来源于术中充分显露和仔细解剖的良好操作习惯。解剖变异一般包括结构相对位置变异和血管分支数量变异。例如，胃左静脉和肝总动脉的前后关系的变异较常见，胃左静脉可在肝总动脉前方或后方汇入脾静脉；而肝总动脉和门静脉的前后关系变异相当少见，但也有极少数案例为肝总动脉自腹腔干发出后走行至门静脉后方，清扫 No.8a 组淋巴结时若未意识到此解剖变异盲目寻找肝总动脉则存在较高的血管损伤风险。解剖变异一般较难在术前预判，通常在常规腹腔镜手术中偶然发现，因此腹腔镜手术应用牵拉显露技术时应时刻追求良好的间隙显露和适度的张力维持，尽可能通过精细的间隙解剖及时发现解剖变异，尤其在进行血管旁脂肪淋巴组织清扫时。当术前预判或术中发现解剖变异时，可以变通一下按照由简至繁的思路，先分离显露常规的解剖间隙,然后在周围结构和间隙敞开充分显露后再进行解剖变异部位的操作,即使出现意外出血在腹腔镜下也相对容易控制。

三、粘连患者

既往有腹部手术史的病例通过高选择性的评估后可考虑接受腹腔镜手术。首先,应选择远离原手术切口和可能有腹壁粘连的部位穿刺建立气腹,置入首个 Trocar 后观察腹腔内粘连的严重程度,评估是否适合继续在腹腔镜下实施手术。在安全部位置入操作 Trocar 后分离非靶区域的腹腔粘连,靠近靶区域后再评估是否适合继续行腹腔镜手术。腹腔内粘连可分为膜性粘连和致密粘连,也可分为腹壁粘连和脏器粘连。膜性粘连较易处理,通过对抗牵拉充分显露粘连的膜性组织,仔细辨识粘连膜性组织与邻近结构的界线,分离切割时切勿损伤邻近结构。若为腹壁较致密的小肠粘连,无法通过牵拉显露膜性结构,则可以钝锐结合切除局部腹膜分离粘连,保证肠壁安全。若为脏器间粘连,尤其粘连两侧均是要保留的结构时,要特别注意能量器械对两侧脏器的热损伤,当粘连较紧密时以腹腔镜下组织剪分离建立间隙后推剪技术为宜。总之,腹部术后腹腔镜手术分离粘连以确保操作安全为首要要求,如果术中分离困难切忌强行为之,以适时中转开腹手术为宜。

四、组织水肿、质脆等患者

急腹症病例实施腹腔镜手术时,常面临病灶区域组织水肿明显而且质脆的问题,抓持牵拉困难、易破裂、易出血。首先,术前就应对可能面临的组织水肿情况提前预判。手术开始进行牵拉显露时,应格外小心谨慎,避免意外损伤。尤其是存在机械性肠梗阻或炎性肠梗阻的情况下,小肠扩张积气、积液明显,张力较高,而且常遮蔽病因部位,强行钳夹牵拉肠管可能导致肠壁破裂,肠内容物外溢严重污染腹腔,增加围手术期并发症和病死风险。因此,急腹症病例实施腹腔镜手术不作为首选推荐,在选择性病例中,如急性阑尾炎、急性胆囊炎、妇科急诊、胃十二指肠穿孔等可考虑实施,但术者和助手应具备充分腹腔镜手术经验以应对术中的复杂情况和牵拉暴露的高要求。同样,如果腹腔镜手术遇困难或意外损伤应积极中转开腹手术,不应勉强继续腹腔镜手术。

(陈心足 姜可伟)

第十五章
视频文件的记录与编辑

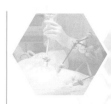

在腹腔镜手术中,视频文件通过腹腔镜镜头采集画面,经光纤或其他介质传输后再由现代视频影像处理技术(影像传感器)将其转换为数字信号,从而使其得以显示、传输以及记录。腹腔镜手术电子图像可通过动态视频或静态图片等格式进行储存。这些影像信息的记录、保存与传播对临床实践、科学研究、医学教育与培训,甚至在医疗事故鉴定的过程中均起举足轻重的作用。不断提高图像分辨率、增强景深效果(3D 效果)以及使腹腔镜设备集成化是现代腹腔镜设备制造的目标。随着电子信息技术的持续发展,视频转换成像及视频记录格式也在不断发展更新,图片、信号处理及信息记录现在已经由数字信号取代过去的模拟信号。但随着时代的发展、技术的革新,设备成本、影像存储成本、存储媒介及存储格式是在实际操作及使用过程中需要考虑的问题。

第一节　视频成像组件

腹腔镜视频成像组件由镜头、光纤线、光源、摄像装置、视频信号处理器、视频电缆线及显示器构成。在临床实际使用过程中,通常还会增加图像记录设备组件,即数字图像捕捉设备和图像输出设备。一般来说,高质量的图片及视频在输出过程中要求其信号传输应经过尽可能少的设备。因此,为了获得最佳图像质量,这些部件应以分布式体系结构进行配置与链接,而不是单纯链式体系结构,并且这些组件通常会整合放置在专用移动推车或专用的独立可移动吊臂中。此外,随着电子信息化发展,目前一体化整体手术室已成为现代手术室发展的一种趋势,在一体化整体手术室中,所有腹腔镜组件已完全整合进入手术室控制体系。在腹腔镜手术过程中,可以通过手术室控制系统管理并控制腹腔镜成像及记录组件,实时查看、显示、保存和传输腔镜手术影像资料(图片及视频)并整合来自手术室内外的其他数据信息。这种整合了腹腔镜系统的一体化手术室符合工程学设计理念,提供了优化的工作流程及舒适、方便的现代化的手术室工作场地,并能改善手术室音频、视频通信的连接能力,有利于腹腔镜手术直播及实时教学。目前,已有一体化手术室的配置方案,并可以依据使用者的需求进行个性化定制服务,如 ENDOALPHA 整体手术室、iSuite 一体化整合手术室及 OR1 一体化手术室控制系统。

英国物理学者 Hopkins 在 1966 年发明了新式镜头,即霍普金斯杆式透镜系统,对现代腹腔镜系统发展起至关重要的作用,通过该系统可以更好地记录图片及视频信息。现代腹腔镜由杆式透镜、镜头前间隙及用于补偿周边失真的透镜组成。在该系统中,光通过一系列玻璃棒透镜或光纤中传输,而不是像以前的透镜系统那样通过空气传输。这种改进后的光线传输方式可以获得更高的分辨率,更宽的视角及更大的视野。目前,临床较为常用的内镜系统拥有不同的直径(2mm、5mm、8mm、10mm)及不同视角(0°、30°、45°),其中,10mm 镜头传递的光线强度比 5mm 强 5 倍,在临床上得到广泛应用。腹腔镜镜体的标准长度为35cm,但是在减重手术及单孔腹腔镜手术中通常使用 50cm 的加长镜头。此外,软性腹腔镜也在临床中广泛使用,与硬性腹腔镜固定的视角相比,其可通过镜体弯曲变换视角,并且其图像传感器位于镜体的前端。

近年来,3D 技术广泛用于各个领域,3D 腹腔镜系统使腹腔镜手术的视野更加清晰、直观,既保留了传统腹腔镜手术精细、微创的特点,又兼有高清立体视野的优点,大大提高了手术的精确性。3D 腹腔镜的手术优势在于还原了真实视觉中的 3D 立体手术视野,同时兼顾了腹腔镜的放大作用,相当于医师的双眼进入了患者体内,可以在各种脏器之间查找有病变的部位、血管、神经及解剖间隙与层面,并进行精确的切除及重建。3D 腹腔镜设计包括单通道模式和双通道模式两种模式。与双通道 3D 腹腔镜相比,单通道3D 腹腔镜镜体直径通常较小,并且可以成角,但其产生的 3D 立体效果通常较弱。在双通道模式中,两通道之间的距离越宽,3D 立体效果就越明显,双通道 3D 腹腔镜最典型的应用为达芬奇机器人手术系统。

腹腔镜系统的照明是由冷光源(照明系统距离发光系统有一定距离,通过光纤传导)完成的,光源的选择包括卤素光源(150W)、金属卤素光源(250W)及氙光源(300W)。氙光源的耐用性及照明效果均较金属卤素光源更好,因此其临床应用更为广泛。光经由线缆从光源传输到腹腔镜镜头,通常包括光纤线缆和流体线缆两种类型。光纤线缆是由一束直径为 20~150mm 的柔性光纤玻璃制成的。它们通过内部反射透射光来实现光传递,不会产生热,但较为脆弱。与光纤相比,流体线缆能传输更多的光,但也会产生更多热量,同时由于其外包绕一层刚性的金属鞘,灵活性受限,也比较脆弱。此外,流体线缆需要进行浸泡灭菌,不能进行气体灭菌,而光纤线缆由于较灵活、消毒方便临床更为常用。术中光线不足是腹腔镜手术常见的设备故障,其可能原因包括光源故障、镜体或线缆内的光纤损坏、自动快门故障或镜头的机械遮挡等。

现代腹腔镜镜体体积较小且重量较轻,由光传感器、聚焦环、联轴器环、防水外壳和集成线缆构成。光传感器的基础是互补金属氧化物半导体(complementary metal oxide semiconductor,CMOS)或电荷耦合器件(charge coupled device,CCD)。当光敏硅原件暴露于光时会产生电荷,这些变化可以被放大、传输、显示并记录。每个硅元件对总图像贡献 1 个单位(称为像素)。图像的分辨率或清晰度取决于芯片上像素或光受体的密度。早期摄像机只使用 1 个 CCD 传感器,需要 4 个硅元件来生成 1 个像素的信号。后来,通过开发 3 个 CCD 芯片系统使画面分辨率提高了 4 倍,该系统将腹腔镜手术的光图像通过分色棱镜分为三原色后分别引导至 3 个独立的 CCD 传感器上。

长期以来图像传感器一直使用 CCD,而随着技术的发展,目前 CMOS 已被作为主要的图像传感器元件广泛应用于各类影像设备。目前腹腔镜系统中,CMOS 传感器已经完全取代 CCD 传感器。CMOS 和CCD 一样都是可用来感受光线变化的半导体,与垄断图像传感器领域长达 30 多年的 CCD 相比,CMOS能够更好地满足各种应用对图像传感器不断提高品质的要求,如更加灵活的图像捕获、更高的灵敏度、更宽的动态范围、更高的分辨率、更低的功耗及更加优良的系统集成等。随着传感器制造工艺提高,高分辨率腹腔镜摄影机可以高达 200 万像素(1 920×1 080,1 080p),甚至 800 万像素(4 096×2 160,4K)。日本国立癌症研究中心、NHK 工程系统公司、Olympus、NTT DATA 经营研究所 4 家单位于 2016 年 11 月 15日宣布,将启动采用 8K(7 680×4 320)影像技术,即超高清的腹腔镜手术系统的研究。这项研究得到了日本医疗研究开发机构"利用 8K 等高精细数据的研究事业"的支持。

在不考虑腹腔镜镜头性能和输出格式的情况下,图像清晰度由显示器分辨率决定。多年来,腹腔镜和数码摄像机产生的图像光学质量远超出显示器的分辨率。标准消费级显示器具有 350 行水平分辨率,腹腔镜手术至少需要 700 行水平分辨率的显示器。由于平板显示器重量轻,空间效率高,分辨率更高,已经取代了传统阴极射线管显示器。高清晰度电视显示器(high definition television,HDTV)具有超过

1 100 行分辨率的宽屏幕显示格式,目前已经成为应用的主流产品。此外,当观看者距屏幕的距离为对角线长度的 4~5 倍时,眼疲劳最小。为了让手术团队观察 2.5m 以外的显示器,显示器的尺寸至少需要在 48cm(19 英寸)。目前,临床中使用较为广泛的显示器多为 61cm(24 英寸),3D 腔镜系统与 4K 腔镜系统的显示器尺寸则可达到 81cm(32 英寸),甚至 140cm(55 英寸)。此外,腹腔镜手术显示器的选择还需要考虑显示器色域与屏幕刷新率,广色域显示器能使显示图像颜色更接近于真实环境,而高刷新率显示器使腹腔镜画面更为流畅。在一体化手术室设计时,可以考虑从天花板悬吊或安置壁挂式显示器。

同样,术者的操作习惯与技巧、维修保养人员定期保养维护对获取优质视频图像也十分重要。除了保证电子设备正常工作,术中必须注意细节处理,如镜头清洁、调焦和取景。目前,电子信号处理器还没有发展到可以克服镜头起雾、弄脏或失焦的情况。在手术开始前,必须检查腹腔镜镜头的目镜(近端)和物镜(远端)、摄像机的镜头端。物镜可以从内部进行灌洗,在其外部可以使用干燥的纱布进行擦拭,然后再涂抹防雾溶液。在进镜前,需要保证穿刺鞘内是干净的,在进镜时穿刺鞘内没有组织或其他异物。

第二节　视频信号类型

光学信息转换为电信号再被显示器扫描之后在屏幕形成图像。电子信号可以被记录为一个电压(模拟信号),或记录为二进制代码(0 或 1,数字信号)。模拟信号容易衰减并产生噪声。当信号被复制或拷贝时,这种效应尤为突出;而数字信号能更有效地抵抗信号衰减。最初用于腹腔镜手术的模拟视频系统是基于电视广播技术的。NTSC 开发了一套美国标准电视广播传输和接收协议,将颜色(色度 =C)和亮度(亮度 =Y)信息组合成单个(复合)信号。这种模拟视频格式的分辨率较差。此外,这些信号被记录为电压,在随后的记录或复制中容易出错。因此,后续开发了两种额外的模拟视频格式,以提高分辨率。第一种格式是分离亮度(Y)和颜色(C)的 Y/C 或 Super VHS 分量视频信号;第二种格式是将信号分成 4 个单独的组件的 RGB(红、绿、蓝)格式。在 RGB 格式中,颜色和亮度被分离成 3 个基色,每个都有自己的亮度,第 4 个信号则用于同步。RGB 格式需要的电子处理比 NTSC 格式和 Y/C 格式更少,因此图像质量最佳。视频图形阵列(video graphic array,VGA)传输红、绿、蓝模拟信号以及同步信号(水平和垂直信号),具有分辨率高、显示速率快、颜色丰富等优点,在彩色显示器领域得到了广泛应用。数字转换器将视频信号转换成二进制代码(0 或 1),不像模拟信号那样容易衰减。数字视频信号可以通过后期处理用以增强图像,也可以与其他格式(音频、文本)合并后传输和复制,且不会丢失图像信息。

视频信号处理器可以提供各种模拟和数字输出形式。数字视频接口(digital visual interface,DVI)和串行数字接口(serial digital interface,SDI)用于传输高品质的、未压缩的、未加密的数字视频信号。此外,还有高清晰度多媒体接口(high definition multimedia interface,HDMI),HDMI 是首个支持在单线缆上传输,不经过压缩的全数字高清晰度、多声道音频和智能格式与控制命令数据的数字接口。与 DVI 相比,HDMI 可以看成是 DVI 接口的强化与延伸,HDMI 在传输数字视频信号的同时还可以传输数字音频信号(即音频 / 视频采用同一电缆)。HDMI 组织在 2002 年 12 月 9 日正式发布了 HDMI 1.0 版标准,其可以提供高达 5Gbps 的数据传输带宽,可以传送无压缩的音频信号及高分辨率视频信号,同时无须在信号传送前进行数 / 模或模 / 数转换,可以保证最高质量的影音信号传送。目前 HDMI 接口已经进入到 2.1 时代,其接口带宽高达 48Gbps,可支持 7 680×4 320 60Hz 及 3 840×2 160 120Hz 输出,即 8K 60 帧 /s 及 4K 120 帧 /s,并且每个像素拥有高达 12bit 色深,其颜色更加丰富,并支持实时高动态范围成像(high dynamic range imaging,HDR)。

第三节　记录媒介

目前,大多数视频刻录系统能够记录并保存静止图像或录像至刻录系统硬盘中,并可通过刻录机输出至光盘(CD 或 DVD),或保存于闪存卡(SD 卡、TF 卡、CF 卡等)中,或通过 USB 接口保存到外接硬盘或者闪存盘中。目前通过 USB 接口传输到外接存储设备是较为常用的存储和传输视频文件的方式。DVD 光盘价格相对便宜,但其容量只有 4.7GB;而通过 USB 接口外接硬盘或闪存盘价格相对昂贵,但其存储容量完全依据外部存储媒介的大小。

术中抓取的静态图像通常储存为 BMP、JPEG、TIFF、PNG 及 GIF 等格式。需要打印的照片一般要求数百万像素分辨率或更高,而相对较低分辨率的图像则足够满足网页传输或幻灯片制作。视频输出则通常采用 MPEG、AVI 或 MP4 格式,输出视频文件的大小与视频的分辨率、码率、帧率有关。目前,多数全高清腹腔镜系统提供 1 080p,50 帧或 60 帧的视频文件输出,并且可以选择所输出视频的压缩程度。在 3D 腹腔镜系统中,可以通过左右偏振的形式进行 3D 录像的储存与输出。

需要纠正一个比较容易混淆的概念,其实 MPEG-4 和 AVI 并不能说是高清格式。所谓的高清指的是分辨率达到一定水平之上,如 720p、1 080i、1 080p 等。进行清视频编码时一般使用的编码格式为 H.264、VC-1,而进行视频封装时可以使用 MPEG-4、AVI、MKV 这类文件格式进行封装,因此 MPEG-4、MKV、AVI 只是一种封装格式。目前,多数腹腔镜采用高清(720p),甚至全高清(1 080p)的视频输出及显示格式。

经过 USB 接口输出存储视频,不同的腹腔镜设备对于存储媒介的格式有着不同的要求。NTFS 与FAT32 是两种不同的磁盘文件系统格式,就像两个不同的图书馆,他们书架的摆放,尺寸各不相同,管理方式也各不相同。两者之间的主要区别在于磁盘分区容量不同和支持的单个文件容量大小不同。①磁盘分区容量区别:NTFS 格式可以支持的分区大小可以达到 2TB,而 FAT32 格式支持分区的大小最大为32GB。②单个文件容量区别:FAT32 在实际运行中不支持单个文件大于 4GB 的文件,一旦超过容量限制系统会提示磁盘空间不足。而 NTFS 格式则突破了单个文件 4GB 的容量限制,因此,只要硬盘空间容量足够大,对单个文件没有容量限制。在实际使用过程中需要特别注意,一些腹腔镜设备对上述两种格式均支持,而有一些腹腔镜设备仅支持上述格式中的一种。

此外,需要注意的是,在实际使用过程中,需要注意腔镜视频记录传输设备 USB 借口支持的版本协议,通常来说,USB 3.1 的传输速率大于 USB 3.0,而 USB 3.0 的传输速率又大于 USB 2.0。U 盘及移动硬盘均可作为视频文件中转传输的媒介,过去 U 盘的存储空间有限,随着技术的发展目前已有 128GB、256GB,甚至更大存储容量的 U 盘。在使用移动硬盘时需要注意对移动硬盘的保护,避免摔落,震动等对其机械硬盘的损伤,造成数据丢失。此外,移动固态硬盘因其体积小、传输速率快、工作稳定等优势,也得到了广泛应用。

第四节　视频文件编辑

视频剪辑是对视频源进行非线性编辑,属于多媒体制作范畴,其主要通过视频软件进行编辑。视频软件通过对加入的图片、背景音乐、特效、场景等素材与视频进行混合,对原视频进行切割、合并,通过二次编码,生成具有不同表现力的新视频。使用时,可以依据具体使用的电脑主机操作系统、软件的功能及使用者的习惯选择不同的视频剪辑软件。

（一）Windows 操作系统有以下几种常用的视频处理软件可供选择

1. 会声会影系列软件　是一款功能强大的视频编辑软件,其支持的影音文件格式全面,有高级技术支撑和易于操作的工作流程,可导出多种常见的视频格式,甚至可以直接制作成 DVD 和 VCD 光盘,以简单易用、功能丰富等优点赢得了良好的口碑,普及度较高。

2. Adobe Premiere 系列软件　Adobe Premiere 是一款常用的视频编辑软件,现在常用的版本包括 CS4、CS5、CS6、CC、CC 2014、CC 2015、CC 2017 版本。Adobe Premiere 是一款编辑画面质量较好的软件,有较好的兼容性,提供了采集、剪辑、调色、美化音频、字幕添加、输出、DVD 刻录等一整套流程,且可以与其他软件相互协作。此外,该系列软件还有支持 MAC OS 系统的版本。

3. 爱剪辑软件　爱剪辑同样是一款易用、强大的视频剪辑软件,也是国内首款全能的免费视频剪辑软件。其根据中国人的使用习惯、功能需求与审美特点进行全新设计。因其操作简单,比较适合视频剪辑初学者使用。

此外,还有 Sony Vegas、EDIUS、AVS Video Editor、威力导演（Power Director）等一系列视频剪辑软件可供选择。

（二）MAC OS 系统,可以依据需求选择下列软件

1. QuickTime Player 软件　苹果电脑 MAC 操作系统本身内置的播放器——QuickTime Player 就具备简单的剪切视频功能,但并不是专业的线性剪辑软件。

2. iMovie 软件　iMovie 是一款由苹果电脑编写的视频剪辑软件。该软件操作简单,是针对普通人群设计的一款视频编辑软件。同时,因该软件支持 iOS 系统,可用于便携设备,如可在 iPhone 或 iPad 上进行视频文件的编辑。

3. Final Cut Pro 软件　Final Cut Pro 是一款专业视频非线性编辑软件,第一代 Final Cut Pro 在 1999 年推出。相比 iMovie,Final Cut Pro 有更加丰富和专业的功能特性,最新版本 Final Cut Pro X 包含进行后期制作所需的一切功能。导入并组织媒体、编辑、添加效果、改善音效、颜色分级及交付等所有操作都可以在该应用程序中完成。

（张维汉　陈小龙　刘　凯）

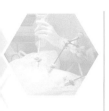

第十六章
既往腹部手术史患者的腹腔镜手术

既往腹部手术史是指患者在此次腹腔镜手术前接受过任何传统开腹手术或腹腔镜手术,是外科医师行腹腔镜手术时经常面临的一大难题。随着腹腔镜技术的成熟和传统开腹手术经验的积累,类似腹腔粘连这种潜在的风险已不再是腹腔镜手术的禁区,既往腹部手术史患者的腹腔镜手术在肝胆、胃肠、妇科等领域均有报道。但由于此类患者的诸多不确定因素,腹腔镜手术的实施应仍然需要慎重,术前需要对患者进行严格评估,术中根据既往手术切口选择合适的腹腔入路,仔细处理粘连,随时做好中转开腹手术的准备。另外,腹腔镜手术中转开腹不应该视为手术失败,而是一种紧急处理措施,因为任何手术患者安全都是第一位。

第一节 术 前 评 估

具有既往腹部手术史的患者,在制定腹腔镜手术计划时,需要考虑既往手术与目前拟行手术的解剖关系,以充分评估手术区域的腹腔粘连情况。例如,当既往有经腹卵巢手术史的女性患者拟行腹腔镜胃切除术时,除脐下腹壁粘连有可能影响脐部 Trocar 的放置外,对其他的腹腔镜手术步骤并无明显影响;相反,既往有胃癌根治手术史的患者可能直接影响腹腔镜胆囊切除术的进行。腹部手术史患者形成的腹腔粘连不局限于切口部位,通常比切口瘢痕显示的粘连范围大,尤其是横向切口。

腹腔镜手术前应判断既往手术切口的愈合情况,并明确是否有切口疝形成。目前腹腔镜切口疝修补术已被广泛认可和应用,若有既往术后切口疝形成,可在手术计划中增加腹腔镜切口疝修补术。若手术区域中发现大范围的切口疝时,需行腹腔镜下粘连松解术及切口疝还纳术。清洁手术时,腹腔镜切口疝修补术应考虑放置永久性网丝补片。污染手术应考虑放置生物补片。若切口疝较小,且在拟行腹腔镜手术的可及范围内,在手术结束时置入一个 Hasson Trocar 行切口疝修补术将明显改善患者的生活质量。

第二节 腹 腔 入 路

既往手术瘢痕会影响腹腔镜入路的选择,应确保每个穿刺口与陈旧性手术瘢痕都有合适的间距。常见的手术瘢痕可按照图 16-1 选择腹腔入路。

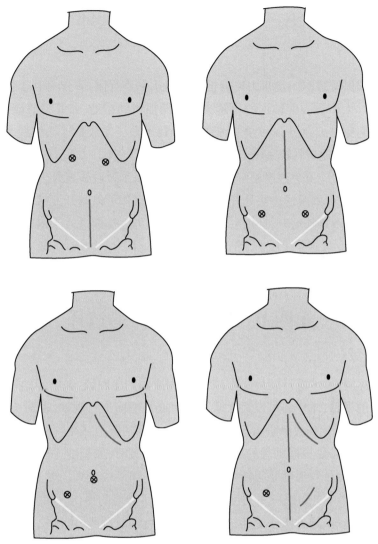

图 16-1 存在陈旧性手术瘢痕的腹腔镜入路选择

　　为避免损伤腹腔内脏器,气腹针穿刺位点的选择应避开原腹部切口,通常选择脐周区域或两侧肋弓下缘。首先,沿穿刺点做一略大于穿刺锥的横向切口,用 2 把巾钳将切口两侧腹壁提起,将气腹针垂直旋转刺入腹腔,双重突破感后即提示进入腹腔。若突破感不明显或无法确定气腹针是否进入腹腔,可向气腹针注入 10ml 生理盐水,若生理盐水能顺利进入,提示气腹针已经进入腹腔,连接气腹管建立 CO_2 气腹并检测初始压力。若生理盐水无法顺利进入或腹腔初始压力过高,则表示气腹针未进入腹腔,应检查气腹针,必要时重新穿刺。成功建立气腹后,以气腹针穿刺点作为第一戳孔,置入腹腔镜进行探查,观察粘连情况,评估手术可行性,根据具体情况选择其他戳孔位点。

　　另外,Hasson Trocar 开放法是一种更直接、更安全的腹腔入路方法。在穿刺位点切开皮肤 1cm 左右,在 2 把止血钳交替钳夹下逐层切开腹壁进入腹腔,插入手指进行腹腔探查,推开周围脏器,再置入 Trocar。Hasson Trocar 开放法可以迅速便捷地进入任何象限的腹腔,如肋下、下腹、侧腹及其他腹部区域,有效避免盲穿导致内脏或大血管损伤,同时减少对肌肉的撕裂伤和切割伤,但此法易出现 CO_2 泄漏。

第三节　腹腔粘连的处理

通过牵拉和反牵拉保持组织一定张力以分辨清楚组织粘连界限,不仅有利于快速松解粘连,更能降低手术副损伤的风险。大多数腹腔粘连的松解需要辅助抓钳的帮助,尤其是脏器之间的粘连。分离肝脏、脾脏表面粘连时,避免暴力牵拉,以免撕裂脏腹膜导致出血。完成粘连松解后,应常规检查创面是否有渗血、损伤,必要时可用止血材料填塞压迫止血。

外科医师在手术过程中应避免过度松解粘连,只有影响手术区域暴露或影响后面 Trocar 放置的粘连才需要进行处理。通常,在大网膜的边缘处开始进行腹腔镜操作可以避开大部分粘连,简化手术过程,将大网膜如同窗帘一样从腹壁悬挂展开,利用一些窗孔区域也可以提前进入手术区域。如上述方法均不适用,则需要松解粘连。

第四节　腹腔镜器械的选择

腹腔粘连严重的病例,手术视野极其重要,推荐使用成角的腹腔镜,最常用的是 30° 镜头。使用这种镜头通常是从上往下的视野,术中还可以经常从下往上或从侧面进行观察,视野范围大大增加。它还可以从多个角度对粘连情况和组织关系进行探查,发现更加安全的解剖路径。

粘连松解器械的选择需要根据术者的喜好而定,选择器械时,如长度、灵敏度、总重量和手握感等因素都应考虑,因为这些影响外科医师是否能够顺畅地完成对组织的处理。尤其要注意的是,要确保器械的开闭流畅顺滑,否则会影响外科医师对力度的把握,导致不必要的损伤。除此之外,还应该考虑组织粘连的特点及周围组织的情况,通常疏松结缔组织表面为白色网状纤维,可以使用钝性器械进行分离。其他更牢固的粘连需要采用锐性分离,剪刀或超声刀是最合适的选择。超声刀具有切割部位精确、产热波及范围小、不易产生热传导损伤等优点,目前是一种较为常用的能量器械。

止血器械的选择应根据具体情况而定,一些小血管可采用电凝,较大血管应采用外科夹或结扎速止血。使用电凝钩时一般采用钩—拉—烧三步顺序,保证与肠管等脏器有一定的安全距离,可有效避免组织脏器灼伤。为了使分离操作更加精准,粘连松解更加简单,建议通过牵拉使组织获得稳定的张力,再使用电刀的弯曲部轻轻地剥离。

第五节　并　发　症

有既往手术史的患者再次手术的风险,外科医师应格外重视,外科医师需要对任何潜在的风险保持高度的警惕性。因为,既往手术后组织粘连会引起解剖结构和位置的改变,手术操作需进行非常规的组织分离或器官处理,使本次手术并发症发生率大大增高。出血和内脏损伤是两种最严重的手术并发症。

一、出血

术中出血会影响手术视野,继而影响外科医师对解剖结构的辨别,同时会延长手术时间,加重外科医师的精神紧张。密切观察组织平面、仔细观察组织特点、适时应用电凝等止血设备可以最大程度地减少出血。但是,为了控制活动性出血,某些快速操作可能会造成邻近组织的副损伤。简单的压迫止血仍是处理术中出血直接可行的有效措施。

二、内脏损伤

术中不当操作如过度牵拉、切割、烧灼或结扎正常组织均可能导致内脏损伤。仔细分离组织避免出血,避免内脏损伤至关重要的是保护邻近器官、组织的意识。术前详细的计划及精确的技术可以最大程度地降低患者并发症的发生风险。术中若出现肝、脾等实质脏器损伤出血,处理这类损伤的方法是直接针对性止血。空腔脏器如肠管损伤可以通过仔细观察其浆膜面是否存在损伤点来确定,若有肠管损伤甚至只是浆膜面受损都必须及时进行修补。若术中未及时发现浆膜受损的肠管,术后可能会引起迟发性肠穿孔导致腹膜炎。因此,腹腔镜手术结束前需对手术区域进行全面且仔细的检查,明确是否存在脏器损伤,以便于及时修补。

(杜晓辉　陈凛)

参 考 文 献

［1］AHMAD G, DUFFY J M, PHILLIPS K, et al. Laparoscopic entry techniques [J]. Cochrane Db Syst Rev, 2008, 16 (2): CD006583.

［2］CHOPRA R, MCVAY C, PHILLIPS E, et al. Laparoscopic lysis of adhesions [J]. Am Surgeon, 2003, 69 (11): 966-968.

［3］AGARWALA N, LIU C Y. Safe entry techniques during laparoscopy: left upper quadrant entry using the ninth intercostal space--a review of 918 procedures [J]. J Minim Invas Gyn, 2005, 12 (1): 55-61.

［4］KHAIKIN M, SCHNEIDEREIT N, CERA S, et al. Laparoscopic *vs.* open surgery for acute adhesive small-bowel obstruction: patients' outcome and cost-effectiveness [J]. Surg Endosc, 2007, 21 (5): 742-746.

［5］SCHLOTTMANN F, SADAVA E E, PENA M E, et al. Laparoscopic appendectomy: risk factors for postoperative intraabdominal abscess [J]. World J Surg, 2017, 41 (5): 1254-1258.

［6］ESSANI R, BERGAMASCHI R. Laparoscopic management of adhesive small bowel obstruction [J]. Tech Coloproctol, 2008, 12 (4): 283-287.

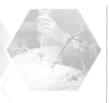

第十七章
腹腔镜急诊手术

第一节 概 述

腹腔急诊手术病例常病情危重、情况复杂,需短时间对病情进行准确判断并作出最优处理。通过显露整个腹膜腔,腹腔镜技术为急诊手术提供了更为微创的诊疗方式,诊断性腹腔镜检查是明确腹腔内病理学改变的有效手段。

一、适应证

(一) 病因不明的腹痛

1. 右下腹疼痛,排除妇科急腹症。

2. 原发性腹膜炎的诊断及治疗。临床上诊断原发性腹膜炎有时有一定的困难,而明确为原发性腹膜炎的病例可保守治愈。但在临床实践中仍可能需进行腹腔探查以排除继发性腹膜炎的可能,腹腔镜探查可用以替代剖腹探查明确诊断,并进行彻底的腹腔冲洗,放置引流,有助于原发性腹膜炎的确诊和治疗。

3. 肠系膜缺血,因其缺乏特异临床症状及体征,早期诊断困难。腹腔镜探查可在直视下明确肠管缺血部位及程度。

4. 小肠梗阻、单纯性肠梗阻可用腹腔镜探查,明确梗阻病因。

5. 腹腔内脓肿,不适合在影像学引导下穿刺引流。

6. 疑有急腹症但意识不清或昏迷者。

(二) 创伤导致的腹腔内损伤

1. 穿透性创伤,需排除膈肌穿通伤。若患者病情平稳,可考虑行腹腔镜探查;若合并大出血、休克、严重感染时,不宜采用腹腔镜探查,而选择直接剖腹探查。

2. 腹部闭合性损伤。血流动力学稳定者出现腹膜刺激征,结合创伤超声重点评估(focused abdominal sonography for trauma,FAST)、CT 的检查结果,若患者病情平稳,可考虑行腹腔镜探查;若血流动力学不稳定者,如腹腔穿刺、FAST 或 CT 等证实存在腹腔积血,则应行急诊剖腹探查。

二、禁忌证

(一) 绝对禁忌证

1. 严重失血性休克,血流动力学不稳定提示腹内脏器损伤严重,短时间内出血凶猛,腹腔镜探查或处理速度慢,不能在"黄金时间"内给予确定性止血,可导致病情恶化,甚至危及生命。

2. 颅脑创伤。

3. 严重胸部创伤。

4. 腹壁缺损。

5. 心肺功能无法耐受气腹。

6. 合并腹腔高压症或腹腔间隙综合征。

(二) 相对禁忌证

1. 严重腹膜炎。

2. 腹膜后损伤。

3. 多次腹部手术史。

4. 肠管极度扩张或腹腔广泛粘连。

第二节 腹痛的腹腔镜诊断

腹痛的诊断通常是困难的,即便结合常规的实验室检查和超声检查,仍然难以确诊。诊断性腹腔镜探查术,可对腹腔进行直视观察并为组织病理学评估提供足够的材料,因此被认为是腹痛患者诊疗的一项很好的选择。然而腹腔镜技术用于非特异性腹痛患者的诊断及治疗,目前尚有争议。

总体来说,急诊诊断性腹腔镜探查术可帮助外科医师明确诊断,减少误诊、误治,使诊治一体化,并对剖腹探查切口及术式选择有指导作用。在操作过程中如未发现确切的病变,应再次综合评估所有信息,以确保能够完全排除需要手术治疗的急腹症存在的可能。

1. 体位原则 应将重点探查部位置于高位。头低仰卧位有利于暴露盆腔,平行仰卧位有利于暴露中腹部,头高足低位有利于暴露上腹部。

2. 若术前无提示,Trocar 位置应在脐孔,可选择脐孔的正中、下缘或上缘。若在脐周不适宜或腹部膨隆的情况下,则可选择左右下腹,采用开放式入路更安全。

3. 如外科医师站立于患者旁的一侧正好是预期病变部位相反的一侧,则可获得最大的操作范围。如果必要,外科医师可从一侧移向另一侧,以便对腹腔内四个象限的病变进行探查。

4. 30° 腹腔镜和 0° 腹腔镜可综合采用。30° 腹腔镜对观察转角尤其适用,可以从不同角度直观地检查肠道或内脏,以达到最佳的操作或剥离效果。记住充分探查的重要性,尤其是事先预期的病变并未被发现时。应配备两台视频显示器,最好是移动设备,以便外科医师和助手寻找最有利的操作位置。

5. 放置第二个或第三个 Trocar 有利于更好地操作,进行全面探查。如果病变确定后需要治疗干预(如进行阑尾切除术、溃疡穿孔修补术等),可进一步转为开腹手术,或继续腹腔镜治疗。

第三节　腹部创伤的腹腔镜诊断

腹部创伤是腹部外科处理的棘手问题,创伤患者常合并多系统损伤且某些损伤在创伤早期阶段临床表现隐匿,盲目的剖腹探查又具有很高的阴性率,导致患者承受不必要的手术及术后相关并发症的风险。随着腹腔镜技术的进步及外科医师经验的积累,腹腔镜技术应用于创伤患者的诊断及治疗为处理腹部创伤这一棘手问题提供了一种新的手段。腹部创伤的救治应遵循"挽救生命第一,保存功能第二,微创效果第三"的原则。

一、腹部创伤诊疗流程

1. 根据致伤史,全面兼顾重点、多次多人动态体格检查。运用常规诊断检查包括生命体征、血氧饱和度、心电监测,安置鼻胃管和导尿管后引流液观察,必要时反复使用 FAST、诊断性穿刺、影像学及实验室检查。

2. 腹部穿透伤伴有血流动力学不稳定者应紧急剖腹手术,稳定者可根据致伤机制和部位选择辅助检查或腹腔镜探查。

腹腔镜探查可排除前侧或侧切伤患者的腹膜损伤,但是不适合评估后侧腹膜损伤(腋中线后)。腹腔镜探查对于胸腹部联合伤,特别是左侧胸腹部损伤具有重要的诊疗价值。通过腹腔镜探查可明确有无膈肌损伤,并经腹腔镜或开腹手术实施修复,但严重胸部损伤或膈肌穿通伤为腹腔镜探查的禁忌证。

3. 钝性伤血流动力学不稳定者,检查证实存在腹腔积血及其他出血征象,则应急诊开腹探查;稳定者可行 FAST、CT 明确有无实质脏器损伤。钝性创伤较少选择急诊腹腔镜探查。腹腔镜探查可能适用于怀疑存在肠道损伤的患者。无实质脏器损伤表现而存在腹水的患者也可选择腹腔镜探查。全面的诊断性腹腔镜探查可用于鉴别肠损伤或可排除腹腔内病变。头部创伤患者进行腹腔镜操作时应谨慎,因腹部气腹可引起颅内压增高。

二、腹部创伤腹腔镜诊疗要点

1. 急诊腹腔镜检查可在急诊室或手术室内进行。大部分创伤患者就诊时并未空腹,因此手术室内全身麻醉下气管插管则更为安全。严重胸部损伤,或膈肌穿通伤者为腹腔镜探查的禁忌证。胸部穿透伤可导致气胸,而膈肌穿通伤因腹腔镜下气腹形成可引起张力性气胸。隐匿性气胸(胸部 X 线检查不能发现时)能在正压通气状态下或气腹形成后,进展为张力性气胸。气胸可在腹腔镜下观察到,表现为气胸同侧膈肌向腹腔内的膨出,此时应果断中转开腹。

2. 常用截石位或仰卧位,合并其他系统损伤应适当固定,以利于必要时实施腹腔手术。于脐下缘切口(穿透伤者可直接经伤口)穿刺建立 CO_2 气腹 8~10mmHg,置入 Trocar 进镜,确认膈肌完整后上调到13mmHg。根据腹壁及腹内脏器的受伤部位和程度,确定辅助操作孔、手术人员及显示器位置。建立气腹过程中,封闭所有刺伤入口(可简单进行皮肤缝合)。

3. 吸净腹腔积血、积液,穿透伤应先确定壁腹膜是否有损伤。存在刺伤引起的腹膜损伤并不意味着必须进行开腹探查。按以下顺序探查全腹盆腔:①取头高足低位,从左至右行上腹部检查,探查左膈肌、脾、胃前壁、肝、肝门、十二指肠,必要时应暴露十二指肠各段;②恢复至平卧位,逐节段探查小肠及结直肠,正反两面做肠道及肠系膜的检查,必要时游离暴露全节段结肠;③转至头低足高位,将肠道往上腹部移转,探查盆腔,包括膀胱、直肠及女性生殖器官;④若大网膜及胃后壁疑似有受损时,需切开胃结肠韧带进入小网膜囊。

4. 在腹部钝挫伤的情况下,出血可以用标准的分级系统来描述。0 级,腹腔内无所见积血。1 级,小斑点状血迹附着于肠道表面或结肠旁沟;吸气时不会出现再次出血;无可视的活动性出血。2 级,可于肠管之间或结肠旁沟内见血迹;吸气时会出现再次出血。3 级,新鲜血液可通过气腹针吸出,或肠道漂浮于积血中。一般来说,2 级或 3 级腹腔出血需要开腹手术。

5. 应随时做好中转开腹的准备。创伤患者,腹腔镜操作的主要目的是排除或确认腹腔内损伤情况。如诊断性腹腔镜探查能恰当使用,则可大大减少非治疗性开腹手术和伴随的诊断性腹腔灌洗或 CT 的使用。

三、腹部创伤腹腔镜检查的并发症

腹腔镜探查有助于降低阴性剖腹率,指导剖腹手术切口选择,并能在腹腔镜下完成病损治疗。但术前准备相对费时,术中对出血、污染控制耗时费力,不利于紧急的严重创伤救治。此外,腹腔镜探查存在并发症,包括麻醉和腹腔镜本身引起的,但也有一些创伤患者所特有的。

1. 漏诊　腹腔镜视角偏窄,存在探查盲区,触觉反馈降低,对肠道尤其微小损伤难以发现;创伤导致腹腔积血、腹水,视野不佳,腹腔脏器损伤致解剖关系改变,使腹腔镜探查容易出现漏诊。

2. 颅内压增高　钝器伤患者可能存在闭合性头部损伤。气腹建立和头低足高位可造成颅内压增高导致潜在严重后果。

3. 气腹并发症　气胸可由隐匿性肺损伤发展而来或由气腹通过损伤的膈肌导致。若合并膈肌损伤,气腹则可导致张力性气胸、心包积气和空气栓塞等。建立气腹时应先维持较低压力($8\sim10mmHg$),确认无膈肌损伤、呼吸循环功能适应后,适当增加流量和气腹压力。伴有心脏疾病的患者,建议采用较低的压力($8\sim10mmHg$)。

4. 低体温　冷 CO_2 气体腹腔灌注可加剧低体温,使酸中毒进一步恶化。术中应注意做好患者保温工作。

5. 引起相关病理生理性变化　如酸中毒、心律失常和皮下气肿等,可对创伤患者产生更严重的影响。

综上所述,血流动力学稳定的患者,腹腔镜探查是创伤患者可接受的。腹壁穿透伤或尚未明确诊断的腹部钝挫伤者,腹腔镜手术是安全可行的。血流动力学不稳定、严重的弥漫性腹膜炎、内脏脱垂或已经明确的损伤不能经由腹腔镜进行处理者是腹腔镜探查的禁忌证。对创伤患者开展腹腔镜探查,建议在具有完善的医疗设备和成熟经验医师的医疗中心进行。

(朱甲明　李　勇　王默进)

参 考 文 献

[1] 郑民华, 马君俊. 重视外科急腹症诊治中腹腔镜技术合理应用 [J]. 中国实用外科杂志, 2015, 35 (5): 476-479.

[2] COMO J J, BOKHARI F, CHIU W C, et al. Practice management guidelines for selective nonoperative management of penetrating abdominal trauma [J]. J Trauma, 2010, 68 (3): 721-733.

[3] 中国医师协会创伤外科医师分会, 多发伤医师专委会. 腹部创伤腹腔镜诊疗规范专家共识 [J]. 中华创伤杂志, 2016, 32 (6): 493-496.

[4] SAUERLENAD S, AGRESTA F, BERGAMASCHI R, et al. Laparoscopic for abdominal emergencies: evidence based

guidelines of the European Association for Endoscopic Surgery [J]. Surg Endosc, 2006, 20 (1): 14-29.

［5］ SOPER N J, SCOTT-CONNER C E H. The SAGES Manual [M]. 3th ed. New York: Springer, 2012: 207-214.

［6］ KABAN G K, NOVITSKY Y W, PERUGINI R A, et al. Use of laparoscopy in evaluation and treatment of penetrating and blunt abdominal injuries [J]. Surg Innov, 2008, 15 (1): 26-31.

［7］ BIFFL W L, LEPPANIEMI A. Management guidelines for penetrating abdominal trauma [J]. World J Surg, 2015, 39 (6): 1373-1380.

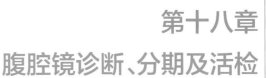
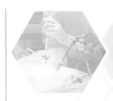

第十八章
腹腔镜诊断、分期及活检

第一节　诊断及分期

一、诊断性腹腔镜

诊断性腹腔镜（diagnostic laparoscopy）已经广泛应用于肿瘤良、恶性的诊断和治疗中。诊断性腹腔镜的优势为通过微创的方式进行腹腔探查，既避免了传统开腹探查的创伤，又可以在直视下观察病灶。

传统的影像学检查可能无法发现小的原发病灶和／或转移病灶，而诊断性腹腔镜可探查腹腔，从而发现这部分病灶，并为后续治疗提供依据。

1. 诊断性腹腔镜可以用于以下情况

（1）腹腔疾病的病因诊断：腹腔镜可用于不明原因的腹水、腹痛、腹腔出血等诊断。在一些地区，腹腔传染性疾病（如腹腔结核、寄生虫病）可能比肿瘤更普遍，腹腔镜检查可以协助诊断这些疾病。诊断性腹腔镜也可应用于慢性腹痛的病因诊断，如应用于因腹部手术后腹腔粘连导致的慢性腹痛患者。

（2）恶性肿瘤的诊断及分期：诊断性腹腔镜可以应用于中晚期消化道肿瘤的诊断及分期，以及其他恶性肿瘤腹腔转移的诊断。传统的影像学检查对腹腔转移性肿瘤诊断的灵敏度和特异度较低，而在结合诊断性腹腔镜后，就可以对影像学中表现不明显的转移瘤进行诊断，如腹膜转移、盆腔转移、肝转移等。

（3）腹腔肿瘤手术可切除性判断：诊断性腹腔镜可以直观地观察腹腔肿瘤的侵袭情况，用以判断肿瘤手术的可切除性。如胃窦癌侵袭胰头、十二指肠、横结肠系膜、肝十二指肠韧带等结构，可以通过诊断性腹腔镜进行诊断，这样就可以避免不必要的开腹探查。

（4）腹腔内活检：诊断性腹腔镜可用于腹腔淋巴结、腹膜等活检或从腹腔实质性器官获取标本后进行组织病理学检查，也可用于腹水收集、腹腔灌洗，进行细胞学检查。

（5）腹腔热灌注置管：腹腔镜探查明确有腹膜转移的患者，可置管行腹腔热灌注治疗。

2. 择期诊断性腹腔镜技巧　首先建立气腹，腹压 10~12mmHg，镜头选择 0° 或 30° 镜头。观察孔位置通常选择在腹正中线脐下，如患者有既往手术史，观察孔应尽量远离手术瘢痕及区域。其余戳孔位置根据探查区域不同，可在上、下腹分别放置 1~2 个额外的 5~10mm 戳孔，用于置入抓钳、活检针和活检钳（图 18-1）。应该值得注意的是，当使用活检钳时，应避免组织破碎，完整的标本可以增加病理检查的准确性。

特定区域的活检方式,则取决于肿瘤的性质和分期。例如,恶性肿瘤患者,术中用 500ml 生理盐水进行腹腔内灌洗并进行细胞学检测,以便对患者进行分期。腹腔游离肿瘤细胞呈阳性的患者,则被认为Ⅳ期患者。结肠癌患者必须仔细检查肝脏,且要对肝脏表面的可疑病变进行活检。此外,同时也要对系膜区域进行探查。尽可能完整摘除淋巴结组织,以便进行组织学分析。在评估胰腺癌患者时,要先分离大网膜并探查胰腺区域,也可以先完成 Kocher 切口,松解十二指肠,便于对十二指肠后方及周围淋巴结进行探查及活检。此外,可以使用超声协助探查并评估部分诊断性腹腔镜无法探查到的胰周区域,如肠系膜上动脉、静脉区域。

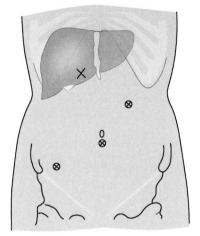

图 18-1　肝脏活检的 Trocar 及细针位置

(一) 食管癌

近年来研究表明,部分已有纵隔及腹腔淋巴结转移的食管癌患者,因无明确的影像学征象而导致无法准确分期,其中 50%~60% 的患者表现为局部进展期或转移性食管癌,且部分此类患者在接受根治手术后,虽然病情暂时缓解,但仍有约 50% 的患者在术后 1~2 年复发,生存获益并不明显。因此,诊断性腹腔镜可以探查肝脏及腹腔,并找寻术前影像学评估中不易发现的腹膜转移灶。这部分患者可以对其进行新辅助治疗或置入食管内的金属支架,以改善患者的预后或保证患者的生活质量。

诊断性腹腔镜应用于食管癌患者时,通常需要建立 3 个戳孔,观察孔建立在脐水平,另外 2 个位于两侧肋弓下缘作为辅助戳孔。

1. 将患者置于头低足高位,首先进行腹部探查。主要探查腹盆腔的腹膜,仔细寻找微小的腹膜转移。

2. 用活检钳对腹膜或网膜上可见的病变进行活检。活检时如有出血要及时电凝止血。

3. 肝脏探查。将手术台置于左倾、头高足低,充分暴露肝脏膈面。用腹腔镜仔细检查肝脏表面,找寻肝脏病灶,用活检钳或活检针对每一处可疑区域进行活检。

4. 将手术台置于头高足低位,用腹腔镜检查胃前壁和食管裂孔区域(图 18-2)。

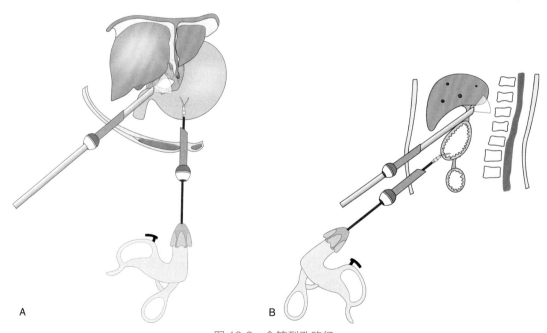

A　　　　　　　　　　　　　　B

图 18-2　食管裂孔路径

A. 小网膜前入路;B. 腹腔镜下小切口的矢状面。

5. 切开小网膜,将腹腔镜置入网膜囊内进行全面探查。包括肝下、胃小弯、胃左、腹腔干血管周围以及食管裂孔的淋巴结。

6. 旋转手术台,分别将患者置于左、右侧位,收集腹水并送细胞学检查。

（二）胃癌

进展期胃癌患者或影像学显示无法进行手术切除的患者,腹腔镜评估可以确诊传统影像检查漏诊的腹膜转移患者。在这种情况下,通过腹腔镜能筛选出不宜接受开腹手术的患者,或进行相关淋巴结、肝转移和腹膜转移灶的活检。

1. 患者体位　通常可将患者置于平卧位或平卧分腿位,根据术中情况调整手术床。

2. 建立气腹　可使用气腹针穿刺法或开放法,保持腹压在 12~15mmHg。

3. 放置 Trocar　一般建议建立 1 个观察孔及左右 2 个操作孔,可酌情增加 1~2 个操作孔。

(1)观察孔:通常选择脐下为观察孔;有下腹部手术史患者可选脐上。

(2)右侧操作孔:通常选择右侧腋前线与右肋弓交点下方 2cm。

(3)左侧操作孔:通常选择左侧腋前线与左肋弓交点下方 2cm,与右侧操作孔对称位置。

(4)右侧第二操作孔(可选择):通常选择右侧第一操作孔与观察孔弧形连线的中点。

4. 腹腔游离癌细胞检测　为避免探查和活检操作导致炎症细胞聚集和上皮细胞脱落污染腹水或腹腔灌洗液,建议在建立操作孔并充分止血后,立即收集腹水或行腹腔灌洗。有足够腹水患者可于盆腔直肠子宫陷凹收集腹水后行细胞学检查。无腹水或腹水小于 200ml 者行腹腔灌洗:250ml 温生理盐水依次冲洗双侧膈顶,肝下区,大网膜,双侧结肠旁沟和直肠子宫陷凹。必要时可调整体位为头低足高位或头高足低位。应尽量避免直接冲洗原发病灶。于双侧膈下区、肝下区和直肠子宫陷凹收集不少于 100ml 灌洗液,行细胞学检查。

5. 腹腔探查　手术探查从右上腹开始,按照顺时针方向进行。依次探查右侧膈肌和肝右叶,肝圆韧带,左侧膈肌和肝左叶(必要时可解剖肝胃韧带,显露肝尾状叶),左侧壁腹膜及降结肠,在头低位探查盆腔和直肠子宫陷凹,女性注意探查双侧卵巢、右侧壁腹膜及升结肠、大网膜,上提大网膜及横结肠探查横结肠和结肠系膜,从右侧操作孔进镜头探查前腹壁。再回到观察孔,最后探查原发病灶及胃周淋巴结情况。胃后壁肿瘤,需要解剖胃结肠韧带,探查网膜囊,包括横结肠系膜和胰腺被膜。可疑的腹腔内病灶均应行病理活检。术中记录肿瘤位置、大小、是否侵袭浆膜及周围脏器,并按照 PCI 评分记录腹膜转移情况。

（三）肝癌(原发性和转移性)

诊断性腹腔镜的应用有助于评估患者肝硬化的严重程度和术中应保留的肝脏大小。而传统的影像检查,可能低估了患者剩余肝脏大小的重要性,而剩余肝脏大小对患者本身而言是至关重要的。有慢性乙醇摄入史或肝炎史伴肝硬化的患者,肝硬化的严重程度则是手术的相对禁忌证。

1. 在肝脏诊断性腹腔镜的评估中要使用 3 个戳孔,观察孔位于脐水平,辅助戳孔位于左、右肋弓下。同时,基于部分患者的特殊解剖结构,必要时可能需要将肝实质和脏腹膜进行分离,尤其是在腹腔镜辅助下进行的检查,需要充分理解这部分的局部解剖(图 18-3)。肝脏转移性病灶的探查参考胃癌探查顺序。

2. 组织学活检要使用活检针或活检钳,及电凝止血。如果出血的血管在肝被膜下,可以电凝止血,并同时按压出血部位进行止血。

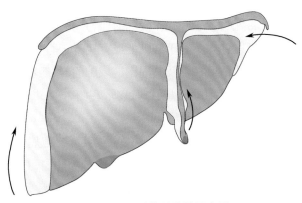

图 18-3　肝脏的脏腹膜示意图

（四）胰腺癌

胰腺癌患者进行诊断性腹腔镜检查的目标是评估胰周淋巴结及潜在的微小转移灶。诊断性腹腔镜不但可用于发现进展期胰腺癌患者的转移灶,而且也可联合影像学检查来判断肿瘤的可切除性。在进行诊断性腹腔镜检查的同时需要进行腹腔游离细胞学的检测。

1. 探查胰腺。首先需分离胃结肠韧带和肝胃韧带,然后将腹腔镜插入网膜囊内。如果前期没有进行组织学检测,可以同时进行穿刺并活检胰周肿块。

2. 在探查区域内,如果患者既往存在胰腺炎或腹腔粘连,则可能很难分离显露网膜囊。因此,应小心使用电凝,逐层进行分离后再对胰体和胰尾进行全面检查。

3. 在怀疑有腹膜转移或腹腔游离细胞学阳性的患者中,推荐进行腹腔灌洗并进行游离细胞学检查。即使腹膜本身没有转移灶,但也可能有癌细胞游离于腹膜腔中。

二、腹腔镜超声用于肿瘤分期

诊断性腹腔镜还包括腹腔镜超声(laparoscopic ultrasound,LUS),其可以协助识别、诊断较小病变,也可以协助活检。LUS 检查时使用线性或频率为 5~10Hz 的扇形扫描探头。此外,LUS 还有多种用途,可以辨识静脉或动脉血流量,也可为手术医师提供肝脏、胆管、胰腺、腹部主要大血管和淋巴结的高分辨率影像。总之,在对肿瘤患者进行诊断和分期时应用 LUS,可以使评估的准确性提高。

（一）肝脏

通常使用 3 个戳孔,包括位于右上象限的 10~12mm 戳孔,脐水平及左上象限的戳孔(图 18-4)。使用超声探头探查肝右叶上方、肝左叶内侧段及肝左叶外侧段。

1. 通过改变局部气腹压力来使超声波探头和肝脏表面进行良好接触。

2. 用超声探头直接接触病变识别血管瘤,由于血管瘤具有可压缩的特性,可以将其与转移性病变进行区分。此外,小血管瘤通常呈现高回声。

3. 与正常肝实质相比,小的肝转移通常呈环状低回声或等回声区域。LUS 可识别 3mm 左右的病变。小于 3mm 的病变,可以使用活检针或活检钳进行活检。

（二）胆道

LUS 可以探查扩张的胆管、炎性胆管壁增厚及小于 1cm 的胆管内肿瘤。与肝实质相比,肝左、右管分支处或近端胆总管肿瘤通常呈现等回声。

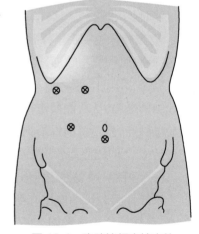

图 18-4 腹腔镜超声检查的 Trocar 位置

1. 将探头置于肝脏Ⅳ段的前面,并交替地使用脐和肋下戳孔,来探查肝左、右管及近端胆总管。

2. 可以将探头置于肝脏上或直接置于胆囊上,对胆囊进行探查。

3. 在评估肝左管及其周围区域肿瘤时,镰状韧带会阻碍腹腔镜超声探头,因此,这时依次探查的顺序应为肝脏Ⅳ、Ⅱ、Ⅲ段,以及镰状韧带左侧。

（三）胰腺及壶腹部

与正常胰腺组织相比,胰腺癌、胆管细胞癌、壶腹及十二指肠乳头癌(约 1cm)的回声相对较低。相比之下,胰腺和十二指肠壁的神经内分泌肿瘤,其回声却高于腺癌。区分胰腺炎和肿瘤也是非常重要的。一般来说,胰腺的炎症组织回声低于正常胰腺实质回声。探查门静脉时,由于门静脉系统的血管压力较低,且易受到超声波探头的挤压,容易误诊为门静脉狭窄,应该特别注意。而门静脉血管与肿瘤之间的高回声带消失,则表明肿瘤可能侵袭门静脉。

1. 将 LUS 探头置于胃和十二指肠上,可以对胰腺、胰管和胆管进行探查。也可以在左、右肋下放置戳孔,从而可以对胰腺的横切面或斜切面进行探查。

2. 左肋下戳孔是对肠系膜上静脉的最佳评估位置,而右肋下戳孔则是对门静脉的最佳评估位置。

(四) 淋巴结

在不需要进行淋巴结清扫的情况下,LUS 是非常理想的淋巴结探查工具。淋巴结内有脂肪形成的高回声区域,表明该淋巴结可能为良性。如果高回声区消失,代之以低回声,则应该考虑为转移。在超声检查中,偶尔也会出现淋巴结良性特征与恶性特征同时存在的情况,应该结合临床加以辨别,但淋巴结本身肿大不能表明其良、恶性。LUS 对腹腔干及胃小弯侧淋巴结有比较高的灵敏度。将 LUS 探头置于肝左叶上,可探查肝十二指肠韧带及腹腔干周围淋巴结。在确定淋巴结位置后进行活检。

第二节　活　检

研究表明,超声引导下的经皮穿刺活检,虽然精确且创伤小,但其准确性并不高,效果不佳。因此,可以尝试使用腹腔镜进行活检,腹腔镜活检具有准确性高且创伤较小的特点。

一、患者的准备、体位和设置

1. 气腹可能造成手术部位静脉血流淤积,因此存在深静脉血栓高危因素的患者,强烈推荐术前使用预防深静脉血栓形成的药物。

2. 在进行腹主动脉旁淋巴结清扫时,推荐做肠道准备,因为不论是经腹入路还是腹膜后入路,都需要进行大量的结肠相关操作。

3. 在进行髂淋巴结、纵隔内及骨盆内淋巴结清扫时,应该于术前留置导尿。

4. 患者的体位及显示器的位置

(1)患者取平卧分腿位,依据情况选择约束带,腿部要有适当的安全保护装置,手臂摆放的角度要小于90°。

(2)腹主动脉旁淋巴结活检通常采用腹膜后入路,可将患者置于侧卧位(夹住双臂)(图 18-5)。注意垫起腋下、手臂和腿以免神经损伤,显示器置于患者的头侧和足侧。

(3)患者取截石位,可行宫腔镜、膀胱镜或结肠镜检查,也可以进行尿道或阴道活检及子宫切除术。显示器一般置于患者足侧。

(4)患者取平卧位,双臂收拢,可行髂窝和盆腔淋巴结清扫术(图 18-6)。

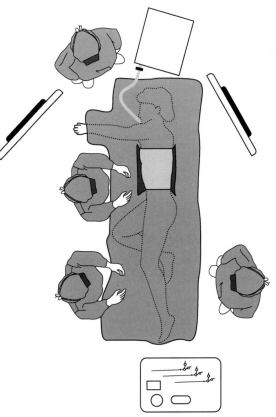

图 18-5　腹膜后入路腹主动脉旁淋巴结切除的手术间布局及患者体位

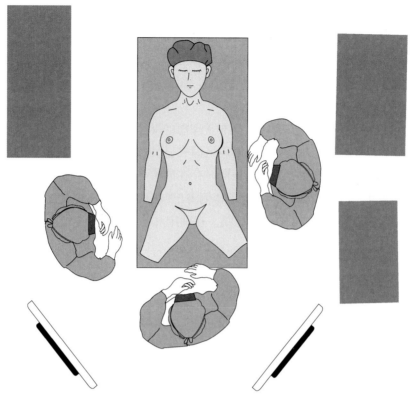

图 18-6　髂淋巴结切除的手术间布局及患者体位

二、活检技巧

(一) 胃周淋巴结活检

1. 患者取分腿平卧位，手臂外展置于手臂托板上。

2. 腹正中线脐上方 3cm 处建立观察戳孔，第 2 个戳孔（10mm）位于左锁骨中线肋缘下方，第 3 个戳孔（5mm）位于右锁骨中线肋缘下方（图 18-7）。

3. 使用腹腔镜对腹腔进行检查，检查应包括盆底、肝肾隐窝及膈肌，以排除任何潜在的转移灶。

4. 使用腹腔镜超声评估肝脏、肝门区、腹腔干及胃后区淋巴结。对每一处可疑增大的淋巴结进行活检。

5. 开放小网膜并将胃小弯向左推。这样可充分暴露腹腔干周围淋巴结，也可为清扫胰头和门静脉周围淋巴结提供良好的入路（图 18-8）。

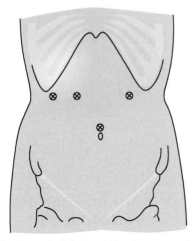

图 18-7　上腹部淋巴结切除 Trocar 位置

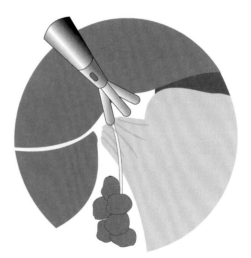

图 18-8　暴露腹腔干淋巴结

6. 使用无创抓钳抓取淋巴结，并可通过电刀、双极电凝或超声刀凝结小的淋巴管和血管。

7. 将淋巴结放入标本袋并从戳孔中取出（必要时可扩大切口）。

8. 在淋巴结清扫区域留置封闭式负压引流，如果术后出现淋巴漏，可进行引流。简单活检则无须引流。

（二）腹主动脉旁淋巴结活检

规范的手术入路是腹膜后入路，注意避免损伤腰交感神经根、脊髓和输尿管。

1. 患者侧卧位，腰部置入软垫，调整床位使腰部抬起充分显露。

2. 在锁骨中线与脐水平交界处切开至腹膜前间隙，伸入一指进行钝性分离，建立操作空间。向后方置入分离气囊，注入 800~1 600ml 气体，直至腹主动脉显露（图 18-9）。

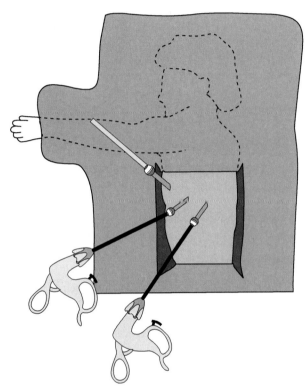

图 18-9　腹膜后入路腹主动脉旁淋巴结活检 Trocar 位置

3. 使用 10~15mmHg 气腹维持已建立的空间，并在直视下插入额外的两个戳孔（5mm、10mm）。

4. 完成了腹主动脉旁淋巴结活检后，将切除的淋巴结组织置于标本袋中取出。

5. 无须放置引流管，但术后需要确保腹膜后气体排空。

（三）髂淋巴结活检

髂淋巴结活检可以通过腹膜内和腹膜外两种入路进行，两种入路相比并没有明确的优劣之分，选择其中一种入路即可。

1. 两种入路的手术室设施的位置基本相同，显示器置于患者足侧。

2. 患者取仰卧位。

3. 医师需站在手术切除部位的对侧。

4. 两种入路均采用 3 个戳孔（2 个 10mm，1 个 5mm）。

5. 将腹腔镜通过脐下戳孔置入。

6. 在经腹入路的淋巴结活检术中,戳孔的放置位置如图 18-10 所示。

(1)首先,切开附着于髂总动脉表面的筋膜,随后从侧方及底方游离血管鞘。

(2)显露位于髂动脉与髂静脉之间,以及闭孔窝内的淋巴组织(图 18-11)。

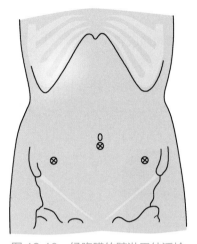

图 18-10 经腹膜的髂淋巴结活检
Trocar 位置

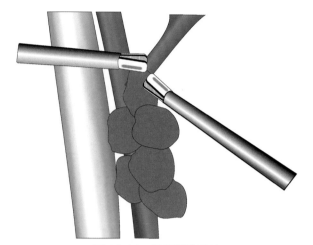

图 18-11 暴露髂淋巴结

(3)在髂淋巴结活检操作中,注意避免损伤闭孔神经。该区域尽量降低电刀的使用功率。

7. 腹膜前入路采用与腹膜外疝修补术相同的技术。

(1)经脐下进入腹膜前间隙。

(2)用手指钝性分离建立操作间隙。

(3)可使用分离气囊,也可直接置入 Trocar(充气压设为 20mmHg),利用腹腔镜钝性分离腹膜前间隙。

(4)当这个空间建立时,可沿着腹中线放置额外的 Trocar(图 18-12)。其他操作与经腹入路相似。通常不需要置入引流,但是需要密切观察患者是否出现肢体肿胀。

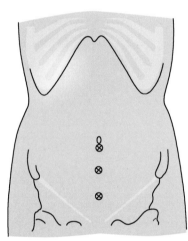

图 18-12 腹股沟淋巴结切除活检
的 Trocar 位置

三、并发症

(一)肝脏活检部位出血

存在严重的凝血功能障碍或已知的门静脉高压的特殊患者进行肝脏活检前,应术前纠正贫血并促使其凝血指标恢复正常。肝脏活检部位出血不难发现。电凝可基本控制穿刺部位出血。广泛渗血可采用 15~20 分钟的直接按压后进行氩气刀凝血或注射纤维蛋白胶。广泛渗血可采用纱布直接按压 15~20 分钟后对持续渗血部位进行电凝止血或喷洒纤维蛋白胶。对于肝楔形切除术表面出血可使用编织氧化纤维素等止血材料进行按压,可以控制楔形切除术表面的出血。

(二)腹膜活检部位的广泛性出血

肿瘤患者在进行活检时容易出血,其主要原因是患者自身处于低凝状态(由血小板减少、抗炎药物、凝血因子的消耗等引起)或门静脉高压,而次要原因是可能的肝脏或肝外肿瘤。术前要进行凝血功能检测并纠正凝血异常。门静脉高压是手术相对禁忌证,因此术前评估中要关注其伴随的临床体征(如腹水、胃底 - 食管静脉曲张等)。

活检时造成的出血点,可行电凝处理。如果电凝处理无效,改用止血纱布按压 5~10 分钟。如果继续出血,则可以镜下进行 "8" 字缝合。活检完成后需将气腹压力降低至 10mmHg 以下,再进行腹腔检查,如无明显出血,可关腹。尽管如此,迟发性出血仍有可能发生,要对淋巴结活检患者术后进行 24 小时留观。迟发性出血的治疗主要取决于患者血流动力是否稳定。病情稳定、症状较轻的患者进行补液的同时进行凝血因子检查,如有必要,可进行输血治疗。病情不稳定的患者,则要立即进行腹腔镜或开腹探查术。

(三)乳糜性腹水

极少数情况下会出现大淋巴管损伤,从而导致大量淋巴漏和乳糜性腹水。因此,在分离前应准确结扎或用超声刀或电凝凝闭大淋巴管。当出现乳白色的乳糜性腹水时,找寻并确定淋巴管断端并进行结扎或电凝。乳糜性腹水可能在术后持续数周并伴有腹胀及腹部不适。一般的处理包括开腹探查、结扎淋巴管断端等。

(四)淋巴囊肿

腹膜有很强的吸收能力,因此腹腔内小淋巴漏很少导致淋巴囊肿发生。而封闭的腹膜后间隙的淋巴漏,则可能会导致淋巴囊肿。淋巴囊肿一般无明显症状,偶有疼痛并伴单侧下肢肿胀,其会阻塞静脉回流,甚至导致大静脉血栓形成。闭合的淋巴囊肿可进行腹腔外的短期引流,或使囊肿区域向腹腔开放。

患侧肢体肿胀、可触及肿块及弥漫性疼痛是淋巴囊肿的主要表现。超声是首选的诊断方式。为了控制明显的淋巴漏,通常采取开腹手术或腹腔镜手术进行干预治疗,同时留置闭式负压引流或向腹腔开放。经皮引流容易导致二次感染,因此很少采用。罕见的持续淋巴漏患者则需要进行淋巴管造影。

(五)Trocar 位置的肿瘤种植

有研究显示恶性肿瘤术后,在戳孔位置,容易出现肿瘤种植。精细的操作以及使用韧性不渗透的标本袋或戳孔保护器可以有效地预防此并发症的发生。

(李子禹　苏向前　高翔宇)

参 考 文 献

[1] ANGST E, HIATT J R, GLOOR B, et al. Laparoscopic surgery for cancer: a systematic review and a way forward [J]. J Am Coll Surg, 2010, 211 (3): 412-423.

[2] CONLON K C, DOUGHERTY E, KLIMSTRA D S, et al. The value of minimal access surgery in the staging of patients with potentially resectable peripancreatic malignancy [J]. Ann Surg, 1996, 223 (2): 134-140.

[3] HIDALGO M. Pancreatic cancer [J]. N Engl J Med, 2010, 362 (17): 1605-1617.

[4] JOHNSTONE P, ROHDE D C, SWARTZ S E, et al. Port site recurrences after laparoscopic and thoracoscopic procedures in malignancy [J]. J Clin Oncol, 1996, 14 (6): 1950-1956.

[5] CHO W Y, KIM Y J, CHO J Y, et al. Hybrid natural orifice transluminal endoscopic surgery: endoscopic full-thickness resection of early gastric cancer and laparoscopic regional lymph node dissection-14 human cases [J]. Endoscopy, 2011, 43 (2): 134-139.

[6] KATAI H, SASAKO M, FUKUDA H, et al. Safety and feasibility of laparoscopy-assisted distal gastrectomy with suprapancreatic nodal dissection for clinical stage I gastric cancer: a multicenter phase Ⅱ trial (JCOG 0703)[J]. Gastric Cancer, 2010, 13 (4): 238-244.

[7] KITAGAWA Y, OHGAMI M, FUJII H, et al. Laparoscopic detection of sentinel lymph nodes in gastrointestinal cancer: a

novel and minimally invasive approach [J]. Ann Surg Oncol, 2001, 8 (9 Suppl): 86S-89S.

［8］ KONISHI T, KUROYANAGI H, OYA M, et al. Lateral lymph node dissection with preoperative chemoradiation for locally advanced lower rectal cancer through a laparoscopic approach [J]. Surg Endosc, 2011, 25 (7): 2358-2359.

［9］ PARK D J, KIM H H, PARK Y S, et al. Simultaneous indocyanine green and ^{99m}Tc-antimony sulfur colloid-guided laparoscopic sentinel basin dissection for gastric cancer [J]. Ann Surg Oncol, 2011, 18 (1): 160-165.

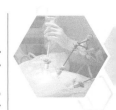

第十九章
手辅助腹腔镜手术

手辅助腹腔镜手术（hand-assisted laparoscopic surgery，HALS）是 20 世纪 90 年代中期发展起来的一种新型的微创手术方式。在保持气腹状态下，术者将手进入腹腔协助腹腔镜器械完成部分手术操作，其不仅保留了腹腔镜手术的技术优势，同时也兼具开腹手术中手的触觉，使腹腔镜微创技术和传统的开腹手术最大限度地结合，以尽可能小的创伤治愈疾病。

HALS 受启发于腹腔镜外科，并于近年来取得了长足发展。HALS 利用辅助手充分暴露手术视野，并能快速术中止血，处理术中并发症，降低手术难度，缩短手术时间，最大限度地结合了传统开腹手术和腹腔镜微创技术，不仅是对微创领域的有效拓展，更是对腹腔镜手术的有益补充，同时使术者拥有更好的临床体验，也使患者获得更高的临床效益。以前，HALS 被认为是外科医师由传统开腹手术向腹腔镜手术过渡的桥梁，而现在的观点则将 HALS 和全腹腔镜手术、腹腔镜辅助手术并列作为腹腔镜手术 3 种常规开展的临床手术方式。随着腹腔镜胃肠肿瘤手术在临床广泛和深入开展，HALS 作为近年来兴起的一种新型腹腔镜手术方式也得到了较快的发展。

第一节　发展史及手辅助装置

一、发展史

腹腔镜手术中，通常需要在腹部取一个切口将标本取出，并可通过此切口完成部分肠系膜分离和消化道重建。1992 年，Boland 首先提出腹腔镜手术中将手进入腹腔协助完成手术，通过手辅助将开腹手术的理念应用于微创外科。1993 年，Ballantyne 行腹腔镜辅助直肠癌根治术发现，术中游离乙状结肠和近端直肠时，会阴组医师将手插入盆腔可以更好地暴露盆腔术野，寻找解剖平面和在复杂手术中通过触摸输尿管来避免手术损伤，这在当时被视作一种成功的会师手术。1994 年，Dunn 在一例直肠癌低位前切除的腹腔镜手术中，将一根手指插入患者腹腔协助分离肿瘤，并有效地避开输尿管和髂血管，顺利完成了手辅助腹腔镜技术模式的第一次手术。为了保证手辅助腹腔镜手术中的无菌操作、腹腔封闭状态及对医师手臂进行保护，Patrick 发明了第一个手辅助装置，命名为"Dexterity"。随后，第二代手辅助装置，又称多功能手辅助装置的"Gelport""Lapdisc"应运而生，这两种新装置的发明，极大地拓展了 HALS 在结直肠癌手术中的应用。两个新装置弥补了前一代装置的缺点，使外科医师可以将手辅助和腹腔镜手术合二为

一、同时进行。两种装置都有一个圆形盘碟状支撑装置，既可以保护切口，同时也可以起固定作用。两种装置最大的进步在于，当医师将手从腹腔中取出时，盘碟的顶部会像照相机的光圈一样形成旋转内闭结构，达到密闭腹腔的作用，同时方便医师再次进入腹腔。另外，两种装置底部都设计了可以放入腹腔镜的戳孔，这也增加了医师的手术选择。可以说第二代手辅助装置的诞生，开创了手辅助微创外科的新时代。

二、手辅助装置简介

Lapdisc 是目前国内外应用最广泛的手辅助装置，由密封盖（顶盖）和通路牵开器（底座）上下两部分组成。术中选择 Lapdisc 切口依次切开腹壁各层，将底座涂抹液状石蜡，折叠放入腹腔内，利用其弹性和辅助手的引导，柔性底圈和腹内壁完全贴附，确保底座将壁腹膜完全覆盖封闭，与腹壁外的上圈、下圈结构一起对切口边缘形成完好保护。密封盖采用虹膜阀门设计，密闭性能良好，手术过程中可始终维持理想的气腹状态和尽可能大的腹腔内操作空间。切除标本，尤其是肿瘤组织可通过 Lapdisc 切口顺利安全取出。根据患者腹壁厚度，底座设计分为三型，术中根据实际需要选取合适型号。

第二节　手辅助腹腔镜技术在腹部外科中的应用

一、操作孔的设计及手辅助装置的置入技巧

手辅助切口、主操作孔、观察孔等位置根据疾病种类进行设计，必要时可加辅助操作孔。手术方式和病变位置尚难确定时，可先行腹腔镜探查，对腹腔内情况进行了解，再对操作孔及手辅助切口位置进行确定。原则上主操作孔和手助口与目标操作区域连线，控制其形成的夹角为 60°~90°，各点距离约 15cm，置入 Trocar 方向指向肿瘤及游离区域，辅助手尽量避免遮挡镜头，辅助手、手术器械最好在镜头一侧且利于术者操作。

手术时首先在预定的手辅助口位置切开腹壁全层，根据手术者手的大小决定切口长度，一般情况下为 6~7cm，而绕脐正中切口更小，为 4~5cm。切口不能离骨性隆起太近，以避免腹壁与手辅助装置的腹腔内环结合不紧而影响气腹的维持。将 Lapdisc 顶盖的密封瓣膜环旋开，经切口将 Lapdisc 的柔性底圈直视下置入腹腔，确保没有卡压腹腔内脏器，紧贴壁腹膜，Lapdisc 的柔性底圈伸入腹腔并伸展后，应顺时针、逆时针不同方向旋转底圈数次，以确保底圈和腹内壁完全贴附，确保其密闭性能。另外，在切口两端腹膜也可以丝线各缝合一针，加强密闭性能。

将 Lapdisc 的顶盖与底座对合，术者非优势手戴无菌手套，且将液状石蜡涂抹在手套上，经切口伸入腹腔，瓣膜环按顺时针下压旋紧，这样就建立了手臂进入腹腔的密闭通道。

Lapdisc 辅助进行 HALS 时，为了确保手术安全、顺利进行，除了选择合适的病例外，在具体手术中还应该注意：①根据术前诊断，术中合理安排 Lapdisc 手辅助器的位置和其他 Trocar 的位置，防止 Trocar 损伤 Lapdisc 的底圈，导致漏气。②Lapdisc 切口位置要便于必要时作为中转开腹的手术切口。③放置 Lapdisc 的切口长度适合，尽量以伸入腹腔的辅助手舒适为原则。④Lapdisc 的柔性底圈伸入腹腔并伸展后，应顺时针、逆时针不同方向旋转数次，以确保底圈和腹内壁完全贴附，确保其密闭性能。另外，在切口两端腹膜也可以丝线各缝合一针，加强密闭性能。⑤根据术前对疾病的诊断，可以采用先放置腹腔镜或 Lapdisc 手辅助器，再建立气腹的顺序。前者可以在腹腔镜下进一步明确病变范围和程度，从而为 Lapdisc 的放置提供指导，不足之处在于需要两次建立气腹；后者可以经 Lapdisc 切口先探查腹腔再建立气腹，但

如果病变与术前诊断不符,Lapdisc 的位置则可能不能很好地满足手术需要。

二、操作技巧

患者的体位选择:①胃手术一般选择头高倾斜位,术者根据术中情况调整倾斜程度;②右半结肠切除一般选择头高足低、左侧倾斜位;③左半结肠切除一般选择头高足低、右侧倾斜位;④直肠、乙状结肠手术一般选择头低足高、右侧倾斜位。

HALS 在放置手辅助装置前需根据预定设计做腹部切口,以脐周切口较为常用。切口长度根据术者手掌大小做相应长度设计,并将此切口作为取出标本通路;Trocar 数目及位置可参照 Sasaki 的"钻石卡位"进行选择,一般 2 个 Trocar 的置入即可顺利完成手术,这在一定程度上减轻手术创伤并降低手术费用。

HALS 不仅满足手术微创化的理念,同时能弥补腹腔镜手术缺乏的触觉,缺乏立体体验这一不足。通过手与腹腔镜的精细配合及视觉与触觉的双重组合,可使手术进程更加顺利和安全。另外,辅助手的灵活运用可协助暴露器官或进行钝性分离,也可引导超声刀或剪刀进行定位准确的锐性分离。例如,在进行 HALS 结肠切除术时,利用手的触觉根据血管搏动位置可以判断血管根部位置,准确完成血管离断;在 HALS 胃癌根治术中,根据胃周血管搏动精确定位并对血管起良好保护作用,有助于胃周淋巴结清扫;未突破浆膜的小肿瘤同样可以通过触摸定位,达到准确切除的目的;辅助手的介入,在游离系膜时通过托、拨等动作可以更好地暴露术野。

在手术的安全性上,由于可以避免血管和邻近脏器的损伤,HALS 较腹腔镜手术具有更低的中转开腹率。另外,术中可以通过辅助手直接按压止血或配合腹腔镜迅速结扎出血血管,达到减少出血量的目的。

三、优势

(一) HALS 与腹腔镜手术相比,手术时间缩短,手术操作易化

HALS 对复杂腹腔镜手术的操作过程起到了简化作用,提高了手术的安全性。这是因为 HALS 恢复了手的触觉,使手眼配合协调性增强,探查肿瘤性疾病更加方便,对局部病变程度及转移情况的了解也更加方便。对腹腔镜下缝合、打结、切割等操作起到了协助作用,提高了手术效率。应用手辅助腹腔镜技术,使缝合、切开、打结更加容易,降低了手术难度、加快了吻合速度。辅助手与腹腔镜器械协调配合,能够迅速控制意外出血、很好地处理血管,使手术安全性提高,降低中转开腹率。

HALS 部分手术步骤在直视下完成,充分体现了传统开腹技术和腹腔镜技术的结合,进一步降低了手术难度。经手辅助切口取出切除的标本,同时在手辅助装置的保护下,有效降低了肿瘤标本对辅助切口种植和污染的风险。

一项 95 例患者的临床试验显示,HALS 在左半结肠切除术中较腹腔镜手术的平均手术时间缩短了 28 分钟,而行全结肠切除术的平均手术时间缩短了 51 分钟。Meijer 等通过研究 HALS 与腹腔镜手术的录像,试图分析 HALS 手术时间大大缩短的原因。他们统计手术过程中的有效动作比例,发现 HALS 比腹腔镜手术有效动作比例更高。同样的,荷兰的外科医师和工程师们,通过动作分析,即将外科医师手术过程中的动作转化为图表形式,测定医师们切开、分离、牵拉、触摸组织、结扎血管、清理腹腔镜镜头到最后取出组织、关闭腹腔等动作,结果显示 HALS 比常规的腹腔镜手术更高效。尽管气腹、2D 视觉平面及腹腔镜手术器械限制了医师们的操作,但是由于有了手的直接参与,这些限制在一定程度上得到补偿,从而加快了手术速度,缩短了手术时间,使手术更加灵活简单。

(二) HALS 与腹腔镜手术相比,学习曲线更短

关于临床医师应用 HALS 缩短学习曲线这一方面,传统认为 HALS 为传统开腹手术和常规腹腔镜手

术的过渡术式,对于外科医师掌握和学习腹腔镜技术提供了一个过渡的平台,使临床医师能更快地掌握腹腔镜手术,同时也较适合在基层开展。

(三)HALS 不增加患者住院费用

虽然手辅助组使用了手辅助 Lapdisc 装置,但是住院费用较腹腔镜辅助手术却不会增加,考虑原因包括:① HALS 缩短了手术时间和住院时间;②减少手术器械如 Trocar 等的使用,降低中转开腹率等,弥补了手辅助装置的费用;③ HALS 增加了手术安全性,减少了术后并发症,这也在一定程度上降低了患者的住院费用。

四、不足与处理技巧

HALS 术中,由于手占据腹腔内的空间,有时可能会对光线或视野产生影响,尤其对于直肠下段这种较低位置的直肠癌手术。术中探查和游离时,可将手指分开轻压肠管,将腹腔镜镜头穿过指间缝隙来进行探查;另外,随着手在腹腔内的移动,气腹严密性可能变差,术中 CO_2 使用量可能增加;由于手长时间的局限性活动,术者会感到明显的手部疲劳及腕部卡压,有时在术中需要将手抽出 Lapdisc 做间断休息,这方面可以通过稍微延长切口长度以减轻 Lapdisc 对辅助手的挤压,还可以通过增加辅助口与操作区域的距离,减少手与腹腔镜的碰撞进行缓解。

五、病例选择和注意事项

HALS 的病例适应证大致与全腹腔镜手术相同,但 HALS 也有其自身特点。由于手辅助装置多位于患者脐部,术者的手通过此入路基本可以触及结肠的全部位置,便于操作。由于有了手的精细参与,可以更加便捷应对一些复杂手术,比如全结肠切除;中、上段直肠切除通常被认为较适宜行 HALS;下段直肠,盆腔空间相对狭小,操作空间和视野有限,手的介入会影响器械的操作,加大手术难度,因此通常认为下段直肠和肛管手术为 HALS 的相对禁忌证,然而,下段直肠 HALS,术中可以通过调整术者及助手位置,或者通过将非优势手的手指分开,腹腔镜镜头或抓钳从指缝间穿过,达到拓展空间和不影响视野及操作的目的;在 HALS 胃癌根治术中,手辅助口宜选在剑突下切口,此位置更利于在直视下完成胃周部分淋巴结清扫。

从疾病分期的角度,早、中期的病灶切除选择 HALS 较为适宜,而肿瘤进展迅速、肿瘤外侵严重,肿瘤广泛转移以及肿瘤巨大者,考虑操作难度及无瘤原则,一般不行 HALS。另外,如患者盆腔过于狭小、腹壁过厚、过于肥胖,基于对气腹要求及手术难度的考虑,也同样不宜行 HALS,这也可以视为 HALS 的相对禁忌证。虽然 HALS 已经在国内取得了长足发展,但随着手术经验的积累和手术技术的交流,HALS 的一些禁忌证也会发生相应的改变。在临床交流中,应与患者进行充分沟通,在选择 HALS 适宜患者的基础上,仍然要征得患者同意,不可勉强为之。

(龚加庆 曹永宽)

参 考 文 献

［1］ GONG J Q, CAO Y K, LI Y M, et al. Hand-assisted laparoscopic versus laparoscopy-assisted D2 radical gastrectomy: a prospective study [J]. Surg Endosc, 2014, 28 (10): 2998-3006.

［2］ NG L W, TUNG L M, CHEUNG H Y, et al. Hand-assisted laparoscopic versus total laparoscopic right colectomy: a randomized controlled trial [J]. Colorectal Dis, 2012, 14 (9): e612-e617.

［3］ TSUI C, KLEIN R, GARABRANT M. Minimally invasive surgery: national trends in adoption and future directions for hospital strategy [J]. Surg Endosc, 2013, 27 (7): 2253-2257.

［4］ CIMA R R, PATTANA-ARUN J, LARSON D W, et al. Experience with 969 minimal access colectomies: the role of hand-assisted laparoscopy in expanding minimally invasive surgery for complex colectomies [J]. J Am Coll Surg, 2008, 206 (5): 946-950.

［5］ 中国抗癌协会大肠癌专业委员会腹腔镜外科学组, 中华医学会外科分会腹腔镜与内镜外科学组. 腹腔镜结肠直肠癌根治手术操作指南 (2006 版)[J]. 外科理论与实践, 2006, 11 (5): 462-464.

［6］ AALBERS A G, DOEKSEN A, VAN BERGE HENEGOUWEN M I, et al. Hand-assisted laparoscopic versus open approach in colorectal surgery: a systematic review [J]. Colorectal Dis, 2010, 12 (4): 287-295.

［7］ ORENSTEIN S B, ELLIOTT H L, REINES L A, et al. Advantages of the handassisted versus the open approach to elective colectomies [J]. Surg Endosc, 2011, 25 (5): 1364-1368.

［8］ OZTURK E, KIRAN R P, GEISLER D P, et al. Hand-assisted laparoscopic colectomy: benefits of laparoscopic colectomy at no extra cost [J]. J Am Coll Surg, 2009, 209 (2): 242-247.

［9］ KANG J C, CHUNG M H, CHAO P C, et al. Hand-assisted laparoscopic colectomy *vs.* open colectomy: a prospective randomized study [J]. Surg Endosc, 2004, 18 (4): 577-581.

［10］ SASAKI L, IKEDA Y, NIIMI M, et al. Hand-assisted laparoscopic proximal gastrectomy with jejunal interposition and lymphadenectomy [J]. J Am Coll Surg, 2002, 195 (4): 578-581.

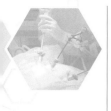

第二十章
3D 腹腔镜

腹腔镜目前已广泛用于外科各领域,随着时代的进步及腹腔镜技术的不断完善,腹腔镜的应用范围及适应证也不断拓宽,外科医师对腹腔镜的要求也达到了更高的高度。因此,腹腔镜手术的设备和器械始终面临不断改进及革新。高清图像显示技术目前已基本普遍应用,清晰的高分辨率图像有助于推动腹腔镜手术的精细化及复杂化。3D 成像技术在 20 世纪 80 年代即已存在,有助于提供立体放大的图像,但由于早期 3D 成像技术不够成熟,成像效果不佳等,在过去的 20 年间,绝大多数腹腔镜手术大都在 2D 成像技术下完成。近年来,3D 立体电影发展迅速,让人们的视线再次注意到 3D 成像技术的优势上来,3D 成像技术也逐渐渗入各行各业。在腹腔镜领域,3D 成像技术将内镜图像显示技术推到了一个新的高度,能够提供高仿真的信息。前期的诸多研究已证实了 3D 腹腔镜的诸多优势,因此 3D 腹腔镜手术的开展也越来越普遍。

第一节 发 展 历 程

20 世纪 90 年代初,德国首先研发了 3D 腹腔镜系统,是第一代 3D 腹腔镜系统的雏形。第一代 3D 腹腔镜系统采用快门式 3D 显示,快门式 3D 腹腔镜手术系统需要术者佩戴笨重的、由额外电池供电的快门式眼镜,使术者的头部及眼睛负担加重,同时快门式 3D 成像传输信号容易丢失,成像画面亮度低、闪烁颤抖不清晰,容易导致患者产生视觉疲劳,因此其推广受到了较大的限制。21 世纪初期,第二代 3D 腹腔镜系统应运而生,特征是需佩戴头盔式的显示系统。该系统由两个独立的镜头左右交替拍摄图像,同时以帧序列的格式通过红外发射器、蓝牙等无线方式传输给接收信号的 3D 眼镜,该 3D 眼镜能保持与 2D 视像相同的帧数同步左右眼观看到的对应图像。这样,术者的左右眼能看到快速切换的不同画面,再经过大脑的合成产生 3D 画面。与第一代 3D 腹腔镜系统相比,图像成像更清晰明亮,分辨率更高。但头盔式的显示系统较快门式眼镜更笨重,大大影响了术者头部的舒适性。

随着 3D 成像技术的进一步发展,腹腔镜系统设备不断简化和升级,采用偏振式 3D 技术的第三代腹腔镜系统逐渐取代第二代,成为目前 3D 腹腔镜手术的主流腔镜系统。偏振式 3D 技术图像的视频信号采集采用独立的双通道系统同时进行,视频信号经无交叉的迅速处理后,经过加放在显示器上的偏光板,同时输出偏振方向不同的两组画面。画面经由术者佩戴的偏振 3D 眼镜传送到术者左右眼的视网膜上。偏振式眼镜的每个镜片只能接受某一个偏振方向的图像画面,导致左右眼视网膜上的画面是两组不同的目标图像,最后经过大脑的合成,产生 3D 立体画面。第三代 3D 腹腔镜系统成像画面的分辨率及清晰度得到了进一步的提高,输出图像更加真实、立体,同时克服了头部佩戴沉重设备的不舒适性。虽然第三代 3D 腹腔镜系统较以往有了长足进步,仍存在成像画面偏暗、长时间佩戴偏振眼镜导致舒适性欠佳及视疲劳、硬质镜头无法调整角度、视频观摩硬件需求增高等问题。近年来,随着 100° 四方向镜及多视点裸眼 3D 等技术进一步发展,上述问题有望逐步得到解决,3D 腹腔镜系统也将得到更多的临床应用及推广。

第二节　组成及成像原理

要很好地理解 3D 腹腔镜系统的成像原理,首先应该理解立体视觉的成像基础。对深度的感知是形成立体视觉的基础,是辨别不同距离的目标间相对空间关系的视觉能力。人平时看东西都是立体的,是因为人的两只眼睛之间存在 5cm 左右的眼间距,故看物体时两眼的角度有一定的差异,在两侧视网膜上的成像相应也有一定的差异。一般而言,人左右眼可以分辨 1m 外两物体之间 1.2mm 以上的前后位置差异。再通过中枢神经处理两侧视网膜成像的差异,形成立体图像,在大脑内形成深度感。换言之,如果只有一只眼睛能看物体,是不能形成立体感的,因为对空间的纵深感无法感知。

其实,任何图像都包含了 3D 信息,即便在图片或 2D 平面成像上,人们也能通过透视投影、遮挡、常见物体大小、阴影及运动视差等方法来捕捉图片内物体的景深信息。例如,距离镜头近的物体在图片或成像上显得较人,距离镜头远的物体显得较小;距离镜头较远的平行线比近处的平行线相互间距更短,呈现出平行线在图片或 2D 平面成像上能相交的错觉;距离镜头更近的目标,其自身材质特征比远处物体显得更大、更清楚;通过利用物体相互遮挡及阴影现象也能判断图片或 2D 平面成像上两物间的相对远近关系。此外,2D 平面成像中物体发生相对位移时,人的视觉中枢也能通过整合不同时间点的图像信息推断实际的景深关系。而 3D 成像与 2D 成像真正的区别及最大的优势在于可形成立体视觉。对于通过视觉中枢整合不同时间点获得的景深关系而言,立体视觉通过对比同一时间点双侧视网膜成像差异而发现景深信息,更直观、更自然。

3D 腹腔镜成像的原理与人类生理条件下立体视觉产生的机制类似。3D 腹腔镜有两个摄像头和两套光学透镜系统能模拟人的双眼,通过两个摄像头采集略带水平视差的画面,通过独立的两套光纤传输至中央处理器分析处理后再以特定方式将两个不同的视觉信号传递给左、右眼,图像经大脑融合产生深度感及立体视觉。2D 腹腔镜手术只有一个摄像头,故仅能形成 2D 平面图像。

目前,3D 显示技术主要分为眼镜辅助式显示和裸眼式显示两种,眼镜辅助式显示已广泛应用于临床,而裸眼式显示还刚处于起步阶段。根据发展的里程及显示方式,眼镜辅助式显示又可分为色差式、主动式(快门式)和偏振式三种。色差式显示根据三原色互斥的特性,通过分色眼镜对图像的色彩进行分离,从而产生模拟的立体视觉。该法无须特殊显示器,所需的眼镜成本低廉,但成像会有明显色差,立体效果不佳,且长时间佩戴会影响人的视觉,故并不适合临床应用。

主动式显示采用 2 倍于正常帧率的高频显示器,不断地快速切换左右两侧影像,而术者佩戴的眼镜也能像相机快门一样交替切换成透光和关闭两种状态,这样左右眼分别能保持与高频显示器切换画面相同的频率分别只接收一侧的影像,再通过视觉残影作用,在大脑中形成立体影像。目前,临床应用的 3D 腹腔镜系统普遍采用的是偏振式显示。偏振式显示通过两个摄像头和两套光学透镜系统,分别拍摄具有差异的图像,经过中央处理器对采集的图像信号进行特殊处理后在显示器上分别以水平偏振光和垂直偏振光播放,当术者佩戴特制的偏光眼镜时,左右两片偏光镜的偏振轴互相垂直,并与显示器上的偏振轴相一致,导致一只眼只能看见以水平偏振播放的影像,另一只眼只能看见以垂直偏振播放的影像,因此在双眼的视网膜上形成视差,图像经大脑融合产生深度感及立体视觉。该方法色质损失小,画面清晰稳定,不易产生视觉疲劳,且偏光眼镜成本低廉,但分光成像会导致图像的亮度有所降低,可视角度略有减小。

第三节 可能的优势

3D 腹腔镜与 2D 腹腔镜相比,具有以下的优势:①不仅完美保留了传统腔镜创伤小、视野放大、器械操作灵活等优势,而且能将 2D 腹腔镜的 2D 平面手术视野还原出与传统开腹手术类似的立体和纵深感,精确地显示术野内的组织层次与解剖结构,使操作更精准,减少血管、神经和脏器等的医源性副损伤,无须改变术者的手术习惯和手术操作步骤,缩短手术操作时间,减少出血量,降低手术并发症的发生率,提高手术质量和效率。②在传统腹腔镜手术中,术者需通过运用前述的"透视投影""遮挡效应""阴影判断"等技巧来间接判断解剖关系,但有时对组织的位置和距离判断仍欠准确。尤其是腹腔镜初学者,由于缺乏经验,他们更倾向于通过手术器械对组织的直接触碰获得空间解剖信息,这就容易导致操作失误,然而越复杂、越精细的操作越要求术者有精准的空间判断能力。3D 腹腔镜能提供较真实的视野纵深感和更强的空间定位性,放大的立体图像有助于术者根据准确的空间定位进行正确的判断与处置,帮助术者判断对组织的最佳牵引方向和力度;淋巴结、脂肪、筋膜、神经等结构层次的准确显示,有助于对组织进行立体解剖和游离,从而在血管裸化和淋巴结清扫等过程中,达到更加精准的效果,避免手术副损伤,保证肿瘤手术的安全与根治。③3D 腹腔镜的立体视野使腹腔镜下标本离断时对切缘距离的判断更为精准。在离断器官或进行消化道吻合时,3D 腹腔镜也有助于确定线性吻合器和器官的相对方向与距离,有利于更好地完成操作,保证手术的精度和安全。在腹腔镜下完成如缝合、手工吻合等精细定向操作时,3D 立体成像能提供较真实的术野深度信息,对持针器械的换手操作、打结时的 3D 立体判断非常有帮助,从而加快操作进程。④目前较成熟的 3D 腹腔镜均配备有完善的图像采集加工和传输系统,兼容性好,方便手术的转播、演示和教学。3D 的立体视觉使观看者如同在手术现场般能准确判断腹腔内各脏器、各组织之间的层次、距离等,加深了观看者对解剖结构、解剖间隙和手术层面的认识和理解,提高了外科医师学习腹腔镜手术的兴趣和热情,能加快腹腔镜手术技术的应用和普及。⑤3D 腹腔镜由于提供立体真实的视觉,使术者较快适应腹腔镜下的视野,减少错误的发生,有利于缩短术者腹腔镜手术的学习曲线,尤其对腹腔镜起步者帮助更大。在教学和训练操作中,3D 腹腔镜也具有明显优势,更易为无腹腔镜手术经验者接受和掌握。⑥3D 腹腔镜手术的操作器械与传统腹腔镜完全相同,无须购买其他特殊装备,不增加手术器械、耗材等费用。

第四节 局 限 性

虽然 3D 腹腔镜较 2D 腹腔镜有一定的优势,但也有其局限性。3D 腹腔镜的缺点在于镜片不合适、距离过远或过近、镜头移动过快、非自然的动态模糊等因素可导致辐辏、调节冲突,从而产生视觉疲劳,引起恶心、呕吐、眩晕等。辐辏是指双眼通过眼肌的运动,始终将双眼的视轴汇聚于观察对象这一相同的交点,以保证双眼看到的是同一画面。调节是指双眼通过睫状肌的运动来改变晶状体厚度,从而将图像清楚投射到视网膜的过程。一般情况下,辐辏注视的交点和调节的焦点是相同的,但在 3D 腔镜技术中,辐辏的交点是虚拟 3D 场景中的一个被观察主体,而为了保证图像清晰,调节的焦点被置于发出信号的显示器上。这样,就导致辐辏的交点和调节的焦点分离、冲突,特别在术者反复变换视角以观察不同距离的对象时尤为明显,导致术者出现需融合图像的感觉,长时间容易导致视觉疲劳。

早期的快门式 3D 腹腔镜主要问题在于需佩戴额外供电的厚重头盔,给头部带来巨大的负担,更容易引起恶心、呕吐、眩晕等。目前广泛应用的偏振式 3D 腹腔镜的局限性包括:①需要佩戴偏光眼镜进行手术操作,手术视野普遍偏暗,如口罩密闭性不好,容易导致镜片起雾影响使用,对于佩戴眼镜者有时尤感不便。②观看显示器需要保持正确的观看距离和角度,否则会出现图像不清晰、视觉疲劳,甚至导致恶心、呕吐、眩晕等不良反应。③手术时间较长、扶镜手轻微的手部震颤或镜头移动快时,会导致术者出现眩晕、视觉疲劳等不适症状。这在使用初期比较明显,可通过灵活切换 2D 和 3D 模式来减轻不适感。④目前的 3D 腹腔镜系统多为 0° 镜,不能够像传统腹腔镜那样通过改变 30° 斜面来变换视野角度,只能通过旋转镜身来部分补偿,在狭小空间操作时尤为不便。四方向镜虽然调节角度较大,但镜头较软,容易发生视野晃动,对扶镜手要求较高。⑤购买及维护成本较传统腹腔镜高。

第五节 发展趋势

相比传统腹腔镜系统,3D 腹腔镜系统可提供良好的高清立体视野,提高手术操作精准性和安全性,又不增加手术费用,因此 3D 腹腔镜是外科微创化、手术精准化发展的必然产物,也是科学技术、器械设备进一步更新和改善的产物。尽管目前仍存在局限性,但相信随着技术的进步,这些问题都有望解决,3D 腹腔镜也将成为腹腔镜外科主流技术平台之一,使更多的患者受益。

3D 腹腔镜的发展趋势可能包括:①开发具有 4K、8K,甚至更高分辨率的新型 3D 腹腔镜,提供能媲美甚至超过机器人手术系统的视觉效果。②研发与推广多视点裸眼 3D 显示技术、便携式无源偏振眼镜等新技术,在保证图像效果的前提下,解决人体舒适度及视觉疲劳的问题。③在不断普及的基础上,降低购置的价格,进一步推动 3D 腹腔镜普及,使其成为腹腔镜手术的新标准。随着技术的进步,设备的进一步更新和改善,进一步降低 3D 腹腔镜的购买及维护成本,推动 3D 腹腔镜的普及,使其成为微创外科发展与进步的动力。

(杨 昆 胡建昆)

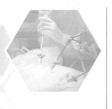

第二十一章

单孔腹腔镜

近年来,随着微创技术的发展,出现了单孔腹腔镜手术(single incision laparoscopic surgery,SILS)和经自然腔道内镜手术(natural orifice transluminal endoscopic surgery,NOTES)。

与开腹手术相比,腹腔镜手术通常需要在腹壁上做3~5个戳孔进行操作,这本身就已经属于微创手术,而单孔腹腔镜则是在传统腹腔镜基础上发展起来的,利用脐部、耻骨联合上方阴毛覆盖区域等隐蔽部位做一小切口,经专门的单孔装置置入腹腔镜器械来进行手术操作,在手术中,手术器械及设备通过唯一的孔径进入腹腔,利用脐部皱襞或阴毛遮挡,使手术切口隐藏于脐孔或阴毛覆盖处,以后腹壁上就不会留下手术瘢痕,具有突出的美容优势。同传统多孔腹腔镜手术相比,单孔手术具有疼痛更轻及美容效果更好等优点。自1969年,Wheeless报道了通过单孔腹腔镜完成输卵管结扎术以来,单孔腹腔镜手术在外科领域的运用逐渐广泛,涉及妇科、泌尿外科、肝胆外科、胃肠外科等许多专科,涵盖附件切除、供肾切除、胆囊切除、结直肠切除等数十种术式。

第一节 适 应 证

单孔腹腔镜与传统腹腔镜手术的禁忌证相同,相对禁忌证包括晚期恶性肿瘤、严重的子宫内膜异位症、有多次腹部手术史估计腹腔有严重粘连、巨大腹盆腔肿物、腹腔严重感染、脐部发育异常等。手术是否能够在单孔腹腔镜下完成取决于医师的能力和技巧,同时也需要优秀的团队及合适的器械、腹腔镜设备。整体来说,单孔腹腔镜手术目前仅适用于一些目标操作不太复杂、手术区域相对固定、不涉及复杂重建的手术,包括大部分妇科手术如卵巢囊肿剥除术、输卵管切除术、附件切除术、子宫肌瘤挖除术、子宫全切术、阴道骶骨固定术、早期宫颈癌的手术等,部分普通外科手术如胆囊切除、直肠和乙状结肠交界处肿瘤切除、胃底折叠、早期胃癌手术、胃间质瘤手术等,还有部分泌尿及胸科的切除手术。患者选择方面不建议选择有腹部手术史的患者,体型过于肥胖的患者也不适合行单孔腹腔镜手术。当然,随着手术技术和手术器械的进步,单孔腹腔镜手术的适应证也许会适当放宽。

以下介绍部分典型的单孔腹腔镜手术。

1. 单孔腹腔镜下卵巢囊肿剥除术　单孔腹腔镜下卵巢囊肿剥除术是手术器械通过肚脐进入腹部,精准定位,剥除卵巢囊肿,该技术作为一种改进和创新的术式,满足了患者尤其是年轻女性对手术微创化的要求,使手术创伤更小,术后脐部切口藏匿于脐孔窝内,下腹部不留瘢痕,达到更加美观的目的。

2. 单孔腹腔镜下输卵管切除术　该技术通过肚脐孔进入腹部,精准定位后,切除病变输卵管,手术时间短,伤口不留瘢痕,适用于输卵管病变、异位妊娠且无生育要求的女性。

3. 单孔腹腔镜下输卵管切开取胚术　该技术适用于输卵管未破裂或输卵管破口较小的异位妊娠,通过腹腔镜手术,切开输卵管处的异位妊娠病灶,去除胚胎终止妊娠,缝合输卵管以保留其功能。该技术损伤小、感染机会少、康复快,它将异位妊娠对女性的伤害降到了最低,是现今提倡的最好的异位妊娠治疗方法。同时,还可以联合宫腔镜,全面彻底探查宫腔与盆腔情况,并对发现的异位妊娠的可能原因当即予以处理,避免重蹈覆辙。

4. 单孔腹腔镜下疝修补术　随着腹腔镜技术的发展,从三孔、两孔发展到单孔腹腔镜微创技术诊断治疗腹外疝,展现出创伤小、诊断明确、修补彻底和恢复快的优点,是现代腹外疝治疗的最佳选择之一。经脐做切口术后无明显瘢痕,安全美观,而且不破坏正常腹股沟管解剖。

5. 单孔腹腔镜下治疗精索静脉曲张　该技术采用经脐单孔腹腔镜行精索静脉微创结扎,结合智能电脑导航成像系统和显微技术,在腹膜后腹股沟管深环口上 2~3cm 处进行双重丝线结扎。阻断损精物质反流,同时降低睾丸温度和静脉压。

6. 单孔腹腔镜下胆囊切除术　该技术在肚脐上做一长约 2cm 的弧形切口,经单一孔道进入腹腔镜和操作器械切除胆囊。只经肚脐一个孔手术,患者在伤口愈合后身上几乎不遗留瘢痕,疼痛小,恢复快,经济安全。

7. 单孔腹腔镜下阑尾切除术　单孔腹腔镜下阑尾切除术使阑尾切除术更加微创化、实用化,仅在右下腹麦氏点取 1cm 切口,利用带操作孔道的腹腔镜,找到阑尾后拖出腹腔外,再利用常规器械处理阑尾。患者损伤小、恢复快,尤其对老弱患者损伤更小。

8. 单孔腹腔镜结直肠手术　在结直肠领域,2008 年 Bucher 等和 Remzi 等首次报道了单孔腹腔镜右半结肠切除术,掀开了单孔腹腔镜技术在结直肠手术中运用的新篇章。之后越来越多关于单孔腹腔镜结直肠切除术的回顾性临床研究报道发现,单孔腹腔镜相比传统腹腔镜在治疗结直肠疾病特别是结直肠恶性肿瘤方有着穿刺口更少、创伤更小、疼痛更轻及美容效果更好等优点。

第二节　建立通路技术

单孔腹腔镜手术是通过将单孔操作平台置入腹壁的单切口,通过该平台上的多个 Trocar 分别置入腹腔镜及操作器械完成操作。目前不同研究所报道使用的单孔腹腔镜操作平台各不相同(图 21-1)。常用的单孔操作平台装置主要有以下几种产品:S-port(Storz, Tuttlingen,Germany)、OTCOTM(Dalim,Seoul,Korea)、SILS™(Covidien,Mansfield,USA)、EM accessTM(Hakko,Japan)、Geolpoint(Applied Medical,USA) 和 Triport(Olympus,Ireland, UK) 及利用手套自制单孔操作平台。不同的操作平台有各自的设计特点,但都大多通过经脐下缘或绕脐左侧或耻骨上阴毛覆盖上缘做一长为 2~5cm 的手术切口,置入 1 个或 3 个或更多操作通道的装置,建立气腹后通过单孔装置上的通道置入腔镜手术器械来完成手术。

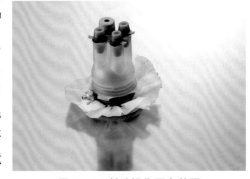

图 21-1　单孔操作平台装置

第三节　局限性及解决办法

单孔腹腔镜手术操作受到切口数目及位置的限制,手术部位局限,对邻近脏器的牵引也有一定困难,同时由于器械置入的部位相对集中,难以形成操作三角,器械之间容易互相干扰形成"筷子效应",影响操作及手术视野,而且器械和镜头同轴在一定程度上会影响术者判断深度和距离,从而增加手术难度,需要术者有过硬的腹腔镜手术基本功和丰富的临床经验。

为了克服上述局限,可采用更加科学、符合人体工程学的单孔 Trocar 置入装置,选择预弯的专用腹腔镜器械,或者可弯曲的单孔腔镜器械和腹腔镜镜头。

预弯器械,即传统直型器械在生产过程中放入弯型模具进行弯曲成型,成品呈 S、L 形等多种形状,以满足不同手术角度的需求。该类产品优点在于可在操作区域形成"操作三角",也能够解决手柄干涉"打架";缺点在于型号规格众多,单一形状的器械无法满足各种手术位置的要求。另外,由于预弯,导致该器械无法通过传统的 Trocar 进入体腔,而必须配套软性的 Trocar 使用,而软性 Trocar 一般为一次性使用,价格昂贵。

可转腕器械,即可以根据手腕的运动来控制器械头部的运动,类似达芬奇手术机器人的模式,同时具备了 7 个操作自由度,能将医师手腕的动作传递到器械头部;或是头端与器械杆之间有一个可弯曲的关节,通过手柄可调节头端弯曲的方向。可转腕器械的头端可以按照医师的要求进行不同方向弯曲,并可以锁定在该方向上,即变成一件刚性器械。可转腕器械的优点在于具有多个自由度,操作灵活,同时又能锁定角度,而且在伸直状态下能够通过传统 Trocar 进入体腔。可转腕器械半空可重复使用可转腕器械和一次性使用可转腕器械等。

此外,使用悬吊器及有效的步骤分解,可在一定程度上扩大视野,降低术者的操作难度,而机器人手术也不失为一种有效的解决方案。

除了操作难度增加以外,单孔腹腔镜的切口并发症也是其局限性之一。目前,单孔腹腔镜手术切口相关并发症发生率有所降低,但仍存在切口疝、切口感染等问题。因此,术中应有效保护切口,术后切口关闭应确实、严密。

第四节　发 展 趋 势

单孔腹腔镜手术由于技术难度、器械依赖等原因的限制,仍处于摸索阶段,仅适用于腹腔镜技术力量较雄厚的中心去尝试并优化。同时,对于现今中国多数腹腔镜外科医师来说,追求腹腔镜微创技术极致的同时也要关注技术的可学习性及可推广性。从早期的"被动"减孔作为传统腹腔镜向单孔腹腔镜的学习过渡,到近年来"主动"减孔降低手术难度,在保留微创优势的同时增加可操作性,就是很好的现象。国内也有中心发起了腹腔镜直肠和乙状结肠交界癌手术的单孔与传统腹腔镜的单中心前瞻性随机对照临床试验,希望为这种易掌握、可推广的腹腔镜微创技术应用于临床提供高级别的循证医学证据,也希望为国内有条件尝试减孔腹腔镜手术的外科医师提供更多手术经验及临床依据。有理由相信,随着手术技术的不断成熟、手术器械的不断进步,单孔腹腔镜手术会有更大的发展、造福更多合适的患者。

(余 江　李国新)

参 考 文 献

［1］ MARESCAUX J, DALLEMAGNE B, PERRETTA S, et al. Surgery without scars: report of transluminal cholecystectomy in a human being [J]. Arch Surg-Chicago, 2007, 142 (9): 823-827.

［2］ BUCHER P, PUGIN F, MOREL P. Single port access laparoscopic right hemicolectomy [J]. Int J Colorectal Dis, 2008, 23 (10): 1013-1016.

［3］ REMZI F H, KIRAT H T, KAOUK J H, et al. Single-port laparoscopy in colorectal surgery [J]. Colorectal Dis, 2008, 10 (8): 823-826.

［4］ WATANABE J, OTA M, FUJII S, et al. Randomized clinical trial of single-incision versus multiport laparoscopic colectomy [J]. Br J Surg, 2016, 103 (10): 1276-1281.

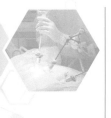

第二十二章
腹腔镜手术中机器人的应用

随着当前科技的发展,计算机技术、网络化数据采集系统、微型传感器、新型影像合成技术及各种微创技术等逐渐与现代外科手术相融合。目前以腹腔镜为代表的微创外科手术已趋于成熟,然而传统腹腔镜手术在手术精细操作等方面仍受到限制。计算机技术的革命性进步使这些技术实现飞跃,同时也促使机器人手术系统得到了巨大的发展。将机器人引入微创手术领域并非异想天开,因为随着工业化机器人在精确度及工作质量上的飞速提高,必将促使机器人操作系统在现代化医疗体系中得到应用和推广。将这一技术作为术者和患者的接触媒介,其目标就是为了提高这两者的交互作用,而这也是机器人手术的重点所在。但是机器人手术这一称谓本身并不准确,应称为机器人辅助手术,是指一系列接触媒介及技术应用,包含了广义上的机器人技术。

第一节　机器人概述

一、历史

机器人这一词汇产生于捷克语中的"roboto"一词,即"强制劳动力"。机器人发展的最初阶段主要在工业领域,强调自动化,是许多机械化工具的组合,旨在提高生产效率和产品质量。随后研究者的注意力逐渐从自动化转移到智能化,更加强调与操作者的配合度甚至能独立工作,并能够与外界实时沟通反馈。如今的机器人系统可以由计算机处理器进行控制,并配备有自己的发动机和传感器。精密而准确的计算机运算法则会综合计算传感器输入的环境信息及操作者指令,并控制系统相应部件产生合适的动作。

随着腹腔镜手术的广泛开展,越来越复杂的操作对术者的个人技术和设备均形成巨大挑战。在此背景下,医用机器人系统应运而生,具有 3D 手术野成像、过滤生理性颤抖、精细操作及多自由度关节运动等优点,克服了传统标准腹腔镜手术的限制。此外,机器人手术还有腹腔镜手术不可比拟的优势,即进行远程手术。这可以使医疗条件落后地区的患者也能得到高水平的手术治疗。

真正意义上第一台专门用于手术的外科机器人是 1988 年专门为前列腺手术设计的 PROBOT 系统,随后又相继问世了伊索(Aesop)持镜机器人、宙斯(Zeus)机器人外科手术系统等,到了 20 世纪 90 年代末,达芬奇(DaVinci)手术机器人横空出世,彻底改变了外科手术的操作模式。

二、现况

2000 年 7 月，FDA 批准了达芬奇机器人手术系统（DaVinci robot-assisted surgical system）应用于临床外科治疗。达芬奇手术系统是当前唯一经过 FDA 批准的计算机增益机器人手术系统。

达芬奇机器人手术系统是以 500 多年前达芬奇在图纸上画的机器人雏形为原型设计的，故以达芬奇的名字命名。达芬奇机器人 1996 年推出了第一代机器人，2006 年推出的第二代机器人，机械手臂活动范围更大了，可使医师在不离开控制台的情况下进行多图观察。2009 年在第二代机器人的基础上增加了双控制台、模拟控制器、术中荧光显影技术等功能，进而推出了第三代机器人。第四代机器人在 2014 年推出，其灵活度、精准度、成像清晰度等方面有了质的提高。

机器人手术系统的出现突破了人和器械因素的限制，开创了微创外科的新纪元。目前达芬奇操作系统是最先进的机器人手术系统，与传统腹腔镜手术不同，机器人手术系统采用主从式操作系统，由医师控制台、成像系统和床旁手术器械臂系统三部分组成。手术医师可以通过控制台远程控制 3 个机器人仿真手腕器械。该仿真手腕器械具有 7 个自由活动度，通过手术医师操控可完全重现人手动作。视频成像系统可为主刀医师提供放大 10~15 倍的高清 3D 立体图像，实现了真正的 3D 和高分辨率，增加了术者对手术的精准把握。同时，机器人手术系统还具有手颤抖消除、动作比例设定和动作指标化等功能，从而显著提高了手术操作的稳定性、精确性和安全性。

从 1999 年第一台达芬奇手术系统在美国开始用于临床手术，截至 2016 年 6 月，达芬奇系统全球累计安装 3 745 台，其中美国有 2 474 台，美国之外地区有 1 271 台。截至 2016 年上半年，全球共完成达芬奇手术 300 万例，其中 2015 年完成 65.2 万例，同比增长 14%。2016 年上半年全球达芬奇手术案例增长幅度约为 16%，美国之外的增长幅度约为 23%。

三、手术准备、术中、手术结束

（一）手术准备

1. 患者准备　机器人手术患者术前准备原则上与腹腔镜手术相同，包括完善术前检查、正确评估患者对手术的耐受性、合理治疗其他合并疾病、纠正贫血和水电解质紊乱、改善患者全身情况。遵循加速康复外科原则，术前预防性使用抗生素等。

2. 设备和器械准备　设备准备包括机器人手术系统、气腹机、腹腔镜显示系统、吸引冲洗机、超声刀和电凝系统等。使用前应先开机自检机器人系统，检查器械特别是机械臂是否能正常使用，为机械臂安装专用一次性无菌套。连接机器人观察镜头光源，对焦及 3D 校准后，加热镜头防止起雾。器械准备包括气腹针、穿刺器、转换 Trocar、带双极电凝的无损伤手术抓钳和马里兰抓钳、施夹器与止血夹、单极电剪、电钩、切口封闭器、腔内直线切割吻合器等。其中器械臂使用专用配套器械。

（二）术中

术者在术中应严格按照操作规程进行操作，根据手术的种类选择合适的能量器械和抓钳，合适的器械将有利于更好地完成手术。

（三）手术结束

手术结束或中转开腹手术时，要正确关闭达芬奇系统。取下器械和腹腔镜，移开机械臂，撤去所有无菌保护罩，将手术车所有关节折叠至储存位置，关闭系统。擦拭设备的表面，并遮以防尘罩。

（四）术中特殊事项（包括术中注意事项）

为确保患者术中安全，术者及助手须熟练掌握术中机器人手术系统故障识别及处理原则。机器人手术系统故障常分为可恢复故障和不可恢复故障。可恢复故障出现时，机械臂指示灯变为黄色且系统报警,术者可根据屏幕提示解除故障;不可恢复故障出现时,机械臂指示灯变为红色且系统报警,术者须记录屏幕显示的错误代码并重启系统。当遇到多次重启系统后仍无法解决问题时,须及时撤离机器人手术系统并中转为腹腔镜或开腹手术,以确保手术顺利进行和患者安全。

机器人手术系统目前尚无力反馈功能,术者无法感知器械操作的真实力度,因此在操作时用力过度很容易导致肝脏、脾脏等脏器的挤压伤或撕裂伤,在手术操作时应注意,特别是对于经验不足的初学者。

第二节　当前临床应用

机器人手术包含了一系列不同的类型,从被动式机器设备到计算机增强的遥控机械臂,甚至也包括真正意义上的机器人系统。当前计算机辅助手术是包含诊断及涉及术前方案的影像学分析、患者个体数据仿真及数据融合、手术影像合成后的手术导航、手术操作监管系统或遥控机械臂操作系统。

一、图像引导机器人系统

图像引导机器人主要用来完成组织定位并操控工具进行活检,它们能进行的大多是相对简单的和直接的操作,更多的是充当被动式机器人的角色。"被动"是指术者必须提供机器运动的动力来使用器械。一款被动式机器人系统被用于超声引导下经会阴前列腺穿刺活检。一款图像引导、计算机操控的机器人系统,能在磁共振下工作并具有颅脑手术使用的针穿刺设备,可完成立体定向功能性脑手术。还有一款美国霍普金斯大学开发的系统可以用来完成经皮肾穿刺术,这款系统极大地提高了穿刺针放置的精确性并缩短了操作时间,同时也缩短了患者和术者在放射线下的暴露时间。

二、计算机增强机器人远程手术

达芬奇机器人手术系统可进行远程手术,计算机主导远程手术是这类设备的优点中最具有吸引力的理念。远程手术指的是术者与患者的距离,术者坐在固定的操作平台上使用操纵杆或更加精细的操作设备控制手术台旁机械臂的动作。计算机可以智能化地将术者的动作经过缩放并转换为机械臂的动作,同时通过双成像系统将手术野下机械臂的动作生成 3D 图像实时反馈给术者。

尽管达芬奇手术系统是一个远程操作系统,但是目前应用中术者与患者之间的距离仍然很短,通常情况下医师的控制台和手术器械臂系统安放在同一个手术间。

真正意义上的远程手术操作目前仍面临许多挑战。早在 2001 年 9 月法国医师 Jacques Marescaux 完成了世界上首例远程机器人手术。远程手术依赖互联网技术,其中最棘手的问题莫过传输信号与机器人作出反应之间存在的时间差,信号滞后过久,将会影响到手术的安全性。另外,互联网的稳定性也是关键的问题,如何保证互联网故障不会发生,如何使服务器不会遭到黑客恶意攻击等,都是目前尚待解决的问题。如果这些问题解决,就意味着未来患者在任何一家医院都可以接受知名专家的手术治疗。另外,在偏远地区医疗、无国界医疗援助等领域也具有广泛的前景。

三、真实的机器人手术

达芬奇系统的器械能够进行 7 个自由度运动,同时内手腕又能进行额外的 3 个自由度运动。内手腕能够允许其尖端进行全方位动作,这就使组织切除更便利、穿针位点更理想、缝合更可靠,其实际应用效果与开腹手术相当。此外,达芬奇手术系统的另一个特点就是为术者提供完整的浸没效应(immersion effect),术者的视野能够完全沉浸在内镜提供的手术野成像中而不受外部或操作的干扰,这就使术者能够充分进行手眼配合并具有很好的深度知觉。

达芬奇手术机器人是目前全球最成功及应用最广泛的手术机器人,也代表着当今手术机器人最高水平。实施手术时主刀医师不与患者直接接触,通过3D视觉系统和动作定标系统操作控制,由机械臂以及手术器械模拟完成医师的技术动作和手术操作,广泛适用于普通外科、泌尿外科、心血管外科、胸外科、妇科、耳鼻咽喉头颈外科、小儿外科等。

达芬奇手术机器人在前列腺切除手术上应用最多,在美国,机器人前列腺癌根治性切除术比例高达83%,使用达芬奇机器人进行前列腺手术已成为一种标准术式。达芬奇手术机器人几乎已经成为美国医院的标配,只要是略具规模的医院,肯定会配备达芬奇机器人手术系统。目前我国已拥有100余台达芬奇机器人手术系统,主要分布在大型三甲医院,已累计完成3万余台手术。

四、机器人手术操作步骤

临床实用的达芬奇机器人手术目前已经得到了长足发展,在许多临床病例和手术技术报道中证实了其可行性和实用性。不同专业和不同手术中,机器人操作系统在位置安放、Trocar布局及手术操作等方面有很大的差别。

(一) 机器人胃癌根治手术

机器人胃癌手术技术正逐渐成熟,其优势主要在于局部解剖更加清晰,淋巴结清扫更加精准,特别对于胰腺上区位置较深的淋巴结清扫更有优势。机器人胃癌根治术根据胃切除范围不同分为机器人远端胃大部切除术、机器人近端胃大部切除术和机器人全胃切除术。

1. 机器人远端胃大部切除术

(1)麻醉及体位:患者行气管内插管,全身麻醉。患者取仰卧、两腿分开、头高足低位。

(2)Trocar数量和位置:Trocar一般采用W形5孔法布局。脐下穿刺置入12mm Trocar作为观察孔,建立气腹。左腋前线肋缘下置入8mm Trocar作为第1机械臂主操作孔。左锁骨中线平脐下2cm置12mm Trocar作为助手辅助操作孔。右腋前线肋缘下置8mm Trocar作为第3机械臂操作孔。右锁骨中线平脐下2cm置入8mm Trocar作为第2机械臂操作孔。相邻Trocar间距>8cm,避免机械臂相互干扰(图22-1)。

(3)腹腔探查:建立气腹,气腹压力10~12mmHg(1mmHg=0.133kPa),使用机器人腹腔镜或传统腹腔镜先行腹腔探查,了解腹腔内有无腹水、有无肝脏、腹膜转移等情况,明确可施行机器人胃癌根治术后,再安装固定机器人机械臂。

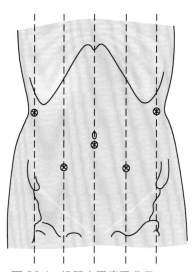

图 22-1　机器人胃癌手术 Trocar 位置示意图

(4)机器人手术系统的连接及术者位置:机械臂系统置于患者头侧,正对患者身体中心线,各臂采取环抱姿态(镜头臂居中,双侧器械臂关节适当外展,以避免相互磕碰)。1号臂连接超声刀系统,2号臂连接马里兰分离钳或单孔无损伤抓钳,3号臂连接双孔无损伤抓钳。术者坐于手术控制台,通过仿真手腕操控机械臂,右手操控1号臂,左手操控2、3号臂,助手位于患者两腿之间。

(5)淋巴结清扫:根据肿瘤整块切除的原则实施分区域清扫,即首先清扫No.4sb组淋巴结,再自左向右清扫No.6组淋巴结,然后裸化十二指肠球部,离断十二指肠,并将其向左上方牵拉,自下向上清扫No.5、12a组淋巴结,然后清扫No.7、8a、9、11p组淋巴结,最后清扫No.1、3组淋巴结。

1)清扫No.4sb组淋巴结:将大网膜向头侧翻起,从横结肠偏中部开始以超声刀离断大网膜,进入小网膜囊,沿结肠分离大网膜至结肠左曲(脾曲)。贴近胰尾部裸化胃网膜左动、静脉并离断,清扫 No.4sb 组淋巴结,裸化胃大弯直至预切除平面。清扫 No.4sb 组淋巴结前应先离断大网膜与脾脏下极的粘连,以免牵引过程损伤脾脏。

2)清扫 No.6 组淋巴结:在横结肠系膜前叶后方分离,切除横结肠系膜前叶。沿结肠中静脉向胰腺下缘方向分离,向右紧贴胰头部表面在胰十二指肠前筋膜浅面分离,暴露右结肠静脉及胰十二指肠上前静脉,在胰十二指肠上前静脉汇入胃网膜右静脉处使用血管夹夹闭后离断。继续向右分离暴露胃十二指肠动脉,裸化胃网膜右动脉起始部使用血管夹夹闭后离断,清扫 No.6 组淋巴结。

3)清扫 No.5、12a 组淋巴结:先裸化十二指肠球部,由助手 Trocar 孔置入 60mm 腔内直线切割吻合器,离断十二指肠。然后使用机器人手术系统 3 号臂将肝脏挑起,助手将残胃向左上方牵拉,打开肝十二指肠韧带被膜,沿胃十二指肠动脉及肝总动脉分离充分显露肝固有动脉及胃右动脉,于胃右动脉根部应用血管夹夹闭后离断,清扫 No.5、12a 组淋巴结。

4)清扫 No.7、8a、9、11p 组淋巴结:术者使用机器人手术系统 3 号臂抓持胃胰皱襞,将胃翻向上方,紧贴胰腺上缘游离裸化肝总动脉,并自左向右游离裸化胃左静脉,于根部使用血管夹夹闭后离断。再继续裸化腹腔干、胃左动脉和脾动脉近段,于胃左动脉根部使用血管夹夹闭后离断,清扫 No.7、8a、9、11p 组淋巴结。

5)清扫 No.1、3 组淋巴结:紧贴肝脏离断肝胃韧带至膈肌食管裂孔右侧清扫 No.1 组淋巴结,清扫胃小弯侧 No.3 组淋巴结可由胃后壁向前或由胃前壁向后分层进行,一般只需用超声刀游离贲门右侧的淋巴结脂肪组织至胃小弯中上 1/3 即可。

(6)消化道重建:常用的吻合方式包括 Billroth Ⅰ式吻合、Billroth Ⅱ式吻合和 Roux-en-Y 吻合。借助圆形吻合器或直线切割吻合器进行吻合重建,与腹腔镜手术相同。机器人手术系统缝合重建如下。

1)Billroth Ⅰ式吻合:先不离断十二指肠,用腔内直线切割吻合器离断胃,将近端残胃后壁与十二指肠后壁进行浆肌层缝合,分别打开十二指肠后壁和胃残端,间断或连续全层缝合两者后壁,离断剩余的十二指肠前壁,再将两者前壁缝合。

2)Billroth Ⅱ式吻合:用腔内直线切割吻合器将十二指肠和胃离断,将标本放入标本袋。距十二指肠悬韧带 15cm 处,将空肠上提至胃残端下方,先间断缝合残胃后壁与空肠的浆肌层,运用超声刀分别在空肠对系膜缘和胃大弯处切开 3cm 切口,连续缝合残胃与空肠全层。在脐部 Trocar 处做一约 3cm 切口取出标本,逐层关腹。

3)Roux-en-Y 吻合:胃空肠 Roux-en-Y 吻合方式在预防反流性胃炎方面更具优势。

机器人手术系统缝合同 Billroth Ⅱ式吻合。

2. 机器人近端胃大部切除术

(1)麻醉及体位、Trocar 数量和位置、腹腔探查、机器人手术系统的连接等均与远端胃大部切除术相同。

(2)淋巴结清扫:按照"从左到右、先大弯后小弯"的操作原则依次清扫。

1)分离大网膜及胃脾韧带:从结肠中部向结肠左曲离断大网膜,于根部离断胃网膜左动、静脉,清扫 No.4sb 组淋巴结。贴近脾门运用超声刀离断胃短动脉清扫 No.4sa 组淋巴结。离断脾上极最后 1 支胃短动脉,继续清扫贲门左侧 No.2 组淋巴结。

2)脾门淋巴结清扫:机器人视野放大 10~15 倍,并且机械手腕活动灵活,因此在清扫脾门淋巴结方面具有优势,可以采取"由下到上,先干后支"的顺序进行清扫。

3)清扫 No.7、8a、9、11p 组淋巴结方法同机器人远端胃大部切除术:清扫 No.7、8a、9、11p 组淋巴结后,将胰腺向右下牵拉,在肾前筋膜前的疏松间隙内分离,沿脾动脉表面清扫 No.11d 组淋巴结至脾门部。

　　4)裸化食管:继续分离至贲门右侧,离断胃前后迷走神经,裸化食管至足够吻合,同时清扫 No.1、3 组淋巴结。

　　(3)消化道重建:借助圆形吻合器或直线切割吻合器进行吻合重建与腹腔镜手术相同。

　　(4)机器人手术系统缝合重建:先用腔内直线切割吻合器离断胃,将残胃牵向左上方,暴露食管预切平面后部。残胃切缘切开 2~3cm 开口,于食管预切平面切开食管后壁半圈,连续缝合食管后壁与胃后壁浆肌层。离断食管前壁切除标本,再连续缝合食管前壁与胃前壁。

　　3. 机器人全胃切除术

　　(1)麻醉及体位、Trocar 数量和位置、腹腔探查、机器人手术系统的连接等均与远端胃大部切除术相同。

　　(2)淋巴结清扫:可参考机器人远端胃大部切除术和近端胃大部切除术。

　　(3)消化道重建:借助圆形吻合器或直线切割吻合器进行吻合重建,与腹腔镜手术相同。

　　(4)机器人手术系统缝合重建:在距十二指肠悬韧带 20cm 处用腔内直线切割吻合器将近端空肠离断,远端空肠上提,将空肠浆肌层与食管下端两侧固定,先缝合食管后壁与空肠浆肌层。分别切开空肠和食管下段后壁,连续缝合食管后壁与空肠后壁。切除食管前壁,将切除的全胃、网膜及淋巴结装入标本袋。然后再连续缝合食管前壁与空肠前壁。食管空肠吻合可采用端端吻合或端侧吻合。距食管空肠吻合口下方 40~60cm 处,将近、远端空肠做空肠 - 空肠侧侧吻合。

　　(二) 机器人结直肠癌手术

　　机器人结直肠癌手术技术已较为成熟,特别是机器人直肠癌手术,其优势主要在于更为精细的手术操作:更为精确、流畅的直肠分离,更快的术后胃肠道功能恢复,更好地保护盆腔自主神经功能(排尿功能、性功能等),更少的术中出血,更低的中转开腹率。

　　1. 机器人直肠、乙状结肠癌根治术　用于治疗直肠及乙状结肠肿瘤。主要包括乙状结肠癌根治术、直肠前切除术、低位直肠前切除术和经腹会阴联合直肠癌根治术。

　　(1)体位:行乙状结肠癌根治术、直肠前切除术和低位直肠前切除术的患者,取剪刀位或改良截石位。行低位直肠癌行经腹会阴联合直肠癌根治术的患者,取截石位。患者固定后,调整手术床为头低足高,右倾。适当降低患者左腿高度,防止与机械臂碰撞。

　　(2)Trocar 数量和位置:手术常用 4~5 枚 Trocar,即镜头孔 C,机械臂操作孔 R1、R2、R3,辅助操作孔 A。若需游离结肠左曲,则需将机械臂操作孔 R2 更改为机械臂操作孔 R4(图 22-2)。镜头孔 C 12mm 口径,置于脐右上方 3~4cm 处。机械臂操作孔 R1 8mm 口径,置于右侧麦氏点,即脐与右髂前上棘连线外1/3 处。机械臂操作孔 R2 8mm 口径,置于左锁骨中线,平镜头孔处。机械臂操作孔 R3 8mm 口径,置于左腋前线,平镜头孔处,多用于辅助低位直肠的分离。机械臂操作孔 R4(游离结肠左曲用)8mm 口径,置于剑突下方 3~4cm,中线和右锁骨中线中间处。辅助操作孔 A 5mm/12mm 口径,置于过机械臂操作孔 R1的垂线,平镜头孔处。镜头孔的位置相对固定,其余 Trocar 位置依据肿瘤部位、患者体型及术者习惯进行调整,注意保持操作中心在肿瘤部位。相邻 Trocar 间距 8~10cm,避免机械臂交叉磕碰。所有尺寸均应以气腹后有张力的情况下为准。游离直肠和乙状结肠时使用操作孔 R1、R2 和 / 或 R3,游离结肠左曲时使用操作孔 R1、R4 和 / 或 R3。

　　(3)腹腔探查:建立气腹。气腹压力 8~15mmHg。可使用腹腔镜或机器人镜头进行腹腔探查。探查中若发现有影响 Trocar 安放的组织粘连,必须先使用腹腔镜器械进行松解,并调整体位,充分显露手术部位,明确机器人手术可行后,再连接机器臂。

　　(4)机器人连接:机械臂系统安置于患者左侧,中线与镜头孔 C 和左髂前上棘的连线重合。各机械臂采取环抱姿态(镜头臂居中,双侧器械臂关节外向充分伸展,以免交叉磕碰)。机械臂与 Trocar 连接时注意高度调整,动作柔和,避免向上提拉 Trocar。机械臂固定后,不可再移动患者体位或手术床。

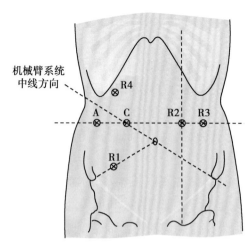

图 22-2　机器人直肠、乙状结肠癌根治术 Trocar 位置示意图
C. 镜头孔；A. 辅助操作孔；R1. 机械臂操作孔 1；R2. 机械臂操作孔 2；
R3. 机械臂操作孔 3；R4. 机械臂操作孔 4。

（5）手术步骤：建议采用中间入路手术。女性患者可使用机器人行子宫缝合悬吊。助手在辅助操作孔用无损伤肠钳将小肠、大网膜移动至右上腹。向上外侧牵拉直肠、乙状结肠与侧腹膜交界的肠系膜，辨认腹主动脉分叉处。以骶骨岬水平为始，沿脏腹膜与壁腹膜间隙向上剥离肠系膜，裸化肠系膜下动、静脉，清扫淋巴结。先后于根部用 Hem-o-lok 夹夹闭并切断动静脉。

1）游离侧腹膜：将乙状结肠向右侧牵开，在此游离脏腹膜与壁腹膜间隙向外侧分离，直至暴露外下方输尿管。若需游离结肠左曲，则需要先撤离机械臂，改变机械臂系统位置，更换操作孔，重新连接机械臂。机械臂系统的中线过镜头位置，与左肩成 15°。使用操作孔 R1、R4 游离结肠左曲。

2）游离降结肠和乙状结肠：沿肾前筋膜与输尿管上方水平游离降结肠及乙状结肠，注意保护神经，防止损伤。根据肿瘤部位同时可以裁剪肠系膜，确定近端切缘。

3）游离直肠：直肠的游离从骶前开始，以椭圆形的分离模式进行全直肠系膜切除（total mesorectal excision，TME）的组织分离，注意层次，从后壁中央开始，逐步向两侧进行分离，最后分离直肠前壁。机械臂操作孔 R3 可辅助进行直肠的牵拉暴露。注意机械臂牵拉张力的控制，避免软组织撕脱。根据肿瘤所在位置决定是否打开腹膜返折及游离直肠的长度，必要时可分离直至肛提肌水平。

4）游离直肠远切端：直肠远切端可使用超声刀进行肠壁的裸化，也可使用机器人的电钩或热剪进行裸化。切缘距离肿瘤下缘常规 2cm 以上。

5）消化道重建：行前切除术的患者，根据肿瘤位置及患者体型选择开放或腹腔内吻合。开放吻合在左下腹做切口，将标本拖出，直视下进行吻合；必要时可加缝加固。腹腔内吻合在裸化远端肠管后切断；左下腹小切口或扩大现有操作孔取出标本；近端肠管置入吻合器头；将吻合器从肛门置入，直视下进行吻合。若肿瘤较小，可从肛门拖出肠管切断，将吻合器头固定在近端肠管塞回至腹腔，或通过其他方法置入吻合器头后固定在肠管近端，机器人直视下吻合。充气试验或亚甲蓝注入试验检查吻合是否满意，必要时可机器人直视下加缝加固。

6）会阴部手术和造口：行经腹会阴联合直肠癌根治术的患者，直肠游离至肛提肌水平后，医师手工进行会阴部手术，手术方法和传统开腹手术相同。肿瘤标本从会阴部取出。同时撤离机械臂，移开机械臂系统，医师手工进行造口。会阴部手术和造口完毕，关闭会阴部切口。必要时可重新建立气腹，连接机械臂，行机器人关闭盆底腹膜。

2. 机器人左半结肠癌根治术　用于治疗横结肠左半、结肠左曲、降结肠的肿瘤。

（1）体位：患者取剪刀位或改良截石位。患者固定后，调整手术床为头低足高，右倾。适当降低患者左腿高度,防止与机械臂碰撞。

(2)Trocar 数量和位置:手术常用 5 枚 Trocar,即镜头孔 C,机械臂操作孔 R1、R2、R3,辅助操作孔 A(图 22-3)。镜头孔 C 12mm 口径,置于脐右上方 3~4cm 处。机械臂操作孔 R1 8mm 口径,置于右侧麦氏点,即脐与右髂前上棘连线外 1/3 处。机械臂操作孔 R2 8mm 口径,置于剑突下方 3~4cm,中线稍偏右侧,必须位于横结肠上方。机械臂操作孔 R3 8mm 口径,置于耻骨联合上方 3~4cm 中线处。辅助操作孔 A 5mm/12mm 口径,置于右锁骨中线外侧,镜头孔和机械臂操作孔 R2 中间的水平位置。镜头孔的位置相对固定,其余 Trocar 位置依据肿瘤部位、患者体型及术者习惯进行调整,注意保持操作中心在肿瘤部位。相邻 Trocar 间距 8~10cm,避免机械臂交叉磕碰。所有尺寸均应以气腹后有张力的情况下为准。

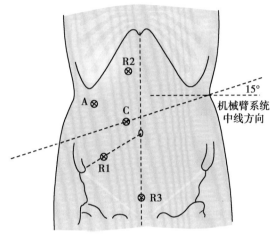

图 22-3　机器人左半结肠癌根治术 Trocar 位置示意图
C. 镜头孔;A. 辅助操作孔;R1. 机械臂操作孔 1;
R2. 机械臂操作孔 2;R3. 机械臂操作孔 3。

(3)机器人连接:机械臂系统安置于左侧肩部,中线过镜头孔 C 位置,与左肩成 15°。

(4)手术步骤:建议采用中间入路手术。助手在辅助操作孔用无损伤肠钳将小肠、大网膜移动至右上腹。分别向上外侧及下外侧牵拉降结肠、直肠和乙状结肠交界处的肠系膜,辨认腹主动脉分叉处。于骶骨岬水平为始,沿腹主动脉向上剥离肠系膜,于肠系膜下血管左侧显露并裸化其发出的乙状结肠第 1~2 支和左结肠血管,清扫淋巴结。先后于根部用 Hem-o-lok 夹夹闭并切断动静脉。

1)游离降结肠:自肠系膜下静脉左侧起,沿左 Toldt 筋膜和左肾前筋膜之间的无血管间隙,在左精索 / 卵巢血管和左输尿管表面,自下向上(也可自上向下),自内向外进行分离。

2)游离结肠左曲:沿融合筋膜间隙(Toldt 间隙)向头端及内侧分离,在无血管区打开横结肠系膜,结扎中结肠动脉左支,继续向左分离,完全游离结肠左曲。

3)游离乙状结肠和上段直肠:沿侧腹膜及肾前筋膜前上方完全游离降结肠、乙状结肠,必要时可游离直肠上段。确定切除肠段的距离,并游离肠系膜。

4)消化道重建:做左腹直肌切口拖出肠段,直视下裸化肠管,切断,移除标本。可用侧侧吻合器行横结肠 - 乙状结肠侧侧吻合,也可用管状吻合器行横结肠 - 乙状结肠端侧吻合。

3. 机器人右半结肠癌根治术　用于治疗盲肠、升结肠、结肠右曲(肝曲)及横结肠右半的肿瘤。

(1)体位:患者取仰卧位,体位尽量靠近手术床头侧,髂前上棘最好位于手术床中轴以上。患者固定后,调整手术床为头低足高(15°~30°),左倾(10°~15°)。

(2)Trocar 数量和位置:手术常用 5 枚 Trocar,即镜头孔 C,机械臂操作孔 R1、R2、R3,辅助操作孔 A

（图 22-4）。镜头孔 C 12mm 口径，置于脐左下方 3~4cm 处。机械臂操作孔 R1 8mm 口径，置于左锁骨中线肋缘下 7~8cm 处。机械臂操作孔 R2 8mm 口径，置于中线耻骨联合上方 6~8cm 处。机械臂操作孔 R3 8mm 口径，置于右侧麦氏点，即脐与右髂前上棘连线外 1/3 处。辅助操作孔 A 5mm/12mm 口径，置于机械臂操作孔 R1 下方 6~8cm，左锁骨中线外侧，距镜头孔 8cm 以上。镜头孔的位置相对固定，其余 Trocar 位置依据肿瘤部位、患者体型及术者习惯进行调整，注意保持操作中心在肿瘤部位。相邻 Trocar 间距 8~10cm，避免机械臂交叉磕碰。所有尺寸均应以气腹后有张力的情况下为准。

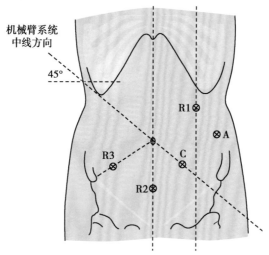

图 22-4　机器人右半结肠癌根治术 Trocar 位置示意图
C. 镜头孔；A. 辅助操作孔；R1. 机械臂操作孔 1；
R2. 机械臂操作孔 2；R3. 机械臂操作孔 3。

（3）机器人连接：机械臂系统安置于右侧肩部，中线过镜头孔 C 位置，与右肩成 45°。手术床在患者臀部要适当留有间隙，防止机械臂游离结肠右曲时与患者右腿相互碰撞。其他要点同前。

（4）手术步骤：建议采用中间入路手术。助手用无损伤肠钳将小肠移到左侧腹，找到并提起右结肠系膜，显露此处的回结肠动脉与肠系膜上静脉交叉处。沿肠系膜上血管向上，分离裸化动静脉各个属支，清扫淋巴结。分别用 Hem-o-lok 夹夹闭并切断回结肠动静脉、右结肠动静脉，以及中结肠动静脉或中结肠动静脉右支。

1）游离升结肠：自肠系膜上静脉右侧起，沿 Toldt's 筋膜和右肾前筋膜之间的无血管间隙，在右精索/卵巢血管和右输尿管和十二指肠表面，自下向上，自内向外进行分离。

2）游离结肠右曲：打开胃结肠韧带，向右分离，游离结肠右曲。若肿瘤位于结肠右曲或横结肠近结肠右曲处，清扫胃网膜右血管淋巴结。游离大网膜到结肠预切断平面。

3）游离侧腹膜：从回盲部向上分离外侧腹膜，直到超过十二指肠及胰腺头端。与结肠右曲游离部位汇合。

4）消化道重建：根据肿瘤所在部位决定切除肠段，分别游离结肠系膜及小肠系膜直到预切断平面。吻合方法多种。可做辅助切口行拖出吻合，也可行腹腔内吻合（将末端回肠与结肠靠拢，置入直线切割吻合器，吻合回肠与横结肠，后再用切割吻合器断离手术标本）。也可用管状吻合器行回肠结肠端侧吻合。

（三）机器人肝脏切除术

机器人辅助的腹腔镜肝切除术应从左外叶切除开始，需要具备一定的腹腔镜及开腹肝切除的手术基础。与腹腔镜肝切除类似，机器人手术气腹压力一般为 12~14mmHg。

1. 左半肝切除术　机器人辅助的腹腔镜左半肝切除术采用头高足低仰卧分腿位,观察孔位于脐上,操作孔与观察孔呈扇形分布,1 臂位于右锁骨中线,2 臂位于左锁骨中线,3 臂置于左腋前线,助手孔位于 1 臂和观察孔之间。手术步骤如下。

(1)肝脏游离:用超声刀依次离断肝圆韧带、镰状韧带,解剖至肝左静脉根部,暴露肝左静脉左侧壁。游离左三角韧带和左冠状韧带,左三角韧带内有较大血管者,需先于近膈肌侧上钛夹或生物夹后再离断,使左肝完全游离。打开小网膜囊并沿下腔静脉韧带游离至肝左静脉根部,用 1 臂穿过温氏孔,放置肝门阻断带经脐周引出备用。

(2)解剖第一肝门:先切除胆囊。第一肝门的解剖有两种方式,一是传统的格利森鞘内解剖,用超声刀或电钩分别解剖出肝左动脉、门静脉左侧分支,可吸收夹或钛夹夹闭肝左动脉和门静脉左支并剪断,控制入肝血流,可见左半肝呈缺血改变。第二种方式为格利森鞘外解剖,显露肝十二指肠韧带前层腹膜与肝方叶连接处,切开部分前腹膜,降低肝门板,沿肝实质与左、右肝蒂汇合部格利森鞘之间间隙,从肝门板前上方向肝十二指肠韧带后方的肝横沟方向钝性分离。解剖左侧格利森蒂时,以"金手指"(腹腔镜可伸缩小拉钩)沿肝实质与左侧格利森鞘之间间隙从前向后贯穿分离,在左尾状叶肝实质与格利森鞘之间穿出,绕过左侧格利森蒂,注意保留左尾状叶血供,7-0 丝线结扎左肝蒂可见左右肝缺血线。

(3)解剖第二肝门:分离出肝左静脉的主干后用可吸收夹夹闭或用 7-0 丝线缝扎,控制出肝血流。如果肝左静脉游离困难,也可暂时不予处理,等待切肝至肝左静脉时再处理。

(4)离断肝实质:沿左半肝缺血线左侧 1cm 标记肝切除线。沿肝脏膈面切开肝实质约 1cm,在预切线上用超声刀等多种断肝器械离断肝实质,肝内管道直径>3mm,切断前需用钛夹或血管夹夹闭,以防出血、胆漏。沿肝中静脉Ⅳb 段回流支寻找肝中静脉,并沿其离断肝实质,注意保留肝中静脉至右侧肝断面,肝实质离断充分后用切割吻合器离断左肝蒂,继续离断肝实质至第二肝门时采用血管切割吻合器离断肝左静脉。

(5)断面处理:肝断面细小血管、胆管可用电凝封闭;经过反复电凝止血后出血仍未停止,应仔细观察创面,寻找出血点,用缝合、钛夹钳夹等方式止血;直径>3mm 的管道,需用钛夹妥善夹闭或缝扎后处理。

(6)标本的取出:将切下来的包括病变的肝组织用一次性取物袋装好,移开机械臂后从脐孔拉出,若标本太大可适当延长脐孔或经耻骨上小切口取出标本。仅肝脏病变为良性时,才可捣碎取物袋中的肝组织后取出。

2. 右半肝切除术　机器人辅助的腹腔镜右半肝切除术采用头高足低仰卧分腿位,左倾 15°,观察孔位于脐右,操作孔与观察孔呈扇形分布,1 臂位于右锁骨中线,2 臂位于左锁骨中线,3 臂置于左腋前线,助手孔位于 1 臂和观察孔之间。手术步骤如下。

(1)游离肝脏:腹腔镜下右半肝切除需要切断肝圆韧带、镰状韧带、右三角韧带、右冠状韧带、右肝肾韧带,使整个右肝完全游离,但是机器人手术由于其机械臂的局限性不能完全游离出右肝,其游离受到一定的限制。尽量离断肝圆韧带、镰状韧带至腔静脉沟,脏面游离肝肾韧带、右三角韧带。打开小网膜囊,用 1 臂穿过温氏孔,放置肝门阻断带经脐周引出备用。

(2)解剖第一肝门:先切除胆囊。格利森鞘内解剖,从肝外切开格利森鞘,分别解剖出肝右动脉予以血管夹夹闭、右门静脉予以丝线结扎,沿左右半肝缺血线标记切除线。格利森鞘外解剖,以"金手指"沿肝实质与右侧格利森鞘之间间隙从前向后贯穿,在右尾叶肝实质与格利森鞘之间穿出,即可分离出右侧格利森蒂;此时预阻断右侧格利森蒂,左、右半肝缺血分界线清晰可见。

(3)离断肝实质:沿左右肝缺血线内 1cm 从前至后、由浅至深开始切肝,遇直径>3mm 的管状组织,夹闭远近端后再予超声刀离断,寻肝中静脉Ⅴ段回流支找到其主干,沿肝中静脉主干进行离断,注意保护肝中静脉至左半肝。肝实质离断充分,完全暴露出右肝蒂后可使用切割吻合器离断,继续进行肝实质的离断,显露肝右静脉,使用切割吻合器离断。然后离断肝周韧带,完全游离肝脏,特别注意肾上腺的处理,必要时给予缝扎处理。

(4)肝断面处理:创面的活动性出血和胆漏可以钳夹或缝扎,3-0 聚丙烯缝线将镰状韧带固定在腹壁防止肝脏扭转,肝断面覆盖止血材料,断面放置腹腔引流管至右侧 Trocar 孔引出。

(5)标本的取出:将切下来的包括病变的肝组织用一次性取物袋装好,移开机械臂后从脐孔拉出,若标本太大可适当延长脐孔或经耻骨上小切口取出标本。仅肝脏病变为良性时,才可捣碎取物袋中的肝组织后取出。

3. 肝中叶切除术 机器人辅助的腹腔镜肝中叶切除术采用头高足低仰卧分腿位,左倾 15°,观察孔位于脐右,操作孔与观察孔呈扇形分布,1 臂位于右锁骨中线,2 臂位于左锁骨中线,3 臂置于左腋前线,助手孔位于 1 臂和观察孔之间。手术步骤如下。

(1)游离肝脏:离断肝圆韧带、镰状韧带至腔静脉沟,打开小网膜囊,用 1 臂穿过温氏孔,放置肝门阻断带经脐周引出备用。

(2)左侧肝实质离断:无须进一步游离肝脏即可开始肝实质离断。一般采用先左侧后右侧的顺序,首先沿镰状韧带右侧以超声刀由下往上、由浅入深进行肝实质离断,解剖出Ⅳb 及Ⅳa 段格利森蒂,Ⅳa 段肝蒂位于Ⅳb 段肝蒂的深部,有时两者可形成共干汇入左侧矢状部,根据阻断后肝左内叶缺血范围易于确认,以血管夹夹闭后离断,继续向深部离断肝实质直至肝中静脉根部及下腔静脉前壁。

(3)右侧肝实质离断:切除胆囊,将肝向前侧牵引,沿肝门板向右侧离断肝实质,解剖出肝右前叶格利森蒂,以腔镜下直线切割吻合器直接离断,肝右前叶与右后叶之间即可形成明显缺血分界线,沿缺血分界线进行肝实质离断,以术中超声定位肝右静脉走行,沿肝右静脉走行进行深部肝实质离断,直至肝右静脉根部及下腔静脉前壁,此时即可完全显露肝中静脉根部,确认其与肝左静脉及肝左、中静脉共干及下腔静脉的解剖关系后以直线切割吻合器离断,完整切除病灶及肝中叶。肝断面创面的活动性出血和胆漏可以钳夹或缝扎,肝断面覆盖止血材料,断面和温氏孔分别放置腹腔引流管至右侧 Trocar 孔引出。

4. 肝右后叶切除术 机器人辅助的腹腔镜右后叶肝切除术采用头高足低仰卧分腿位,左倾 15°,观察孔位于右锁骨中线,操作孔与观察孔呈扇形分布,1 臂位于右腋中线,2 臂位于脐上,3 臂置于左锁骨中线,助手孔位于 1 臂和观察孔之间。手术步骤如下。

(1)游离肝脏:离断肝圆韧带、镰状韧带至腔静脉沟,尽量暴露肝右静脉,脏面游离肝肾韧带、右三角韧带。打开小网膜囊,用 1 臂穿过温氏孔,放置肝门阻断带经脐周引出备用。

(2)解剖第一肝门:先切除胆囊,暴露出 Rouviere 沟。格利森鞘内解剖,从肝外切开格利森鞘,分别解剖出肝右动脉、右门静脉,沿其走行继续向肝实质分离显露出肝动脉右后支及门静脉右后支分别予以结扎后,可出现右后叶缺血线。由于肝动脉及门静脉的右后支位置较深,如较难寻找可不用强行解剖。格利森鞘外解剖:以"金手指"沿肝实质与右侧格利森鞘之间间隙从前向后贯穿,从右前及右后叶格利森蒂之间沿格利森鞘向后贯穿分离,即可分离出右后叶格利森蒂,此时预阻断右后叶格利森蒂,缺血分界线清晰可见。如果右后肝蒂解剖困难,也可分离出右前肝蒂预阻断确定切除线。

(3)离断肝实质:沿右后叶缺血线内 1cm 从前至后、由浅至深开始切肝,遇直径>3mm 的管状组织,夹闭远近端后再予超声刀离断,寻找肝右静脉主干进行肝实质的离断,注意保护肝右静脉至左侧。肝实质离断充分,完全暴露出右后肝蒂后可使用切割吻合器离断,继续进行肝实质的离断至肝右静脉根部,然后离断肝周韧带,完全游离肝脏,特别注意肾上腺的处理,必要时给予缝扎处理。肝断面创面的活动性出血和胆漏可以钳夹或缝扎,肝断面覆盖止血材料,断面放置腹腔引流管至右侧 Trocar 孔引出。

第三节　局　限　性

当前机器人技术在某种程度上受到了无触觉反馈（包括本体感觉和力学反馈）的限制。造成这种缺陷的原因比较复杂，如在测量反馈力度大小、传输数据及进行迅速并正确的力量反馈等方面都存在难度。解决这些问题，仍需要在工程学和计算机学方面持续努力。此外，机器人手术系统的花销巨大，不管是初期购买还是日常维护，而这也可能成为限制其广泛推广的决定性因素。机器人手术在未来的开展可能越来越广泛，因此相关的培训也应该得到重视。然而，针对如此复杂的一款操作系统，其权威的学习曲线却并没有共识性报道。

除了技术方面的限制外，机器人手术系统在临床普及时仍然面临着一个重要的问题，那就是需要对其临床效果进行有效的评估。尽管机器人系统较传统腹腔镜在动作和视觉方面具有的巨大优势已经得到认可，而且机器人手术已经在临床投入使用，但是目前几乎没有高质量的临床统计数据来明确其在临床治疗效果中的重要作用，同时已有的客观临床数据支持也差强人意。但是，这并没有明显制约机器人手术在临床中的应用。因为从另一个角度来看，临床和经济数据正在不断地积累和分析之中。

第四节　发　展　趋　势

随着机器人加入微创手术的行列，微创外科领域受到了较大影响。机器人手术最大的潜在优势就是它具有比开腹手术更好的准确性，这项优势在需要高操作技巧、高分辨率和显微外科等领域的手术中显得更为重要。虽然机器人手术的临床效果仍然需要进一步评估，但毫无疑问机器人手术不仅能减少手术所带来的创伤，提高开腹手术效果，随着科技的进一步发展在未来也将使患者的治疗效果得到提高。

技术的进步会促使操作设备朝着小型化方向发展。未来的设备将能够完成体内灵活操作，甚至通过身体的生理孔道进行复杂的介入治疗。影像学系统与机器人手术系统的巧妙结合也能带来许多好处，如使手术操作能在非直视条件下进行、根据患者个体化数据模拟手术流程、有效降低手术操作中的错误率等。机器人的操作系统和信息系统的结合，将会使上述操作和技术更有效地服务于患者，有效提高治疗结果。

（赵永亮　郑树国　余佩武　许剑民）

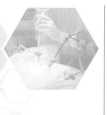

第二十三章
腹腔镜胆道手术

第一节　腹腔镜胆囊切除术

一、适应证与禁忌证

(一) 适应证

1. 胆石症

(1) 无症状胆囊结石。一般来说,无症状胆囊结石本身并不是预防性胆囊切除的适应证,除非患者合并慢性炎症。但陶瓷胆囊或胆囊结石直径大于 3cm 的患者,由于胆囊癌变的概率明显增高,因此仍然建议采取 LC。

(2) 各种不同类型有明显症状的胆囊结石。

(3) 复杂的胆石症。胆源性胰腺炎的患者应在住院期间临近出院的时候采取 LC,以免胆源性胰腺炎再次发作;胆囊结石合并急性重症胆管炎的患者,LC 可以在胆管炎症状控制后实施。

2. 非胆石症

(1) 急性非结石性胆囊炎。尽管可以考虑实施 LC,但是经皮穿刺胆囊造瘘术也是危重患者的选择之一。

(2) 胆囊隆起样病变,如胆囊息肉大于 1cm、胆囊腺肌瘤、胆囊腺瘤等可以实施 LC,小于 1cm 的息肉可以选择密切观察。

(二) 禁忌证

1. 有多次上腹部手术史。

2. 胆囊结石伴有急性坏死性胰腺炎。

3. 伴有严重肝硬化、门静脉高压症者。

4. 米里齐综合征(Mirizzi syndrome)。

5. 伴有严重出血倾向。

6. 疑有胆囊癌。

二、患者体位

多采用仰卧位,头高足低 20°~30°,手术床向左侧倾斜 20°~30°。术者站在患者左侧,助手站在右侧,持镜者站在左下,器械护士于右下。腹腔镜主机、显示器、冷光源、气腹机及电凝器等分别放在两个仪器架车柜上。

三、Trocar 位置

1. 通常采用4孔法　在脐上缘或脐下缘做10mm的弧形切口作为观察孔,剑突下2~3cm偏右做10mm切口为主操作孔,右肋骨中线肋缘下2cm、右腋前线肋缘下2cm各做5mm切口为辅助操作孔,熟练者可做3孔法。

2. 建立CO_2气腹　在脐部做10mm切口后,术者与助手用2把巾钳或用手将腹壁上提。术者以垂直切口方向,用腕部力量把气腹针穿刺入腹腔,当感受到2次突破感后,充入CO_2,使气腹压力达到12~15mmHg。若患者既往有腹部手术史或遇到其他困难时,可以调整穿刺建立气腹位置。

3. Trocar 穿刺　将Trocar锥尖放入脐部切口,用手腕部的力量反复旋转缓慢进入腹腔。此Trocar孔放入腹腔镜后,应先检查在穿刺过程中有无误伤腹腔脏器、出血、血肿等,并探查整个腹腔,观察胆囊大小、炎症程度及周围的解剖情况,从而预估LC的难易程度。在进行主操作孔穿刺时,术者用右手持Trocar锥以45°斜向胆囊方向穿刺,注意避免刺入肝圆韧带。辅助操作孔应在主操作孔建立后,根据主操作孔位置和肝缘位置建立。

四、胆囊三角识别

1. 分离胆囊周围粘连　4孔法由助手牵拉胆囊底部,连同肝脏一同推向右上方,或者压住网膜(熟练者可采用3孔法,由术者自行牵拉胆囊底部),术者以电凝钩钝性或锐性分离胆囊周围粘连。分离粘连时应注意:①保持一定张力;②紧贴胆囊,以减少出血和副损伤,尤其切勿损伤结肠或十二指肠。

2. 解剖胆囊三角,分离胆囊动脉及胆囊管　术者将胆囊Hartmann袋提起,并向右外上方牵引,使胆囊管、肝总管与肝脏之间的胆囊三角充分显露。以电凝钩和分离钳分离、离断胆囊三角前后浆膜及疏松结缔组织、脂肪组织,仔细解剖胆囊三角,以弯钳或直角钳钝性分离出胆囊动脉及胆囊管。分离胆囊动脉时应注意:①靠近胆囊颈部淋巴结附近分离;②在动脉周围留少量纤维结缔组织使动脉夹闭更牢固;③胆囊动脉后支较为常见,需注意离断。分离胆囊管靠近胆总管时,尽量避免使用电切、电凝,以免误伤肝外胆管。

3. 离断胆囊动脉、胆囊管　确认胆囊管、胆囊动脉、肝总管三者关系后,以1枚可吸收夹夹闭胆囊动脉,电凝离断。然后在距胆总管0.5cm处以2枚可吸收夹夹闭胆囊管,靠胆囊颈侧上1枚钛夹夹闭胆囊管远端,以剪刀离断胆囊管。应注意在离断胆囊动脉和胆囊管之前,需确认胆囊三角内无向肝门部走行的管道,以防因解剖变异引起胆管损伤。

4. 剥离胆囊床　可由胆囊颈部开始剥离胆囊,也可从胆囊底部逆行切除。术者左手牵起胆囊底向上外翻并保持一定张力,充分显露胆囊与胆囊床间隙,用电凝钩仔细分离。剥离胆囊床时避免过深损伤肝脏导致出血或术后迷走胆管瘘的发生。胆囊床剥离完毕后,以电凝棒烧灼止血。

五、困难情况

(一)胆囊炎症严重

如果胆囊炎症很重,无法完整切除或强行切除可能造成严重的并发症(如大出血、胆管损伤等),则可行胆囊部分切除,胆囊后壁黏膜予以电凝棒灼烧破坏,甚至仅行胆囊造瘘术,待炎症消退后再行二次手术。

（二）胆囊三角炎症、粘连严重

慢性萎缩性胆囊炎或慢性胆囊炎急性发作时，胆囊三角内炎症水肿及粘连较重，使胆囊管和胆总管之间相互粘连甚至扭曲，不易辨认两者正常的解剖关系。因此，在分离粘连时，应尽量紧贴胆囊壶腹部钝性分离，不可轻易离断任何可疑管道，以免误伤血管和胆管。应该强调的是，腹腔镜下吸引器刮吸结合、钝性分离的方法有助于辨认炎症、粘连较重时胆囊三角内的管道结构。在个别复杂情况下，必要时可行术中胆道造影了解胆道解剖走行，以免造成任何的胆管损伤。

若胆囊严重萎缩且与肝床粘连严重，无法辨认胆囊床层次时，术者应尽量靠近胆囊分离，甚至可以残留胆囊后壁，因为若强行将胆囊后壁完整分离常会导致肝脏的严重出血甚至术后胆瘘的发生。

胆囊三角粘连致密、难以解剖辨认或胆囊管粗短者，应果断采取从胆囊底部分离的逆行切除胆囊的方法。当胆囊与胆囊床分离至胆囊颈部时，应小心辨认胆囊动脉，可仔细钝性分离后上可吸收夹离断，然后继续沿着胆囊颈部分离，直至除了胆囊管以外没有其他任何管道结构，此时则可放心离断胆囊管。

（三）胆囊颈结石嵌顿

胆囊颈结石嵌顿常表现为胆囊内高压，胆汁白色，胆囊壁增厚，在腹腔镜下处理较为困难。主要原因在于：①胆囊体积明显增大，胆囊壁增厚，并压迫胆囊三角，造成腹腔镜操作困难；②胆囊三角炎症水肿增厚，解剖层次不清或消失，造成分离困难；③胆囊管缩短、变粗甚至内有结石，难以上可吸收夹夹闭。

因此，遇到胆囊颈结石嵌顿时，可先行胆囊穿刺减压，从而恢复操作空间和便于钳夹牵引，并从胆囊壶腹部向胆囊侧钝性分离。若胆囊管内有嵌顿结石，可尝试将其推回胆囊腔内，如有困难可在嵌顿结石近胆囊侧剪一小口，挤出结石，然后上可吸收夹夹闭后离断。

（四）胆囊动脉及肝外胆管变异

1. 胆囊管与肝总管汇合方式变异。首先，应牢记并警惕常见胆囊管汇入方式的异常，如低位汇入、正前方或左前方汇入、右后方汇入以及汇入肝右管等。其次，对所分离的胆囊管有疑虑时，不能轻易用可吸收夹和离断。此时，应采取顺逆结合的分离方法加以明确，并优先处理胆囊动脉，以暴露整个胆囊三角。

2. 胆囊动脉的变异多为2支甚至更多分支，因此在分离胆囊三角时，只要遇到类似血管的管状结构，都应果断上夹后离断。但应强调的是，若在胆囊三角内发现较粗的血管时，则应尽量向胆囊侧分离，寻找其是否有向胆囊的分支，以免离断肝右动脉。

六、并发症及防治

（一）术中出血

1. 原因

（1）由于技术操作不当，如气腹针或穿刺鞘锥尖穿刺腹壁时用力过猛，刺入腹膜后大血管，如腹主动脉、下腔静脉及髂内、外动静脉等，此类损伤通常出血量大且迅猛，短时间内即可发生出血性休克，死亡率很高。

（2）分离胆囊与大网膜之间的粘连时，损伤大网膜血管导致出血。

（3）由于胆囊三角粘连严重或水肿增厚导致解剖不清，在分离胆囊管或胆囊动脉时可能损伤胆囊三角内血管，如肝右动脉、胆囊动脉及其分支，导致严重出血。

（4）由于胆囊床与肝脏之间粘连严重，在剥离胆囊床时过深，损伤门静脉或肝中静脉较为表浅的属支，导致严重出血。

2. 处理及预防

(1)一旦发生腹膜后大血管损伤,导致严重失血性休克,必须立即中转开腹,进行剖腹探查,并根据损伤血管的具体情况行血管修补。

预防穿刺时血管损伤的方法:①尽力上提脐部,使腹壁尽量远离脊柱,控制穿刺力度和深度,注意突破感,避免暴力穿刺;②未能成功建立气腹者,可以采用 Trocar 直接穿刺建立气腹,必要时开放建立气腹。在分离胆囊与大网膜的粘连时应紧贴胆囊进行,否则易损伤大网膜血管导致出血,若发生出血时可用电凝棒电凝止血。

(2)若损伤肝右动脉、胆囊动脉主干或分支,可用吸引器吸净出血,看清出血部位后准确钳夹,避开胆管方向后用钛夹夹闭出血的动脉或分支。切忌在视野不清的情况下盲目钳夹或电凝止血,以免造成副损伤。若动脉出血速度快,视野不清,腹腔镜下处理困难时,应果断中转开腹止血。

预防动脉损伤应注意:①熟悉胆囊动脉的走行、分支及其变异,如 15%~30% 的胆囊动脉来自肝固有动脉或肠系膜上动脉,不能满足于一支胆囊动脉的处理而忽略第二支胆囊动脉的存在;②胆囊动脉不必过分"骨骼化",以便可吸收夹牢固夹闭。

(二)胆管损伤

1. 原因

(1)肝外胆管及胆囊管的解剖变异较多,如胆囊管走行、汇合异常,肝外胆管汇合较低,副肝右管出现等,若术者对这些解剖变异认识不足或术中辨认不仔细,通常容易造成胆管损伤,如误将肝总管或胆总管当成胆囊管结扎、切断。

(2)急性胆囊炎、胆囊萎缩、米里齐综合征等可造成胆囊三角广泛粘连和组织充血水肿、瘢痕化,解剖层次不清,术中盲目分离胆囊颈与胆总管、肝总管之间的致密粘连,极易造成胆管损伤。

(3)胆囊三角内血管变异也较多,若损伤胆囊动脉或肝右动脉引起突然出血,术者慌乱中盲目钳夹、结扎、缝合止血,也可能导致胆管损伤。

2. 处理及预防 预防胆管损伤首先要在思想上对胆囊切除术加以高度重视,不能抱有疏忽、麻痹的思想,而应随时警惕胆管损伤的潜在风险。未经专业腹腔镜培训或腹腔镜技术欠缺的外科医师,其胆管损伤的发生率也明显增高。除此之外,术者不能准确把握中转开腹的手术指征也是导致胆管损伤的重要原因之一。

胆管损伤的处理:①胆管轻度新鲜损伤而无明显缺损者,可行单纯缝合修补,无须置入 T 管支撑。②肝左、右管汇合以下的胆管大部或完全横断伤,缺损<1cm,吻合口无张力的可行胆管对端吻合,并放置 T 管支撑至少 6 个月,但该术式远期胆管再狭窄率相对较高。③合并明显组织缺损,难以对端吻合的中、高位胆管损伤,需剖开胆管做胆管成形以扩大吻合口直径(1.5~2.0cm),然后行胆管空肠 Roux-en-Y 吻合。④难以修复重建的二级或二级以上胆管损伤,或胆管损伤合并局限性肝脏病变(如肝萎缩、肝脓肿等),而未受累区域的肝功能可充分代偿时,可行肝切除术。

精准的胆道外科技术是保证胆道修复重建成功的关键,无论采取哪种重建术式,用于修复重建的胆管必须是无瘢痕、无炎症、血供良好的健康胆管。

(三)胆瘘

1. 原因

(1)胆囊管粗大,胆囊管残端夹闭不理想,或可吸收夹脱落导致胆瘘。

(2)分离粘连时误伤胆囊管,在分破胆囊管的近胆囊侧上可吸收夹。

(3)解剖胆囊三角及剥离胆囊床时,损伤迷走胆管或副肝管。

2. 处理及预防

(1)胆囊管残端瘘:若无大量腹水或胆汁性腹膜炎的表现,可先行鼻胆管引流及超声引导下腹水穿刺引流。但在多数情况下,需再次剖腹探查,重新结扎或缝扎胆囊管,必要时切开胆总管,放置 T 管引流。

预防胆囊管残端瘘的方法包括:①近端胆囊管残端应上 2 枚可吸收夹以防脱落,对粗大的胆囊管可在腔镜下缝扎处理;②若胆囊管夹闭不理想,应于温氏孔安置引流管。

(2)迷走胆管瘘或副肝管瘘:若胆瘘较轻,原引流管引流通畅,可行鼻胆管引流,多能在短时间内自愈。若为粗大胆管瘘,则应再次手术结扎胆管。

预防迷走胆管瘘或副肝管瘘的方法包括:①避免在胆囊三角内过度解剖分离肝外胆管;②在分离胆囊床时,遇到可疑迷走胆管,不可轻易切断,最好用可吸收夹夹闭,在剥离完胆囊后再用电凝棒将胆囊床全面电凝一次。

(四) 内脏损伤

1. 原因

(1)穿刺建立气腹时用力过猛,损伤小肠或腹膜后大血管。

(2)曾有腹部手术史,腹壁有严重粘连,盲目穿刺时造成内脏损伤。

(3)分离胆囊与十二指肠或结肠粘连时,造成上述空腔脏器损伤。

2. 处理及预防　损伤血管的处理如前所述,若术中发现空腔脏器损伤,则应及时中转开腹进行修补,以免术后导致严重并发症甚至死亡。

预防内脏损伤应注意:①脐部穿刺鞘穿刺腹壁时应缓慢旋转穿刺,避免使用暴力,必要时可开放建立气腹,进腹后,应立即仔细检查有无脏器损伤;②分离胆囊与结肠、十二指肠粘连时,应紧贴胆囊分离,采用锐钝结合的方法,若分离困难,应及时中转开腹。

(李富宇　卢 炯　程南生　胡 海)

第二节　腹腔镜胆道探查术

胆囊结石患者中约 10% 合并有胆总管结石。20 世纪 90 年代以前,腹腔镜手术无法解决胆总管结石的问题。然而,自 1991 年以后随着例如腹腔镜下术中胆道镜等新器械和技术的不断问世,腹腔镜下完成胆总管探查和取石已逐渐成为成熟的手术方式,为肝外胆管结石的治疗提供了新的微创治疗途径。腹腔镜胆总管探查术(laparoscopic common bile duct exploration,LCBDE)治疗肝外胆管结石安全、有效、可行,其途径包括经胆囊管探查及取石、胆总管切开探查及取石。

一、适应证与禁忌证

1. 适应证

(1)术前检查或术中胆道造影明确胆总管结石的患者。

(2)有梗阻性黄疸、胆源性胰腺炎或反复发作的胆管炎病史的患者。

(3)胆红素尤其是直接胆红素明显升高者;碱性磷酸酶、γ- 谷氨酰转肽酶明显升高者。

(4)术前 B 超或磁共振胰胆管成像(magnetic resonance cholangiopancreatography,MRCP)、经内镜逆行胰胆管成像(endoscopic retrograde cholangiopancreatography,ERCP)发现胆总管扩张、胆管炎及胆管梗阻的患者。

2. 禁忌证

(1)胆总管结石大于 6mm 或多发性结石、结石靠近胆囊管和胆总管的结合部、胆囊三角炎症较重及胆囊管解剖困难者。

(2)重要器官功能不全、难以耐受手术和麻醉者。

(3)胆管癌变或可疑癌变者。

(4)已发生的腹腔感染、腹膜炎患者以及出血性疾病、凝血功能障碍、合并肝内胆管结石者。

二、术前准备

拟行腹腔镜胆道手术的患者术前 12 小时起禁食、禁水,术前 30 分钟应使用抗生素预防性抗感染,无青霉素过敏的患者一般选择一代头孢菌素类抗生素。除患者过度肥胖或估计手术时间长外,一般无须置胃管、做肠道准备及导尿。

三、患者体位、手术设备、手术器械

患者一般采用气管插管的全身麻醉,取仰卧、头高足低位。另外,适当的左倾卧位有助于更好地暴露肝门的解剖结构,有利于手术顺利进行。

腹腔镜胆管手术所需设备除 LC 常规设备器械外,还需准备腹腔镜胆道手术所需的特殊器械。主要包括纤维或电子胆道镜及显示器、胆道造影设备、胆管冲洗设备、取石网篮、球囊扩张器、取石钳等。

四、手术操作要点

胆总管切开探查取石术 T 管引流主要手术要点:较小的单发结石或泥沙样结石,可采取经胆囊管、胆总管探查及取石。一般针对该类结石可采用冲洗(结石 ≤2mm)、球囊导管扩张及取石、超细胆道镜探查网篮等方法取石。该方法术后并发症相对较少,死亡率低。但较大的结石、胆囊管和胆总管前侧以及左侧汇合或汇合位置过低者不适用。结石较大难于取出、结石嵌顿的患者,术中震波碎石术和术中括约肌切开术有助于顺利清除结石。但由于易损伤胆总管,术后如肠液反流,胆道感染等并发症较多,目前尚不常规应用于临床。

胆总管直径 ≥1.0cm,管壁不厚,炎症不明显;肝内胆管无狭窄、无结石;奥迪括约肌无水肿的病例,可采取胆总管切开一期缝合的方式。该方式可避免留置 T 管引起的并发症,减轻患者痛苦。但胆总管一期缝合的病例必须严格筛选,对于不符合上述条件的病例必须留置 T 管以确保安全。腹腔镜下胆总管探查一期缝合手术有一定的难度,要点包括:①将缝针适当校直后缝合,有利于选择合适的进出针方向;②应该选择在胆囊与胆总管交界无血管区,必要时可利用残留的胆囊管壁以增加缝合组织,减少胆漏的发生;③缝合时边距、针距要准确,要一次缝合成功,以免多次进针出现针眼导致胆漏;④胆总管下端一定要通畅,胆道镜检查见奥迪括约肌蠕动正常,无水肿,无炎症,无狭窄;⑤胆管的缝合一般采用连续缝合,一定要全层,并且浆肌层包埋;⑥缝合完毕后要用生理盐水冲洗胆道及肝总管创面检查有无胆漏;⑦对缝合不满意或仍有胆漏嫌疑者,必须留置 T 管。

五、术中操作技巧及注意要点

1. 剑突下戳孔应在左右肝交界水平或稍高一点、镰状韧带右侧以便器械操作。

2. 胆总管切开部位应选在胆总管稍下段,以便于取石网篮自上而下经胆总管切口取石及缝合胆总管;选取血管相对较少处切开,尽可能减少出血;如发现较大的血管跨过其前方应尽量避开。胆总管本身有较好的弹性,胆管切口一般不超过 15mm,以免胆道镜观察时发生注水流失,胆管无法扩张、胆管塌陷而影响观察效果,造成结石残留,这对胆管明显扩张的患者更为重要。

3. 取石时,可利用多种方式,较小的结石(直径 ≤ 2mm)或泥沙样结石可仅依靠冲洗取净;较大的结石或多发性结石,取石钳、球囊或网篮的方式比较适用;在保证安全的前提下,必要时可采取震波碎石或奥迪括约肌切开的方式辅助取石。取出结石的数量、大小和完整性要与术前影像相符,以确保取净结石。

4. 缝合胆总管时,建议将弧形针稍扳直后缝合,以便于持针及进出针;缝合胆总管时必须要确保全层缝合,边距应超过切开时的热损伤的胆总管壁 1~2mm,防止术后胆总管壁坏死导致胆漏;一般建议连续全层缝合 + 浆肌层包埋;针距保持在 2mm 左右;缝合时建议将 T 管长臂向胆总管切口上端紧靠,第 1 针紧贴 T 管长臂下缘缝合,将 T 管位置固定牢靠,再逐针缝合余下切口;缝合完成后,稍活动 T 管长臂以检查 T 管周围有无缝隙及胆漏发生。

5. 没有明显黄疸或胆管炎,胆管结石取净的前提下可不留置 T 管进行一期胆总管缝合:用 4-0 可吸收线全层连续缝合胆总管,保证缝合的胆管边距和针距为 1.0~1.5mm,并浆膜层加固。缝合好胆总管后再次行胆道造影,确认肝外胆管结石已取尽,并明确缝合处是否导致胆总管狭窄。

6. 胆总管缝合完毕,可将网膜覆盖在 T 管及胆总管切口周围,有利于防止胆漏。留置 T 管时先以丝线扎紧长臂,以防置入 T 管缝合时胆汁从长臂流出污染腹腔。

7. T 管的使用有效提高了手术的安全性。安放 T 管的目的是引流胆汁、支撑胆管,为后续可能遗漏的胆道问题及术后并发症提供处理的通道。而 LCBDE 开展以来,有资料显示 LCBDE 术后放置 T 管引流,其并发症发生率高于胆总管一期缝合。胆道镜技术的应用和腹腔镜下胆管的精准缝合,大大提高胆管一期缝合的成功概率。LCBDE 更强调术前及术中胆道的影像学检查,对胆管内结石的数量、大小及位置要做到精准评估。术中应用胆道镜大大提高了胆管结石的术中取净率,网篮取石避免了用探条或金属钳等对胆管壁的损伤,大大降低了胆总管下端出现充血水肿,甚至假道形成的现象。在镜下还可以准确判断胆总管下端的通畅程度。一般来说,胆总管直径大于 10mm,在确保胆总管结石取净的前提下,若能在胆道镜下观测到胆总管下端括约肌的开合规律,且取石网篮能够顺畅通过胆总管下端进入十二指肠,都可进行胆总管一期缝合。但需要指出的是,一期缝合的病例应谨慎选择,术后结石残留可能性大或容易发生胆漏的患者,必须留置 T 管。

六、术后处理

(一) 常规处理

1. 一般处理　术后平卧 2 小时后改半卧位,给予持续低流量吸氧 6 小时,可显著降低术后恶心、呕吐发生率,又可加快排出人工气膜后残留的 CO_2,纠正高碳酸血症。

2. 监测　要常规监测生命体征的变化,尤其是血压、脉搏、体温、呼吸、神志等,注意严密观察和及时处理并发症。

3. 腹腔引流管的处理　腹腔引流管牢固固定,接引流袋。每天注意观察引流管是否通畅,监测引流量及引流液的性质、颜色等,注意切口处皮肤有无渗出液、红肿等情况。如每天引流量少,为非胆汁性,3~5 天后引流量小于 10ml 可拔除引流管;如为胆汁样液体,应适当延长拔管时间,一般在引流液转变为浆液性后 2~3 天可拔除,如果每天引流量持续大于 200ml,应及时行腹腔镜腹腔探查术。

4. T 管处理　术后 10~15 天可试行夹闭 T 管,以免长期引流导致电解质紊乱,T 管引流期间注意复查血电解质,必要时可口服或静脉补钾;夹闭 T 管后严密观察有无黄疸、体温变化或其他不适。一般留置 2 个月后,行 T 管造影,若胆总管通畅,无残留结石,可拔除 T 管;若行 T 管造影,胆总管有残留结石存在,需经 T 管窦道行胆道镜胆总管探查取石术。体型消瘦、营养状况欠佳的患者更应适当延长拔管时间。

5. 饮食与活动　术后 12 小时后,可进流质饮食,术后第 2 天可予以半流质饮食,建议少食多餐,食物选择清淡、易消化、高蛋白、低脂、高维生素类,忌食辛辣刺激性食物。鼓励患者尽早下床做适量活动,以促进胃肠蠕动,恢复其功能,减轻腹胀,防止并发症的发生。但应避免剧烈的运动。

6. 心理护理　术后可通过看书、听音乐、与他人聊天等活动来分散注意力,舒缓情绪,减轻疼痛感觉,使患者配合医护人员做好治疗及护理工作,有利于早日康复。

(二) 术后不适的处理

1. 疼痛　腹腔镜手术在麻醉清醒后可有轻微的伤口疼痛,多数患者能忍受,只有少数患者需要镇痛药,并在术后 1~2 天随胃肠道功能的恢复而缓解或消失。若疼痛加重,应注意有无腹腔感染、胆漏、出血等并发症的发生。

2. 恶心、呕吐　恶心、呕吐是术后常见症状,主要是由于麻醉药物副作用以及 CO_2 对胃肠道的刺激导致。呕吐的患者,需要保持呼吸道通畅,及时帮助呕吐患者清洁口腔,防止呕吐物误吸入气管或肺里,造成吸入性肺炎。个别反复发作或呕吐物较多者可给予镇吐药。

3. 发热　发热是术后早期最常见的症状。术后 3 天内由于创伤,患者体温会有所升高,通常为吸收热,一般小于 37.5℃,若体温较高或持续时间较长,则应注意有无肺部、泌尿道、腹腔的感染及胆漏的情况发生。

4. 尿潴留　麻醉、切口疼痛、不习惯床上排尿均可引起尿潴留。术前训练患者床上排尿,精神诱导或体位改变,下腹部热敷,用镇痛药解除切口疼痛,将有利于患者自行排尿。如采取上述措施无效,可留置导尿管。

5. 腹胀　腹胀主要是由于胃肠道功能未恢复引起,严重时可导致膈肌升高,影响呼吸功能,加重切口疼痛;甚至引起腹压增高使下腔静脉回流受阻。一般随着排气排便,腹胀可自行缓解,但症状严重时需给予及时处理。可通过胃肠减压、灌肠、注射新斯的明等促进胃肠道功能恢复。

6. 肩背部酸痛　由腹腔内残留 CO_2 刺激双侧膈神经导致,一般术后 3~5 天可自行消失,无须特殊处理。

(三) 出院指导与随访

出院后建议饮食清淡,注意 T 管护理,保持 T 管周围干洁。如有不适症状,应及时与医护人员取得联系。术后随访复查 B 超、CT、MRCP 等检查,了解有无胆道狭窄及胆道结石残留发生。

(汤朝辉)

参 考 文 献

[1] ARREGUI M E, NAVARRETE J L, DAVIS C J, et al. The evolving role of ERCP and laparoscopic common bile duct exploration in the era of laparoscopic cholecystectomy [J]. Int Surg, 1994, 79 (3): 188-194.

[2] PETELIN J B. Laparoscopic common bile duct exploration [J]. Surg Endosc, 2003, 17 (11): 1705-1715.

[3] RHODES M, SUSSMAN L, COHEN L, et al. Randomised trial of laparoscopic exploration of common bile duct versus postoperative endoscopic retrograde cholangiography for common bile duct stones [J]. Lancet, 1998, 351 (9097): 159-161.

[4] TRAVERSO L W, ROUSH T S, KOO K. CBD stones-outcomes and costs. Laparoscopic transcystic techniques other than choledochoscopy [J]. Surg Endosc, 1995, 9 (11): 1242-1244.

[5] CAMPAGNACCI R, BALDONI A, BALDARELLI M, et al. Is laparoscopic fiberopticcholedochoscopy for common bile duct stones a fine option or a mandatory step ? [J] Surg Endosc, 2010, 24 (3): 547-553.

［6］HANIF F, AHMED Z, SAMIE M A, et al. Laparoscopic transcystic bile duct exploration: the treatment of first choice for common bile duct stones [J]. Surg Endosc, 2010, 24 (7): 1552-1556.

［7］ROGERS S J, CELLO J P, HORN J K, et al. Prospective randomized trial of LC+LCBDE *vs.* ERCP/S+LC for common bile duct stone disease [J]. Arch Surg, 2010, 145 (1): 28-33.

［8］VARBAN O, ASSIMOS D, PASSMAN C, et al. Laparoscopic common bile duct exploration and holmium laser lithotripsy: a novel approach to the management of common bile duct stones [J]. Surg Endosc, 2010, 24 (7): 1759-1764.

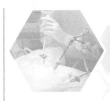

第二十四章
胸腹腔镜食管手术

第一节 胃食管反流病

胃食管反流病（gastroesophageal reflux disease，GERD）是过多胃及十二指肠内容物反流进入食管引起的反流症状与食管黏膜损伤的疾病。长期的胃食管反流会导致反流性食管炎，随着病情进展，部分患者正常的食管复层扁平上皮会被化生的柱状上皮取代，此种病理现象称为巴雷特食管。最新的研究证实近 25 年来中国的 GERD 发病率及与之密切相关的巴雷特食管和食管胃结合部腺癌的发病率均显著升高。胃食管反流的治疗包括生活、饮食治疗、药物治疗及手术治疗。

一、适应证

胃食管反流病外科手术治疗的最佳适应证应是胃食管反流症状通过质子泵抑制剂（proton pump inhibitor，PPI）能够得到较好的控制，而且有客观的术前检查证明其存在 GERD。其他适应证包括：①药物不能完全控制烧心和反流症状；②胃食管反流导致呼吸系统症状或终末期肺部疾病；③患者对药物治疗依从性差；④患者有停止长期使用 PPI 的需求；⑤患者考虑药物经济负担；⑥绝经后骨质疏松症患者；⑦艰难梭菌感染和低镁血症患者；⑧其他不适合长期口服药物的患者。

二、术前评估及准备

胃食管反流病外科治疗的时机及方式对治疗效果至关重要，而对于最佳手术时机与手术方式的判断均依赖于详尽的术前评估与准备。因此，除了胃肠手术常规的术前评估项目及准备外，胃食管反流病的外科手术术前评估还应包括反流症状评估、上消化道造影、内镜检查、食管测压、24 小时 pH 监测。另外，一些患者可能还需要胃排空检测及多通道腔内阻抗 -pH 监测。

1. 症状评估　初步评估胃食管反流是否存在及其严重程度，包括胃食管反流的典型症状（烧心、反流及吞咽困难）与非典型症状（咳嗽、声嘶与胸痛）。同时应对患者接受的药物治疗（特别是 PPI）及其效果进行评估和判断，这对预测手术治疗的效果尤为重要。

2. 上消化道钡剂造影　评估食管及胃的解剖结构，明确是否合并与胃食管反流密切相关的食管裂孔疝、Schatzki 环、食管狭窄等病理性改变。

3. 内镜检查　评估是否有巴雷特食管、严重的反流性食管炎及其他一些胃肠道疾病（胃炎、十二指肠炎、胃溃疡等),因为这些疾病的临床症状可能与胃食管反流相混淆。

4. 食管测压　主要目的是排除贲门失弛缓症,并且可以评估食管的蠕动功能,指导抗反流手术方式的选择。另外,食管测压还可以对食管下括约肌准确定位,辅助 24 小时 pH 监测的导管位置放置。

5. 24 小时 pH 监测　它是诊断胃食管反流的"金标准",具有很好的灵敏度与特异度。术前 24 小时 pH 监测不仅可以提供异常胃食管反流的客观证据,评估胃食管反流的严重程度,也是预测手术治疗效果的良好指标。

6. 其他　少数患者可能还需要进行胃排空检测,如明显恶心、餐后腹胀、内镜下胃内大量食物潴留的患者。一些不明原因的咳嗽或对 PPI 耐药的难治性反流还需要进行多通道腔内阻抗 -pH 监测。

三、手术要点

为取得良好的手术效果,避免手术并发症,无论是开腹手术还是腹腔镜微创手术均需遵循以下手术规范及要点。

1. 离断胃短及胃后血管,充分游离胃底。
2. 于后纵隔区充分游离下段食管,将食管胃结合部拉入腹腔至少 3cm。
3. 精细缝合关闭左右膈脚。
4. 术中使用探条,避免术后吞咽困难。
5. 3 针间断缝合(间距 1cm)形成"短"的胃底折叠(2cm)。
6. 将胃底折叠固定于腹腔内。

四、手术主要步骤

1. 体位及切口设计　腹腔镜胃底折叠术采用仰卧位,双腿分开,头高足低。主刀立于患者两腿之间。切口一般使用 5 孔(图 24-1),镜孔置于脐上约 5cm,剑突下作为牵拉肝脏用,余为操作孔。

2. 建立气腹,置入腹腔镜 Trocar。

3. 暴露食管胃结合部,游离食管裂孔　使用肝脏牵开器向上牵拉肝脏,充分暴露贲门、胃小弯及食管裂孔区。使用超声刀打开小网膜,向上游离左右膈脚及贲门区。打开食管裂孔,充分游离腹段食管,并通过食管裂孔游离后纵隔胸下段食管,使食管胃结合部能拉入腹腔至少 3cm。注意保护迷走神经,避免损伤。

4. 游离胃底部　自胃大弯中上 1/3 处开始游离,离断胃短血管,分离胃脾韧带,离断胃后动脉,充分游离胃底至左侧膈脚根部。

5. 缝合膈脚,关闭食管裂孔　将腹段食管向左外侧牵拉,充分暴露食管裂孔,2~3 针 1-0 缝线缝合左右膈脚。

6. 胃底折叠　使用无创抓持钳,将胃底通过食管后方绕至食管右侧。嘱麻醉医师经口置入 50~54Fr食管扩张探条至胃作为支撑,判断适当缝合部位后进行 360° 全胃底折叠术(Nissen 手术)。一般间断缝合3 针,间距约 1cm,先缝合左侧胃底浆肌层,然后食管肌层,最后缝合右侧胃底浆肌层。于食管胃结合部形成约 2cm 的"短""松"折叠。胃底折叠完成后退出探条,置入胃管。

7. 将胃底折叠固定于腹腔内　左右两针间断缝合,将折叠部胃底浆肌层与膈肌缝合,使胃底折叠部固定于腹腔内,预防其疝入胸腔(图 24-2)。

8. 止血、清点器械、关闭腹腔、结束手术。

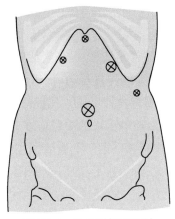

图 24-1　体位及切口设计

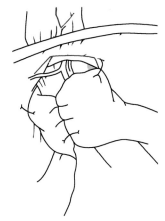

图 24-2　将胃底折叠固定于腹腔内

五、术中并发症的预防及处理

1. 食管裂孔疝　充分游离下段食管，将食管胃结合部拉入腹腔至少 3cm。左右膈肌适当缝合，避免过松过紧。

2. 折叠胃底疝入胸腔　将折叠部胃底浆肌层与膈肌缝合，使胃底折叠部固定于腹腔内。

3. 胃底折叠变形、不完全　离断胃短及胃后血管，充分游离胃底，形成良好的胃底折叠。

4. 胃底折叠过紧　过紧的胃底折叠容易导致术后吞咽梗阻，术中使用探条支撑食管，于食管胃结合部形成"短""松"的胃底折叠。

5. 其他并发症　如出血、迷走神经损伤、食管损伤、胃损伤等。需术中精细解剖、显露清楚、钝性分离与锐性分离结合、注意能量器械副损伤等。

（袁　勇　陈龙奇）

第二节　贲门失弛缓症

针对贲门失弛缓症的发病机制，现在大多数学者认为，该病属神经源性疾病，近年来多倾向于感染相关的自身免疫，自身免疫导致食管周围神经退行性病变。病理学检查显示患者食管肌间神经丛的神经节细胞明显变性，并出现数目减少甚至消失，直接影响食管体和食管下括约肌（lower esophageal sphincter，LES）的正常蠕动和松弛功能，进而引起相关的食管功能障碍与临床症状。长期吞咽困难导致的食物潴留和食管黏膜病变，原发性贲门失弛缓症患者患食管癌的风险较正常人群高数十倍。

贲门失弛缓症的诊断主要依靠典型的临床症状和辅助检查，临床表现相对单一，主要为吞咽困难。辅助检查主要包括食管压力测定、内镜和上消化道造影，其中食管压力测定特异性最高，通过食管测压检查评估静息状态、吞咽后食管体蠕动波形改变和食管下括约肌压力改变；上消化道造影可检查食管管腔和黏膜解剖形态的改变，造影动态显像也可协助判断食管蠕动情况；同时结合内镜探查食管黏膜情况，并鉴别可引起吞咽困难的其他食管疾病，如食管癌或贲门癌等。贲门失弛缓症的主要治疗包括药物治疗、内镜下治疗和外科手术治疗等。Shimi 于 1991 年报道了世界首例腹腔镜 Heller 肌层切开术（laparoscopic Heller myotomy，LHM），此后 LHM 逐步推广开来，形成了微创食管肌层切开术的概念，现公认为 LHM+部分胃底折叠术为贲门失弛缓症的最佳治疗方案。

一、适应证

贲门失弛缓症的治疗目的主要是缓解吞咽困难症状,改善患者营养状态,提高生活质量,减轻食管扩张,降低食管癌的罹患风险。主要的直接治疗目标是有效降低 LES 的异常压力,促进食管排空(因食管体的有效蠕动减弱,主要依靠重力排空),并防止 LES 切开后衍生的胃食管反流。凡贲门失弛缓症诊断明确,有明显的吞咽困难症状,均可接受外科手术治疗。有观点认为外科手术的决定应在非手术治疗无效后作出,但非手术治疗复发率高,且反复非手术治疗(球囊扩张、肉毒素注射)后,食管肌层纤维化明显,解剖层次不清,增加了手术难度和并发症风险,影响手术效果。因此,外科腹腔镜肌层切开术应作为贲门失弛缓症的首选治疗,尤其是年轻患者。

在接受了治疗的贲门失弛缓症患者中,约 5% 的患者仍面临食管功能进行性恶化,或者出现食管贲门黏膜的癌变,此类患者则需行食管切除术,并根据情况选择胃或结肠等器官实施消化道重建。

二、术前评估及准备

所有拟行 LHM 和部分胃底折叠术的贲门失弛缓症患者,均需进行全面的术前评估。

(一) 症状评估

吞咽困难是最常见的症状,表现于 90% 以上的贲门失弛缓症患者。此外,还可见反流(80%)、烧心(50%)和胸痛(40%),约 1/3 的患者最终会出现营养不良导致体重减轻。而继发于反流误吸引起的呼吸系统症状,可见于 50% 的患者。需要注意的是,仅凭症状上的表现,贲门失弛缓症难以与胃食管反流鉴别,鉴别需要进一步检查,避免治疗上的方向性错误。

(二) 上消化道造影

通过口服钡剂,典型的上消化道造影,可显示中上段食管管腔呈现明显的扩张,动态显像可见食管蠕动波减弱或无蠕动波,末端食管管腔变细缩窄,LES 处的管腔紧闭,硫酸钡甚难通过,紧闭的括约肌处管腔造影显示呈“鸟嘴征”。部分患者给予硝酸甘油或钙通道阻滞剂如硝苯地平舌下含化,可见食管下段有一定程度的缓解。

(三) 食管测压

食管测压是当前临床上诊断贲门失弛缓症的“金标准”和首要推荐检测手段。贲门失弛缓症的主要典型特点为正常的食管蠕动波明显减弱或消失,食管体部静息压高于胃内压,LES 静息基础压升高明显,吞咽时对应的 LES 松弛障碍。食管测压还能够进一步将贲门失弛缓症和弥漫性食管痉挛、LES 高压胡桃夹食管等其他食管动力性疾病区分开来。依据食管测压的不同表现,贲门失弛缓症可分为三种类型:Ⅰ型,远端食管压力无增加(占 21.2%),此为经典的贲门失弛缓症类型;Ⅱ型,远端食管压力升高(占 49.5%);Ⅲ型,伴有食管痉挛(占 29.3%)。上述不同类型的贲门失弛缓症的手术治疗效果有所差异,其中Ⅱ型治疗效果最好,Ⅲ型效果最差。

(四) 内镜检查

内镜检查可见食管管腔扩张,食物混合唾液潴留,食管体部张力降低,食管下括约肌处紧缩或闭合,需额外稍用力使镜身通过。内镜检查除观察贲门失弛缓症的食管表现外,主要还需探查食管炎等黏膜病变。约 40% 的贲门失弛缓症疑似患者内镜检查可无异常发现,但疑诊患者也仍需要进行内镜检查。

(五) 食管 pH 监测

食管 pH 监测的主要价值在于区分 GERD,并可用于评估贲门失弛缓症在治疗后有无胃食管反流出现,术后出现的胃食管反流,即使没有明显临床症状,也应采取抗反流药物治疗。

三、手术规范

(一) 手术入路的选择

在过去的几十年中,经胸行贲门肌层切开曾是最为广泛使用的手术入路。相对经腹入路,它具有食管显露充分、切开和分离食管肌层比较容易、食管黏膜损伤风险低等优势,但开胸手术创伤较大,对患者呼吸循环功能干扰较为明显,术后患者疼痛反应重,咳嗽配合度差,可引起其他并发症,如胸腔积液、肺不张、肺炎等。经腹入路手术,由于不进胸,不破坏胸壁肌肉,创伤相对较小,术后疼痛较轻,术中无须单肺通气,对麻醉要求低,对呼吸循环系统的干扰较小。

(二) 肌层切开的范围

经典的 Heller 肌层切开术进行的是食管前壁和后壁的肌层纵向切开,现在多采用的是改良 Heller 肌层切开术,即只完成前壁的肌层切开,保留后壁的完整性。

括约肌切开的纵向长度不充分是导致术后吞咽困难再发生、症状改善不佳的主要原因,括约肌切开的范围应该包括食管下段、食管胃结合部和部分胃底肌层三个连续的解剖部位。LES 肌层的切开应完全切开全层厚度的食管肌层,直至暴露食管黏膜。食管纵向切开肌层的长度应控制在 6cm 左右,否则会损伤食管的正常蠕动功能,胃底肌层的纵向切开长度为 2cm 左右。一般完成贲门括约肌切开后,腹腔镜下可观察到明显的黏膜膨出。

(三) 在食管肌层切开术后是否需要增加抗反流术

单纯行 Heller 肌层切开术的贲门失弛缓症患者,术后胃食管反流发生率达 22%~80%,食管因长期反流性食管炎而出现继发症状,降低生活质量,严重者可因食管狭窄再次出现吞咽困难等症状。因此术中增加抗反流术是有理论依据和必要性的。Heller 肌层切开术加胃底折叠术的优点在于:①胃底覆盖了食管前壁的切开部位,防止 Heller 肌层切开术可能造成的黏膜膨出、憩室或穿孔;②减少反流性食管炎的发生,提高远期疗效和患者生活质量;③避免食管切开处创面的瘢痕化及挛缩;④对膨出的食管黏膜有弹性支撑作用。

增加胃底折叠术,目前常见的抗反流术包括部分胃底折叠术(Dor 手术、Toupet 手术)和 Nissen 手术。多数学者认为,贲门失弛缓症患者的食管蠕动推进性功能严重受损,附加胃底折叠术时需注意手术引起的食管机械性受阻,导致吞咽困难复发。Nissen 手术被认为"过紧",影响食管排空(患者此时的食管排空基本依赖于重力作用),导致正常食物通过障碍,增加吞咽困难复发率,甚至连正常生理的呕吐、嗳气等也会受影响,使整体治疗效果背离了手术初衷,即以缓解吞咽困难为主要目标。

四、手术主要步骤

(一) 患者体位及术者位置

患者全身麻醉气管插管,取平卧位,双腿分开约 60°、固定,术者站在患者双腿之间进行操作。显示器两台分别位于患者头侧左右,患者右侧为一助位置,一助主要承担扶镜任务,患者左侧为二助位置,主要承担术中牵拉暴露工作。麻醉医师及麻醉机位于患者头侧,器械护士一般位于术者右侧,也可根据主刀习惯及手术室空间布局,器械护士位于术者左侧(图 24-3)。

(二) Trocar 放置

通常情况下,使用 5 个 10mm Trocar(图 24-4),具体位置如下。

第 1 个 Trocar 放置于腹部正中线,距剑突 14cm 左右,用于放置 30° 腹腔镜,此孔也可轻微偏左。由于穿刺部位正位于腹主动脉上方,穿刺操作时需要注意方向及力度。一般初始建立气腹时,推荐 18mmHg CO_2 压力,保证前腹壁与腹主动脉有足够的安全距离。第 1 个 Trocar 放置后,气腹压力可调为 15mmHg,剩余的 Trocar 即可在腹腔镜直视下放置。

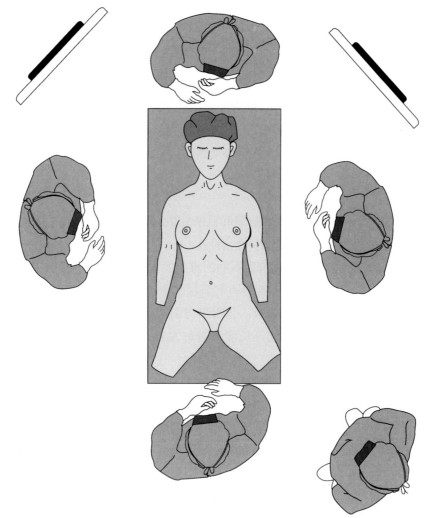

图 24-3 腹腔镜 Heller 肌层切开术患者与手术团队位置示意图

第 2 个 Trocar,右锁骨中线与第 1 个 Trocar 水平线交会处。该 Trocar 主要用途为使用五叶拉钩牵拉肝脏,暴露食管胃结合部。

第 3 个 Trocar,左锁骨中线与第 1 个 Trocar 水平线交会处。该 Trocar 主要用途为使用 Babcock 钳或其他分离胃短血管的器械。

第 4 和 5 个 Trocar 分别位于左右肋弓下方,轴向与镜头形成 120°。这两个 Trocar 用于使用切开和缝合器械。如果角度过小,使用的器械将会遮挡部分术野,影响手术。

（三）外周组织的游离

食管周围需要游离的主要外周组织包括肝胃韧带、膈食管膜、胃短血管及附属的脂肪组织,暴露右膈脚和迷走神经。Trocar 安置好

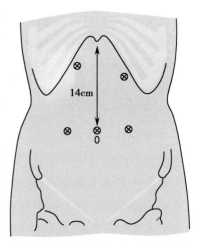

图 24-4 腹腔镜 Heller 肌层切开术腹部 Trocar 位置示意图

后,首先分离肝胃韧带,电凝钩和超声刀相结合,从肝尾叶上方开始游离,因此处肝胃韧带最为薄弱,直至最终暴露右膈脚。通过钝性分离将膈脚与食管分离,识别后方的迷走神经,避免损伤,尤其在使用能量器械的时候。游离腹膜和食管上方的膈食管膜,识别前方的迷走神经,钝性分离左膈脚与食管。并进一步将食管周围游离至纵隔,暴露长 6~7cm 的下段食管。使用超声刀离断左膈脚下方所有的胃短血管,注意

离断过程中防止出血及能量器械对胃壁的热损伤。

(四) Heller 肌层切开术

暴露下段食管及食管胃结合部后,使用 Babcock 钳将胃牵拉向左下方,注意识别迷走神经前支。使用电凝钩在食管 11 点钟方向进行纵向肌层切开。一般在食管胃结合部上方 3cm 的位置开始切开,切开深度要达到此处的食管黏膜下层间隙,达到目标深度后,便可进一步向上方继续切开 6cm 的纵向长度和向下胃壁 2.0cm 长度。切开后,使用"花生米"轻柔地钝性分离食管肌层和黏膜层,达到管周的 30%~40%,使食管下段黏膜充分膨起成"鱼口状"(图 24-5)。需要注意的是,如果患者在之前接受过肉毒素注射或内镜下球囊扩张治疗,手术部位的食管组织纤维化会非常明显,从而严重影响术中识别食管肌层与黏膜层的解剖结构,增加术中食管黏膜穿孔的风险,手术操作务必小心。完成肌层切开术后,生理盐水冲洗术区,使食管裸露黏膜面浸泡于水中,同时从胃管内打空气,观察到黏膜膨胀,检查是否出现气泡,排除食管黏膜损伤。

(五) 胃底折叠术

部分性前胃底折叠术(Dor 手术),相比全周胃底折叠,此术式操作简单。胃底正好覆盖了前方裸露的食

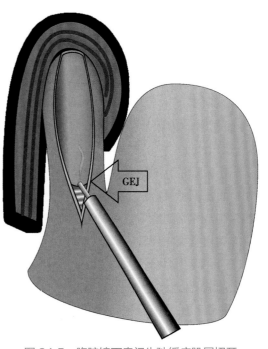

图 24-5　腹腔镜下贲门失弛缓症肌层切开
GEJ. 食管胃结合部。

管黏膜,增加了黏膜安全系数,同时,Dor 手术不会额外增加食管胃结合部的阻力,引起术后进食梗阻。Dor 手术采用双排缝合重建,均为间断缝合,第一排缝线位于食管左侧,共 3 针,最上方一针将胃底、食管肌层和左侧膈脚缝合在一起,第 2 和 3 针将左侧食管肌层与胃壁缝合在一起。第一排缝线缝毕后,将胃底折叠过来覆盖食管黏膜,使胃大弯靠近右侧膈脚,开始第二排缝线的缝合,共 3 针,最上方一针将大弯侧的胃底、食管肌层和右膈脚缝合在一起,余下的第 2 和 3 针将大弯侧的胃壁与右膈脚间断缝合。最后,可增加 2 针间断缝合胃底上方和食管裂孔前方边缘(不是缝合在食管壁上),降低第二排缝线的张力。

抗反流手术完成后,查看术野及伤口有无活动性出血,仔细清点纱布(条)、器械,置一根血浆引流管于食管创面旁,撤除气腹,缝合腹壁各切口,结束手术。

五、消化道重建

除严重贲门失弛缓症或合并食管黏膜癌变的患者,需行食管切除,并按照食管癌的手术模式进行消化道的重建外,一般情况下,贲门失弛缓症腹腔镜手术不会造成解剖性的消化道缺损及额外的结构性重建。从治疗原则上讲,贲门失弛缓症的手术治疗,更关注于消化道的功能性重建,即主要解决食管梗阻和控制胃食管反流。

六、术中并发症的预防及处理

贲门失弛缓症腹腔镜手术安全性高,Campos 等在对 3 086 例腹腔镜下 Heller 肌层切开术患者进行荟萃分析,结果显示术后功能恢复成功率约为 90%,总体手术相关并发症发生率约为 6%,总体死亡率为 0.1%。主要的并发症如下。

(一) 食管或胃穿孔

术中食管或胃穿孔发生率约为 7%，由于发现及时，大部分穿孔在术中可予以修复，一般予以可吸收线行黏膜缝合，效果满意，只有不到 1% 的患者会在术后出现穿孔相关症状，如发热、腹痛、腹膜炎、胸腔积液等表现，碘油上消化道造影可以明确有无穿孔。Heller 肌层切开术后下段食管和贲门前壁因为肌层纵向切开，只保留了黏膜层，层次薄弱，抗压或抗损伤能力差，如术中超声刀等能量器械误伤黏膜，可导致穿孔或黏膜坏死引发迟发坏死、穿孔，造成食管瘘，后果较严重。因此，术中以超声刀切割时一定将肌层分离清楚后挑起，保持超声刀的非工作臂朝下探入肌层后方，切割工作臂朝上在直视下切断肌层，避免将切割臂插入肌层下方盲目切割。肌层切开完成后，可采用食管腔内胃管注气法，使切开部位的食管黏膜膨出，术野试水检测有无气泡冒出，排除食管黏膜穿孔。

(二) 出血

本术式腹腔镜下一般术中出血量少，以预防为主，术中注意操作轻柔，避免暴力牵拉。重点预防的部位在行胃底折叠术时，需离断部分胃短血管，此时应注意胃短血管的可靠离断和止血，并避免损伤脾脏，引起术中或术后延迟性脾出血。术中一般血管可采用超声刀直接离断，遇到较粗大的血管可以使用结扎速或应用血管夹夹闭。

(三) 气胸和纵隔气肿

发生原因为在游离食管过程中，纵隔胸膜破裂，腹腔内 CO_2 气体进入胸膜腔和纵隔造成，部分患者可蔓延出现颈胸部皮下气肿，查体触及皮下"握雪感"。除非引起明显的呼吸循环紊乱，一般情况下，CO_2 吸收较快，在麻醉医师的协助和配合下，可实现肺复张，很少需要安置胸腔闭式引流管。

（王文凭　陈龙奇）

第三节　食　管　癌

一、概述

微创手术是 21 世纪外科发展的趋势，1992 年电视胸腔镜手术（video assisted thoracic surgery，VATS）首次在临床上应用开创了胸部微创手术的新纪元。20 多年来微创腔镜技术不断发展、进步，目前已广泛应用于胸部外科各种疾病的诊疗中。它改变了一些胸外科疾病的治疗理念，被认为是 20 世纪末胸外科的最重大进展，是未来胸外科发展的方向。

(一) 传统开胸术与 VATS 的比较

传统开胸手术会给患者带来诸多不适，如创伤大、术后疼痛明显、对心肺功能影响较大、住院时间长等。传统的开胸手术都需要在胸部做很长的切口（长约 25cm），切断胸部的各层肌肉，撑开肋骨或切断一根肋骨，以达到暴露手术野的目的。如此大的创伤，给患者术后的恢复带来一定影响。VATS 和常规开胸手术有较大区别，它通常是在 3~4 个 1.0cm 的胸壁小切口下进行。医师是看着电视用特殊的手术器械完成手术，这就等于将医师的眼睛伸进了患者的胸腔内进行手术操作。因此，VATS 的手术视野、病变显现、手术切除范围及安全性均优于开胸手术（表 24-1）。

表 24-1　传统开胸术与 VATS 的比较

项目	传统手术	VATS
骨	有时需要撑开 / 切断肋骨或电锯劈开胸骨	仅在胸壁上开 3~4 个小孔,无骨的破坏
切口创伤	切口长(25cm),胸廓损伤严重,需切断胸部各层肌肉,还要强行撑开肋间 10~20cm	仅在胸壁上开 3~4 个小孔
机体免疫力	机体的免疫力至关重要,特别是恶性肿瘤患者,传统开胸手术的巨大创伤严重削弱了机体免疫力	完全胸腔镜手术创伤小,对机体免疫力的影响小
护理	术中用血、伤口处理、疼痛明显、感染概率高等都是很大的护理问题	出血少、恢复快、感染概率低
住院时间	住院至少 2 周,需要 1~3 个月的休息恢复时间	胸腔镜手术后当天患者即可下床活动,住院一般约为 1 周
费用	常规收费	在术后用药、护理及住院时间等方面费用更低,手术费用等同于传统手术,无增加
美观效果	切口瘢痕长,外形欠美观	3~4 个小孔式的小伤口,切口美观

(二) 食管癌微创治疗的发展

可切除的食管癌患者,食管切除、区域淋巴结清扫及消化道重建仍然是治疗的主要方法。食管癌开腹手术路径主要包括经右胸食管切除、经左胸食管切除及经膈肌裂孔食管切除术,消化道重建器官包括胃、结肠及空肠。食管切除路径及消化道重建方法仍存在众多争议。虽然现代麻醉及外科技术降低了食管癌手术的风险,但开放性食管癌手术创伤大,术后并发症发生率及死亡率高,据统计食管癌术后的大小并发症发生率高达 70%~80%,住院死亡率也高达 4%~7%。由此可见,尽管手术是食管癌治疗的首选方法,但食管癌手术的风险依然较高。

继第一例食管癌微创腔镜手术(minimally invasive esophagectomy,MIE)在 1992 年报道之后,其技术方法日臻完善,MIE 在食管癌外科治疗中的应用被越来越多的胸外科医师重视并认可。国内食管癌的腔镜手术切除,1996 年由曲家骐等首先报道。电视辅助胸腔镜技术的应用为食管切除术提供了除开胸术和非开胸食管剥脱术外的另一种方法。

尽管腔镜食管癌根治术与其他胸外科腔镜手术同时起步,但其发展相对缓慢。在我国,经左胸食管癌切除术更是主流术式,既往腔镜食管癌根治术的接受度较低。但近年来通过对食管鳞癌淋巴结转移规律的研究发现,即使在 pT_1 早期下段食管癌患者中,上纵隔淋巴结转移的发生率仍为 10%~15%。鉴于此,越来越多的食管外科医师开始主张即使食管下段鳞癌也应行右胸路径,以便上纵隔淋巴结的清扫。右胸路径优势的建立,在观念上为腔镜食管癌根治术的推广起到了促进作用。

(三) 腔镜食管癌根治术的近期疗效

腔镜技术应用于食管癌治疗,其中存在一些充满争议的地方,讨论集中在:与传统开腹手术比较,腔镜是否能达到根治性切除、是否能减少手术创伤、是否能改善患者术后生活质量、是否能进一步改善患者的预后。经过 20 多年的发展,对这些问题有了更多的认识。近年来,随着腔镜技术的不断成熟及经验的积累,腔镜食管癌根治术获得了国内外越来越多学者的认可。Lazzarino 等的调查数据显示,在英国,腔镜食管癌根治术应用比例由 1996 年的 0.6% 上升至 2006 年的 16% 再到近期的 40%。

国外的研究数据提示腔镜食管癌根治术手术时间为 360~400 分钟,明显长于开放食管癌切除术。开放食管癌手术经验丰富的术者,通过自身腔镜手术经验的积累,微创食管癌根治术的优势逐步得到了体现。最近的荟萃分析及前瞻性随机对照试验的结果显示,腔镜食管癌根治术在肺部并发症及总体并发症发生率方面均有明显降低,食管癌微创手术创伤小,患者恢复快,取得了比开胸手术更好的近期效果。

(四) 腔镜食管癌根治术的远期疗效

近年来,腔镜食管癌根治术后长期生存率结果被陆续报道。目前研究的结果显示,食管癌微创外科治疗的远期疗效与开腹手术相当,但还需要大样本量的前瞻性随机对照临床试验证据的支持。

二、适应证与禁忌证

(一) 适应证

目前,微创食管癌手术的适应证尚无统一的标准,既往文献报道的食管癌微创手术的适应证从原位癌到 T_4 期肿瘤均有涉及。应充分认识到,手术适应证的把握有一定的主观性,且受到手术器械的制约。在临床中,选择微创食管癌手术方式时必须要考虑两个因素,一个是肿瘤因素,另一个是患者因素。微创食管癌切除术首先强调能够达到肿瘤及区域淋巴结的根治性切除,并要结合肿瘤分期和患者全身状态选择手术。之前有关食管癌微创治疗的研究多选较早期的患者,但最近发表的研究结果中,不同分期食管癌患者接受微创手术与开腹手术的预后并无明显差别。因此,食管癌微创治疗的适应证在不断扩大。一般认为以下情况可作为适应证:①未侵袭食管壁全层的早期食管癌;②肺功能差估计不能耐受开胸手术的食管癌;③肿瘤已侵袭食管全层,但影像学检查提示肿瘤无明显外侵及淋巴结转移;④无严重合并症。另外,强调术中探查正确判断肿瘤的侵袭程度是保证腔镜食管癌切除的关键。这样选择病例既可以保证手术切除的彻底性,又能体现该术式的优势。客观来说,食管癌微创手术的适应证,很大程度上取决于术者的技术水平及熟练程度。

(二) 禁忌证

传统开胸手术禁忌证也是腔镜食管癌切除术的禁忌证,如肺功能严重损害、合并有严重心脏疾病以及已有肝、肺、骨骼等身体其他器官转移等。但腔镜食管癌手术对于病例的选择有其特殊要求,主要的禁忌证为:①有同侧胸部手术史或胸腔感染史,尤其是曾经行胸膜固定术、胸膜肥厚估计粘连严重者;②食管癌明显侵袭周围重要脏器或淋巴结多处转移者;③严重心肺功能障碍,不能耐受手术者。肿瘤巨大或肿瘤侵袭周围组织的患者需慎重考虑,甚至有时需行腹腔镜或胸腔镜检查以确定是否可行微创手术。一般来讲,T_4 期食管癌不宜行腔镜手术,曾行腹部手术、大量腹水、胃切除术后、左肺切除术后或不能耐受单肺通气者为相对禁忌证。在临床实践中,不应单纯为了做微创手术而不考虑肿瘤切除完整的原则。预期腔镜下不能完整切除的患者应采用开腹手术方式。

三、术前评估及麻醉

(一) 术前评估

1. 术前分期　食管癌患者行微创手术前的临床分期至关重要。一般来说,所有的患者术前均需行内镜检查并取活检(有条件的单位推荐常规行超声内镜检查)、常规的上消化道造影、胸部及上腹部增强 CT、颈部彩超,必要时行全身 PET/CT 检查以排除远处转移。另外,所有患者需要进行肺功能及心脏功能(心电图、心脏彩超)的评估。在国外一些单位,在食管癌手术前 2~10 天,常规进行腹腔镜探查排除远处转移。

2. 术前营养风险筛查　在临床中,常有由长期吞咽障碍导致严重营养不良的食管癌患者。较差的营养状态,无论对术后并发症还是远期生存都有显著不良影响。因此,食管癌患者的术前营养风险评估十分重要。推荐应用营养风险筛查 2022(nutritional risk screening 2022,NRS 2022)对所有的食管癌患者进行营养风险筛查。营养风险评分 ≥3 分的患者,在术前常规应用营养剂 1 周来改善患者的营养状态。

3. 术前预缺血处理　为了减少术后吻合口瘘及管胃缺血、穿孔等并发症,国外有些单位推荐在行食管癌手术前进行腹腔镜探查,如果没有发现腹腔的远处转移可行手术切除,则将胃左血管离断进行预缺血处理。有些学者认为,这样可以增加胃的侧支循环,在行食管癌手术时可以更好地保证吻合口及管胃血供,从而减少吻合口瘘、管胃穿孔等并发症,但目前并没有达成共识。食管癌术后并发症的控制,可以通过熟练的手术操作、术中胃的保护及可靠的吻合方法等来控制。

(二) 食管癌微创手术中的麻醉相关问题

食管癌腔镜手术中一般都需要麻醉医师配合使同侧的肺塌陷以利于手术进行。因此,麻醉医师良好的配合是食管癌微创手术中的重要环节。目前使术中肺塌陷主要包括两种方法:①应用双腔气管插管;②单腔气管插管联合人工气胸。在单侧肺通气的过程中可能会遇到一些问题,如准备单侧肺通气时如果在没有使胸腔与外界大气相通时就过早单肺通气会产生负性矛盾通气,在通气侧的肺呼出气体时纵隔下移造成大气进入术侧的肺从而导致肺难以塌陷(如图 24-6),如果术侧的胸腔与外界相通则这种负性矛盾呼吸将会避免。

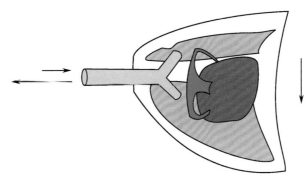

图 24-6　单侧肺通气产生负性矛盾通气示意图

对手术侧的肺行负压吸引,之前的研究提示用低水平的负压吸引($-20cmH_2O$)可以使肺更好地塌陷,有益于手术的进行。

为了减少肺的损伤及术中肺通气 - 血流的稳定,应常规选择单腔气管插管,术中保证双侧肺通气。

四、手术规范

(一) 无瘤原则

无瘤技术是指在恶性肿瘤的手术过程中,防止或减少肿瘤细胞脱落、播散或种植而采取的一系列措施。其目的是防止肿瘤细胞的扩散和局部种植,减少肿瘤细胞的医源性播散。微创食管癌手术也应遵循基本的无瘤手术原则:①手术操作要稳、准、轻、巧,避免挤、压、损坏;②探查胸、腹腔时,应以肿瘤为中心,先远后近地进行探查;③术中遇到肿瘤破裂或切开时,应彻底吸除干净;④切除范围要足够充分,切缘距肿瘤上下缘距离不小于 3cm,一般应在 5cm 以上。另外,由于微创食管癌手术的特点,在取淋巴结时推荐将淋巴结放入手指套内再取出,减少切口污染的可能。

(二) 淋巴结清扫规范

食管是一个纵行的消化道器官,涉及的淋巴结转移区域较广泛。关于食管癌淋巴清扫术范围,国际食管疾病协会(International Societyfor Diseases of the Esophagus, ISDE)在慕尼黑食管疾病共识会议上,专门就此进行了标准化命名。针对清扫区域(野)分为一野(上腹部)、二野(胸部)、三野(下颈部);按清扫范围分为二野淋巴结清扫术(上腹部 + 胸部)和三野淋巴结清扫术(颈部 + 胸部 + 腹部)。食管癌的腹部淋巴结清扫术已达成一致共识,以胃癌分级第二站淋巴结的清扫并保留胃网膜右动脉为标准。胸段食管癌淋巴结最少要行下纵隔(隆突以下)的彻底清扫,此为标准纵隔淋巴结清扫术;若增加对气管右旁的清扫,则称为扩大纵隔淋巴结清扫术,在此基础上增加对气管左旁、左喉返神经、主动脉窗淋巴结的清扫,则称为全纵隔淋巴结清扫术。

五、手术主要步骤

为避开骑跨食管的主动脉弓,胸腔镜食管癌切除术大多采用右胸入路,这一入路除奇静脉横过食管外,没有任何器官及大血管骑跨在其上方,对食管的显露和游离较方便。目前,国内外学者大都采用左侧卧位,经右胸入路行胸腔镜下胸段食管的游离及淋巴结的清扫,后改为平卧位,腹腔镜下游离胃及食管腹段后制作管胃,上提经过裁切的管胃至颈部,在颈部切口直视下行胃 - 食管端侧吻合。

与开腹手术一样,食管癌微创手术主要包括三个步骤:①游离胸段食管及清扫纵隔淋巴结;②游离胃、清扫腹腔淋巴结;③胸内或颈部吻合。每个步骤均可以采用多种操作方式,如胸腔镜、小切口辅助、辅助开腹或全腹腔镜手术等,相互之间相互组合从而产生了多种手术方式。需要指出的是行胸腹腔镜食管癌手术的具体操作方式多种多样,对于胸部游离食管而言,患者的体位可以取左侧前倾卧位也可以取俯卧位,主刀医师可以位于患者的腹侧也可以位于患者的背侧。腹腔镜下游离胃的操作主刀医师可以位于患者的右侧,也可以位于患者两腿之间。此处以较经典的 McKeown 食管癌微创手术为例,描述手术步骤。

(一)概述

McKeown 食管癌微创手术即胸腔镜下游离胸段食管、清扫纵隔淋巴结,结合腹腔镜游离胃及腹段食管、清扫腹腔淋巴结,最后完成胃食管颈部或胸内吻合的一种术式。既往研究的结果提示此术式对患者创伤小,由于没有破坏膈肌,呼吸时腹肌运动受影响很小,更有利于术后呼吸功能恢复,在一定程度上减少了肺部并发症,提高了手术安全性。长期随访的结果显示,较传统开腹手术,食管癌微创手术可以更好地改善患者术后生活质量。

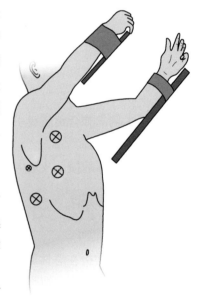

图 24-7 患者体位及胸壁 Trocar 位置示意图

(二)手术的具体步骤

1. 采用单腔气管插管的全身麻醉 患者取左侧 30° 前倾俯卧位,右侧上肢固定在托手架上。右侧胸壁做 4 个 Trocar 孔(图 24-7)。①主操作孔(12mm):右侧腋中线与右侧腋后线之间第 4 肋间隙。②辅助操作孔(5mm):右侧肩胛下角线约 1cm(多为第 6 肋间)。③进镜孔(10mm):右侧腋中线与右侧腋后线之间第 7 肋间隙。④助手操作孔(10mm):右侧肩胛下角线第 9 肋间。胸腔使用 6~8mmHg CO_2 压力建立人工气胸。术中站位如图 24-8 所示。

2. 胸腔食管的游离 ①助手拿五爪拉钩将右肺推向前侧暴露出后上纵隔。②沿气管的后缘用电钩打开上纵隔胸膜,暴露胸上段食管并充分游离食管。沿右锁骨下动脉分离右喉返神经,并清扫喉返神经旁淋巴结。③沿奇静脉弓上、下缘打开纵隔胸膜并游离奇静脉弓,用 Hem-o-lok 夹夹闭奇静脉的远心端及近心端并用超声刀离断奇静脉。右支气管动脉一般在奇静脉弓下穿过,应用超声刀妥善处理避免出血。日本学者多主张保留此动脉,管胃重建的路径走胸骨后而不走食管床。④离断奇静脉后,助手用五爪拉钩将食管推向前侧,保证张力以利于主刀医师充分游离食管的后壁至食管左侧壁。在游离食管后壁时通常会有食管的滋养动脉从主动脉发出,建议用超声刀仔细离断。临床分期为 T_3 的患者可常规切除左侧的纵隔胸膜以保证环周切缘的阴性。⑤助手将肺推向前侧,充分游离胸中段及胸下段食管的前壁并与之前游离的食管后壁相通至膈肌平面,后放入牵引带将食管吊起后进一步充分游离胸上段食管的前壁

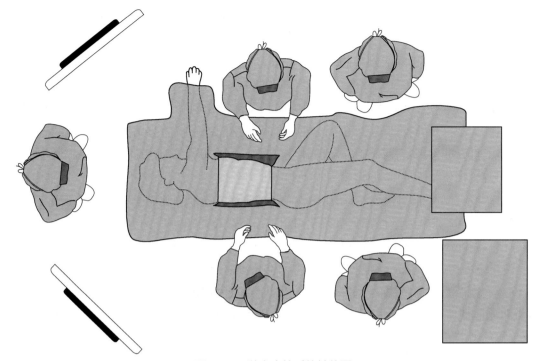

图 24-8　游离食管时的站位图

（此处需要助手将气管膜部下压保证张力，但注意动作要轻柔避免损伤气管膜部）。⑥充分将胸段食管游离并清扫食管旁的淋巴结后，在主操作孔内放入慕丝线将食管向前牵引。⑦助手将气管推开并充分暴露出气管左侧壁间隙，主刀医师自下而上打开气管左侧壁系膜至左侧甲状腺下动脉，并清扫此区域的淋巴结。清扫左喉返神经旁淋巴结是整个胸腔部分最耗时的步骤，应仔细分离喉返神经，使用能量器械时应尽量远离左喉返神经。⑧清扫完左喉返神经旁淋巴结后清扫主动脉弓下 4L 区淋巴结。在清扫 4L 区的淋巴结时应特别小心后方的左肺动脉干。⑨胸腔彻底止血，将提吊食管的牵引带放置到右侧胸顶以备在颈部切口拉出。

值得注意的是，胸段食管的游离要尽可能充分，向上要达到颈部，以利于颈部切口将食管提出；向下要到食管膈肌裂孔，以利于将食管拉入腹腔。注意游离食管至膈肌水平，但不要与腹腔相通，以免影响腹腔操作时气腹的形成。

3. 颈部离断食管　①胸腔食管游离完毕后，患者改平卧位，充分暴露颈部。在左胸锁乳突肌前缘做一长约 2cm 的切口，分离皮下组织后充分游离胸锁乳突肌至深面，两助手用甲状腺拉钩分别将左甲状腺及左颈动脉鞘拉开充分暴露颈段食管。②将游离胸段食管的提吊带从颈部拉出，进一步提吊颈段食管并充分游离。③将颈段食管断开，残端消毒处理，结扎食管残端的丝线打结以备从腹腔将食管拉出。

4. 腹部共放置 5 个 Trocar　在脐上 1cm 水平左旁开 2cm 处做一10mm 切口为进镜孔；进入腔镜后，在内镜下观察选取其余 Trocar 位置，一般选取脐上 2cm 水平右旁开 2cm 处放置 12mm Trocar 为主操作孔；腹正中线剑突下 1cm 放置 10mm Trocar 置入五爪拉钩牵拉肝脏；右侧锁骨中线至肋弓下 2~3cm 放置 5mm Trocar 为辅助操作孔；进镜孔右侧旁开 4~5cm 处放置 5mm Trocar 为助手操作孔放置抓钳进行组织牵拉（图 24-9）。

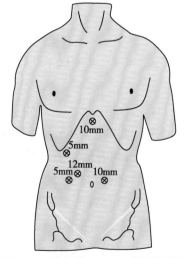

图 24-9　腹部的 Trocar 位置示意图

5. 胃的游离及管状胃的制作 ①游离胃大弯：由巡回护士将手术床调至头高足低并向右侧(主刀站位)倾斜。在胃结肠韧带上方用超声刀在大网膜上打开一缺口(注意避免损伤胃网膜右动脉)，主刀医师及助手将大网膜牵起，主刀医师沿大网膜的缺口由下向上游离胃大弯的网膜。在游离到胃短血管时助手对网膜的牵拉应向脾门方向并保证动作的轻柔以免损伤胃短血管造成出血，同时助手需用五爪拉钩将胃体及胃底牵向肝脏的方向使主刀充分游离胃后壁的网膜及粘连带至胃左动脉根部。同时沿胰腺上缘清扫脾动脉旁淋巴结。②打开肝胃韧带：助手用五爪拉钩将肝脏向上牵拉同时用抓钳按压胃体充分暴露肝胃韧带。用超声刀打开肝胃韧带，暴露胃左动静脉。③离断胃左动脉：助手用抓钳将胰腺上缘轻轻下压(注意动作要轻柔避免损伤胰腺或脾动脉)将胃左动静脉充分暴露，主刀医师用超声刀彻底清扫腹腔干、脾动脉旁、肝总动脉旁及胃左动脉旁淋巴结后，用 Hem-o-lok 夹将胃左动静脉夹闭并用超声刀离断。④将食管拉入腹腔：胃小弯游离完毕后沿食管膈肌裂孔用超声刀将包绕食管下段的膈肌打开(无须破坏膈脚)，将食管从胸腔拉入腹腔。同时将牵拉纵隔管的线拉入腹腔。⑤做管胃：将牵拉肝脏的五爪拉钩及 Trocar 取出，延长上腹正中的切口至 4cm，逐层打开腹腔将食管及游离的胃提出(注意在提胃的时候动作要轻柔避免损伤胃网膜右血管弓)。离断胃右血管后沿胃小弯侧用直线切割吻合器制作宽约 4cm 的管胃，切除标本后用 4-0 可吸收线将胃的切缘进行双层包埋缝合。在做管胃时推荐用温的生理盐水纱垫对胃进行热保护以避免管胃的血管痉挛影响吻合口血供。在胃底的最高处分别缝合两针提吊线并与结扎食管残端的丝线打结。⑥胃的上提：管胃制作完毕后可在胃壁上涂抹液状石蜡以利于胃的提拉。将胃放回腹腔，用 7-0 慕丝线缝合腹膜及前后鞘(不打结)，用一把中弯钳将缝合线夹闭以保证气腹压力。在腔镜直视下，主刀医师将管胃通过食管膈肌裂孔提起进入胸腔，这时助手提拉颈部的丝线将胃经食管床从颈部拉出(注意胃的上提一定要在腔镜直视下进行，避免胃的扭转)。然后将纵隔引流管，经助手操作孔拉至颈部(图 24-10)。

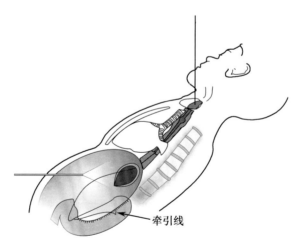

牵引线

图 24-10　管胃上提至颈部的示意图

6. 消化道吻合 将管胃从颈部拉出后，两个助手分别拉住胃的提吊线和近端食管充分暴露管胃以及食管残端的后壁，用 4-0 可吸收线在管胃及食管残端的后壁缝合 4 针；用三叶钳固定食管的残端及管胃，在胃底上剪一椭圆形的口(只剪掉浆肌层保留胃黏膜的完整性)，同样的将食管的肌层剪开并保留食管黏膜层的完整性。用 4-0 线间断缝合食管后壁的肌层及胃后壁的浆肌层，缝合完毕后将胃以及食管的黏膜层剪除并消毒。后用 4-0 线连续吻合食管及胃后壁的黏膜层，至此后壁已经吻合完毕。后用 4-0 线连续缝合食管及胃黏膜的前壁，再用 4-0 线间断缝合食管前壁的肌层与胃的浆肌层。然后用直线切割吻合器将多余的管胃于吻合口上方约 2cm 处切除，管胃的切缘用 4-0 线连续缝合加固。最后将残留的管胃纳入管胃腔内，并用 4-0 线包埋吻合口最外层前壁，至此吻合已经全部结束。冲洗颈部切口并将纵隔引流管放置在吻合口旁（图 24-11）。最后在上腹部切口处应用 0.5% 罗哌卡因约 20ml 行局部浸润麻醉。

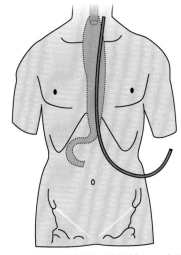

图 24-11　术中纵隔管的放置示意图

六、术中、术后并发症的预防及处理

MIE 并发症及处理方法与传统开胸术并无区别，之前的研究提示食管癌微创术后总并发症发生率约为 50%。由于食管癌微创手术是一种远距离和间接操作的手术方法，术中有可能发生一些与开胸手术不同的并发症。简单来说食管癌微创手术并发症包括术中并发症以及术后并发症。术中并发症包括：①麻醉或单肺通气导致心、肺功能紊乱；②操作失误或手术器械失灵导致组织器官的损伤或出血。尤其在处理胸上段、颈段食管癌及清扫双侧喉返神经旁淋巴结时有一定困难，容易损伤上纵隔组织器官，如奇静脉、上腔静脉、喉返神经、锁骨下动静脉及气管膜部等。当遇到腔镜下无法处理的并发症时，应及时改变手术策略或中转开腹手术，以免延误手术时机或影响手术的根治性。因此，术前一定要完善相关检查，充分做好术前准备，以减少手术并发症的发生。

（一）术中并发症

麻醉相关并发症在此不再赘述，本文主要讨论外科相关并发症。MIE 术中并发症可以分为胸腔镜操作并发症和腹腔镜操作并发症。胸腔镜操作时的术中并发症包括出奇静脉、上腔静脉、锁骨下动静脉、主动脉损伤时的出血，损伤肺实质的出血及肺门血管的出血（特别是下肺静脉的出血）。除了血管，胸腔操作时比较容易损伤气管膜部或支气管。腹腔部分操作时的术中并发症依然有出血，包括胃左动静脉、胃短血管出血。另外，术中判断失误将胃网膜右动脉损伤导致手术中断也是腹腔部分操作的术中并发症。如果术中出现这种意外，一般有两种选择。第一种，看能否将胃网膜右血管弓进行吻合。第二种，如果发现术中胃壁颜色已经由粉红变为暗褐色，不应心存侥幸，而应该果断选择结肠作为替代器官。无论哪种术中并发症，作为一名外科医师都应该尽量避免。这就需要主刀医师及助手对局部解剖牢靠掌握。另外，在手术操作时一定要仔细分离组织，在应用电钩分离时不可一次分离过多组织。无论应用超声刀还是电钩，都应将头端放在可视范围内，在游离胃时可以摇动手术床改变患者的体位以便于游离，特别是在离断胃短血管时，如果胃壁与脾的间隙很小的话，如果让患者采取头高足低并使手术床往右侧倾斜，可以使胃脾韧带暴露得更加清楚以减少胃短血管出血。

（二）术后并发症

1. 胸导管损伤　虽然经右胸入路的食管癌微创手术，胸导管易暴露，而且组织经图像处理，被放大数倍，一些在直视时不易看清的血管、淋巴管等组织，在镜下可以清晰地辨认。但是，在操作时如不注意，仍会损伤胸导管。因此在解剖游离食管时，建议采用钝、锐交替进行分离的方法，如遇到较粗大的脉管等组织应予夹闭后才可切断。术中如发现有疑似乳糜渗出应果断结扎胸导管，术后如出现胸腔引流液每天达 3 000~4 000ml，乳糜试验阳性，则提示胸导管损伤，应按乳糜胸的原则进行处理。

2. 对侧胸腔积液、积气　在行微创食管癌手术时大多术者都会选择右胸入路，但术后许多患者会出现左侧胸腔积液，这主要是在分离食管过程中左侧胸膜穿破导致。如果术后患者出现呼吸急促、胸闷、血氧饱和度偏低、心率加快等症状，而胸腔引流物不多、水柱波动正常时，应考虑对侧胸腔积液或液气胸的可能，应常规行床边照片检查，如因特殊情况不能照片，可使用超声检查或试行胸膜腔穿刺。有条件的手术室,在手术完成时可行手术台上 X 线透视或摄片,如发现手术对侧的胸腔积液较多,应及时行闭式引流。放置纵隔引流管可以减少对侧出现积液的情况。

3. 吻合口瘘　吻合口瘘是食管癌术后较为常见的并发症,之前文献报道的发生率差异较大,但多为 10% 左右。胃或其他消化道与食管近端如采用颈部吻合,与传统手术相比并无区别,一旦出现吻合口瘘,其处理方法也相同。如采用胸内吻合,由于器械操作要求相对较颈部吻合复杂,需在胸腔镜下切断食管,荷包缝合放置吻合器钉座,这时需开放食管进行操作,胸腔污染难以避免,而一旦出现吻合口瘘并致胸内感染,死亡率相当高。因此,中、上段食管癌,大多倾向采用颈部吻合,即使出现吻合口瘘,也较为局限且容易处理。如为贲门癌或食管下段癌需行胸内吻合者,应注意以下几点:①食管不要游离过长,以防缺血坏死;②在放置吻合器钉砧行食管荷包缝合时,不要完全切断食管,可保留其后壁约 1/3,这样可防止食管断端回缩,方便操作;③如行不缝荷包,可采用套圈套扎食管固定吻合器钉,要注意结扎牢靠,防止套圈滑脱;④切开食管前,可将浸有碘伏的纱布垫在食管断端周围,尽量减少胸内污染;⑤远端胃缺血是术后出现吻合口瘘的最重要因素之一,因此在操作时尽量避免胃的损伤。如果术中发现胃缺血,应切除缺血组织。

4. 术后肺功能不全　胸腔手术对肺脏的影响和单肺及单、双侧肺交替机械通气后引起的肺泡上皮细胞先行激活与损伤,易导致术后患者出现肺部炎症性渗出,气体交换障碍。肺功能不全的预防应在围手术期内予以重视,包括术前加强呼吸功能的锻炼、戒烟、术时给予适当的肺保护性药物如氨溴索、地塞米松及使用低潮气量通气、保证合理的呼气末正压通气等。手术时应用单腔插管、人工气胸、双肺通气并调低潮气量可以有效降低术后肺功能不全的发生率。

5. 肺炎　食管癌术后最常见的并发症为肺炎,既往报道约 25% 的患者会有不同程度的肺实变。术后早期的吸入性肺炎尤为常见,食管癌术后食管下括约肌等一些抗反流的机制遭到破坏,再加上有些患者喉返神经损伤,患者在吞咽时容易误吸。术后提醒患者睡觉时保证床头抬高 30° 并且在患者开始进食时提醒患者压低下颌,以避免误吸。出现肺不张的患者应及时进行气管镜下吸痰。

6. 胃壁坏死　胃壁坏死是食管癌术后较严重的并发症,这主要是胃壁血供不良导致。从手术技术层面上来说,要减少胃壁坏死的发生必须要保证胃网膜右动脉的血供。在管胃上提至胸腔或颈部做吻合时一定要避免胃扭转。术后一定要维持血流动力学稳定以保证胃的血供。在用切割吻合器制作完管胃后可用 4-0 线加固并包埋,以保证切割缝合后的小弯侧更牢靠。另外,在选择吻合部位时尽量选择胃大弯靠近胃网膜右血管弓的部位,而多余的管胃则被切除,这样可以有效避免胃底坏死导致的严重并发症。

7. 纵隔脓肿　颈部吻合口瘘或胃穿孔都会引起纵隔脓肿。在颈部做吻合时尽量保证胃有一定的宽度可填塞胸廓上口以免漏出液下流进入纵隔。另外,吻合口最好做得高一些,尽量达到环咽肌水平避免吻合口瘘后导致的纵隔脓肿。术中建议常规在食管床放置纵隔引流管,这样在出现纵隔脓肿时可以保证充分引流。纵隔脓肿不能有效引流时,应及时进行二次手术,以便有效、充分引流。

8. 吻合口狭窄　吻合口狭窄是食管癌术后远期并发症,胸内吻合术后发生率约为 5%,颈部吻合术后发生率约为 20%。但目前为止吻合口狭窄并没有一个明确的定义。在临床上主要是通过患者的主诉来确定。吻合口狭窄被认为是与吻合口张力较大及缺血有关。吻合口瘘是术后出现狭窄的重要因素,因此降低吻合口瘘发生率的同时也会降低术后吻合口狭窄的发生率。良性吻合口狭窄胃镜下或球囊扩张对于减轻梗阻症状都是十分有效的。食管癌术后常见的反流同样是出现吻合口狭窄的重要因素,可酌情给予质子泵抑制剂。

9. 喉返神经损伤　喉返神经损伤的概率,既往研究的结果差异很大(10%~60%),这与患者所行手术方式、淋巴结清扫范围及患者 TNM 分期有关。另外,既往报道的喉返神经损伤的概率差异较大也可能与研究者对喉返神经损伤的定义不同导致。推荐常规进行内镜检查以确定有无喉返神经损伤。为了降低喉返神经损伤的概率,建议在进行喉返神经旁淋巴结清扫时尽量少用能量器械,选择锐性分离联合钝性分离的方法。另外,术中避免牵拉与撕扯喉返神经。

目前开展的微创食管癌根治术,包括胸腔镜或手辅助胸腔镜经胸食管切除并纵隔淋巴结清扫,腹腔镜或纵隔镜经膈食管切除并纵隔淋巴结清扫,消化道重建中胃的微创游离通过腹腔镜或手辅助腹腔镜完成,同时行腹腔淋巴结清扫。根据各自的手术条件及手术技术,有单纯的胸腔镜、腹腔镜、纵隔镜的应用,也有胸、腹腔镜的联合应用。腔镜手术也因微创、出血少、疼痛轻、术后并发症少、住院时间短等优点,越来越被大家认可。尽管中国食管癌微创手术开展得比较早,在病例数量和操作经验上有优势和独到的地方,但近年来并没有较大的发展,技术也没有新的突破,手术规范也亟待完善。希望从事胸腔镜外科的同道,继续发扬科学的探索精神,实事求是地总结经验,把食管癌的手术微创化推向一个新高度。

（李　印　孙海波　刘先本）

参 考 文 献

［1］ LIU K, YANG K, ZHANG W H, et al. Changes of esophagogastric junctional adenocarcinoma and gastroesophageal reflux disease among surgical patients during 1988-2012: a single-institution, high-volume experience in China [J]. Ann Surg, 2016, 263 (1): 88-95.

［2］ RICHARDS W O, TORQUATI A, HOLZMAN M D, et al. Heller myotomy versus Heller myotomy with Dor fundoplication for achalasia: a prospective randomized double-blind clinical trial [J]. Ann Surg, 2004, 240 (3): 405-412.

［3］ SMITHERS B M, GOTLEY D C, MARTIN I, et al. Comparison of the outcomes between open and minimally invasive esophagectomy [J]. Ann Surg, 2007, 245 (2): 232-240.

［4］ LAZZARINO A I, NAGPAL K, BOTTLE A, et al. Open versus minimally invasive esophagectomy: trends of utilization and associated outcomes in England [J]. Ann Surg, 2010, 252 (2): 292-298.

［5］ CONNORS R C, REUBEN B C, NEUMAYER L A, et al. Comparing outcomes after transthoracic and transhiatal esophagectomy: a 5-year prospective cohort of 17, 395 patients [J]. J Am Coll Surgeons, 2007, 205 (6): 735-740.

［6］ BOTTGER T, TERZIC A, MULLER M, et al. Minimally invasive transhiatal and transthoracic esophagectomy [J]. Surg Endosc, 2007, 21 (10): 1695-1700.

［7］ JOHANSSON J, OBERG S, WENNER J, et al. Impact of proton pump inhibitors on benign anastomotic stricture formations after esophagectomy and gastric tube reconstruction: results from a randomized clinical trial [J]. Ann Surg, 2009, 250 (5): 667-673.

［8］ DJARV T, LAGERGREN J, BLAZEBY J M, et al. Long-term health-related quality of life following surgery for oesophageal cancer [J]. Brit J Surg, 2008, 95 (9): 1121-1126.

［9］ PARAMESWARAN R, BLAZEBY J M, HUGHES R, et al. Health-related quality of life after minimally invasive oesophagectomy [J]. Brit J Surg, 2010, 97 (4): 525-531.

［10］ REYNOLDS J V, MCLAUGHLIN R, MOORE J, et al. Prospective evaluation of quality of life in patients with localized oesophageal cancer treated by multimodality therapy or surgery alone [J]. Brit J Surg, 2006, 93 (9): 1084-1090.

［11］ WILMORE D W, KEHLET H. Management of patients in fast track surgery [J]. BMJ-Brit Med J, 2001, 322 (7284): 473-476.

［12］ O'KEEFE S J. A guide to enteral access procedures and enteral nutrition [J]. Nat Rev Gastro Hepat, 2009, 6 (4): 207-215.

［13］LASSEN K, KJAEVE J, FETVEIT T, et al. Allowing normal food at will after major upper gastrointestinal surgery does not increase morbidity: a randomized multicenter trial [J]. Ann Surg, 2008, 247 (5): 721-729.

［14］SUN H B, LI Y, LIU X B, et al. Early oral feeding following McKeown minimally invasive esophagectomy: a prospective, open-label, randomized, controlled, non-inferiority trial [J]. Ann Surg, 2018, 267 (3): 435-442.

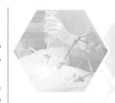

第二十五章
腹腔镜胃手术

第一节　腹腔镜远端胃大部切除术

胃癌是我国最常见的消化道恶性肿瘤之一,其发病率和死亡率均居恶性肿瘤前列。胃癌的治疗模式是以手术为主的综合治疗。当前,开腹胃癌 D_2 根治术已成为胃癌手术的"金标准",但不可否认,传统的开腹手术创伤大、恢复周期长、住院时间长、医疗费用高。自 1994 年日本 Kitano 等首次报道腹腔镜胃癌根治术后,腹腔镜胃癌手术凭借微创、美观、恢复快、疼痛轻、视野清晰等优点,发展势头迅猛,是目前胃癌外科的研究热点之一。随着手术经验的积累,腹腔镜器械的不断改进,技术上的不断成熟,胃癌手术已进入腹腔镜时代。研究结果也表明腹腔镜胃癌手术能取得与开腹手术相当的近、远期疗效,是胃癌外科治疗的发展趋势。目前,腹腔镜胃癌根治术已成为早期胃癌标准手术方式之一。

一、适应证

尽管近年来,胃癌的发病有向近端迁移的趋势,近端胃癌的发病率也逐渐增高,但远端胃仍是胃癌的主要发病位置。因此,远端胃大部切除的比例仍是胃癌手术中最高的,相对而言,腹腔镜远端胃癌根治术也是目前开展及研究相对较多的腹腔镜胃癌术式。目前国际上已发表的关于腹腔镜胃癌手术的多中心前瞻性随机对照试验,如韩国的 KLASS-1、日本的 JCOG0912、中国的 CLASS-01 等均以腹腔镜远端胃癌根治术为研究对象。其中腹腔镜远端胃癌根治术的术后并发症在上述研究中均与开腹胃癌手术无明显差异,反映了腹腔镜远端胃癌根治术的安全性。中国的 CLASS-01、韩国的 KLASS-02 研究结果均证明腹腔镜治疗进展期远端胃癌患者的远期生存效果与开腹手术一致。

根治性远端胃大部切除术的适应证:以根治为目的的手术,应从肿瘤的边缘开始尽量保留足够的断端距离,从而确定切除范围。T_1 期肿瘤,切缘至少距肿瘤 2cm;T_2 期以上的肿瘤,术中要确保非浸润性肿瘤至少 3cm、浸润性肿瘤至少 5cm 的切缘距离。切缘距离未达到上述要求时,要对肿瘤侧的断端全层行快速病理诊断进行无瘤确认。凡能满足上述近切缘要求的肿瘤,均可考虑行远端胃大部切除。但值得指出的是,胃大弯侧的肿瘤,术中证实 No.4sb 组淋巴结阳性,即使远端胃大部切除能满足上述切缘要求也需行全胃联合脾切除术。因胰腺浸润而行胰脾联合切除时无论肿瘤部位均需行全胃切除术。此外,有一种特殊类型的远端胃大部切除术,即保留幽门的胃切除术适用于胃中部 T_1 期肿瘤,远心端边缘距离幽门 4cm 以上者。

关于腹腔镜胃癌手术的适应证,日本第3版胃癌治疗指南指出其属于研究性治疗措施,不宜临床常规开展。但随着高级别研究证据的不断出现,日本第5版胃癌治疗指南已明确规定腹腔镜远端胃癌根治术可作为Ⅰ期胃癌患者的常规性治疗手段。进展期胃癌实施腹腔镜胃癌根治术,目前仍缺乏相应的数据及证据,应严格限制在前瞻性临床试验中。我国胃癌以进展期为主,早期比例较低,结合中国目前腹腔镜胃癌手术的国情,中华医学会外科分会腹腔镜与内镜外科学组、中国研究型医院学会机器人与腹腔镜外科专业委员会在2023年发布的《腹腔镜胃癌手术操作指南》中,将我国腹腔镜胃癌手术的适应证规定为:①腹腔镜技术适用于术前分期为Ⅰ期的中下部胃癌患者的根治性手术治疗(证据级别:Ⅰa,推荐强度:A)。②腹腔镜技术适用于术前分期为Ⅰ期的中上部胃癌患者的根治性手术治疗(证据级别:Ⅱa,推荐强度:A)。③腹腔镜技术适用于术前分期为Ⅱ或Ⅲ期($cT_{1\sim4a}N_{1\sim3}M_0$ 期)的中下部胃癌,且能达到远端胃癌 D_2 根治术者(证据级别:Ⅰa,推荐强度:A);对于Ⅱ或Ⅲ期($cT_{1\sim4a}N_{1\sim3}M_0$ 期)的中上部胃癌,推荐在有丰富腹腔镜手术经验的医学中心开展腹腔镜根治性全胃切除术。④对于新辅助治疗后经评估可行R0切除的胃癌患者,推荐在有丰富腹腔镜手术经验的中心开展腹腔镜胃癌根治手术(证据级别:Ⅱb,推荐强度:B)。⑤腹腔镜可适用于晚期胃癌的短路手术(证据级别:Ⅳ,推荐强度:A)。⑥诊断性腹腔镜手术应常规应用于胃癌患者,包括未经术前治疗而考虑手术切除的胃癌患者,或作为拟行术前治疗胃癌患者的基线检查,以明确分期及转移情况(证据级别:Ⅲ,推荐强度:A)。

二、术前分期及准备

1. 进行术前分期,制定下一步治疗方案,评估有无手术指征,手术的可切除性及术式。通过全腹增强CT、超声胃镜、钡剂造影等检查,明确肿瘤部位、范围、分期、侵袭及转移,制定下一步手术、新辅助化疗或姑息化疗的治疗方案。已合并肝转移、腹膜种植或腹主动脉旁淋巴结转移的患者属Ⅳ期患者,手术不应作为首选治疗手段。腹腔镜探查分期是目前美国国家综合癌症网络(National Comprehensive Cancer Network,NCCN)推荐的检查之一,也是对疾病分期最准确的手段之一,其对腹膜种植具有较高的灵敏度及特异度,推荐局部晚期的患者,尤其怀疑腹膜种植的患者开展腹腔镜探查并制定进一步的治疗方案。

2. 通过肝肾功检测、肺功能测定、超声心动图、心电图等评估手术的耐受性。

3. 同时处理可能影响手术的合并症,如高血压、冠心病、糖尿病、呼吸功能障碍、肝肾疾病等。既往有高血压、冠心病、心律失常等心血管疾病者,应于入院后即请心内科会诊,药物治疗基础病使其处于稳定期,术前请麻醉科会诊评估手术风险指导术中处理,术后可再次请心内科会诊指导围手术期处理。既往有糖尿病、甲状腺功能亢进症、艾迪生病(Addison disease)等内分泌疾病,应于入院后即请内分泌科会诊,药物治疗基础病,术前请麻醉科会诊评估手术风险指导术中处理,术后可再次请内分泌会诊指导围手术期处理。

4. 纠正贫血、低蛋白血症和水、电解质、酸碱代谢平衡紊乱,改善患者营养状况。术前因进食差而营养状况较差者,应在等待手术过程中予以补液、营养支持。上消化道出血症状者,给予止血、抑酸、黏膜保护治疗。贫血(血红蛋白<70g/L)应于术前1天输注同型红细胞悬液,并于术中备血,术后第2天复查血常规,根据血红蛋白水平酌情输血。术前中重度低蛋白血症(白蛋白<30g/L)应予以输注20%人体白蛋白纠正,并于术后第2天复查,据复查白蛋白情况指导使用。血小板低下者(<70×10^9/L)应于术前准备血小板,手术开始时输注。若有纤维蛋白酶原缺乏者(纤维蛋白原<1.0g/L)应于手术开始前输注纤维蛋白酶原复合物。若凝血酶原时间延长大于3秒或活化部分凝血活酶时间延长大于10秒,并伴有明显出血倾向者,应请血液内科会诊,酌情输注新鲜冰冻血浆。

5. 幽门梗阻伴胃潴留者,应置胃管行持续胃肠减压,自服温盐水洗胃,每天补液2 500~3 000ml,注意补充钠钾。怀疑横结肠受累者,术前导泻清洁肠道。

6. 术前1天进食普食,手术当天禁食,可于术前2小时口服葡萄糖溶液500~1 000ml,改善术后糖耐量,促进肠道功能恢复。如无幽门梗阻,无须常规安置胃管。

7. 针对早期胃癌,如欲行全腹腔镜下吻合,可考虑术前胃镜下注射亚甲蓝或安置内镜夹以标记肿瘤部位。

三、手术规范

胃切除的范围详见上述。另外,十二指肠切缘应距肿瘤至少 3cm。早期胃癌局限于黏膜内或黏膜下、无淋巴结转移者,或因高龄、全身伴发疾病不能耐受长时间手术者,可施行 D_1 淋巴结(No.1、3、4sb、4d、5、6、7 组淋巴结)清扫或 D_1 淋巴结 +No.8a、9 组淋巴结清扫。进展期胃癌或侵袭黏膜下层伴淋巴结转移的早期胃癌,原则上应行 D_2 淋巴结清扫(D_1 淋巴结 +No.8a、9、11p、12a 组淋巴结)。肿瘤的浸润深度是决定手术方式的基本因素,但术前、术中正确判断的能力有限,肉眼确定有无淋巴结转移也十分困难。可疑的情况下均应行 D_2 清扫。No.14v 组淋巴结在目前未列入 D_2 淋巴结清扫要求,但在胃下部癌中有明确 No.6 组淋巴结转移病例,可考虑加行 No.14v 组淋巴结清扫,效果尚无法确定。十二指肠浸润的胃癌可考虑清扫 No.13 组淋巴结。T_2 期以内的肿瘤可施行血管弓外 3cm 保留大网膜的清扫,其余均应完整切除大网膜。无须常规剥除网膜囊。

四、手术主要步骤

不同术者有不同的站位、操作习惯及手术入路,外科医师应根据自己的操作习惯、手术经验、硬件设施等制定相应的手术步骤。主要步骤描述如下。

1. 常规气管插管全身麻醉,仰卧位,常规消毒铺巾。于脐下缘切口穿刺建立 CO_2 气腹 13mmHg,置入 Trocar 进镜,直视下于两侧锁骨中线附近肋缘下及脐平面分别置入 Trocar 进抓持钳和超声刀,Trocar 大小可选择 5mm、10mm 或 12mm,依主刀及助手习惯而定。

2. 首先探查全腹腔、盆腔,明确有无腹膜转移、肝转移,原发病灶部位、大小、浆膜累及等情况,判断肿瘤是否可以切除。同时需探查在打孔置入首个 Trocar 时有无肠管等副损伤。

3. 悬吊肝脏,沿肝脏下缘切断小网膜至贲门右。经剑突右下方穿入荷包针,用合成夹将荷包线固定于贲门右侧的小网膜后经剑突左下方穿出。收紧荷包线,以此形成一三角平面悬吊左肝。

4. 沿横结肠切断胃结肠韧带至结肠左曲,结扎并切断胃网膜左血管,清扫 No.4sb 组淋巴结,并游离裸化大弯侧。

切除大网膜时,由 2 把抓持钳各抓住大网膜的一端,另一抓持钳将横结肠向反方向牵拉,从而形成一"三角平面",主刀沿横结肠上方的无血管区进行切割。切除大网膜时需注意一定要看清肠管走行,扶镜手需时刻保证横结肠处在视野中,必要时可利用 30° 镜的旋转视野进行观察。结肠系膜在偏右侧与胃后壁形成粘连,因此可从偏左侧贴近结肠先进入小网膜囊,再分离横结肠系膜与胃后壁或胃结肠韧带的粘连。

清扫 No.4sb 组淋巴结时,用一把抓持钳将胃向肝脏方向牵拉,另一把抓持钳将横结肠及其系膜往盆腔方向牵拉,从而在两平面间形成一操作空间并可使胃脾韧带绷直。主刀依旧沿横结肠向脾脏下极方向游离,显露胰尾。必要时可将手术床向右侧倾斜以帮助暴露。肥胖患者此处网膜常较肥厚,需自网膜表面逐层打开切断直至显露血管。这样做有两大好处:①可以逐渐解剖血管直至血管根部,更好地清扫相应的淋巴结,避免损伤血管;②避免损伤横结肠及胰尾等重要结构。在牵拉过程中注意保护脾脏,避免脾脏损伤出血难以控制,造成中转开腹手术。暴露血管后,使用戳的技巧穿透血管后方纤维脂肪组织,近端用血管夹夹闭,远端直接用超声刀切断。

胃网膜左血管常会分出一支供应脾脏下极,手术操作时可将该分支点解剖显露,在其远端用合成夹夹闭后离断胃网膜左血管可避免脾下极缺血,清扫 No.4sb 淋巴结。胃短血管可离断 1~2 支。

裸化胃大弯方法与切除大网膜类似,用两把抓持钳各抓住大网膜的一端,另一把抓持钳牵拉胃,使网膜展平,主刀依次用超声刀离断胃网膜血管弓到胃壁的分支。此处需注意两点:①超声刀钳夹血管时需保持组织居中,张力适宜,并采用慢凝功能,否则较粗的血管闭合作用欠佳。②需注意保护胃壁,避免损伤胃壁组织。

5. 切断胃结肠韧带至结肠右曲,于根部结扎并切断胃网膜右静脉和胃网膜右动脉,清扫 No.6、4d 组淋巴结,注意保护结肠血管及胃十二指肠动脉,分离胃胰韧带。

用一把抓持钳将胃提起,另一把抓持钳将横结肠及其系膜向盆腔方向牵拉,尽量使横结肠系膜展平,主刀用超声刀在横结肠前后叶间的间隙内游离直达胰腺下缘,到达胰腺下缘后,切忌继续沿初始操作平面游离,否则解剖层次容易走深到达胰腺后方。应翻过胰腺下缘继续游离十二指肠后壁至胃十二指肠动脉显露为止。在此操作过程中,需活用超声刀进行钝性分离。横结肠系膜间隙内的血管走行基本上位于后叶,紧贴前叶分离可以保持正确的分离平面并能减少血管损伤。

继续沿横结肠向结肠右曲游离,用一把抓持钳将胃及幽门下组织向左上腹牵拉,使十二指肠绷直,另一把抓持钳将横结肠及其系膜向盆腔方向拨拉,从而建立操作空间,主刀用超声刀在此空间内游离达十二指肠降部平面并显露胰头与横结肠系膜间沟。

用一把抓持钳夹住幽门下组织将胃向上提使胃网膜血管绷直,另一把抓持钳下压横结肠系膜使其展平,以中结肠血管作为定位标志,主刀沿其表面向头侧继续在横结肠系膜前后叶间游离显露深部间隙内的胃结肠干(Henle 干)。如需清扫 No.14v 组淋巴结,应仔细地将肠系膜上静脉前面的脂肪淋巴组织游离,需注意不能盲目深入,否则易损伤肠系膜上静脉。

完整清扫 No.6 组淋巴结,要求在胃网膜右静脉根部以右显露胰头横结肠系膜间沟,间隙得当时可见胰头表面有一层膜与横结肠系膜后叶相连续;以左显露胃结肠干起始部,自此将胰头膜表面的淋巴脂肪组织整块向上游离(腹背式清扫)。此时需注意解剖层次不能过深,需在胰腺固有筋膜表面操作,否则易损伤胰腺造成术后胰瘘。自胃网膜右静脉与胰十二指肠上前静脉合流部远心端离断静脉,注意避免损伤胰腺实质。如需打开 Kocher 切口,用一把抓持钳将胃向左上腹牵拉,使十二指肠绷直,另一把抓持钳将十二指肠降部下压并外翻,显露 Kocher 切口,主刀沿此间隙打开 Kocher 切口。此步骤需注意保护十二指肠及其后方的下腔静脉。

从根部切断胃网膜右静脉后继续完整清扫胰头前淋巴脂肪组织至胰腺上缘,在胃十二指肠动脉分出胰十二指肠上前动脉后离断胃网膜右动脉,从而完整地清扫 No.6 组淋巴结。离断血管时可使用戳的技巧穿透血管后方纤维脂肪组织,近端用血管夹夹闭,远端直接用超声刀切断。需注意用力轻柔,不可暴力扯断血管。注意其后方的幽门下动脉,常需一并离断,但在保留幽门的远端胃大部切除中另当别论。需注意两点:①胰腺有时在此处会有一小舌叶往上伸,需注意避免损伤。②此处有较多的动脉分支,包括胰十二指肠上前动脉的分支,因此游离时容易出血,必要时需使用超声刀慢凝功能。接近十二指肠时,游离需注意避免损伤肠壁。

6. 将胃上提,打开胃胰纵襞,清扫 No.8a、7、11p 组淋巴结,于根部结扎并切断胃左静脉和胃左动脉,清扫 No.9 组淋巴结。

清扫腹腔干周围淋巴结时,用一把抓持钳将胃挑起,尽量使胃胰皱襞绷直,用另一把抓持钳将胰腺向下压并外翻以显露胰腺上缘。也可先离断十二指肠球部后将胃置于左上腹,充分暴露胰腺上区。胃左血管是 No.7、8a、9、11p 组淋巴结清扫的解剖标志。主刀沿胰腺上缘先自肝总动脉发出胃十二指肠动脉处,打开肝总动脉鞘显露肝总动脉,并沿此平面向上显露肝固有动脉和胃右动脉,向下显露胃十二指肠动脉,向左显露肝总动脉、腹腔干、胃左动脉根部及脾动脉近端,自右向左清扫 No.8a 组淋巴结。打开脾动脉鞘,显露脾动脉,清扫 No.11p 组淋巴结并显露脾静脉近端,向左直达胃后血管处,向右往胃左血管方向游离。从两边往中间游离汇拢,此处需注意超声刀不要向胰腺后方深入,否则易损伤脾静脉。在胰腺上缘和肝动脉之间的腹膜组织中,常有一至数支胰头、胰颈上方回流入门静脉的细小静脉支,应自胰腺平面妥善处理,避免出血。No.8a 组淋巴结此处小的淋巴管较多,尤其在肝总动脉偏后方,此时需注意使用慢凝功能,避免术后淋巴瘘,必要时可在开腹后再上血管钳或缝扎。显露胃左静脉根部,先离断胃左静脉,然后游离动脉两侧脂肪淋巴组织进而显露动脉根部。切断胃左动脉后,继续清扫No.9组淋巴结并沿膈肌脚与邻近淋巴脂肪组织形成的"红黄交界线"继续往贲门右侧游离,注意避免损伤胃壁和食管。此处采用超声刀更有优势,超声刀能有效地凝断小的血管分支及淋巴管,减少出血及淋巴漏的发生。

7. 打开肝十二指肠韧带前叶腹膜,在根部结扎并切断胃右血管并结扎,清扫No.5、12a组淋巴结,注意保护肝固有动脉和门静脉。

用一把抓持钳将胃窦及十二指肠球部向左下方下压,另一把抓持钳提起十二指肠球部上壁脂肪组织。主刀先打开十二指肠球部上壁的"无血管窗",以暴露胃右动脉,注意避免损伤血管及肠壁。沿无血管窗往胃右动脉根部游离,接近根部时于肝总动脉、胃十二指肠动脉及胰腺上缘的夹角处打开结缔组织膜充分暴露胃右动脉根部,于根部切断胃右动脉。逐层打开肝十二指肠韧带前叶腹膜,裸化肝固有动脉前方及内侧,沿肝固有动脉依次清扫No.12a组淋巴结。接近肝门时需注意避免损伤肝左动脉。助手用抓持钳夹住No.12a组淋巴结往左侧牵引,主刀用抓持钳将肝十二指肠韧带往右侧翻,继续清扫No.12a组淋巴结直至暴露门静脉。此处要点为应逐层在淋巴结与门静脉间的间隙游离,否则易损伤门静脉。此处小淋巴管较多,采用超声刀能有效减少术后淋巴漏的发生。另外,需注意避免损伤肝尾状叶引流至门静脉的静脉支。

8. 游离贲门右侧及胃小弯,清扫No.1、3组淋巴结。完成胃周游离与清扫。

清扫No.1、3组淋巴结可将小网膜分为前后层分别游离,由前往后或由后往前依据术者习惯而定。这样既能彻底清扫淋巴结,又能避免在清扫No.1组淋巴结时过度清扫至No.2组淋巴结的范围。分离前层时,用抓持钳将胃向下压使小弯侧展平,主刀用抓持钳提起小网膜,紧贴胃壁用超声刀逐层切断网膜。遇到血管分支采用慢凝功能,注意避免损伤胃壁。沿小弯往贲门右侧游离。游离完胃前壁后,将胃向左侧牵拉显露胃后壁再切断后层小网膜。此时用网把抓持钳牵起小网膜使之成平面展开,主刀用超声刀紧贴胃壁游离,与前层小网膜游离面相汇合。注意避免损伤胃壁及胃后血管。

五、消化道重建

主要有两种方法。一种为借助中上腹长8~10cm正中切口完成标本的移除及消化道的重建,如手辅助腹腔镜胃癌根治术、腹腔镜辅助胃癌根治术;另一种为全腹腔镜胃癌根治术,即消化道的重建也在腹腔镜下完成。与全腹腔镜胃癌根治术相比,通过辅助小切口重建消化道,方法与开腹手术类似,可大大降低手术难度和手术费用,吻合安全可靠。全腹腔镜胃癌根治术创伤更小,手术时间更短,虽仍需延长戳孔取出标本,但切口长度较腹腔镜辅助的小切口明显缩小,更符合微创的要求。此外,全腹腔镜胃癌根治术对肥胖患者可能具备一定的优势,但对术者的手术技巧是一种考验,手术费用更贵,吻合不确切易引发吻合口漏、吻合口狭窄等并发症。通过辅助小切口重建消化道的方法与开腹手术类似,因此下面重点介绍全腹腔镜下消化道重建。

目前,全腹腔镜下消化道重建主要采用两种方法:一是腹腔镜下进行手工缝合重建,此法虽可节省吻合器械费用,但对术者的腹腔镜技能要求较高,推广有一定的难度;二是依靠器械进行吻合,与手工缝合重建法相比,器械吻合的难度大大降低,而且吻合安全可靠,较易推广。根据所使用的吻合器械不同,可分为圆形吻合及线性吻合。目前线性吻合在全腹腔镜胃癌手术中的应用更广。吻合时的各项操作均在直视下完成,视野清晰,操作相对简单,省去了圆形吻合器需放置抵钉座的困难操作步骤,特别当消化道较细时规避了强行置入抵钉座引起的损伤,降低了术后吻合口漏的风险,同时较大的吻合口能有效避免术后出现吻合口狭窄等并发症。除了线性吻合,也有采用圆形吻合者。抵钉座需另取小切口进行放置。抵钉座放置后,置入吻合器枪杆,重建气腹完成吻合。

目前消化道重建术式繁多,更有学者对消化道重建术式进行各种改进,但均各有优缺点,目前尚无定论何为最佳的吻合方式。腹腔镜下重建以简便、安全有效为准则,因此目前全腹腔镜下消化道重建常用的依然是 Billroth Ⅰ式吻合、Billroth Ⅱ式吻合及 Roux-en-Y 吻合，而这三种吻合方式也是各种改良术式的基础。①腹腔镜下的 Billroth Ⅰ式吻合：多采用线性吻合。在充分游离胃及清扫淋巴结后，确定切缘充分，使用线性吻合器切断十二指肠（如为标准 Delta 吻合，则需经十二指肠后壁往前壁方向离断），再沿大弯至小弯方向离断胃。在残胃断端的大弯侧及十二指肠残端下壁分别切开约 1cm，置入线性吻合器的两臂，击发完成残胃后壁与十二指肠后壁的侧侧吻合。检查吻合口无活动性出血后再用线性吻合器或手工缝合关闭胃十二指肠的共同开口。②腹腔镜下的 Billroth Ⅱ式吻合：也多采用线性吻合。断胃及十二指肠方式同 Billroth Ⅰ式吻合。距十二指肠悬韧带 15~20cm 空肠对系膜缘及残胃大弯侧分别开口置入线性吻合器的两臂，击发完成残胃后壁与空肠对系膜缘的侧侧吻合。检查吻合口无活动性出血后再用线性吻合器或手工缝合关闭胃空肠的共同开口。③腹腔镜下的 Roux-en-Y 吻合：距十二指肠悬韧带 15~20cm 使用线性吻合器切断并闭合空肠。采用与 Billroth Ⅱ式吻合类似的方法完成残胃远端空肠侧侧吻合。距残胃 - 空肠吻合口 35~40cm 处，分别于近端空肠及远端空肠对系膜缘开口置入线性吻合器的两臂，击发完成空肠 - 空肠侧侧吻合。检查吻合口无活动性出血后再用线性吻合器或手工缝合关闭共同开口。应避免医源性近远端空肠系膜扭转并注意关闭小肠系膜裂孔。全腹腔镜远端胃癌根治术后采用 Billroth Ⅰ式吻合、Billroth Ⅱ式吻合或 Roux-en-Y 吻合均安全可行。Billroth Ⅰ式吻合需考虑吻合口间的张力，胃切除范围受限；Billroth Ⅱ式吻合存在反流问题；Roux-en-Y 吻合操作复杂，需要更多的钉仓，手术费用高。

六、术中、术后并发症的预防及处理

腹腔镜胃癌根治术并发症主要分为三种类型。①腹腔镜相关的特有并发症：也是腔镜手术的共性问题，包括皮下气肿、CO_2 导致的高碳酸血症、气体栓塞、肿瘤切口种植、Trocar 损伤血管和腹腔脏器等；②非外科性全身并发症：如肺部感染、心律失常、心力衰竭、肝肾衰竭、肺栓塞等；③外科性腹部并发症：常见的包括腹腔或消化道出血、肠梗阻、胰腺炎或胰瘘、十二指肠残端瘘、吻合口漏、吻合口狭窄等。上述相关内容已在腹腔镜基础部分及相关外科专著中详述，此处不再赘述，重点论述与腹腔镜根治性远端胃大部切除相关并发症的预防及处理。

（一）术中出血

术中出血是腹腔镜胃癌手术中最常见的中转开腹原因。出血原因包括：①清扫胃周淋巴时误伤邻近血管。如清扫 No.6 组淋巴结时，误伤胃结肠干或胰十二指肠上前静脉；在清扫 No.12a、11p 组淋巴结时，误伤门静脉或脾静脉。②牵拉力度及方向不正确导致相关脏器、血管撕裂，最常见为清扫 No.4sb 组淋巴结时撕裂脾脏下极、牵拉大网膜时撕裂网膜内血管或大弯侧的血管弓。③暴露不充分、解剖层次辨认不清，进入错误的解剖平面；操作时未辨明组织结构即盲目钳夹或烧灼。如在游离幽门下区时损伤横结肠系膜后叶及结肠血管。④对血管变异认识不足导致出血。如胃左静脉解剖位置多变，清扫胰腺上缘淋巴结时误伤位于脾动脉后方的胃左静脉等。⑤能量器械使用不当。如大束切割组织、离断速度过快或血管夹闭不全、切割时张力过大等。⑥肿大淋巴结没有完整切除导致淋巴结断端出血。

手术操作过程中的出血多发生在淋巴结清扫过程中，较常见的出血部位包括胃网膜右静脉、胃左静脉、肝总动脉和脾动脉支配胰腺的小分支。胃网膜右静脉解剖变异多，游离幽门下区时应保持在正确的解剖平面，可以中结肠动脉为标志向胰腺下缘游离，先暴露胰腺下缘，再向右解剖胃结肠干，顺着胃结肠干再向十二指肠球部游离，显露胃网膜右静脉后再夹闭切断。胃左静脉汇入门静脉部位的解剖变异较多，在清扫胰腺上缘区域淋巴结时较易损伤该血管，一旦损伤血管断端易回缩，造成止血困难。在清扫胰腺上缘区域淋巴结时，也容易损伤肝总动脉和脾动脉往胰腺的小分支，故需绷紧胃胰皱襞，同时将胰腺往外下翻，充分暴露该区域，避免大束组织游离，必要时使用超声刀慢凝功能。

腹腔镜下的出血具有放大效应，同时容易导致组织血染、解剖层次不清楚，给止血和后续操作带来很大困难。术中一旦发生出血,术者首先应保持镇静,迅速在腹腔镜下吸净积血,仔细寻找出血部位,并判断血管损伤的程度,根据情况进行处理,切忌慌乱中盲目电凝或上止血夹,以免加重血管损伤或损伤周围组织器官。如为少量的组织渗血或肝脾等实质脏器出血,可先用纱布压迫出血创面;如仍不能控制或较大面积的组织渗血,可用电凝、超声刀等设备止血。如为血管损伤出血,可用血管夹夹闭止血或行腹腔镜下缝扎止血;如血管需保留,则采用血管缝线修补血管。如腹腔镜下仍无法控制出血,应暂时用纱布压迫出血部位并迅速中转开腹止血。熟识解剖标志和选择正确的解剖平面是预防术中出血的关键。在操作过程中应始终坚持由浅入深的原则,寻找正确的外科平面。

值得注意的是延迟性血管瘤破裂常是致命性的术后并发症,治疗成功率低,多因清扫 No.8a、9、11p 组淋巴结时超声刀钳夹或工作面紧贴动脉壁导致热灼伤,继而中膜坏死断裂形成血管瘤。一般发生在术后 1~2 个月,出血量大,可在胃后形成 >10cm 的血肿并突破胃壁,因此部分患者的突出表现为上消化道大出血。故术中要注意避免能量器械对血管的热损伤。

（二）脏器损伤

1. 脾损伤　常发生于离断左半大网膜及清扫 No.4sb 组淋巴结时,多由于牵拉力度不当导致脾脏包膜撕裂,尤其脾脏下极常与大网膜生理性粘连,最易发生包膜撕裂。脾脏损伤多为包膜撕裂伤,一般可用纱布压迫止血,或用电凝止血,也可应用止血纱布或医用胶止血,必要时可切断胃网膜左血管分支至脾脏下极的供血支以达到止血目的。无法止血的脾损伤,应行脾切除,此时由于残胃的血供被破坏,应改行全胃切除。

2. 肝损伤　常见于清扫幽门上区或裸化胃小弯采用器械挑起左肝时。此种出血常可通过纱布压迫或电凝成功止血。要求动作轻柔、尽量选择钝头器械挑起肝脏,如能在手术开始时采用缝线或纱布悬吊左肝有助于减少此类损伤。

3. 横结肠损伤　多见于分离大网膜及横结肠系膜前叶的过程中,特别是肥胖患者网膜肥厚,结肠走行分辨不清,在分离过程中常导致横结肠或其系膜的损伤;此外,对肠管的牵拉不当,也可引起肠管浆膜的撕裂伤。因此,在分离大网膜时,应与助手配合,充分牵拉暴露,保持适当张力,看清结肠走行,避免大束游离。在无法辨明组织的情况下,可先游离附近解剖结构清楚的部位,最后再处理该处。横结肠损伤多为浆肌层的损伤,偶尔有全层的损伤,一般通过腹腔镜下或消化道重建时缝合伤处肠壁。结肠损伤较大或损伤横结肠系膜的边缘血管弓,造成肠段缺血时,应行局部肠切除吻合或肠造瘘术。

4. 十二指肠损伤　多发生在清扫幽门下区淋巴结时,对肠管的牵拉用力不当或暴露不佳,直接损伤肠管;或能量器械距肠管太近,引起热损伤,继而发生迟发性的肠道破裂穿孔。大部分肠管损伤,可一期缝合修补。操作时要做到看清解剖结构,避免能力器械的工作面与肠管接触或距离过近。如发生迟发性肠道穿孔,需再次手术。

5. 残胃损伤　多在清扫 No.6、5、3a、1 组淋巴结,剔除胃壁脂肪淋巴组织时,超声刀工作面或单击电凝造成了胃壁肌层热灼伤,术后出现胃壁坏死和消化道瘘,术后病死率较高。因此强调超声刀头工作面或电刀不要接触重要的器官及组织。如术中发现损伤,可一期缝合修补。

6. 胆道系统损伤　胆囊损伤多见于伴发慢性胆囊炎,网膜与胆囊粘连时,也可发生撕裂伤或在分离时损伤胆囊壁。胆总管损伤多见于清扫 No.12a 组淋巴结或腹腔镜下横断十二指肠时。胆囊壁或胆总管较小的破损可用可吸收线缝合。胆囊如损伤较大应切除胆囊,胆管存在较大破损时应行 T 管引流术。若发生胆总管横断,需行对端吻合 +T 管引流或胆肠吻合。

7. 胰腺损伤　多发生在清扫胰腺周围淋巴结或胰腺被膜剥离的过程中,如清扫 No.6 组淋巴结误伤胰腺舌叶,清扫 No.11 组淋巴结误将胰腺实质当成淋巴结切除。胰腺损伤可能导致术后发生胰瘘或急性胰腺炎。胰瘘容易并发腹腔感染和脓肿,并腐蚀血管引起大出血。术中发现胰腺损伤,如为较小的挫裂伤或缺损,可用纱布压迫止血或电凝止血即可;如损伤较大,最好应用不可吸收无创缝线缝合修补。术后放置引流管通畅引流,术后预防性使用生长抑素及抗生素等药物多能自愈。必要时需再次实施外科手术引流和冲洗。

(三)吻合口出血

术中应根据组织厚度选用合适钉高的吻合器。吻合完成后应仔细检查,必要时进行缝合止血。若术后出现吻合口出血征象,根据患者情况和出血原因,选择非手术治疗、内镜下止血或再次手术。

(四)吻合口漏

术前应积极纠正贫血,改善患者营养状态。术中根据患者情况,选用合适吻合方法和吻合器械,确保吻合口的血供和吻合无张力。术后发生吻合口漏,如局部引流通畅,患者一般情况良好,可行非手术治疗,否则应再次手术治疗。

(五)十二指肠残端漏

术中建议对十二指肠残端行荷包包埋,一旦发生十二指肠残端漏,应保证引流通畅,并行支持治疗,若引流不佳或全身情况有恶化趋势时,应行手术治疗。

(六)淋巴漏

淋巴漏可因能量器械的不确切凝固切割导致。清扫 No.8a、9 组淋巴结时,常能发现较恒定、较粗大的腹膜后淋巴管网。在不确切凝固切断后,术后可能发生淋巴管断端开放形成淋巴漏,高流量的淋巴漏可达到引流乳糜样腹腔渗液>1 000ml/d。预防方法为对不确切凝固切割的危险区域进行缝扎或用合成夹夹闭,同时注意避免伤及邻近血管。如发生淋巴漏,治疗上以非手术方法为主,包括通畅引流、营养支持、避免感染、内环境维持、尝试性夹管观察等。

(七)胰漏

术中应操作轻柔,避免损伤胰腺,发生后应予充分引流及禁食、抑制胰腺外分泌等治疗,必要时行手术引流。

(八)肠梗阻

包括输入袢和输出袢梗阻、内疝等,术中应避免输入袢过长,Roux-en-Y 吻合建议行结肠后吻合,并缝合关闭系膜裂隙。肠梗阻非手术治疗无效时,应及时行手术探查。

(胡建昆 杨 昆)

第二节 腹腔镜全胃切除术

一、适应证

开腹胃癌 D_2 根治术是胃癌手术的标准术式,随着腹腔镜器械的不断改进优化、腹腔镜技术的成熟和不断推广,腹腔镜胃癌根治术已经成为早期胃癌的推荐术式,其适应证仍在不断探索中逐渐扩大。

腹腔镜胃癌手术也存在一些相对禁忌证,包括腹腔广泛粘连,肿瘤广泛侵袭周围组织,胃癌穿孔或大出血等急诊手术,有严重心、肺、肝、肾疾病不能耐受手术,妊娠期患者,凝血功能障碍及不能耐受 CO_2 气腹等。

腹腔镜胃癌手术包括全腹腔镜胃癌根治术(胃切除、淋巴结廓清和消化道重建都在腹腔镜下完成),腹腔镜辅助胃癌根治术(胃的游离、淋巴结廓清在腹腔镜下完成,胃切除和消化道重建通过腹壁辅助切口完成),以及手辅助腹腔镜胃癌根治术(在腹腔镜手术操作过程中,术者经腹壁小切口用手在腹腔辅助操作)。腹腔镜胃癌手术根据手术范围,包括腹腔镜远端胃切除术、腹腔镜全胃切除术、腹腔镜近端胃切除术、腹腔镜保留幽门胃大部切除术、腹腔镜胃切除联合脏器切除术、腹腔镜姑息性胃切除术及腹腔镜胃旁路手术等。

本章节讨论腹腔镜全胃切除术,其适应证目前还没有具体确定,推荐是 Siewert Ⅱ、Ⅲ 型食管胃结合部癌和胃体癌等。此外,胃癌侵袭邻近脏器(肝、脾、胰等)需行联合脏器切除时,一般均需行全胃切除术。

二、术前分期及准备

腹腔镜全胃切除术的术前准备与开腹全胃切除术相似,包括对患者肿瘤病灶和一般情况的评估及准备。

患者的肿瘤评估手段包括胃镜、超声胃镜、增强 CT、超声及 PET/CT 等检查,明确胃癌的病灶部位、大小、浸润深度、周围淋巴结有无肿大、肿瘤有无侵袭周围脏器及有无远处转移等,进行术前分期,判定是否符合腹腔镜胃癌手术的适应证。

患者一般情况的评估,包括详细询问既往史,进行血常规、血生化、凝血功能、胸部 X 线片或 CT、心超心脏彩超、肺功能等检查,并根据有无高血压、糖尿病、心脏病等基础疾病,可选择进行 CT 冠脉造影、动态心电图等辅助检查,充分评估患者对手术的耐受情况,对可能影响围手术期的疾病,应请相关科室会诊,指导围手术期处理。如有贫血、低蛋白血症等情况,术前均应进行纠正,同时尽可能改善患者术前营养状态。胃癌合并幽门梗阻的患者,可在术前数日禁食、胃肠减压,并予 3% 浓盐水每日洗胃 2 次,减轻胃壁水肿。

三、手术规范

腹腔镜全胃切除术的主要适应证为 Ⅱ、Ⅲ 型食管胃结合部腺癌和胃体癌等,手术切除范围包括大网膜、全胃、食管下段、十二指肠球部,早期胃癌可保留大网膜。食管胃结合部腺癌食管切缘距肿瘤应>3cm,切缘可疑时应行术中快速冷冻病理学检查。

腹腔镜胃癌 D_0/D_1 淋巴结清扫术主要适用于病灶局限于胃黏膜层或胃黏膜下层,无淋巴结转移的早期胃癌,或因身体状况无法耐受 D_2 根治术的患者。对进展期胃癌及侵袭黏膜下层伴淋巴结转移的早期胃癌,推荐 D_2 淋巴结清扫术,清扫范围包括 No.1、2、3、4sa、4sb、4d、5、6、7、8a、9、10、11p、11d、12a 组淋巴结等。肿瘤侵袭食管时,D_2 根治术还应清扫 No.19、20、110、111 组淋巴结。胃小弯侧肿瘤很少转移至脾门,术中未发现脾门淋巴结肿大,可不行脾门淋巴结清扫。是否应联合行脾切除术以清扫 No.10 组淋巴结,目前尚存争议,指南及研究结果并不推荐。

手术操作应遵循无瘤原则,术中应在血管根部离断动静脉,同时清扫淋巴结,最后分离切除标本。术中操作应轻柔,以锐性分离为主,少用钝性分离。还应避免直接碰触肿瘤,避免淋巴结破碎,降低肿瘤扩散和局部种植概率。做小切口辅助时,应用切口保护装置,避免肿瘤种植。

四、手术主要步骤

患者常规气管插管全身麻醉,仰卧剪刀位(两腿分开)。比较常见的术者站位是主刀医师站位于患者左侧,助手位于术者对侧,扶镜手位于患者两腿之间。于脐孔下缘穿刺或开放式建立 CO_2 气腹,气腹压力一般在 12~15mmHg,老年患者及有肺功能障碍者,气腹压力应稍降低。置入 Trocar,腹腔镜仔细探查全腹腔、盆腔,明确有无种植转移灶,并观察原发病灶部位、大小及有无浆膜受累等。在腹腔镜直视下,穿刺置入操作孔 Trocar,主操作孔在左侧腋前线肋缘下,辅助操作孔在左锁骨中线平脐上 2cm,助手操作孔在右侧腋前线肋缘下、右锁骨中线平脐上 2cm，戳孔位置和大小可根据手术情况和患者体型等进行调整。考虑到术中应用能量器械较多，产生的气雾会影响术者视野，可在左上或右上腹 Trocar 上接较小负压的负压吸引，以利于气雾排出。

置入操作孔 Trocar 后，应再次仔细探查腹盆腔，包括明确原发灶部位、肠系膜根部有无淋巴结肿大等，决定手术方式和清扫范围。

探查结束后，将游离的大网膜置于横结肠上方，以便于显露大网膜附着于横结肠的无血管区。自横结肠中段开始离断大网膜，然后向两侧扩展，两侧分别至结肠右曲和结肠左曲。切除大网膜时，助手双手将网膜组织向患者腹侧和头侧牵拉，应注意维持一定张力且不影响术者视野。术者将横结肠向下方和背侧牵拉，可良好暴露胃结肠韧带近横结肠的无血管区。在向两侧扩展的过程中，助手应注意更换牵拉网膜部位，始终维持操作部位的适宜张力，操作过程中应注意勿损伤横结肠。横结肠系膜前、后叶间的解剖间隙一般在偏右侧部分较易寻找，此间隙为疏松的结缔组织，一般无血管分布，若分离过程反复出现小血管出血，可能是分离平面过深或过浅，需重新寻找正确的解剖平面。

首先清扫 No.6 组淋巴结，可先暴露中结肠静脉和胃结肠干，由下而上沿着胰头下缘清扫淋巴、脂肪组织，结扎切断胃网膜右静脉。再于胰头表面打开胰腺被膜，显露胃十二指肠动脉，循其走向寻找胃网膜右动脉，予以切断。助手牵拉此处网膜组织时需注意力度，以免撕扯组织引起出血。胃十二指肠动脉在胃网膜右动脉后方常会发出幽门下动脉，需注意并妥善处理。不少患者在幽门下区会出现异型胰腺，其外观可能与脂肪淋巴组织较为相似，需注意不要误损伤，避免术后发生胰瘘和继发感染，高清腹腔镜下局部视野通常较开腹手术更为清晰，也更易辨明胰腺和脂肪、淋巴组织。

之后向左清扫胰腺上缘的淋巴结，此处的淋巴结清扫是腹腔镜胃癌手术的难点之一。一是此处重要血管和结构较多，且常有变异；二是镜头为自下向上观察，观察胰腺上缘时视野易受限，需灵活运用腹腔镜的 30° 镜头或 3D 腔镜的可转向镜头；三是下压胰腺及挑起胃窦暴露手术区域的操作较开腹手术困难，需主刀与助手密切配合。

将大网膜向上翻至胃的上方，助手挑起胃窦部或抓持胃胰皱襞显露视野。主刀下压胰腺，辨明胰腺和脂肪、淋巴组织的分界，可先从胃胰皱襞左侧半进入胰后间隙，脾动脉近端位置相对固定，较易显露，清扫 No.11p 组淋巴结，注意操作平面不宜过深，且超声刀工作面应朝向术者，以免损伤胰腺和脾静脉。之后循动脉周围间隙向右进一步显露腹腔干、胃左动脉、冠状静脉及肝总动脉，清扫 No.9、7、8a 组淋巴结。如果局部淋巴结融合成团，应仔细寻找解剖间隙，如过深易损伤血管和胰腺，过浅进入淋巴结则易引起出血。

沿肝总动脉表面解剖时，应确认其分出的胃十二指肠动脉和肝固有动脉，并进一步分离胃右动脉并予以离断，清扫 No.5 组淋巴结。于肝总动脉、肝固有动脉夹角处打开门静脉前方筋膜，显露门静脉，沿门静脉内缘向上分离至肝门部，将肝总动脉向外侧牵拉，清扫肝固有动脉内侧及门静脉左侧淋巴、脂肪组织，完整清扫 No.12a 组淋巴结。

再显露胰尾，松解结肠左曲，分离大网膜与脾脏中、下极的粘连，助手向上提拉胃脾韧带，主刀下压胰腺尾部，暴露脾动静脉，根部显露并切断胃网膜左血管，注意保护脾下极血管，清扫 No.4sb 组淋巴结。顺势向上，切断全部胃短血管和左膈下血管贲门食管支，清扫 No.4sa、2 组淋巴结。

No.10 组淋巴结清扫多采用原位清扫。原位清扫时沿脾动、静脉由近及远解剖，仔细显露脾门分支血管，清扫 No.10、11d 组淋巴结，脾门区血管走行复杂、变异多，且空间狭小、暴露困难，助手和主刀应密切配合，将脾血管和脂肪、淋巴组织反向牵拉，便于显露操作间隙，同时也要注意动作轻柔，避免撕裂血管。托出式清扫时应从胰体尾下缘进入胰后间隙，将胰体尾和脾脏完全游离，然后经腹壁小切口将胰体尾和脾脏托出，在体外进行 No.10 组淋巴结清扫，完成后将胰腺体尾和脾脏轻柔放置于原位。

将大网膜及胃牵向下方,贴近肝脏切开小网膜,沿肝下缘分离至贲门左侧,若有副肝动脉,也应妥善处理。离断迷走神经前支和后支,裸化食管并将食管游离至满意。至此,淋巴结清扫和胃的游离全部完成。

需要指出的是,以上操作流程仅供参考,不同术者根据自身的习惯和经验,有不同的手术入路、站位及操作习惯,总体目标是达到标准的 D_2 全胃切除术清扫要求和减少患者创伤。

五、消化道重建

腹腔镜辅助全胃切除术,在清扫和游离完成后做上腹正中小切口,消化道重建方式一般采用食管空肠 Roux-en-Y 吻合。操作方式可类似于开腹手术,荷包钳钳闭食管后,食管断端荷包缝合,将抵钉座置入食管残端,该方法操作较易掌握,安全性高。如切口较小,可采用反穿刺置入法或经口置入法。前者在抵钉座尖端以丝线固定,经腹壁小切口置入并重建气腹,腹腔镜下在食管预切除线附近纵向切开前壁,将抵钉座尖端向下置入食管,提起丝线,应用腔内直线切割吻合器紧贴丝线离断食管。术者牵拉丝线,将抵钉座中心杆拖出;后者离断食管后,经口将导引管置入食管,当导引管到达食管残端时,在食管残端中间靠近缝钉处切开,使导引管头端由此伸出,直至抵钉座杆全部露出。

全腹腔镜下全胃切除术,多采用直线切割吻合器行食管空肠 Roux-en-Y 吻合(侧侧吻合)。食管游离完毕后予以切断,距十二指肠悬韧带约 20cm 离断空肠及其系膜,将远端空肠上提,于食管下缘和远端空肠距断端 6cm 处对系膜缘分别开口,置入腹腔镜直线切割吻合器,行食管空肠侧侧吻合,通过共同开口检查吻合口情况,吻合满意且无出血后,关闭共同开口。再于食管空肠吻合口远端 50cm 处空肠对系膜侧开口,应用直线切割吻合器与近端空肠行侧侧吻合,再关闭共同开口。此法优点在于无须放置抵钉座,但不适用于肿瘤位置较高的患者,可能无法保证切缘阴性,且吻合口张力较大,吻合口相关并发症可能增加。

全腹腔镜下消化道重建操作较困难,并存在无法判断空肠肠襻血供、食管空肠吻合口易存在张力、较难确认食管切缘阴性等不足,需充分评估其潜在风险,并由经验丰富的胃肠外科医师施行。

六、术中、术后并发症的预防及处理

同腹腔镜远端胃大部切除术。

(刘凤林　孙益红)

第三节　腹腔镜近端胃大部切除术

一、适应证

近端胃大部切除术与全胃切除术相比,不能彻底、完整地清扫 No.5、6 组淋巴结,同时术后容易引起较严重的反流性食管炎和吻合口狭窄的发生。因此,日本胃癌治疗指南对胃癌患者行近端胃大部切除术的手术指征把握得比较严格。但近年来随着保功能性手术概念的提出及兴起,早期胃癌比例逐渐升高,尤其在日韩的早期胃癌发病率已超过 60%,近端胃大部切除术实施的比例也有所增加。综合来看,近端胃大部切除术目前适用于:①胃上部早期癌且保留的胃功能大于 1/2;②食管胃结合部口侧的腺癌(Ⅰ型及部分Ⅱ型),可考虑行食管下段切除及近端胃大部切除 + 管状胃成形或双通道重建。腹腔镜近端胃大部切除术的其他适应证与腹腔镜远端胃切除术和全胃切除术相同。

二、术前分期及准备

术前分期及准备同远端胃大部切除术，需要特别指出的是，胃上部癌尤其食管胃结合部癌，术前要完善上消化道造影检查以大致确定食管受累的长度，从而决定经腹、经食管膈肌裂孔或经胸入路进行手术。

三、手术规范

手术切除范围包括大网膜、近端 2/3~3/4 的胃、下段食管，早期胃癌可保留大网膜。食管切缘原则上距肿瘤应>3cm，T_1 期的肿瘤切缘至少 2cm，切缘可疑时应行术中快速冷冻病理学检查。

早期胃癌局限于黏膜内或黏膜下、无淋巴结转移者（$cT_{1a}N_0$ 的患者或肿瘤直径 ≤1.5cm、分化型的 $cT_{1b}N_0$ 患者），或因高龄、全身合并症不能耐受长时间手术者，可施行 D_1 淋巴结清扫（No.1、2、3、4sa、4sb、7 组淋巴结）。进展期胃癌或侵袭黏膜下层伴淋巴结转移的早期胃癌，日本胃癌治疗指南规定至少应行 D_1+ 淋巴结清扫术（No.1、2、3、4sa、4sb、7、8a、9、11p 组淋巴结）。推荐在 D_1+ 淋巴结清扫的基础上追加清扫 No.11d、10 组淋巴结；肿瘤主体在食管侧（E）者再追加清扫 No.19、20、110、111 组淋巴结；肿瘤主体在胃侧者追加清扫 No.19、20 组淋巴结，食管受累时再追加清扫 No.110、111 组淋巴结。

手术操作应遵循无瘤原则。术中应操作轻柔，以锐性分离为主，少用钝性分离，尽量不直接接触肿瘤，避免淋巴结破损，防止肿瘤扩散和局部种植。侵袭浆膜层者，可使用覆盖法或涂抹各类胶水予以保护。做小切口辅助时，应用切口保护装置，避免肿瘤种植。

四、手术主要步骤

不同术者有不同的站位、操作习惯及手术入路，外科医师应根据自己的操作习惯、手术经验、硬件设施等制定相应的手术步骤。主要步骤均殊途同归，描述如下。

1. 常规气管插管全身麻醉，仰卧位，常规消毒铺巾。于脐下缘切口穿刺建立 CO_2 气腹 13mmHg，置入 Trocar 进镜，直视下于两侧锁骨中线附近肋缘下及脐平面分别置入 Trocar 进抓持钳和超声刀，Trocar 大小可选择 5mm、10mm 或 12mm，依主刀及助手习惯而定。

2. 首先探查全腹腔、盆腔，明确有无腹膜转移、肝转移，原发病灶部位、大小、浆膜受累等情况，判断肿瘤是否可以切除。同时需探查在打孔置入首个 Trocar 时有无肠管等副损伤。

悬吊肝脏：沿肝脏下缘切断小网膜至贲门右。经剑突右下方穿入荷包针，用合成夹将荷包线固定于贲门右侧的小网膜后经剑突左下方穿出。收紧荷包线，以此形成一三角平面悬吊左肝。此步骤对于游离贲门周围，解放术者器械具有较大的帮助。

3. 沿横结肠切断胃结肠韧带至结肠右曲，并沿胃网膜右血管弓外切断大网膜至胃预切断部位。沿横结肠切断胃结肠韧带至结肠左曲，结扎并切断胃网膜左血管，清扫 No.4sb 组淋巴结。

切除大网膜时，由两把抓持钳各抓住大网膜的一端，另一把抓持钳将横结肠向反方向牵拉，从而形成一三角平面，主刀沿横结肠上方的无血管区进行切割。切除大网膜时需注意一定要看清肠管的走行，扶镜手需时刻保证横结肠处在视野中，必要时可利用 30° 镜的旋转视野进行观察。结肠系膜在偏右侧与胃后壁形成粘连，因此可从偏左侧贴近结肠先进入网膜囊，再分离横结肠系膜与胃后壁或胃结肠韧带的粘连。沿横结肠切断胃结肠韧带至结肠右曲，并沿胃网膜右血管弓外切断大网膜至胃预切断部位。

清扫 No.4sb 组淋巴结时，用一把抓持钳将胃往肝脏方向牵拉，另一把抓持钳将横结肠及其系膜向盆腔方向牵拉，从而在两平面间形成一操作空间并可使胃脾韧带绷直。主刀依旧沿横结肠向脾脏下极方向游离，显露胰尾。必要时可将手术床向右侧倾斜以帮助暴露。肥胖患者此处网膜常较肥厚，需自网膜表面逐层打开切断直至显露血管。在牵拉过程中注意保护脾脏，避免脾脏损伤出血难以控制，造成中转开腹手术。暴露血管后，使用戳的技巧穿透血管后方纤维脂肪组织，近端用血管夹夹闭，远端直接用能量器械切断。

胃网膜左血管常分出一支供应脾脏下极，手术操作时可解剖该血管的分支点，在其远端用合成夹夹闭后离断胃网膜左血管可避免脾下极缺血。

4. 继续往贲门左侧游离，结扎并切断胃短血管，清扫 No.4sa、10 组淋巴结。

离断胃网膜左血管后继续向贲门左侧游离，此时用一把抓持钳将胃向肝脏方向牵拉，另一把抓持钳将胰尾、脾脏轻轻向左下方牵拉，尽量使胃脾韧带绷直，主刀依次离断胃短血管直至脾脏上极。如需清扫 No.10 组淋巴结，则将已游离的网膜置于胃前方，将胃向右上方牵引，绷紧胃脾韧带。同时下压并外翻胰腺，帮助显露胰腺上缘。主刀先自胰尾上缘打开脾动脉鞘显露脾动脉，并沿脾动脉鞘向脾门方向清扫 No.11d 组淋巴结至脾动脉分叉处。以分叉点为原点，先沿脾下叶血管清扫脾门淋巴结直至与胃网膜左血管的根部汇合。清扫时主刀可用抓钳提起血管表面组织，用超声刀交替行锐性及钝性分离。清扫完脾门下部的淋巴结后再次回到原点采用类似的方法清扫脾门中部和上部的淋巴结。在清扫的过程中，逐支显露胃短血管的根部，合成夹夹闭后切断胃短血管，同时清扫 No.4sa 组淋巴结。这样可将脾门淋巴结及 No.4sa 组淋巴结整块清扫干净。

5. 游离贲门左侧，离断左膈下血管食管贲门支，清扫 No.2 组淋巴结。

将胃向右上方牵引，主刀先切开覆盖在食管及左膈脚的腹膜皱襞至膈肌裂孔附近，沿左膈脚游离裸化贲门左侧壁，自左膈下动脉食管贲门支发出处用合成夹夹闭并离断血管，注意保留至左肾上腺的分支。继续将胃及食管向右下方牵引，沿腹膜皱襞切开平面继续切开覆盖在食管前壁的腹膜。

6. 将胃上提，打开胃胰皱襞，清扫 No.8a、7、11p、11d 组淋巴结，于根部结扎并切断胃左静脉和胃左动脉，清扫 No.9 组淋巴结。

清扫腹腔干周围淋巴结时，用一把抓持钳将胃挑起，尽量使胃胰皱襞绷直，用另一把抓持钳将胰腺向下压并外翻以显露胰腺上缘。胃左血管是 No.7、8a、9、11p 组淋巴结清扫的解剖标志。主刀沿胰腺上缘先自肝总动脉发出胃十二指肠动脉处，打开肝总动脉鞘显露肝总动脉，并沿此平面向左显露肝总动脉、腹腔干、胃左动脉根部及脾动脉近端，自右向左清扫 No.8a 组淋巴结。打开脾动脉鞘，显露脾动脉，清扫 No.11p 组淋巴结并显露脾静脉近端，可暂裸化部分近端脾血管，向右向胃左血管方向游离。从两边往中间游离汇拢，此处需注意超声刀不要往胰腺后方深入，否则易损伤脾静脉。在胰腺上缘和肝动脉之间的腹膜组织中，常有一至数支胰头、胰颈上方回流入门静脉的细小静脉支，应自胰腺上缘平面妥善处理，避免出血。No.8a 淋巴结此处小的淋巴管较多，尤其在肝总动脉偏后方，此时需注意使用慢凝功能，避免术后淋巴瘘，必要时可使用合成夹夹闭或在开腹后再予缝扎。显露胃左静脉根部，先离断胃左静脉，然后游离动脉两侧脂肪淋巴组织进而显露动脉根部。切断胃左动脉后，继续清扫 No.9 组淋巴结并沿膈肌脚与邻近淋巴脂肪组织形成的"红黄交界线"继续往贲门右侧游离，注意避免损伤胃壁和食管。自脾血管尚未裸化处开始，沿脾动脉向脾门方向继续全程裸化脾动脉，清扫 No.11p、11d 组淋巴结，与前述已清扫过的 No.11d、10 组淋巴结会师。在此过程中，应避免损伤脾动脉外膜，造成迟发型脾动脉瘤和凶猛大出血。胃后血管应用合成夹夹闭，但有时脾上极血管自脾动脉中部分支，此时应看清楚血管的走行，避免将脾上极血管当成胃后血管结扎。

7. 游离贲门右侧，清扫 No.1、3、19、20 组淋巴结，完成胃周游离与清扫。

沿膈肌脚与邻近淋巴脂肪组织形成的"红黄交界线"继续往贲门右侧游离，与前述已切开的食管前壁腹膜汇合，裸化贲门右侧壁，分别离断胃前、后迷走神经，裸化食管至其游离长度足够吻合，清扫包括食管膈肌裂孔周围及膈下的脂肪淋巴组织。至此，淋巴结清扫和胃的游离全部完成。如食管受累，还需追加清扫 No.110、111 组淋巴结。打开食管膈肌裂孔,清扫膈肌上及下胸段食管周围淋巴结,以心包膜及两侧纵隔胸膜为界,其范围内的淋巴、脂肪组织均应清扫。

8. 分别裸化胃大弯及胃小弯预切断部位,离断胃及食管。

在预切断部位使用能量器械逐层打开胃网膜动脉弓外的脂肪组织,直至显露胃网膜动脉弓,合成夹夹闭后切断胃网膜动脉弓,并向左用能量器械直接离断胃网膜动脉弓至胃壁的分支,裸化胃大弯。胃小弯的裸化一般以胃右动脉至胃壁分支的第二支或第三支为标志,使用能量器械逐层打开胃右动脉外的脂肪组织,直至显露胃右动脉,合成夹夹闭后切断胃右动脉,并向左用能量器械直接离断胃右动脉至胃壁的分支,裸化胃大弯。将小网膜分成前后两层分别裸化有助于更彻底清扫淋巴结,避免胃壁损伤。如采用全腹腔镜下的胃癌根治术,则采用线性切割缝合器自胃大弯向小弯侧离断胃壁,注意在不同的钉仓之间应有所重叠,以减少漏的发生。食管也采用线性切割缝合器全层离断,在离断食管前可将食管顺时针或逆时针旋转 45°~90°,以便于后续吻合。取中上腹长 8~10cm 正中切口或延长戳孔取出标本,检查切缘长度,必要时切缘送术中快速冷冻病理检查。

五、消化道重建

全腹腔镜下消化道重建主要采用两种方法:一是腹腔镜下进行手工缝合重建,此法虽可节省吻合器械费用,但对术者的腹腔镜技能要求较高,推广有一定的难度;二是依靠器械进行吻合,与手工缝合重建法相比,器械吻合的难度大大降低,而且吻合安全可靠,较易推广。根据所使用的吻合器械不同,可分为圆形吻合及线性吻合。目前线性吻合在全腹腔镜胃癌手术中的应用更广。吻合时的各项操作均在直视下完成,视野清晰,操作相对简单,省去了圆形吻合器需放置抵钉座的困难操作步骤,特别当消化道较细时规避了强行置入抵钉座引起的损伤,降低了术后吻合口漏的风险,同时较大的吻合口能有效避免术后出现吻合口狭窄等并发症。除了线性吻合,也有采用圆形吻合者,需放置抵钉座。抵钉座放置后,置入吻合器枪杆,重建气腹完成吻合。

目前消化道重建术式繁多,更有学者对消化道重建术式进行各种改进,但均各有优缺点,目前尚无定论何为最佳的吻合方式。而腹腔镜下重建以简便、安全而有效为准则,因此目前全腹腔镜下消化道重建常用的依然是食管 - 管状残胃吻合,也有采用双通道吻合的报道。

使用圆形吻合器的难点主要在于食管残端抵钉座的置入。腹腔镜技能较熟练的术者,可在腹腔镜下手工行荷包缝合,继而切开荷包下方食管前壁半圈,置入抵钉座后收紧荷包线,最后切断食管。此法食管残端不易回缩,对术者腹腔镜技能要求较高。也可先经食管前壁开口置入吻合器抵钉座于预切除平面以上,采用线性吻合器切断食管,再将抵钉座拖出。此法置入抵钉座可靠,但需警惕抵钉座拖出时对食管黏膜造成损伤。或应用 OrVil™,可避免腹腔镜下荷包缝合和放置抵钉座的手术操作,大大缩短了手术操作时间。首先用线性吻合器闭合食管下段;然后在麻醉医师或巡回护士的帮助下,将与 OrVil™ 吻合器抵钉座相连的特制胃管通过口腔缓慢送至食管残端;再在胃管球囊顶端垂直于食管残端闭合处切开一小口(约 0.5cm),将胃管从小口中逐渐拖出至腹腔,直至抵钉座到达食管残端;剪断抵钉座与胃管的缝线,经主操作孔撤去胃管。此法所有吻合过程都是在消化道密闭的情况下完成,降低了消化液外溢和腹腔内感染的概率,但费用昂贵,操作不当容易撕裂食管黏膜,引起吻合口漏。抵钉座安置后,在残胃切开一个小口,经放置抵钉座的切口置入吻合器枪杆,重建气腹,吻合器枪杆置入残胃并旋出、上提与食管行端侧吻合。残胃开口使用线性吻合器钉合或缝合关闭。

如采用线性吻合器的吻合方式,首先在残胃残端及食管残端各开一小口,残胃置入腹腔镜直线切割吻合器的一臂后将残胃上提与食管靠近,并将切割吻合器的另一臂置入食管内,行残胃 - 食管侧侧吻合,最后用直线切割吻合器或手工缝合关闭共同开口。

应注意在选择吻合部位时,不应距离胃切缘过近而增加影响切缘血供的风险,也不应距离胃切缘过远而增加吻合张力。采用腔内吻合器关闭共同开口者,如组织钉合过多可能导致消化道狭窄。此外,圆形吻合器抵钉座或切割吻合器的臂置入食管时应避免进入夹层内。

六、术中、术后并发症的预防及处理

同腹腔镜远端胃大部切除术。

（杨　昆　胡建昆）

第四节　腹腔镜胃间质瘤手术

一、适应证

胃肠道间质瘤(gastrointestinal stromal tumor,GIST)是消化道最常见的软组织肿瘤,最常起因于 *KIT* 及 *PDGFRA* 突变。GIST 可起源于胃肠道的任何部位,但是胃(60%)及小肠(30%)是最常见的原发部位,十二指肠(4%~5%)和直肠(4%)原发 GIST 较少见,还有很小一部分起源于食管(<1%)和阑尾(1%~2%)。胃间质瘤患者可有不同的症状,包括上腹部胀痛、腹腔内出血、消化道出血等,也有部分患者因肿瘤破裂等出现急腹症。

胃间质瘤总体上呈现惰性的生物学行为。直径<2cm 的胃间质瘤,如超声内镜下未见边界不规则、囊性、溃疡型、强回声灶及异质性等高危表现,可考虑内镜密切随访(间隔 6~12 个月),如有高危表现或直径>2cm,经评估如能做到 R0 切除,则建议手术完整切除。手术切除应尽量减少并发症,如考虑需多器官联合切除,建议行多学科联合会诊,可术前给予伊马替尼治疗。

腹腔镜手术具有创伤小、切口美观及术后恢复较快等优点,但因间质瘤质地较脆且易碎,易造成种植播散,之前 NCCN 指南曾将腹腔镜间质瘤手术的适应证限定为肿瘤直径<5cm。随着腹腔镜技术和设备器械的发展进步,目前肿瘤体积已不再是腹腔镜胃间质瘤手术的绝对禁忌证,但仍建议腹腔镜胃间质瘤手术需由经验丰富的外科医师进行。此外,如间质瘤直径较大(>10cm),即使腹腔镜下能予以完整切除,但仍需做较大的切口以完整取出标本,因此腹腔镜手术可能获益不大。

二、术前评估及准备

术前评估包括对患者肿瘤和一般情况的评估。一般情况的评估,与其他腹腔镜胃手术类似,此处不再赘述。

间质瘤的评估,应包括胃镜、超声胃镜、腹盆腔增强 CT 和 / 或 MRI、胸部 X 线片等,对肿瘤大小、部位及有无转移灶等进行评估。如肿瘤为局限可切除病灶,则建议手术切除;如肿瘤为潜在可切除病灶,但手术需联合脏器切除、可能造成患者功能障碍或严重并发症,或为不可切除或有转移性病灶,则建议先予活检(建议采用超声内镜引导下细针穿刺活检)行病理检查,推荐检测 *KIT* 及 *PDGFRA* 突变,野生型GIST(无 *KIT* 和 *PDGFRA* 突变)患者应考虑检测琥珀酸脱氢酶基因突变,根据病理结果和基因突变分析,可预测肿瘤对酪氨酸激酶抑制剂的治疗效果,建议先予伊马替尼治疗。

未行手术而先服用伊马替尼的患者,每 2~3 个月行 CT、MRI 或 PET/CT 检查评价治疗效果,如治疗有效或病灶稳定,可继续原剂量伊马替尼治疗或评估是否降期可完整切除。如果肿瘤进展,经过慎重选

择的疾病部分进展且病灶潜在可切除的患者应考虑手术切除。伊马替尼停药后可马上手术,患者术后恢复能口服药物后应立即重新服用伊马替尼,而其他酪氨酸激酶抑制剂(如舒尼替尼或瑞戈非尼)则需停药1周后方能手术,术后需根据患者恢复情况或临床判断重新服用药物时机。

三、手术规范

腹腔镜胃间质瘤手术的手术规范与开放胃间质瘤手术基本相同,包括:①尽量避免破坏肿瘤的假包膜,完整切除,防止肿瘤破裂;②肿瘤很少有肌间浸润,一般无须行全胃切除术,建议行能保证 R0 切除的胃部分切除或局部切除;③间质瘤淋巴结转移的概率很低,一般无须行淋巴结清扫;④术后病理发现切缘镜下阳性的患者,并不建议再次行手术切除;⑤肿瘤取出时需使用标本袋,避免肿瘤破裂及播散。

四、手术主要步骤

腹腔镜胃间质瘤手术的手术切除范围与开腹手术基本相同,主要取决于肿瘤大小和位置,包括胃局部切除术和胃大部切除术。因为腹腔镜下无法直接触摸胃壁,对于较小的胃间质瘤的定位困难,可行胃镜辅助定位下胃间质瘤切除。

腹腔镜胃间质瘤手术的患者体位和术者站位并无定式,可根据术者习惯及患者情况(肿瘤大小、位置等)选择,可选择平卧位或剪刀位(双腿分开)。于脐孔下缘穿刺或开放式建立 CO_2 气腹,置入 Trocar 和腹腔镜,观察腹盆腔情况,明确肿瘤部位及大小。操作孔 Trocar 的位置和个数同样需根据肿瘤情况和术者习惯决定,间质瘤手术无须行淋巴结清扫,一般 1 个 12mm 主操作孔和 2 个 5mm 辅助操作孔可满足手术需求。

间质瘤如能行局部切除,则游离间质瘤周围胃壁,牵提肿瘤后可于肿瘤基底部使用腹腔镜直线切割吻合器行楔形切除,因胃血供丰富,直线切割吻合器切除肿瘤后,建议再以倒刺线行切缘全层连续缝合,避免出血。若肿瘤体积较大,应用直线切割吻合器可能造成胃腔梗阻,则可于腹腔镜下应用超声刀或结扎速沿肿瘤边缘完整切除,再行腹腔镜下胃壁全层缝合修补,但此操作技术难度较大,考虑取出标本仍需做辅助切口,可先于腹腔镜下充分游离胃周围组织,包括胃结肠韧带、胃脾韧带、小网膜等,再做辅助切口,将肿瘤及周围胃壁牵至腹腔外,行肿瘤切除和胃壁全层缝合修补,在保证肿瘤完整、切缘阴性及避免胃瘘、出血等并发症方面有一定优势。

靠近幽门、贲门的间质瘤,局部切除可能造成胃入口或流出道梗阻,则需行远端胃部分或近端胃部分切除术,术中无须清扫淋巴结,切缘需保证 R0 切除,操作步骤可参考之前章节内容。

值得一提的是,随着内镜技术和器械的发展,体积较小的胃间质瘤已尝试进行腹腔镜辅助内镜下胃间质瘤切除,即应用内镜行胃间质瘤切除(胃壁全层切除),腹腔镜下行胃壁修补,具有定位准确、修补牢靠等优点,但需由经验丰富的内镜医师操作,保证肿瘤完整切除。

五、消化道重建

胃间质瘤如能行胃局部切除,胃壁修补后确认无胃腔狭窄,一般无须行消化道重建。如胃间质瘤位于邻近幽门或贲门处无法行局部切除,或间质瘤体积过大,局部切除后可能导致胃腔狭窄,则需行近端或远端胃大部切除,相应的消化道重建方式为胃食管吻合、胃十二指肠吻合或胃空肠吻合。

六、不同部位间质瘤的处理要点

间质瘤可生长于胃的不同部位,由此也有不同的手术方式和注意事项,应根据实际情况灵活运用,以达到完整切除的目标。

胃前壁或胃大弯的间质瘤，一般可行局部切除，肿瘤定位明确后，游离肿瘤及周围部分胃壁组织，牵提肿瘤于基底部使用腹腔镜直线切割吻合器行楔形切除，需注意勿造成胃腔狭窄。如肿瘤体积较大，使用腹腔镜直线切割吻合器会损失较多正常胃壁，可沿肿瘤边缘完整切除后行胃壁全层缝合修补。此外，一般不离断胃左动脉、胃右动脉等胃的主要血供，因此腹腔镜直线切割吻合器切除肿瘤后，切缘需行连续或间断缝合止血。

若间质瘤位于胃底，可于腹腔镜下切断胃结肠韧带左侧半及胃脾韧带，充分游离胃底，于肿瘤基底部使用腹腔镜直线切割吻合器行局部切除。胃底活动度相对较大，但需确认充分游离，否则牵拉时易损伤胃短血管或撕扯脾脏造成出血。

胃后壁的间质瘤，一般需要完全游离胃大弯及胃后壁，但常由于角度限制，较难应用腹腔镜直线切割吻合器行局部切除，可做辅助小切口，行直视下胃间质瘤切除，可有效保证切缘阴性和防止创面出血，安全性较高。也有文献报道了切开胃前壁途径切除胃后壁肿瘤的方法，定位肿瘤后，先切开对应位置的胃前壁，探及胃后壁肿瘤后将肿瘤自胃前壁切口牵出，使用腹腔镜直线切割吻合器行局部切除，再关闭胃前壁切口。此方法的优点在于无须游离胃大弯，但手术操作时需注意轻柔，若过分牵拉导致肿瘤破裂则易造成腹腔种植转移。此外，胃后壁常与胰腺等粘连，经胃前壁切口入路切除肿瘤前，仍需打开胃结肠韧带、游离胃后壁，且存在胃前壁和胃后壁两处创面，增加出血、胃瘘等并发症的风险。因此，采用该法时需权衡利弊，谨慎施行。

如果间质瘤位置邻近贲门或幽门，不宜盲目在腹腔镜下使用直线切割吻合器，否则易造成术后贲门或幽门狭窄。可在腹腔镜下充分游离胃，然后做辅助小切口，于直视下细致判断能否行局部切除，既能确保切缘阴性且不会造成胃入口或流出道梗阻，否则应行近端胃或远端胃切除，一般无须行全胃切除术。

另外，胃小弯间质瘤切除时难免损伤迷走神经，有可能导致术后胃排空障碍，可在切除肿瘤后，加做幽门成形术。

七、术中、术后并发症的预防及处理

腹腔镜胃间质瘤手术与开放胃间质瘤手术的并发症类似，简述如下。

1. 出血 包括胃腔出血或腹腔内出血，这也是最常见的并发症。因为胃间质瘤手术无须淋巴结清扫，手术范围只需保证切缘阴性即可，多数情况可行胃局部切除，且不离断胃左动脉、胃右动脉等胃的主要供血血管，胃壁血供较常规胃大部切除术后要丰富得多，因此使用腹腔镜直线切割吻合器行胃楔形切除后，应间断或连续缝合创面止血，腹腔镜下可使用倒刺线连续缝合，操作较为简便。术后若有胃腔内出血，可行胃镜下止血，若有腹腔内出血，则需积极再次手术探查。

2. 胃瘘或吻合口瘘 手术时选择合适的腹腔镜直线切割吻合器、钉仓或吻合器，保证局部血供和无张力，围手术期需积极纠正贫血、低蛋白血症等不良情况。发生胃瘘或吻合口瘘后，如引流通畅且患者一般情况良好，可行非手术治疗，否则应及时再次手术。

3. 损伤周围组织脏器 腹腔镜因视野相对局限，易造成邻近脏器损伤，手术过程中所有操作应尽量在腹腔镜视野内进行，牵拉等需轻柔，且需注意避免能量器械造成电灼伤或热损伤。

4. 胃腔梗阻 应根据间质瘤的位置和大小选择手术方式，若肿瘤靠近幽门或贲门，需仔细判断，必要时行胃大部切除术。如肿瘤体积过大，即使位于胃大弯，勉强使用直线切割吻合器也会导致胃腔梗阻，可做辅助切口行直视下切除，必要时可在胃壁修补完成后行术中胃镜检查，明确有无胃腔狭窄。

　　5. 胃排空障碍　需行胃大部切除术的胃间质瘤患者,术中应保证残胃的血供,选择合适的吻合方式。此外,胃小弯间质瘤切除时难免损伤迷走神经,偶尔会造成胃排空障碍,术中行幽门成形术可能有助于预防。如发生胃排空障碍,通过禁食、胃肠减压及肠外营养支持治疗,注意维持水电解质平衡,一般可自愈。

(刘凤林　孙益红)

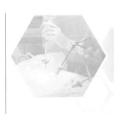

第二十六章
腹腔镜结直肠手术

第一节 溃疡性结肠炎

近年来,我国溃疡性结肠炎(ulcerative colitis,UC)发生率快速上升,UC正逐步成为消化内外科医师面临的常见疾病及重要挑战。自1992年Peters首次报道2例行腹腔镜全结直肠切除回肠造瘘术治疗UC病例后,腹腔镜技术在UC中已得到较为广泛的开展。Singh等在2013年对27项腹腔镜与开腹手术治疗UC的病例对照试验进行了荟萃分析,共纳入1 097例腹腔镜手术病例,发现腹腔镜手术尽管手术时间较传统开腹手术延长,但具有术后住院时间短、疼痛轻、出血量少,术后夜间排便次数减少及肛门功能保留较好等优点。因此,近年来腹腔镜手术已逐步发展成为外科治疗UC的主要技术之一。

一、适应证

(一) 急诊手术适应证

1. 大出血。

2. 中毒性巨结肠。符合中毒性巨结肠标准的UC患者可考虑直接手术或在激素治疗情况下严密监测48小时,并每6小时评估病情,若病情加重或48小时内不能有效缓解时,应及时手术治疗。

3. 肠穿孔。

4. 重度UC非手术治疗无效。符合重度UC标准的患者可先行大剂量激素等综合治疗,但足量激素治疗3~5天无效的患者,应及时评估手术指征,常用的风险评估指数如牛津指数,即激素治疗第3天,血便≥8次或血便3~8次并且C反应蛋白≥45mg/dl的患者,85%均需行结肠切除术。未达手术指征或不愿手术者,可考虑环孢素或靶向药物的挽救治疗,对挽救治疗仍无效者,需行外科手术。外科手术干预过晚容易导致结肠穿孔及死亡率增高,一项关于UC患者手术时机的研究数据显示,随着手术干预时间由3~6天延至11天,死亡率显著增高。但需注意,术前激素及免疫抑制剂的使用是手术并发症发生的高危因素。

(二) 择期手术适应证

1. 药物治疗无效的顽固性UC或激素依赖、激素抵抗及难治性UC患者是最常见的外科手术指征。正规非手术治疗情况下症状控制不佳、存在激素依赖不能逐步实现激素减量或患者不能通过非手术治疗达到理想的生活质量均可考虑外科手术治疗。

2. 结肠炎伴癌变或高级别上皮内瘤变的 UC 患者罹患疾病 25 年后癌变率可达 25% 以上。美国胃肠病协会指南推荐 UC 病程 8~10 年后应每年或隔年行肠镜检查,并多部位活检,肠镜发现平坦黏膜合并高级别上皮内瘤变、肠镜不能切除的隆起型病变及内镜不能通过的狭窄性病变,均应行全结肠切除。

3. 不能耐受非手术治疗带来的不良反应以及不能坚持规范的非手术治疗,反复使用激素引发糖尿病、骨质疏松、股骨头无菌性坏死、肥胖及精神问题的患者,均可考虑行外科手术治疗。

4. 合并严重肠外疾病的患者,如 UC 合并关节炎、葡萄膜炎、虹膜炎、坏疽性脓皮病等,手术切除结肠可能减轻相应肠外疾病。但应注意结肠切除并不能缓解 UC 合并的骶髂关节炎及硬化性胆管炎。

5. 青少年严重影响发育者。

二、术前准备

1. 充分的医患交流,应让患者及家属充分知情并参与医疗决策。术前应让患方充分知情内外科治疗利弊、手术时机、不同手术方式的选择及利弊、手术相关风险等。

2. 结肠镜检查及病理活检,必要时临床病理多学科讨论以鉴别感染性肠炎及克罗恩病等,明确有无癌变及上皮内瘤变等。重症结肠炎患者通常仅行乙状结肠镜检查,以降低医源性肠穿孔风险。

3. 术前应注意是否合并感染性肠炎,尤其是艰难梭菌或巨细胞病毒感染;术前应积极纠正内环境的紊乱,如低钾血症、严重低蛋白血症、贫血、弥散性血管内凝血、酸碱失衡、严重营养障碍等。

4. 全面实验室检查,包括电解质、血细胞分析、炎症因子、肝肾功能、人绒毛膜促性腺激素等。

5. 胸部 X 线片及心电图,必要时可行腹部 X 线片或腹部 CT 以明确是否存在中毒性巨结肠。

6. 立位肠造口部位标记,造口宜经过腹直肌以减少造口旁疝发生率,并避免选择系皮带及皮肤皱褶部位。也应征询患者意见,以方便其术后造口护理。

7. 急诊手术的肠道清洗应列为禁忌,择期手术是否行肠道清洗存在争议,适当清洗或排空积粪有利于腹腔镜手术操作,术前口服抗生素可降低术后感染性并发症的风险。

8. 术前长期使用激素及目前正在激素治疗的患者,术前应继续给予与前期非手术治疗等剂量的甲泼尼龙或氢化可的松,术后逐步减量。

9. 术前预防性应用抗生素,无凝血功能障碍的患者应术前 12 小时给予低分子量肝素预防血栓的发生。应停用可能诱发巨结肠的药物如抗胆碱药物、止泻药、非甾体抗炎药、吗啡类镇痛药等。

三、手术规范

(一) 手术方式的选择

1. 全结直肠切除、回肠储袋肛管吻合术(ileal pouch annal annastomosis,IPAA) 为目前 UC 治疗最常用的手术方式,能最大限度保证患者术后生活质量。可疑克罗恩病、术前肛门功能差、高龄是行 IPAA 的禁忌证,而肥胖、未定型结肠炎、急诊重症患者、肛门括约肌功能低下者及长期类固醇使用、近期内使用靶向制剂(英夫利西单抗 8 周内,阿达木单抗 2 周内)为相对禁忌证。

2. 全结肠及次全结肠切除、回肠临时造瘘 是急诊手术最常用的手术方式,也是重症 UC 患者最常用的手术方式,该术式避免了复杂的直肠游离手术,可减少手术副损伤,具有更高的手术安全性。该术式也适用于择期手术伴随严重营养不良、长期使用激素(泼尼松 ≥30mg/d)的患者,以及术前不能排除克罗恩病的患者以及未定型结肠炎者。

3. 全结直肠切除、回肠永久性造瘘 该术式能完全切除全部结肠黏膜,根除 UC 发病的病理基础,既往曾经是治疗 UC 的主流手术方式。该术式最常见的并发症是会阴切口感染,行经括约肌间的直肠切除能明确减少此并发症。造瘘口拖出位置最好经右下腹腹直肌,以降低造瘘口旁疝发生率。尽管有永久性造瘘的不足,但该术式也避免了 IPAA 术后较长时间的排便次数增多,仍有显著的优势,尤其适用于老年患者(>65 岁)、合并直肠癌者及远端直肠黏膜活检有上皮内瘤变者。

4. 回肠节制性造瘘　曾是 IPAA 出现之前的主流回肠永久性造瘘手术方式,该术式成功后 90% 的患者可实现排便节制。但因该术式并发症多,现在除少数中心外,已废弃不用,在国内鲜有报道。不能除外克罗恩病时,此术式应列为禁忌。

5. 回 - 直肠吻合术(ileo-rectal anastomosis,IRA)　因术后肛门功能差,目前很大程度上已为 IPAA 代替。主要适用于未定型结肠炎,有生育要求的年轻女性也可尝试该术式。术前直肠顺应性好的患者能较长时间保留较好的直肠功能,同时对泌尿系统及性功能干扰小。既往认为该术式保留了直肠,容易导致疾病复发,但长期的随访发现仅部分患者需要再次行直肠切除术(12%~57%)。

6. 单纯结肠造口术　是抢救生命体征不平稳的中毒性巨结肠的一种单纯造口而不行结肠切除的手术方式,适用于积气严重,结肠高度扩张、质脆,病情严重威胁生命的情况。因不能完全控制病情,现已很少使用。

(二) 特殊人群的术式选择

1. 肛门括约肌功能低下者　全结直肠切除术后患者排便次数通常较多,尤其术后 3 月内每日排便次常在 10 次以上。故选择行 IPAA 前应严格评估患者的肛门功能,若伴肛门功能减弱者,应行永久性回肠造瘘,尽管多数患者术前对回肠造瘘存在恐惧及抵触心理,但多数患者术后对永久性造瘘接受度高。拒绝行永久性造瘘者,可先行全结肠切除,回 - 直肠吻合术。但应严格监控直肠病变发展。

2. 内科合并症多者　高龄,合并严重心肺、代谢性内科合并症,合并直肠癌等患者,宜行全结直肠切除回肠造瘘术。

3. 年轻女性　全结直肠切除、IPAA 可能导致育龄期女性输卵管粘连进而导致不育,因此对有生育愿望的年轻女性应尽可能先行回 - 直肠吻合,待其生育后再行直肠切除、IPAA。也有学者尝试用防粘连产品减少输卵管粘连。

4. 未定型结肠炎患者　10%~15% 的结肠型炎性肠病患者,不能鉴别克罗恩病或 UC,这一部分患者被定义为未定型结肠炎。尤其在重度结肠炎患者中,这一鉴别诊断更加困难。克罗恩病行 IPAA 术后发生吻合口漏、肛瘘等并发症明显增多,更多患者最终可能因储袋相关并发症而行永久性造瘘。多数学者主张对未定型肠炎可先行回 - 直肠吻合术,观察病情发展,待确诊 UC 后再行 IPAA。也有学者主张对未定型肠炎患者行 IPAA,术后也能获得满意的手术效果及生活质量。

(三) UC 的分期手术

1. 三期手术　三期手术是对需行急诊手术的重度以上 UC 患者采用的手术策略,第一期行全(次全)结肠切除及回肠临时性造口,第二期完成直肠切除、回肠储袋肛门吻合及回肠预防性造口,第三期再行回肠造口还纳术。该手术策略可避免重度 UC 患者初次手术引发过度炎症反应与创伤,待患者营养、贫血状况改善后再行直肠切除、IPAA 的定型手术。但该策略也存在乙状结肠残端破裂及残留直肠大出血仍需再次急诊手术的风险,因此合并严重出血的重度患者应在术前肠镜仔细检查直肠,避免遗留活动性出血的直肠病灶。部分全身情况较稳定的稍低风险重度 UC 患者,谨慎采用二期手术也可作为可选策略。

2. 二期手术　是择期手术最常采用的手术策略,一期行全结直肠切除、IPAA,并行小肠预防性造口,二期再行小肠造口还纳。Zittan 等报道了改良的二期手术,即一期行全结肠切除术,二期再行直肠切除加 IPAA,该术式在中重度 UC 患者中吻合口漏发生率更低(4.6% *vs.* 15.7%)。

3. 一期手术　部分学者认为对于术前营养状况较好、炎症反应较轻、无长期使用激素病史的 UC 患者,一期行全结直肠切除、IPAA 也是安全的,且具有无造口相关并发症、肠粘连发生率低及费用低等优点。但需注意多数文献报道一期手术吻合口瘘的发生率可高达 5%~10%,尤其是反复长期使用激素或术前使用英夫利西单抗维持治疗的患者,最为重要的是一期吻合带来的盆腔感染等是患者最终储袋功能低下及储袋失败的重要原因之一。

四、手术主要步骤及消化道重建

不同术者可有不同的站位、手术入路及操作顺序。UC 手术的术式繁多,本节以一期全结直肠切除、回肠储袋肛管吻合术为主线叙述,其余术式的特殊之处会单独提及叙述,而与全结直肠切除相同的步骤不再赘述。手术操作顺序可由回盲部开始顺向施行,也可由直肠乙状结肠开始逆向施行。手术步骤简要叙述如下。

1. 麻醉、体位及 Trocar 位置 常规气管插管全身麻醉,患者取头低足高位,双腿与腹部平齐以免影响器械操作范围,行直肠乙状结肠分离时患者臀部抬高约 30°,左侧稍高;行降结肠及结肠左曲游离时,可取反头低足高位,左侧抬高;行右半结肠分离时,右侧腹部抬高 15°~30°。常规消毒铺巾。于脐上切口穿刺建立 CO_2 气腹,气腹压力 10~15mmHg,置入 Trocar 进镜探查后,右下腹 12mm Trocar 位于麦氏点稍内侧,右上腹 5mm Trocar 位于锁骨中线,左上腹部 12mm Trocar 位于锁骨中线,左下腹 5mm Trocar 位于反麦氏点偏内侧。Trocar 的部位及大小可根据术者的个人喜好及站位习惯进行调整和选择。

2. 腹腔探查 气腹建立后应注意观察气腹对循环呼吸的影响,常规探查腹腔,尤其应注意结肠病变的范围,乙状结肠直肠交界区域水肿增厚的严重程度(以决定结肠远断端的处理方式),小肠是否存在病变。若存在小肠病变则可否定 UC 的诊断,应放弃施行全结直肠切除、IPAA。

3. 乙状结肠游离 患者取头低足高位,左侧稍抬高,主刀站于患者右侧。先分离乙状结肠外侧粘连,主刀采用肠钳尽量沿肠管纵轴牵拉乙状结肠系膜外侧,而非牵拉肠管或沿肠管垂直方向牵拉系膜,以减少损伤。采用电凝设备可加快乙状结肠外侧粘连的分离。粘连分离后,可继续沿左结肠旁沟的白线(结肠系膜与后腹膜的黄白交界线)切开腹膜,将后腹壁向后轻推,可方便辨认结肠系膜与肾前筋膜间的疏松间隙,无须从外侧显露输尿管,从外侧切开后腹膜可避免单纯内侧入路时过度地分离侧腹壁。助手分别牵拉肠系膜下动脉及乙状结肠下段系膜,使结肠右侧系膜完全展开,肠系膜下血管被拉直,形成良好张力。在保持良好张力情况下,切开后腹膜,气体会自动充斥直肠后疏松间隙,自气体充斥后于最靠近直肠系膜的部位解剖,可清晰辨认直肠固有筋膜,直肠乙状结肠后间隙的游离应该以直肠固有筋膜为标准,而不应仅满足于"发丝样"的疏松间隙,以免进入腹下丛后方的疏松间隙,从而导致腹下丛损伤。主刀将乙状结肠系膜向头侧"挑起",继续以直/结肠固有筋膜为标示分离结肠系膜及肾前筋膜。乙状结肠系膜后方分离后,助手继续牵拉肠系膜下动脉,使其与腹主动脉间夹角尽量大于 30°,不伴有癌变的病例,无须在根部处理肠系膜下动脉,通常建议在距腹主动脉 3cm 以上切断肠系膜下动脉,也可在左半结肠及乙状结肠动脉分支之后切断直肠上动脉,但后一平面由于有肠系膜下静脉并行及乙状结肠动脉变异率高,处理起来反而更为困难。距腹主动脉 3cm 以上处理肠系膜下动脉相对更为简便,也能很好保护肠系膜下丛,动脉处理后无须沿肠系膜下静脉向其根部分离,而宜在左结肠动脉或乙状结肠动脉的中间区域予以切断,这样可以避免过大的分离创面,紧贴肠管分离反而需要处理太多血管分支,增加出血风险。

(1)急诊行全(次全)结肠切除时乙状结肠的分离:急诊重度 UC 行全结肠或次全结肠切除时,宜保留直肠上动脉,在单独切断乙状结肠动脉后靠近肠管分离,保留更多的乙状结肠系膜及直肠系膜,采用保留的直肠(上段)系膜包埋直肠残端。保留直肠系膜后,不会干扰直肠上动脉后方的疏松间隙,有利于再次手术切除直肠时能快速找到疏松的直肠后间隙。

(2)分期手术时乙状结肠残端的处理:重症 UC 行全结肠或次全结肠切除后,发生直肠或乙状结肠残端瘘导致盆腔感染的概率可达 5%~10%,其导致的盆腔粘连将严重影响第二次手术的困难程度,因此应根据直肠肠壁炎症状况妥善处理直肠、乙状结肠断端。最常用的处理方式如上所述,采用保留的直肠系膜包埋直肠残端，直肠切除的平面通常在骶骨岬水平或其稍下方，也可同时在直肠内保留引流管，术后采用美沙拉秦灌肠液冲洗直肠有利于残留直肠的愈合。当直肠及乙状结肠的炎症极其严重时，也可将乙状结肠自左下腹部拖出造瘘。

4. **直肠游离及离断** 直肠游离可采用由后向前，再由前向侧方分离的螺旋式递进方式。在直肠后间隙分离时，助手采用大肠钳将直肠向前方牵拉，紧贴直肠固有筋膜游离直肠后疏松间隙，在骶骨与尾骨转弯区域（$S_3 \sim S_4$及以下）直肠后间隙可能稍致密，为骶骨直肠韧带，适当远离直肠系膜切断骶骨直肠韧带后，可进入更为疏松的肛提肌上间隙。未合并直肠癌变的患者，直肠前侧间隙的游离无须在直肠固有筋膜以外进行，而可以在直肠系膜内部进行。助手牵拉直肠系膜及阔韧带（或膀胱后腹膜）形成对抗牵引，主刀沿黄白交界线切开两侧腹膜至腹膜返折处会师，远离下腹下丛而靠近直肠，进入直肠系膜采用超声刀分离，优先分离直肠侧方至肛提肌表面筋膜，再分离前壁。前壁的分离在腹膜会阴筋膜（迪氏筋膜）前叶后方或直肠系膜内部进行，前外侧应远离两侧的神经血管束，贴近肠管进行。女性患者直肠前方系膜内脂肪菲薄或缺乏，可采用举宫器或五爪拉钩或由助手协助向前方牵拉引导，女性患者直肠最远端的游离在良好张力下，采用电凝钩小功率切割更容易实现精确游离，避免损伤阴道或直肠壁，直肠前壁的游离应尽量充分，以免吻合时吻合器将部分阴道壁夹入。最后在直肠肛提肌裂孔上方裸化直肠。采用可转弯的腹腔镜直线切割吻合器，在距肛缘2~4cm的平面切断直肠，以备回肠储袋肛管双吻合。在直肠游离过程中应注意避免损伤腹下丛、输尿管等。

除双吻合技术外，UC行IPAA的另外一种方式为直肠黏膜剥除术，开腹手术时直肠黏膜剥除可经肛直接进行或将直肠拖出后进行。行腹腔镜手术时，则通常采用拖出法，如前将直肠分离至肛提肌裂孔部位后，采用直线切割吻合器于直肠上段切断，经肛插入卵圆钳将直肠拖出体外，在直肠黏膜下注射肾上腺素-生理盐水将黏膜浮起。距齿状线约4cm处由助手用组织钳提起黏膜，采用电刀小心剥离黏膜至齿状线，完整切除直肠黏膜。

5. **降结肠及结肠左曲的游离** 体位改为左高右低位，主刀仍站于患者右侧。助手将乙状结肠向尾侧及前腹壁牵拉，并将横结肠系膜向腹侧牵拉，主刀将降结肠系膜向头侧挑起与后腹壁形成对抗牵引，沿Toldt's筋膜前方分离，应注意钝性分离与锐性切割的良好配合。由Toldt's筋膜表面向胰体前方分离，并进入小网膜囊，再沿胰腺下缘向胰尾方向分离，靠近结肠左曲时应适当偏向结肠侧，避免过度牵拉损伤脾脏。分离至见到脾脏后，转至胃结肠韧带间分离，主张切除大网膜，以减少术后粘连性肠梗阻的发生。从网膜血管弓外切断大网膜，从右至左，直至完全游离结肠左曲。

6. **右半结肠的游离** 在进行右半结肠游离前，将游离的直肠、乙状结肠、降结肠置于左上腹，避免在更换体位时，结肠被压于小肠后方，不利于标本取出。患者取左低右高位，主刀站于患者左侧。首先继续沿胃网膜血管弓外分离胃结肠韧带，至右侧显露胃系膜与结肠系膜间的疏松间隙、十二指肠降部。沿胰体下缘向右侧分离，显露中结肠动静脉，在中间部位切断中结肠动静脉或其左右分支，继续向右分离，切断右结肠动静脉。非癌变患者，无须显露肠系膜上静脉或胃结肠干等结构，仅在中间部位切断中结肠动脉及右结肠动脉即可。沿胰十二指肠前筋膜向下腹分离，在Toldt's筋膜前方继续分离右半结肠，至完全游离回盲部，并切断小肠系膜与后腹壁的附着处。自根部切断回结肠动脉以充分延长小肠系膜。游离结束后将游离完成的结肠置于右侧腹部。

7. **腹部小切口与肠切除** 自下腹正中切开，切口长度4~6cm，逐层切开入腹。切口保护套保护切口，以免细菌污染。沿肠系膜上血管分离延长小肠系膜，靠近回盲部切断回肠，检查末段回肠是否存在倒灌性小肠炎，若存在应适当增加小肠切除范围。

8. **回肠储袋的制作** 能否成功实现回肠储袋肛管吻合的关键技术难点在于延长小肠系膜。首先牵拉距小肠断端约15cm的小肠，测量是否能在无张力情况下牵拉至耻骨联合的下缘，若能则可实现回肠储袋与肛门的无张力吻合。否则需要延长小肠系膜,通常采用的方法包括彻底游离小肠系膜至十二指肠降部;间断多处切开小肠系膜表面腹膜,减轻腹膜对肠系膜上血管的制约作用;切断末段回肠的一级血管弓;在系膜背侧照明、透光情况下,切断末支肠系膜上动脉之一处(不切断走向小肠的一级血管分支)或两处(切断一支走向小肠的一级血管分支);保留回结肠动脉,而切断小肠系膜的部分血管弓。在距回肠末段对系膜缘 15cm 处切开,置入直线切割吻合器行回肠 - 回肠的侧侧吻合制作 J 形储袋,储袋的长度约 15cm,吻合器关闭小肠残端。检查储袋是否出血,并加强缝合。也可制作 S 形储袋及 W 形储袋等。S 形储袋系膜长度可稍长于 J 形储袋。

9. 回肠储袋肛管吻合　在 J 形储袋的顶端置入 25mm 或 29mm 吻合器抵钉座。自肛门置入吻合器,中心杆宜从直肠断端闭合线的后方穿出,收拢吻合器后,女性患者应注意检查阴道是否被夹入。完成吻合,检查吻合口完整情况及是否出血。

手工回肠储袋肛管吻合术:当行直肠肛管黏膜剥除时,可采用手工回肠储袋肛管吻合。储袋的长度超过耻骨联合 3cm,才可无张力拖出肛门完成吻合。距肛门约 4cm 切断直肠肌鞘,肌鞘与拖出之储袋浆肌层缝合一周。将肌鞘及储袋送回肛门,储袋开口处与齿状线缝合。应注意肌鞘管的彻底止血。

10. 回肠末段单腔造口　该术式既可是分次手术的临时性造口,也可以是全结直肠切除后的永久性造口,回肠末端自右下腹经腹直肌拖出腹壁。小肠宜拖出 3~4cm,并翻转缝合于皮肤,使造瘘口高出皮肤 2~3cm。

11. 回肠预防性双腔造口　为行 IPAA 术后的保护性造口,腹腔镜手术后可做于腹正中线的小切口处或偏左下腹。拖出的肠袢可通过缝线或玻璃管支撑,缝线支撑可方便术后护理。造口可一次成形,靠近拖出肠袢的远端环形切开肠壁 1/2 或 2/3 周径,近端肠袢折叠翻转后缝合于皮肤,使其高出皮肤 2~3cm。

12. 节制性造口　又称 Kock 储袋,将回肠末段折叠 3 次行侧侧吻合,每个节段长约 10cm,再将储袋远端的回肠 10~15cm,回折套叠入储袋,形成乳头状突入储袋。其远端保留 5~10cm 回肠自右下腹拖出皮肤,作为流出道,拖出肠管可与皮肤平齐,排便时由皮肤造口处插入管道排便,患者通常无须粘贴肛门袋。但该术式并发症率较高,国内使用较少。

13. 腹腔引流　于盆腔及腹腔安置多根引流,术后若无感染征象,宜尽早拔出。

14. 造口还纳　行 IPAA 术后,应定期检查吻合口及储袋恢复情况,并定期扩肛,以避免吻合口狭窄。若愈合良好,可于术后 2~3 个月考虑行造口还纳术。造口还纳通常可采取造口处切口进行,无须另做切口。可将碘伏纱布与造口缝合一周,避免污染及有助于在分离过程中维持良好张力,环形或纺锤形切开皮肤。紧贴肠管及肠系膜小心分离,避免过多切除腹壁组织,自一处进入腹腔后,在手指指引下切除造口。横断肠系膜时应紧贴小肠壁,以避免损伤小肠血管弓,导致远端肠管缺血。切除肠管后,宜行小肠 - 小肠侧侧吻合。造口切口应彻底清洗,并放置伤口内引流,以降低切口感染的概率。

15. 全结直肠切除永久性回肠造瘘的会阴部手术　不伴有低位直肠癌变的 UC 手术,会阴部手术无须按标准的腹会阴联合切除术施行。而宜行经括约肌间切除,同时应切除外痔所在的皮肤,保留肛门外括约肌,由于肌肉的保留,会阴部切口的抗感染能力大大提高。

五、术后并发症的预防及处理

尽管欧美国家择期 UC 手术的死亡率可低至 1%,但急诊 UC 手术的死亡率可高达 5% 左右,外科手术并发症率仍高达 30%~50%。荟萃分析发现最常见的局部并发症包括切口感染(18.4%)、腹腔脓肿(9.2%)、小肠梗阻(6.2%)、造口相关并发症(5.5%)和出血(4.6%),全身并发症包括脓毒症(18%)、肺炎(11%)和血栓栓塞(7.2%)等。储袋炎是最常见的远期并发症,高达 7%~33%,而二期切除储袋的比例也可达 5%~10%。UC 发生术后并发症的主要危险因素包括急诊手术、长期或大剂量激素使用、手术时间延长、重度营养不良、高龄、严重合并症、合并二重感染等。我国多数基层医院对 UC 的外科治疗认识不足,急诊手术占比高,因此加强继续教育,提高认识,外科早期干预,规范手术指征、时机及手术方式的选择,强调规范化治疗及区域 UC 治疗中心,是提高 UC 手术疗效及减少并发症的关键。常见的 UC 术后并发症如下。

1. 盆腔感染　是全结直肠切除、IPAA 术后的常见并发症,发生率可接近 10%。盆腔感染是导致储袋顺应性降低、肛门功能低下及储袋失败的重要原因。应尽量减少一期手术的应用,以降低吻合口漏的发生率。术中应尽量避免盆腔污染,部分患者术后储袋内大量积液(肠液分泌)也是引起盆腔感染的重要原因,因此术后应注意检查有无储袋扩张,并及时安置肛管减压。盆腔应妥善引流。

2. 小肠梗阻　粘连性肠梗阻是全结直肠切除术后的常见并发症,文献报道其发生率高达 12%~35%。因梗阻而再手术的概率也随着时间的推移而逐步升高,术后 1 年的手术率达 2.7%,5 年 6.7%,10 年 7.5%。采用透明质酸钠等材料的防粘连制品可能降低粘连性肠梗阻的再手术率,但其在 UC 患者中的确切疗效尚未得到文献证实。腹腔镜技术被认为可减少肠粘连的发生。

3. 造口相关并发症　包括造口周围皮肤糜烂感染、造口周围溃疡、瘙痒、造口坏死、造口回缩、造口脱垂等。应配备培训专业的造口护理师,术前应在造口护理师的协助下选择造口部位,避免造口于皮肤皱褶、系皮带处等。多数术后造口并发症经造口护理师指导处理后能得到较好处理。造口排出物过多通常经过饮食调节、洛哌丁胺等止泻药能得到较好控制。造口脱垂及造口回缩等并发症常需再次手术整形。

4. 吻合口及储袋狭窄　IPAA 术后,尤其是预防性转流手术后,应定期检查吻合口及储袋,定期扩肛,以避免吻合口或储袋内的钉合线自行愈合导致狭窄,吻合口的膜性狭窄通常可通过扩肛及内镜下切开缓解。另外,一部分患者因为反复的盆腔感染,纤维增生导致狭窄,难以处理,仅能再次手术或行终身造口,预防的关键是在发现盆腔感染后及时行有效引流,预防狭窄发生。

5. 储袋失败　盆腔感染、储袋炎、未定型肠炎及克罗恩病均是导致储袋功能低下的原因。文献报道储袋失败的概率为 4%~10%。

6. 储袋炎　储袋炎的发生率为 7%~33%,是 IPAA 术后最常见的并发症之一。其发生的原因不详,可能与细菌的过度增殖、黏膜缺血、粪便积存等多种因素有关。主要表现为排便次数显著增多、腹泻、便血、发热、腹部绞痛及脱水等。发作时的主要治疗措施是纠正脱水及口服抗生素,常用甲硝唑及环丙沙星。益生菌的应用也可显著改善症状。严重及反复的储袋炎应注意克罗恩病的鉴别诊断。

(王自强)

第二节　家族性腺瘤性息肉病

家族性腺瘤性息肉病(familial adenomatous polyposis,FAP),是由 5 号染色体长臂上基因突变引起结直肠多发性腺瘤形成的一种常染色体显性遗传病,主要病理变化为大肠内广泛出现数十至数千不等的大小不一的息肉,该病发病年龄早,若不进行手术治疗,至 40 岁左右几乎均会发生癌变,因此,对 FAP 患者早期进行手术治疗在业内已达成共识。无论腹腔镜或开腹手术,其术式主要包括全结直肠切除并末段回肠造口术(少用)、全结肠切除并 IRA、全结直肠切除并 IPAA(本节重点介绍)三种。腹腔镜全大肠切除文献报道并不多,各种指南也未将其纳入推荐术式,这与其手术操作复杂、手术范围及难度系数高、手术时间长有关,其术式包括全腹腔镜全结肠切除术、手辅助腹腔镜全结肠切除术、腹腔镜辅助全结肠切除术(本节重点介绍)三种。随着腹腔镜技术的发展,腹腔镜全结直肠切除术治疗 FAP 被越来越多的医师和患者所接受。

一、适应证

家族性腺瘤性息肉病。

二、禁忌证

1. 息肉恶变的肿瘤直径>6cm 和 / 或周围组织广泛浸润者。
2. 腹腔严重粘连者。
3. 重度肥胖者。
4. 全身情况不良,虽经术前治疗仍不能纠正者。
5. 有严重心脏、肝、肾疾患不能耐受手术者。
6. 需急诊手术者,如合并急性肠梗阻、穿孔等。

三、术前准备

1. 肠道准备。术前 1 天流质饮食,口服乳果糖 50ml;不常规推荐清洁洗肠。女性患者,术前 3 天每天以稀碘伏冲洗阴道。
2. 纠正贫血和低蛋白血症,血红蛋白应纠正至 ≥90.0g/L,血白蛋白应纠正至 ≥30.0g/L。
3. 术前 0.5 小时经静脉给予抗生素预防感染。麻醉后,留置气囊导尿管,不常规留置胃管。

四、麻醉

气管插管全身麻醉或硬膜外阻滞醉加气管插管全身麻醉。

五、手术主要步骤

腹腔镜全大肠切除术的手术步骤是腹腔镜右半结肠、横结肠、左半结肠及超低位直肠前切除术的整合,故宜在腹腔镜结直肠手术技术较成熟的中心开展。

（一）体位

患者取截石位,两髋关节微屈,外展 45°,膝关节屈 30°,双下肢高度低于腹部,双上肢内收。术中根据手术进程调整相应体位,使小肠移向相应低位,以利于术野暴露。术者起始站位同直肠前切除术,术中再根据术者习惯调整站位（图 26-1）。

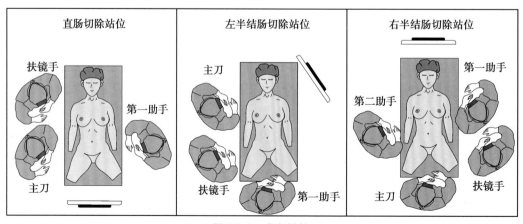

图 26-1　术者站位

（二）Trocar 位置

选择 Trocar 的位置比较灵活，总的原则是利于操作、兼顾上下左右。常采用 6 孔法（直肠 5 孔 + 结肠 1 孔），在脐下缘放置直径 10mm Trocar A，充气后置入腹腔镜作为观察孔，腹腔镜直视下右下腹（右髂前上棘上内两横指）置入 10~12mm Trocar B，在右侧锁骨中线脐上 2~3cm 处置入 5mm Trocar C，在左髂前上棘与脐连线中点处置入 10~12mm Trocar D，在耻骨上两横指中线处置入 5mm Trocar E，最后在左侧锁骨中线脐上 2~3cm 处置入 10~12mm Trocar F，便于游离右半结肠及横结肠（图 26-2）。

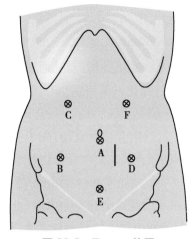

图 26-2　Trocar 位置

（三）手术切除范围及顺序

建议采用先直肠、左半结肠、横结肠，最后右半结肠的手术顺序。FAP 患者有恶变者，手术时遵循相应肠段的肿瘤根治原则，如恶变发生在直肠则遵循全直肠系膜切除（total mesorectal excision，TME）原则，恶变发生在结肠则遵循全系膜切除（complete mesentery excision，CME）原则，否则不必常规行血管根部的淋巴清扫，断扎相应结肠各血管时应尽量靠近结肠，多保留结肠系膜，减少剥离裸区面积以避免术后小肠粘连的发生。

1. 降结肠内侧游离

（1）切开乙状结肠系膜内侧：助手采用抓钳将乙状结肠系膜提起并保持良好张力，主刀从尾侧向头侧切开至小肠系膜根，即进入乙状结肠系膜和肾前筋膜之间的 Toldt 间隙。

（2）清扫、断扎肠系膜下动脉：自尾侧向头侧分离达肠系膜下动脉根部，清扫其周围淋巴结（左半结肠及直肠无癌变者不必常规清扫）后夹闭切断，注意保护肠系膜下丛。

（3）扩展 Toldt 间隙：分离范围从中央向左达生殖血管外侧左结肠旁沟融合线，自尾侧向头侧达肠系膜下动脉根部。注意避免损伤左输尿管与左生殖血管。

（4）根部断扎肠系膜下静脉：继续向头侧及外侧分离左 Toldt 间隙，内至十二指肠空肠曲，外至左结肠旁沟融合线，向上近胰腺下缘显露肠系膜下静脉并于其根部断扎。

2. 左半结肠后外侧游离　向右下牵引乙状结肠系膜，沿 Toldt 融合线向头侧切开左结肠旁沟腹膜，在其系膜后方向右侧游离，使降结肠、乙状结肠外侧与内侧平面会师，并向上继续游离至结肠左曲，切断膈结肠韧带。

3. 骶前隧道式分离　助手一手使用巴氏钳抓住直肠上段或侧方系膜并向头侧牵拉，另一手将吸引器置于直肠系膜后方向前上挑起形成良好张力，主刀从骶骨岬水平在盆筋膜脏壁两层之间的直肠后疏松间隙向下分离，从中线沿直肠系膜表面类似"削苹果"向两侧直肠旁沟充分拓展形成隧道样结构，游离完成后其顶端即为直肠两侧腹膜（帐篷样薄膜），注意避免损伤双侧上腹下丛，当直肠后间隙分离达腹膜返折水平时，再切开直肠上段两侧腹膜（帐篷顶）及盆底腹膜返折，继续向下切断骶骨直肠韧带即进入骶前间隙，分离过程中需保持直肠固有筋膜（前壁为腹膜会阴筋膜）和骶骨前筋膜各自的完整和光滑。

4. 直肠下段侧方间隙分离　助手一手使用巴氏钳在腹膜返折上合适的距离将直肠向头侧牵拉，另一手使用吸引器或抓钳向前外侧提拉切开的盆底腹膜，主刀左手使用肠钳在相反方向推挡形成对抗牵引，清晰显示透亮微白的直肠侧方间隙，显露两侧精囊尾部及腹下神经分支，以后方间隙为指引，由背侧向腹侧切割，分离达精囊尾部时及时弧形内拐，注意避免损伤侧方的神经血管束。

5. 直肠前间隙分离　助手用抓钳向头腹侧提拉上段直肠，主刀左手使用肠钳也向头侧牵拉直肠，使切开线上方的腹膜保持良好张力。在腹膜返折线上 0.5cm 处弧形切开，可见疏松直肠前间隙，其下为表面微白光滑的腹膜会阴筋膜,沿此间隙向下和两侧锐性分离,直至完全显露两侧精囊或阴道后壁。

6. 切断直肠

(1)裸化直肠:首先通过肛检确定切除线,最低可达括约肌间隙,末端直肠前壁与后壁仅附少量脂肪组织,裸化时需特别小心勿损伤肠壁,两侧肠壁脂肪组织稍多,可沿肛提肌裂孔边缘分离,显露微白色直肠系膜终点线。

(2)闭合切断直肠:先予扩肛至可容约五指通过,再予 1∶9 稀碘伏冲洗直肠至干净;通过 12mm 主操作孔以直线切割吻合器切断闭合直肠。

7. 结肠左曲、左半结肠游离

(1)游离结肠左曲内侧:此时降结肠、乙状结肠与直肠已游离完毕。将主显示器置于患者左肩方向。助手站位移至患者两腿之间,将横结肠系膜向头侧腹侧提起,主刀沿胰腺下缘剪开横结肠系膜进入小网膜囊,并向左外侧扩展切开至胰尾。向右侧将横结肠系膜沿胰体表面剪开至胰颈下缘,暴露中结肠动静脉根部,近根部夹闭、切断中结肠动静脉。

(2)结肠左曲、左半结肠游离:将降结肠向下内侧牵拉,力度适中,注意勿撕裂脾脏或损伤脾蒂血管,依次显露并切开结肠左曲外侧及脾结肠韧带。主刀、助手配合拉紧胃结肠韧带。若癌肿位于结肠左曲,则于胃大弯侧血管弓内游离,否则于血管弓外游离切断胃结肠韧带直至完全游离结肠左曲。

8. 右半结肠游离　若肿瘤位于右半结肠,则可参照根治性右半结肠切除的手术步骤进行直至与左半结肠会师,本节按右半结肠无肿瘤叙述,继续上一操作步骤依次游离结肠右曲、降结肠及回结肠。

(1)结肠右曲游离:于胃网膜右血管弓外游离,继续向右侧离断胃结肠韧带,仔细分离横结肠系膜与胃系膜,注意保护胃网膜右血管,胃结肠干位于胰头前方,汇入肠系膜上静脉,其属支构成复杂,最常见的形式是右结肠静脉 + 胃网膜右静脉 + 胰十二指肠上前静脉(此处视角为自上而下,有别于根治性右半结肠切除时的自下而上),分离后分别断扎右结肠动静脉,直至离断肝结肠韧带。

(2)游离右结肠后间隙:继续由上向下在右结肠系膜和右侧肾前筋膜间的融合筋膜间隙(Toldt 间隙)中游离,内侧至系膜上静脉右侧,外侧至升结肠及结肠右曲后方,逐渐暴露十二指肠降部,注意保持右半结肠系膜及肾前筋膜光滑完整,避免损伤十二指肠、下腔静脉、右侧输尿管及生殖血管。

(3)离断回结肠血管:拉紧回结肠血管蒂,于肠系膜上静脉与回结肠血管交角处切开系膜,分别解剖暴露回结肠动静脉后近根部夹闭、切断。

(4)右半结肠周围游离:提起阑尾,从回盲部开始沿右结肠旁沟结肠系膜与腹膜愈合形成的"黄白交界线"处切开,直至与结肠右曲切开线会师,并与右结肠后间隙相通。寻找小肠系膜根部在右髂窝起始处,向左上充分游离小肠系膜直至十二指肠水平部下缘,以利小肠拖下与直肠残端吻合。

9. 标本取出切除、回肠 J 形储袋 - 肛管吻合　全大肠切除后腹腔创面广泛,小肠粘连扭转的可能性很大,因此此时应在腹腔镜下将全大肠绕过小肠移位至右侧腹以方便之后标本取出,并从十二指肠悬韧带开始理顺全部小肠系膜至末段回肠,将整理好的小肠置于左侧腹,务必明确小肠及系膜走行以避免扭转。

于左下腹拟造口处经腹直肌做一纵向切口长约 5cm,逐层切开进腹,置入塑料薄膜切口保护器,将全大肠及末段回肠由切口顺序拉出。靠近回盲部闭合切断回肠,移除全大肠,将 30cm 长末段回肠对折制作 J 形储袋,直线切割吻合器完成储袋间侧侧吻合,储袋底部置入抵钉座并收紧荷包(极少情况下,即使小肠系膜根部已充分裁剪至十二指肠水平部,将小肠拉入盆腔吻合时仍有张力,可继续小心裁剪小肠系膜以减小张力,但要注意保护小肠边缘血管,避免吻合后血供障碍),重新气腹,再次检查小肠系膜无扭转后,经肛管置入圆形吻合器伸出中心杆与回肠 J 形储袋抵钉座对接击发完成吻合。

10. 排列小肠、放置引流管、预防性回肠袢式造口　再次顺序排列小肠,冲洗腹腔,检查创面无活动性出血,经右下腹 Trocar 孔放置引流管于盆底。适当距离处末端回肠经左下腹切口拉出行预防性回肠袢式造口。

(池　畔)

第三节　结　肠　癌

腹腔镜结肠癌根治手术的关键操作要点包括遵循 CME 原则,充分利用解剖标志,选择合理的入路并沿正确的外科膜间隙平面分离解剖;清扫走行在各个膜间隙中的血管根部淋巴结;保护好输尿管、十二指肠、胃、胰腺、脾脏等邻近脏器以免损伤。

一、腹腔镜辅助根治性(扩大)右半结肠切除术(CME+D$_3$)

(一) 适应证

适用于治疗阑尾、盲肠、升结肠及结肠右曲癌。

(二) 禁忌证

1. 肿瘤直径>6cm 和 / 或周围组织广泛浸润者。

2. 腹腔严重粘连者。

3. 重度肥胖者。

4. 全身情况不良,虽经术前治疗仍不能纠正者。

5. 有严重心脏、肝、肾疾病不能耐受手术者。

6. 右半结肠癌需急诊手术者,如合并急性肠梗阻、穿孔等。

(三) 术前准备

1. 肠道准备。术前 1 天流质饮食,术前 6 小时禁固体饮食,术前 2 小时禁饮;术前晚口服 5% 葡萄糖溶液 1 000ml,术前 3 小时口服 5% 葡萄糖溶液 300ml;术前不常规口服泻药和抗生素,不常规插胃管。如肿瘤较小,预计术中探查定位困难,则可于术前 1 天肠镜下病灶处钛夹标记后拍腹部卧位 X 线片以准确显示肿瘤位置,术中仍无法探及肿瘤者,可于术中再次肠镜协助定位。

2. 纠正贫血和低蛋白血症,血红蛋白应纠正至 ≥90.0g/L,血白蛋白应纠正至 ≥30.0g/L;常规术前 3~5 天可补充肠内营养制剂,营养状态差或不耐受肠内营养者术前需予肠外营养。

3. 术晨避免使用阿托品,术前 0.5 小时经静脉给予抗生素预防感染。麻醉后留置气囊导尿管,麻醉清醒后即予拔除,不常规留置胃管。

(四) 麻醉及围手术期镇痛

气管插管全身麻醉或加用硬膜外阻滞,围手术期建议采用多模式镇痛方案,如术中关腹前采用罗哌卡因行腹膜外和真皮层浸润注射,术后使用非甾体抗炎药等。

(五) 右半结肠血管及相关间隙解剖概要

右半结肠的血管解剖构成变异较为复杂,主要由肠系膜上动脉(superior mesenteric artery,SMA)分支供血,静脉主要回流至肠系膜上静脉(superior mesenteric vein,SMV),其中 SMA 较恒定地位于 SMV 的左侧。传统解剖学将 SMA 的结肠分支分为经典的 3 支,包括回结肠动脉(ileocolic artery,ICA)、右结肠动脉(right colic artery,RCA)和中结肠动脉(middle colic artery,MCA),由于 RCA 缺如的概率较高,升结肠的动脉供血主要来自 ICA 或 MCA 的分支。各支动脉出现概率及从 SMV 的跨越模式如下（图 26-3）。① ICA：100% 恒定出现，约 1/3 的 ICA 从 SMV 表面跨过；② RCA：出现的概率为 33.4%，并且 62.5%~84.2% 的 RCA 从 SMV 表面穿过；③ MCA：几乎 100% 恒定出现；④ 副中结肠动脉（accessory MCA，aMCA）：出现概率为 11.7%。

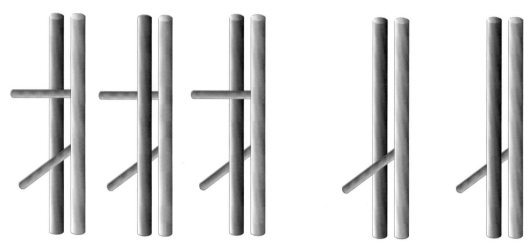

图 26-3　回结肠动脉、右结肠动脉经肠系膜上静脉的跨越模式图

外科干指回结肠静脉（ileocolic vein，ICV）汇入 SMV 处至胃结肠干之间的 SMV，长度为 1.5~8cm，平均为 3.88cm，外科干是右半结肠 D₃ 手术的解剖重点。与右半结肠切除术相关的 SMV 分支包括 ICV、右结肠静脉（right colic vein，RCV）、胃结肠干、中结肠静脉（middle colic vein，MCV）。① ICV：100% 恒定出现，绝大部分（92.8%）注入 SMV，小部分（<10%）注入胃结肠干或空肠静脉；② RCV：出现的概率约为 80%，但约 2/3 的 RCV 注入胃结肠干，仅 1/3 直接注入 SMV；③ MCV：100% 恒定出现。其中 1 支型占 80%，主要汇入 SMV，其他较少见的汇入点包括肠系膜下静脉（inferior mesenteric vein，IMV）、胃结肠干或第 1 支空肠静脉，2 支型或 3 支型 MCV 少见；④ 胃结肠干：总出现率为 89.1%。其中胃胰结肠干最常见（52.6%），胃结肠干和胃胰干的出现率分别为 24.8% 和 16.8%。

鉴于右半结肠的血管解剖及变异较复杂，疑难病例推荐进行术前 CT 三维血管重建技术，有助于术前了解右半结肠动静脉之间的相互位置关系及血管变异情况，为术中解剖提供参考。

右半结肠切除术相关的间隙包括升结肠后间隙、小肠升结肠间隙、胰颈前横结肠间隙、十二指肠胰头前结肠右曲后间隙、胃系膜与横结肠系膜间隙。其中，升结肠后间隙、胰颈前横结肠间隙和十二指肠胰头前结肠右曲后间隙共同构成了右半结肠手术区域的"膜床"。而小肠升结肠间隙、胃系膜与横结肠系膜间隙分别为小肠和升结肠、胃和横结肠两两器官的系膜在胚胎旋转融合过程中紧靠形成，为天然的外科学无血分离平面（图 26-4）。

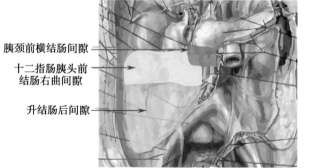

胰颈前横结肠间隙

十二指肠胰头前结肠右曲后间隙

升结肠后间隙

图 26-4　右半结肠切除术相关的间隙示意图

（六）手术主要操作步骤

1. 体位　患者取仰卧水平分腿位。结肠下区操作时，主刀站于患者两腿之间，第一助手及扶镜手站于患者左侧，第二助手站于患者右侧（图 26-5）；当行尾侧背侧入路时，先行右腹膜后间隙分离，头低 30°，左侧卧位 15°，以便于将小肠推挡至左上腹，暴露小肠系膜根部；行 SMV 解剖时，改头高 30°，仍左侧卧位 15°，以便于将小肠推挡至左下腹，展平升结肠小肠系

膜;当行尾侧腹侧入路或混合入路时,头高 30°,左侧卧位 15°。结肠上区操作时,主刀站于患者左侧,第一助手站于患者右侧,扶镜手站于患者两腿间,以便于分离胃大弯处网膜(图 26-6)。

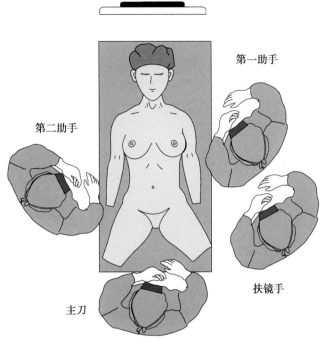

图 26-5　结肠下区操作时术者站位

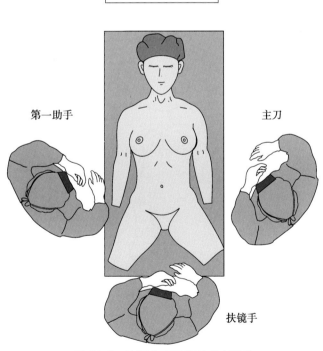

图 26-6　结肠上区操作时术者站位

　　2. Trocar 位置　采用 5 孔法,脐下 3cm 放置 10mm Trocar,充气后置入 30° 腹腔镜作为观察孔,左肋缘下 3cm 锁骨中线置入 10~12mm Trocar 为解剖结肠上区时的主操作孔,左髂前上棘与脐连线中外 1/3 处置入 10~12mm Trocar 为行结肠下区时的主操作孔,右侧对称位置分别置入 5mm Trocar 为助手操作孔,腹腔镜手术部分完毕后取绕脐 6cm 切口行标本取出及吻合(图 26-7)。

3. 肠管切除和淋巴清扫范围

（1）肠管切除范围：近端切除距回盲瓣 15cm 的末端回肠,结肠远端根据"10cm+5cm 原则"确定肠段切除范围。当肿瘤位于阑尾、盲肠、升结肠癌时,行标准右半结肠切除术(图 26-8)。当肿瘤位于结肠右曲或横结肠近结肠右曲时,行扩大右半结肠切除术(图 26-9)。

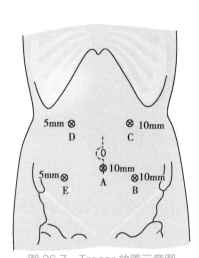

图 26-7　Trocar 放置示意图

A. 观察孔；B. 解剖结肠上区时的主操作孔；C. 解剖结肠下区时的主操作孔；D、E. 助手操作孔。

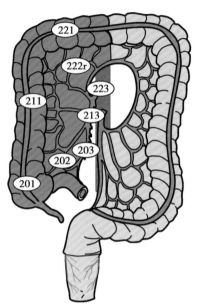

图 26-8　标准右半结肠根治术切除范围

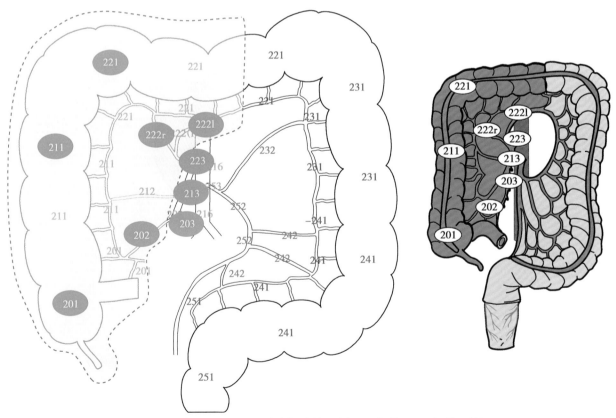

图 26-9　扩大右半结肠根治术切除范围(未显示部分 No.6 组淋巴结)

（2）淋巴结清扫范围：关于右半结肠癌淋巴结清扫范围（D_2 或 D_3），目前仍存在争议，正在进行的多中心前瞻性随机对照试验（RELARC）有望解答该问题。一项基于 1 077 例结肠癌的大样本回顾性分析结果提示，随着 T 分期的增加，淋巴结转移率和站数逐渐增加（表 26-1），而 T_1 患者 D_3 站淋巴结转移率为 0。因此，《大肠癌处理规约》推荐基于临床 T 分期（cT 分期）确定区域淋巴结清扫范围：cTis 可行局部切除（D_0）或肠段切除（D_1），SM（T_1）N_0 者可行 D_2 手术，分期为 MP（T_2）N_0 者可行 D_2 或 D_3 手术。临床分期为 Ⅱ～Ⅲ 期的则应行 D_3 手术，也就是说，仅 $cT_{3\text{-}4}$ 或 $cTis\sim T_2$ 但临床怀疑区域淋巴结转移的患者建议行 D_3 手术（图 26-10）。

表 26-1 T 分期和区域淋巴结及 D 站转移率的关系

T 分期	例数 / 例	D_0	D_1	D_2	D_3 以上
T_1（黏膜层）	204	204	0	0	0
T_1（黏膜下层）	120	107（89.2%）	11（9.2%）	2（1.7%）	0
T_2	104	82（78.8%）	17（16.3%）	3（2.9%）	2（1.9%）
T_3	472	257（54.4%）	119（25.2%）	62（13.1%）	34（7.2%）
T_4	177	69（39.0%）	57（32.2%）	23（13.0%）	28（15.8%）

《中国结直肠癌诊疗规范（2015 版）》的推荐略有不同，对于结肠癌，当肿瘤为 $T_{2\text{-}4}N_{0\text{-}2}M_0$ 时，建议行相应结肠切除联合区域淋巴结清扫。区域淋巴结清扫必须包括肠旁、中间和系膜根部淋巴结（即 D_3 清扫），如果怀疑清扫范围以外的淋巴结有转移推荐完整切除。故本文主要介绍 D_3 站淋巴结清扫范围。从血管解剖角度，在 SMV 左侧根部断扎 SMA 各分支，属 D_3 清扫；在 SMV 右侧断扎 SMA 各分支，属 D_2 清扫。

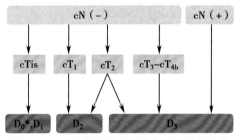

图 26-10 《大肠癌处理规约》推荐的右半结肠癌淋巴结清扫范围

对右半结肠来说，区域淋巴结包括系膜内淋巴结和系膜外淋巴结。系膜外淋巴结主要为 No.6 组淋巴结，文献报道约 4% 的结肠右曲癌患者可出现 No.6 组淋巴结转移。根据 Hohenberger 提出的 CME 时的"网膜弓原则"：需清扫距离肿瘤 10cm 以内的网膜弓、胰腺下缘淋巴结以及相应的大网膜，因此，扩大右半结肠切除术还需切除距离肿瘤 10cm 以内的部分 No.6 组淋巴结（图 26-11）。

4. 手术入路和操作步骤　右半结肠癌根治术，根据入路不同，分为头侧和尾侧入路。其中尾侧入路又分为腹侧入路和背侧入路，以及腹侧和背侧入路相结合的混合入路（图 26-12）。目前国内外大多数学者认为尾侧较头侧入路更易找到右腹膜后间隙，并行血管根部淋巴结清扫与高位结扎。此外，尾侧将回盲部向头侧翻起的背侧中间入路较尾侧在回结肠血管下方的

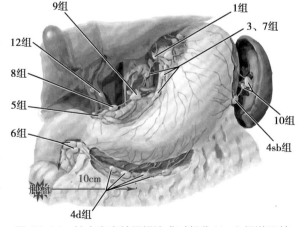

图 26-11 扩大右半结肠根治术时部分 No.6 组淋巴结清扫范围

腹侧中间入路，更易找到正确的右腹膜后间隙。当行尾侧入路先行背侧分离至胰头，再行腹侧 D_3 清扫淋巴结或采用混合入路，可能更易掌握。

（1）横结肠下区

1）尾侧腹侧中间入路（图 26-13）：头高 30°，左侧卧位 15°，提起回结肠血管蒂，可在其下方见一斜向

SMV 方向的自然皱褶,即膜桥。用超声刀切开一小口,让其气化,膜桥浮起,斜向切开,进入小肠升结肠间隙,在对抗牵引高张力状态下,可轻易进入升结肠后间隙,这一弧形切开线必定会与 SMV 垂直投影线汇合。

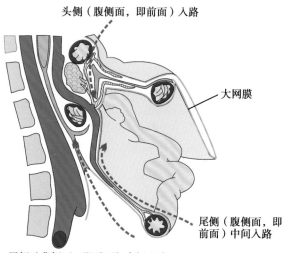

图 26-12　右半结肠切除术不同入路示意图

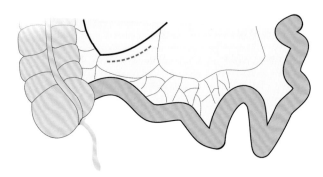

图 26-13　尾侧腹侧中间入路切开线示意图

2)尾侧背侧中间入路(图 26-14):头低 30°,左侧卧位 15°,将回盲部翻向头侧,在右髂总动脉上方约 1.0cm 处沿黄白交界线切开膜桥,在对抗牵引高张力状态下,可轻易进入升结肠后间隙,向上分离可见十二指肠水平部,在其上缘切开原始后腹膜,进入十二指肠胰头前结肠右曲后间隙,向上显露胰头即可。向内分离见到 SMV 右侧即可,向外分离至右结肠旁沟,要避免挤压回盲部或升结肠肿瘤。重新将头抬高 30°,仍左侧卧位 15°,将回盲部放回原位,同腹侧中间入路,沿回结肠血管蒂下方斜向皱褶处切开,进入小肠升结肠间隙,向 SMV 斜向切开 3~4cm,将回肠系膜背侧叶切穿,即与已分离的升结肠后间隙沟通。

3)尾侧混合入路(先腹侧后背侧,图 26-15):从尾侧腹入路寻找升结肠后间隙,切透对应的回肠系膜背侧叶,由此可见尾侧背侧入路切开线,将切面扩大后,不用改变体位,即可完成上述背侧入路。因此,在选择入路前,先探查回肠末端系膜背侧如与右髂窝无粘连,即可采用该入路。

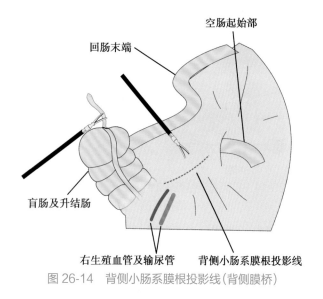

图 26-14　背侧小肠系膜根投影线(背侧膜桥)

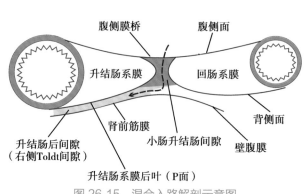

图 26-15　混合入路解剖示意图
虚线为切开线。

4）D₃ 淋巴清扫和胰颈前横结肠后间隙解剖：D₃ 淋巴结组织清扫有两种方式（图 26-16）。一是沿 SMV 和 SMA 表面向上逐步分离、结扎切断血管分支；二是以 SMA 为中心向胰颈方向分离，先切断 SMA 分支，再切断 SMV 分支，其优点是不易损伤横跨 SMV 的 SMA 分支导致出血。

5）寻找 SMV：虚拟的 SMV 投影点位于十二指肠水平部消失内侧约 1cm 处。无论何种入路，在回结肠血管蒂下方的小肠升结肠间隙的斜向延长线与虚拟的 SMV 投影线一定相交，当沿着该间隙向内分离时，可观察到小肠系膜和升结肠系膜交界处的光滑边界，即保证了该区域的 CME 封口完整。当接近虚拟的 SMV 投影线时（特别是肥胖患者），要逐步分离显露 SMV（切开血管鞘），向左继续分离显露 SMA（不切开血管鞘），以 SMA 为中心，和 SMV 齐头并进向上分离，注意横跨 SMV 表面的 SMA 分支（ICA、RCA 和 MCA），于其根部清扫淋巴结组织并结扎切断，MCA 通常在距胰颈下方 2cm 由 SMA 发出，要注意其上下方均有可能出现粗大的空肠静脉（30.9% 的空肠静脉在 D₃ 手术野内横跨于 SMA 前方）或 IMV（其通常在胰颈下方横跨 SMA，注入 SMV），要避免损伤（图 26-17）。

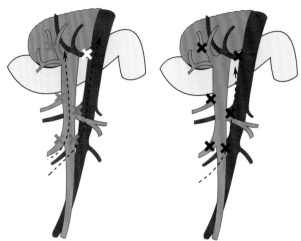

图 26-16 两种 D₃ 淋巴结组织清扫方式

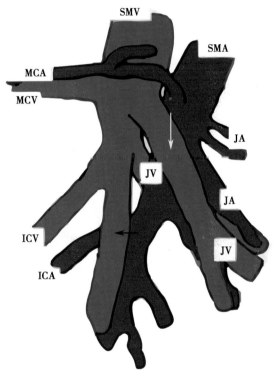

图 26-17 空肠静脉在 D₃ 手术野内横跨于 SMA 前方模式图

ICA. 回结肠动脉；ICV. 回结肠静脉；MCV. 中结肠静脉；MCA. 中结肠动脉；SMV. 肠系膜上静脉；SMA. 肠系膜上动脉；JA. 空肠动脉；JV. 空肠静脉。

6）分离胰颈前横结肠后间隙：当分离至胰颈下方时，要避免分离至其后方，应爬坡向上至胰颈表面，切开横结肠系膜至显露胃大弯即可。当行保留 MCA 左支的标准右半结肠切除术时，胰颈部的分离难度会更大，应高张力提拉横结肠系膜，沿 MCA 根部向上逐步解剖出其右支和 MCV 右支，将较容易在 MCA 右支根部结扎切断。完成胰颈部分离后，再从小肠升结肠系膜间隙沿 SMV 右侧逐步向上分离，在 ICV、RCV、MCV 根部结扎切断，显露胃结肠干，暂不处理，如 ICA 由 SMV 后方横穿，应将 SMV 右侧壁充分游离，在分离见到 SMA 后，于 ICA 根部断扎（图 26-18）。

7）分离十二指肠胰头前结肠右曲后间隙：首先是胃结肠干分支的解剖，如已行背侧或混合入路分离，即可轻易进入十二指肠胰头前结肠右曲后间隙。通常胃结肠干汇入近胰颈 SMV 根部，无论是否行保留胃网膜右静脉的标准右半或扩大右半结肠切除术，均应将其分支分离显露后，再行 RCV 或 RCV+ 胃网膜右静脉根部结扎切断，如提前切断胃结肠干根部，则不易显露其胰腺穿支，在分离过程中易损伤造成难以控制的大出血。其次是十二指肠胰头前结肠右曲后间隙的显露，由于背侧或混合入路前期已从升结肠后间隙在十二指肠水平部上缘切开部分原始后腹膜而进入了十二指肠胰头前结肠右曲后间隙（图 26-19），因此，当沿 SMV 右侧在分离上述胃结肠干分支的同时也可同步沿胰头与十二指肠水平部向外、向上拓展十二指肠胰头前结肠右曲后间隙，此时可发现十二指肠降部外侧有部分原始后腹膜粘连于十二指肠降部前外侧,在降部外侧缘逐步向上钝性分离予以切断,即与升结肠后间隙相通,由此分离至幽门下方即可。

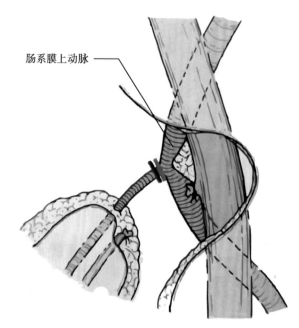

肠系膜上动脉

图 26-18 回结肠动脉由肠系膜上静脉后方横穿时的断扎

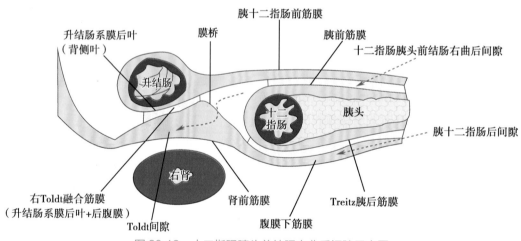

图 26-19 十二指肠胰头前结肠右曲后间隙示意图

(2)横结肠系膜上区分离

1)弓下游离:标准右半结肠根治术无须清扫No.6组淋巴结,故从胃网膜弓中部下方第1层和第2层大网膜融合处切开网膜囊(图26-20),沿弓下向幽门方向游离,当在幽门下方将第2层与第3层大网膜(网膜囊底)之间粘连分离,显示其移行处切开膜桥,可进入胃系膜与横结肠系膜间隙,保证该区域横结肠系膜完整切除,并由左向右顺势游离剩余的右腹膜后间隙,完整游离右半结肠。

2)弓上游离:扩大右半结肠癌根治术需清扫距癌肿远端10cm水平对应正上方的胃网膜弓上淋巴组织(包括No.6组淋巴结)。探查确定结肠右曲肿瘤位置后,用一长10cm的7-0黑色丝线测定距其远端10cm横结肠对应正上方的胃大弯血管弓,游离弓上血管。由于弓上血管分前后支,分别走向胃前后壁,并被胃大弯大网膜第1、2层前后包裹(图26-21)。为了防止出血,先切开胃大弯大网膜第1层,游离前支,用超声刀慢挡凝切血管时,首先要看到刀头下叶超越血管后方,方可切割。然后同法处理后支血管。幽门下方血管分离稍不慎,即可出血,并迅速形成血肿,难以找到出血点,因此在此处分离血管应特别小心,最好在凝切血管时暂不切断胃大网膜第2层,在幽门下方分离胃十二指肠动脉处可见胃大网膜移行转向胰腺表面形成网膜囊底部,即第3层,在第2、3层移行处(膜桥)向右切开,即为胃系膜与横结肠系膜间隙,沿十二指肠动脉向下游离可见胃网膜右动脉根部,予清扫断扎,继而将幽门下区至胰头十二指肠降部淋巴脂肪组织全部完整切除。为了便于标本取出,在已切断的MCA左侧继续横向剪裁横结肠系膜,最后将残余的结肠右曲和升结肠系膜完整切除。

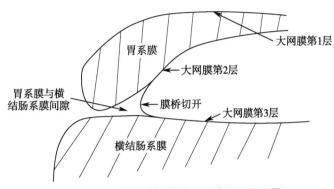

图 26-20　胃系膜与横结肠系膜间隙示意图

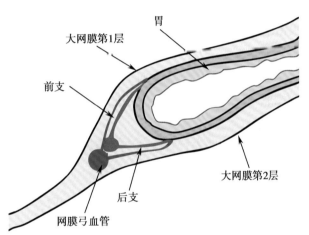

图 26-21　胃网膜弓分前后支供应胃壁模式图

　　(3)肠管切除和吻合:目前行腹腔内肠管切除吻合,经腹壁小切口取出或经自然腔道(阴道)等方式取出正处于探索阶段,故目前公认仍以腹壁小切口取出标本、体外切断吻合为宜。据肿瘤大小、肥胖程度,在能满足两切端根治的前提下,尽可能选择绕脐约6cm切口,如有困难,可在剑突下选择相应切口,逐层切开进腹,放置切口保护套,沿预切除线切断移除标本,推荐以近断端回肠和远断端横结肠行侧侧吻合,较端侧吻合并发症少(吻合口易狭窄)且费用低(图 26-22)。用大量温水冲洗切口和腹腔,吸尽腹腔内冲洗液,仔细检查有无活动性出血,胃壁特别是十二指肠有无灼伤痕迹,如有则予间断缝合修补。将腹膜和白线筋膜连续缝合,再行皮肤、皮下组织间断全层缝合3~4针,酌情于右肝下结肠旁沟放置引流管。

　　(七)术中与术后并发症防治

　　1. 应避免损伤横跨SMA表面的空肠静脉。

　　2. 在弓上分离时,横断血管应距离胃大弯0.5cm,以免灼伤胃导致胃穿孔或胃瘫。

　　3. 回结肠血管下方自然皱褶向内的延长线,必定与虚拟的SMV相交(SMV位于十二指肠水平部消失内侧1.0cm处)。

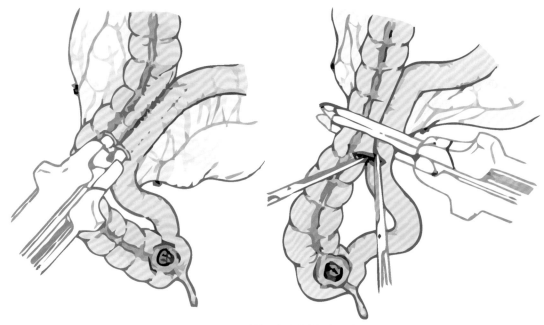

图 26-22　肠管切除、侧侧吻合示意图

（八）难点和要点总结

1. 腹腔镜右半结肠癌根治术是难度较大的手术，术前应进行准确的临床分期以便选择合适的根治方式。

2. 手术分三个步骤。①横结肠系膜下区：从下向上以 SMA 为中心，完成 SMA 和 SMV 各分支根部周围的 D_3 淋巴清扫。②横结肠系膜上区：从左到右完成胃结肠韧带、胰头前方与幽门下淋巴结清扫。③从上到下或从下到上完成 CME。

3. 基于外科膜解剖的原理，行尾侧入路先行背侧分离至胰头，再行腹侧 D_3 清扫淋巴结或采用混合入路，可能更易掌握。

二、腹腔镜辅助根治性（扩大）左半结肠切除术（CME+D_3）

（一）适应证

适用于治疗横结肠近结肠左曲癌、降结肠癌、降结肠与乙状结肠交界处癌和乙状结肠癌。

（二）禁忌证

1. 肿瘤直径>6cm 和 / 或周围组织广泛浸润者。

2. 腹腔严重粘连者。

3. 重度肥胖者。

4. 全身情况不良，虽经术前治疗仍不能纠正者。

5. 有严重心脏、肝、肾疾患不能耐受手术者。

6. 左半结肠癌需急诊手术者，如合并急性肠梗阻、穿孔等。

（三）术前准备

同腹腔镜辅助根治性（扩大）右半结肠切除术。

（四）麻醉及围手术期镇痛

同腹腔镜辅助根治性（扩大）右半结肠切除术。

（五）左半结肠血管及相关间隙解剖概要

左半结肠的动脉血管供应主要来自肠系膜下动脉（inferior mesenteric artery，IMA）的分支，包括左结肠动脉（left colic artery，LCA）、第 1~3 支乙状结肠动脉（sigmoid artery，SA）和直肠上动脉。部分结肠左曲由 IMA 发出的 LCA 或 SMA 发出的 MCA 左支或 aMCA 共同供血。静脉主要回流至 IMV。与左半结肠切除术相关的局部血管解剖要点包括 IMA 的分支形态、aMCA 走行、Griffiths 关键点、Riolan 弓以及 Sudeck 危险区。

1. IMA 的分支形态　IMA 起自腹主动脉分叉上方 4~5cm 处，从 IMA 根部至分出 LCA 的平均距离为 4cm。IMA 分出 LCA 和 SA 的形态很多，文献报道的发生比例不一，可将 IMA 的常见分支形态分为三型（图 26-23）：① LCA 和乙状结肠动脉第 1 支分开发出型（Ⅰ型），约占 50%；② LCA 和 SA1 共干型（Ⅱ型），约占 40%；LCA 和 SA1 并行发出型（Ⅲ型），约占 10%。

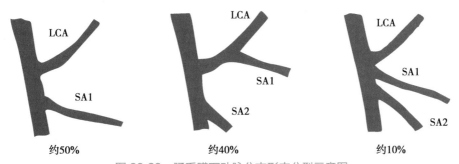

图 26-23　肠系膜下动脉分支形态分型示意图

LCA. 左结肠动脉；SA1. 乙状结肠动脉第 1 支；SA2. 乙状结肠动脉第 2 支。

2. aMCA 解剖　aMCA 在文献报道中的命名尚未统一。其总体发生率为 4%~49.2%，于胰腺下缘从 SMA 发出，发出点位于 MCA 根部的近端，支配结肠左曲及部分降结肠。当 aMCA 存在时，其根部淋巴结属于左半结肠根治术 D₃ 站淋巴结的范围。

3. Griffiths 关键点　是 MCA 和 LCA 在结肠左曲的边缘弓吻合处（图 26-24）。文献报道其存在三种吻合形式：①吻合正常，占 48%；②吻合薄弱，占 9%；③吻合缺如，占 43%。直肠癌或乙状结肠癌根治术，当根部结扎 IMA 后，Griffiths 关键点吻合薄弱或吻合缺如可能导致吻合口近端结肠的血供障碍，但目前尚未看到我国关于 Griffiths 关键点的研究报道。

4. Riolan 弓　由 MCA 或 aMCA 发出，与 LCA 的升支吻合，文献报道其发生率为 5.5%~11.4%。Riolan 弓相当于 SMA 和 IMA 系统之间的吻合支（图 26-24），直径较边缘弓更大，不直接发出直血管至肠壁。Riolan 弓的临床意义包括：①在左半结肠切除术中，Riolan 弓为结肠左曲游离过程中遇到的刚性障碍，需要进行结扎，以在横结肠和降结肠系膜之间进行剪裁。②在行直肠癌或乙状结肠癌根治术中，当结扎 IMA 主干后，吻合口近端结肠的血供主要由 MCA 或 aMCA 左支的边缘弓供应。如存在 Griffiths 关键点吻合薄弱或吻合缺如，可能出现吻合口近

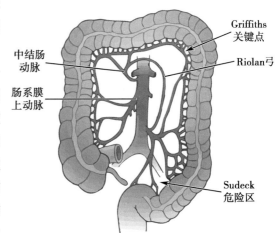

图 26-24　Griffiths 关键点、Riolan 弓和 Sudeck 危险区模式图

端肠管血供障碍，而当 Riolan 弓存在时，该段肠管就由边缘弓和 Riolan 弓双重供应，因此，Riolan 弓的存在相当于侧支循环，可改善吻合口近端肠管的血供。

5. Sudeck 危险区　是指直肠上动脉与 SA 最后一支之间的边缘弓出现吻合缺如，总体发生率约为 4.7%（图 26-24）。在行左半结肠切除术时，如于根部结扎 IMA，则远端直肠或乙状结肠肠管由直肠上动脉

分支发出的逆行边缘弓进行供血。当存在 Sudeck 危险区边缘弓缺如时,则缺如水平以上的远端乙状结肠无血液供应。因此,行左半结肠根治术时,如远端肠管保留较长,应保留 IMA,或一起行 Sudeck 危险区的肠管切除,且在肠管吻合重建时应仔细检测远端肠管的边缘弓血供。

(六)手术主要操作步骤

1. 体位 患者取仰卧改良截石位,即两髋关节微屈,外展 45°,膝关节屈 30°,双下肢高度低于腹部,臀部垫高,右上肢内收(以便主刀手术操作及扶镜手切换站位)。IMA 根部淋巴结清扫时,主刀站于患者右侧,第一助手站于患者左侧(图 26-25),头低 30°,以便于将小肠推挡至右上腹,暴露 IMA 根部。游离结肠左曲时,第一助手站于患者两腿间,扶镜手站于主刀与第一助手之间,显示器转至患者的左侧和头侧(图 26-26),患者改头高 30°,并右倾,以便于将小肠推挡至右侧腹,暴露 IMV 根部及结肠左曲。

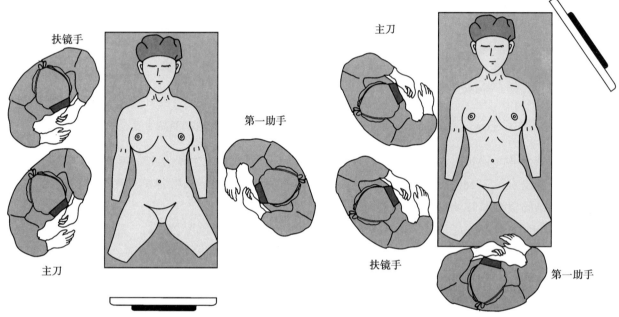

图 26-25 肠系膜下动脉根部淋巴结清扫时术者站位　　　　图 26-26 游离结肠左曲时术者站位

2. Trocar 位置 采用 5 孔法,脐上缘放置 10~12mm Trocar,充气后置入 30° 腹腔镜作为观察孔,于右髂前上棘内上两横指水平置入 10~12mm Trocar 为主刀主操作孔,于右锁骨中线,脐水平上方 5cm 置入 5mm Trocar 为主刀辅助操作孔;于反麦氏点上方置入 10~12mm Trocar 为第一助手主操作孔,脐与耻骨联合连线中点置入 5mm Trocar 为第一助手辅助操作孔(图 26-27)。腹腔镜手术部分完毕后取绕脐 6cm 切口行标本取出,也可根据肿瘤大小和游离结肠近远段距离适当调整切口长度和位置。

3. 肠管切除和淋巴清扫范围

(1)肠管切除范围:关于左半结肠切除术的切除范围及命名,目前国内外未形成共识。第 7 版日本《大肠癌处理规约》要求,需要根据术中滋养血管、淋巴结清扫范围决定切断线。左半结肠癌,当肿瘤位于结肠左曲时,其供血动脉多为 MCA 左支;当肿瘤位于降结肠时,其供血动脉多为 LCA,在此基础上结合"10cm+5cm 原则"确定肠管切除范围;根据该定义,左半结肠癌,当仅结扎 LCA 时,

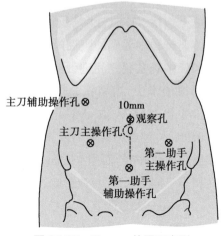

图 26-27 Trocar 位置示意图

为左（段）结肠切除术；当同时结扎 LCA 和 SA 时，为左半结肠切除术；当同时结扎 SA、LCA 以及 MCA 左支（MCA 的附属动脉）时，则定义为扩大左半结肠切除术（图 26-28）。而欧美国家大多采用"10cm 原则"，即肿瘤两端各切除 10cm 正常肠管。临床实践中，笔者主要根据第 7 版日本《大肠癌处理规约》要求，首先判断滋养血管，即当肿瘤位于横结肠时，其供血动脉多为 MCA 左支；当肿瘤位于降结肠时，其供血动脉多为 LCA，然后根据"10cm +5cm 原则"决定切断线。

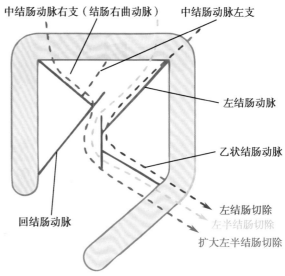

图 26-28　左半结肠切除术手术范围与命名示意图（日本及欧美学者）

（2）淋巴结清扫范围：目前尚缺乏专门针对指导左半结肠癌淋巴结清扫范围的指南共识。关于左半结肠癌淋巴结转移规律的研究也较少。临床实践中，有 3 个问题需要考虑，即左半结肠癌应行 D_2 或 D_3 站淋巴结清扫、D_3 站淋巴结是什么、系膜外淋巴结（胃网膜弓淋巴结）是否需要清扫。

1）D_2 或 D_3 站淋巴结清扫的选择：《中国结直肠癌诊疗规范（2015 版）》仅推荐早期结肠癌（T_1N_0）行局部切除，除此之外的非转移性结肠癌均推荐行 D3 淋巴结清扫术。而日本《大肠癌处理规约》推荐略有差异：临床分期 Tis 可行局部切除（D_0）或肠段切除（D_1），SM（T_1）N_0 者可行 D_2 根治术，分期为 MP（T_2）N_0 者可行 D_2 或 D_3 根治术。临床分期为 Ⅱ～Ⅲ 期者则应行 D_3 手术。然而，目前关于结肠癌淋巴结转移规律的研究主要集中于右半结肠，指南的制定也多基于右半结肠癌的临床病理研究，尚缺乏专门针对左半结肠癌区域淋巴结转移规律的研究。有研究结果提示仅 T_1 期左半结肠癌的第 3 站淋巴结不会发生转移，而 T_2、T_3、T_4 期的第 3 站淋巴结转移率分别为 3.2%、4.8%、8.9%，提示 T_1 期左半结肠癌可行 D_2 根治术，T_{2-4} 期则应行 D_3 根治术。

2）第 3 站淋巴结：左半结肠肿瘤的供血动脉位于肠系膜上动脉系统及肠系膜下动脉系统的相交处，而肠系膜上动脉系统、肠系膜下动脉系统对于中间淋巴结（第 2 站）和系膜根部淋巴结（第 3 站）的界定有所不同。肠系膜上动脉系统，第 3 站淋巴结主要指 ICA 根部淋巴结、RCA 根部淋巴结、MCA 根部淋巴结；而在肠系膜下动脉系统中，第 3 站淋巴结指 IMA 根部淋巴结。从左半结肠癌供血的角度上看，直接参与左半结肠供血的主要动脉包括 MCA 及 IMA 发出的 LCA。因此，从理论上说，行 D_3 根治术时，当肿瘤位于结肠左曲时供血动脉多为 MCA 左支，有必要清扫 No.223 组淋巴结；降结肠癌的供血动脉多为 LCA，有必要清扫 No.253 组淋巴结；乙状结肠癌供血动脉多为 LCA 或 SA，有必要清扫 No.253 组淋巴结（图 26-29）。

有结果显示结肠左曲癌 No.223 组及 No.253 组淋巴结转移的发生率分别为 7.3% 和 2.4%，降结肠癌仅有 No.253 组淋巴结转移（4.1%）而无 No.223 组淋巴结转移。提示横结肠近结肠左曲及结肠左曲癌 D_3 根治术应清扫 No.223 组和 No.253 组淋巴结；降结肠癌 D_3 根治术仅需清扫 No.253 组淋巴结；乙状结肠癌 D_3 根治术需清扫 No.253 组淋巴结（图 26-30）。

3）系膜外淋巴结清扫（胃网膜弓淋巴结）：左半结肠 CME 的系膜外淋巴结主要指胃网膜弓淋巴结，胃网膜弓淋巴结不是左半结肠癌的常规引流区域淋巴结，而属于系膜外淋巴结。根据膜解剖理论，胃网膜弓淋巴结属于胃系膜封套内的淋巴结，目前认为左半结肠癌发生胃网膜弓淋巴结转移可能与系膜间的畸形血管沟通有关。文献报道横结肠癌和结肠左曲癌存在 4%~5% 的胃网膜动脉弓淋巴结转移，因此，Hohenberger 提出了 CME 时的"网膜弓原则"：清扫距离肿瘤 10cm 以内的网膜弓、胰腺下缘淋巴结及相应的大网膜，但目前尚缺乏专门针对左半结肠癌胃网膜弓淋巴结转移情况的临床研究。

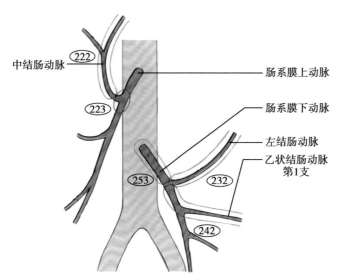

图 26-29　左半结肠癌 D₃ 站淋巴结示意图

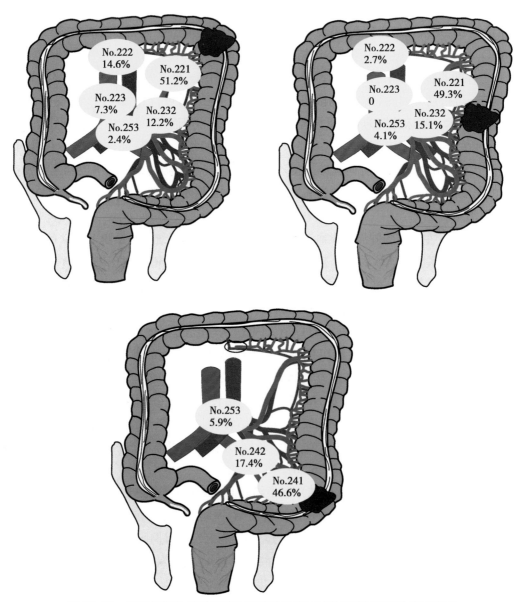

图 26-30　结肠左曲癌、降结肠癌和乙状结肠癌区域淋巴结转移发生率示意图

4. 手术入路和操作步骤

(1) 采用中间入路(右侧直肠旁沟入路,图 26-31)。为了便于右侧直肠旁沟显露,可先分离松解乙状结肠附着于左髂窝的粘连,然后一助分别抓持骶骨岬上方的乙状结肠和直肠上动脉血管蒂,使乙状结肠系膜呈扇形样展开。运用三角显露法,绷紧右侧直肠旁沟的自然皱褶即可见膜桥(图 26-32),利用超声刀气化原理切一小口,使膜桥浮起,沿自然皱褶向小肠系膜根方向切开,分离进入左 Toldt's 间隙,依次即可见腹主动脉前方被肾前筋膜覆盖的肠系膜下丛、左侧输尿管和生殖血管。

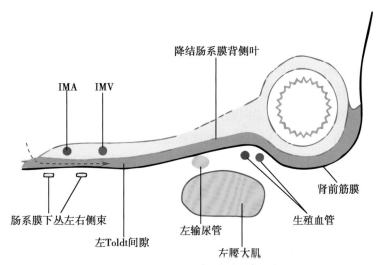

图 26-31 中间入路(红色虚线)示意图

IMA. 肠系膜下动脉;IMV. 肠系膜下静脉。

(2) 肠系膜下丛显露,No.253 组淋巴结清扫,LCA 根部结扎和切断,保留 IMA。

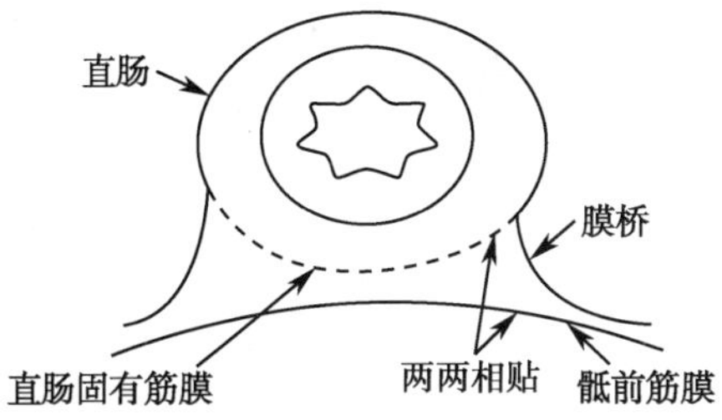

在分离显露左 Toldt's 间隙后,根据肿瘤的位置,确定是否保留 IMA,利用肠钳触诊结肠肿瘤下缘,以 10cm 长的 7-0 黑丝线,测量确定下切缘,上钛夹标记。如肿瘤下切缘以下有 20cm 以上的乙状结肠要保留,则需保留 IMA,以确保吻合口血供。

在肠系膜下丛的左右侧束汇合点上方切开,显露腹主动脉,沿腹主动脉表面,肠系膜下神经右侧丛内侧向头侧分离解剖,可自然显露 IMA 根部"天窗"(图 26-33),如未见明显肿大淋巴结,则清扫 IMA 周围 1cm 范围即可,如见明显多个肿大的淋巴结,则沿腹主动脉表面向上清扫,最高可达十二指肠空肠曲下缘,即左肾血管水平,切开根部 IMA 血管鞘,用超声刀慢挡沿 IMA 纵轴中央,"削铅笔样"向上缓慢切开,在距 IMA 根部约 1.5cm 处,可见由肠系膜下丛左侧束发出的许多分支围绕 IMA(支配左半结肠),沿 IMA 左侧壁切断该分支以彻底游离 IMA。

继续沿 IMA 纵轴中央继续向上分离解剖,约距 IMA 根部 5cm 处可见 LCA 根部显露,予结扎切断,继续向上约 1cm 可见 SA(LCA 和 SA1 关系见图 26-23),以上述乙状结肠下切缘钛夹为标志,向肠旁血管方向横断 SA 分支和 IMV 末梢支,以便于将游

图 26-32 直肠系膜及膜桥示意图

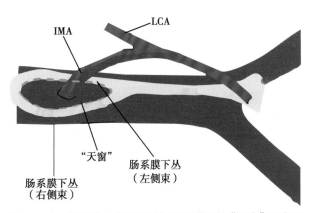

图 26-33 肠系膜下动脉根部与肠系膜下丛"天窗"示意图

IMA. 肠系膜下动脉;LCA. 左结肠动脉。

离肠管拉出腹腔,沿直肠后间隙向下稍做分离解剖,显露由左腹下神经发出的走向直肠系膜的支配左半结肠的神经即可。

（3）结肠左曲游离：采用"三路包抄"法。A,从里向外沿胰腺下缘；B,胃大弯（弓上或弓下）或左半横结肠上缘切开大网膜第1~2层（当肿瘤位于乙状结肠时）；C,从下向上沿左结肠旁沟分离（图26-34）。

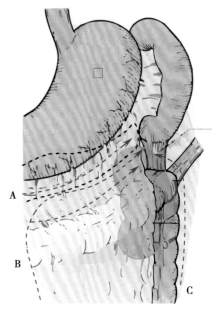

图26-34　"三路包抄"法结肠左曲游离示意图

1）离断横结肠系膜根、游离横结肠后间隙：若为降结肠癌或降结肠与乙状结肠交界癌,则沿已分离的左 Toldt 间隙向上拓展至胰腺下缘,将横结肠推向头侧,在十二指肠空肠曲外侧可见 IMV 根部,予分离断扎,即达横结肠系膜根。沿胰体下缘分离可见降结肠系膜腹侧叶向横结肠系膜腹侧叶移行、降结肠系膜背侧叶与横结肠系膜背侧叶、大网膜第4层融合成横结肠系膜根走向胰体后方；沿胰体表面向上、向外分离,可见透明的大网膜第3层（构成网膜囊底）,予切开或不切开（图26-35）,沿胰腺下缘从里到外将横结肠系膜根和大网膜第3层分离至胰腺下缘完成横结肠后间隙的游离,并与已经游离的左 Toldt 间隙会师,应尽量拓展左 Toldt 间隙至脾下极的左结肠旁沟,最后裁剪横结肠系膜根。

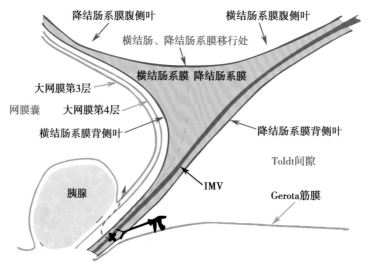

图26-35　游离横结肠和降结肠系膜、断扎肠系膜下静脉示意图（矢状位）

IMV. 肠系膜下静脉。

若为结肠左曲癌,则在 IMV 根部断扎后探查是否存在 aMCA。若无 aMCA,则在清扫 MCA 根部淋巴结后于其左支根部断扎；若存在 aMCA,则清扫其根部淋巴结至 SMA 表面后断扎。分离显露 SMV,在副中结肠静脉（accessory middle colic vein,aMCV）根部离断。同上述结肠左曲游离法分离胰腺下缘、横结肠系膜根至胰尾。

2）离断胃结肠韧带：若为降结肠癌或降结肠与乙状结肠交界癌（T_4 期）,则将横结肠翻转向下,在网膜血管弓中点下切开由大网膜第1层与第2层构成的胃结肠韧带进入网膜囊,由内向外分离切开至脾下极,可见脾下极血管,沿该血管分离至脾结肠韧带。

若为结肠左曲癌（T_4 期）,据前述"网膜弓原则",需在距肿瘤近端10cm处横断网大弯血管弓,进入网膜囊。于弓上距胃大弯壁0.5cm处离断网膜弓血管各分支至脾门,解剖显露胃网膜左血管根部,在脾血管以远离断胃网膜左血管。

若左半结肠癌未侵及浆膜层（T$_{2-3}$期），则沿横结肠中点结肠带上方 0.5~1.0cm 大网膜第 1 层与第 2 层附着处，较透明的位置进入网膜囊，从里向外游离切开至结肠左曲。

3）离断膈结肠韧带、脾结肠韧带（图 26-36）：由于胃的背侧系膜在胚胎发育过程中向外囊袋样展开，形成大网膜，因此，大网膜第 2 层与第 3 层相延续，构成网膜囊的内壁；大网膜第 1 层与第 4 层相延续，从外侧入路自下向上切开左结肠旁沟，与内侧游离的左 Toldt's 间隙会师，并离断膈结肠韧带和脾结肠韧带，该过程共需切开 2 层膜结构：大网膜第 2 层与第 3 层的延续筋膜、大网膜第 1 层与第 4 层的延续筋膜。值得注意的是，局部侵袭浆膜层的 T$_4$ 期左半结肠癌，应该紧贴着脾下极进行网膜囊的切除，并游离结肠左曲，而未侵及浆膜层的（非 T$_4$ 期）左半结肠癌，可紧贴着结肠左曲进行游离。

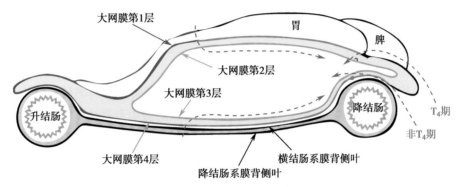

图 26-36 结肠左曲游离中经过的膜结构示意图

（4）肿瘤近端血管淋巴结清扫：如为降结肠癌或降结肠和乙状结肠交界癌，则在癌肿近远端以 10cm 长 7-0 丝线确定上钛夹标记后剪裁。

（5）选择切口取出标本，肠吻合

1）结肠左曲癌、降结肠癌、降结肠和乙状结肠交界癌：在镜下确定近远端切缘均可拉出位置处（通常以脐部中线处上下调整）做长 5~6cm 纵向切口，将肠管拉出体外，在肿瘤近远端标志点处切断，行结肠断端侧侧吻合，大量温水冲洗腹腔。检查无肠管扭曲、创面出血等，于吻合口周围放置引流管经左下腹 Trocar 口引出固定，缝合关闭各切口。

2）乙状结肠癌：以 10cm 长 7-0 丝线在乙状结肠癌远端标记下切缘，沿肠系膜下丛表面向直肠后间隙行隧道式分离，注意显露和保护骶骨岬下方上腹下丛呈 Y 形分为左右两支的腹下神经，该神经走行于两侧直肠旁沟对应的腹膜下。继续裸化直肠远端肠管，近端肠管布带结扎以防止癌细胞脱落肠腔内种植，切割吻合器切断直肠。于脐下正中取一 5cm 长纵向切口，置入切口保护器，将肠管拉出体外，在乙状结肠癌肿近端 10cm 切断，置入底钉座，大量温水冲洗腹腔，重新气腹，以圆形吻合器完成直肠 - 降结肠端端吻合，充气试验无漏气，于吻合口旁置双 Trocar 经右下腹 Trocar 口引出固定，缝合关闭各切口。

（七）术中与术后并发症防治

术后主要并发症为胃瘫。

1. 原因 ①行弓上分离，太过靠近胃大弯分离，可能灼伤胃壁，故术中要距胃大弯 0.5cm，避免灼伤胃壁；②胃起搏点位于胃大弯中上 1/3 处，可能受灼伤。

2. 诊断和治疗 术后早期使用胃肠促动药。如出现频繁呕吐，即行消化道造影判断是否出现胃潴留，如有应给予胃管减压、洗胃、全肠外营养、静脉应用激素，红霉素对加强胃动力有一定作用。如非手术治疗 1 周未改善，可通过胃镜放置双腔小肠减压管至空肠，既减压胃液又可行肠内营养，可迅速治愈胃瘫。

（八）难点和要点总结

1. 结肠左曲癌、降结肠癌、降结肠和乙状结肠交界癌可行保留 IMA 左半结肠癌根治术,乙状结肠如远端较短,应行 IMA 根部切断的乙状结肠癌根治术。

2. 结肠左曲癌淋巴清扫范围为 No.223、253 组淋巴结 + 胃大弯淋巴结清扫。

3. 降结肠癌、降结肠和乙状结肠交界癌淋巴清扫范围为 No.222、253 组淋巴结。

4. 乙状结肠癌淋巴结清扫范围为 No.253 组淋巴结。

5. 在外科膜解剖原则指导下行以中间入路为主的"三路包抄"法分离结肠左曲。

（池　畔　卢鑫榕）

第四节　直　肠　癌

随着我国膳食结构及人口老龄化的进程,30 余年来,我国结直肠癌发病率呈快速上升趋势,大城市人口结直肠癌的发病率已达到欧美等传统结直肠癌高发国家的历史最高水平(50/100 000)。腹腔镜结直肠癌手术自 1993 年在我国逐步得到开展,尤其 2000 年以后随着国际多个随机对照试验,如 COST、CLASSIC、COREAN、COLOR Ⅱ 等研究结果的报道,我国腹腔镜结直肠癌手术的开展得到了快速推广。手术入路、解剖分离平面及淋巴结清扫范围也逐步成熟并形成共识。与结肠癌相比,腹腔镜直肠癌手术是一种学习曲线相对更长的新术式。新近报道的两项随机对照试验 ALaCaRT、ACOSOG-Z6051 对比腹腔镜手术与开腹手术的外科成功切除率(病理系膜完整切除率、环周及远端切缘等),均显示腹腔镜手术不能达到非劣效性效果,推荐腹腔镜手术宜由有经验的外科医师谨慎开展。该结果提醒初学者,仍应审慎开展腹腔镜直肠手术,应遵循系统培训、由高位到中低位、由早期到进展期、由易到难及由有经验医师指导等原则,手术过程必须遵循全系膜切除、无瘤及足够淋巴清扫的基本原则。

一、适应证与禁忌证

1. 适应证　随着腹腔镜器械及腹腔镜手术技术的快速进步,中国《腹腔镜结直肠癌根治手术操作指南(2008 版)》规定腹腔镜直肠癌手术的适应证与开腹手术基本类似,但是否应对联合脏器切除的病例采用腹腔镜技术,没有相关指南给出手术适应证的具体建议,推荐结合术者经验、患者体型及肿瘤分期情况综合考虑,尤其对于 D_3 根治术的开展,需要充分考虑手术团队的经验。而 NCCN 指南建议由有经验的医师施行腹腔镜手术,不建议对直肠环周筋膜受累或可疑受累的病例施行腹腔镜手术。

2. 禁忌证　中国的指南推荐下列相对禁忌证:①肿瘤直径>6cm 和 / 或与周围组织广泛浸润者;②腹部严重粘连者;③重度肥胖者;④急性梗阻、穿孔等需急诊手术者;⑤心肺功能不良者。绝对禁忌证:①全身情况不良,虽经术前治疗仍不能纠正或改善者;②有严重心、肺、肝、肾疾病而不能耐受手术者。

二、术前准备

1. 充分的医患交流,应让患者及家属充分知情,并参与医疗决策。术前应让患方充分知情外科治疗、放疗及化疗的利弊、手术时机、不同手术方式的选择及利弊、手术相关风险等。

2. 结肠镜检查及病理活检,尽量获得病理确诊性报告,这对拟实行腹会阴联合切除术、术前新辅助放化疗、术前新辅助化疗的病例尤为必要。

3. 术前应采用足够的检查手段对直肠癌进行术前分期,推荐常规采用胸腹 CT 分期,直肠局部尽量采用高分辨率 MRI 分期,腔内超声对早期直肠病变分期也具有较好效果,应尽量在术前明确有无远处转移、肿瘤局部 T 分期、淋巴结分期、直肠环周筋膜受累情况、距肛管直肠环的距离。局部分期较晚及伴远处转移的患者应尽量进行多学科联合会诊,决定治疗策略、是否行新辅助放化疗等;局部分期较晚的患者原则上不应直接施行手术,术前新辅助放疗或放化疗,能够降低局部复发率或实现肿瘤降期,从而提高 R0 切除率及保肛率。NCCN 指南及《中国结直肠癌诊疗规范》均推荐对 Ⅱ / Ⅲ 期直肠癌施行术前新辅助放化疗,而欧洲肿瘤医学会(European Society for Medical Oncology,ESMO)指南则将 Ⅱ / Ⅲ 期直肠癌划分不同危险度,推荐对高危险度的直肠癌常规新辅助放化疗。

4. 术前应完善三大常规、肝肾功能、电解质、传染疾病筛查、凝血功能等检查,纠正严重贫血、严重低蛋白血症、电解质失衡或严重营养障碍等。

5. 拟行永久性结肠造瘘或预防性造瘘的患者,宜在术前立位标记肠造口部位,造口宜经过腹直肌以降低造口旁疝发生率,并避免选择系皮带及皮肤皱褶部位。也应征询患者意见,以方便其术后造口护理。

6. 术前是否肠道清洗及口服抗生素减少肠道细菌目前仍存在争议,更多的学者倾向直肠手术,尤其是拟行低位直肠前切除的患者应行肠道清洗。多数研究支持术前口服抗生素可能减少术后感染性并发症,但也有研究支持可仅采用术中静脉预防性应用抗生素,术前应用抗生素应在术前 30~60 分钟。

7. 术前应评价深静脉血栓风险,对中高危险度且无抗凝禁忌证的患者应于术前 12 小时给予低分子量肝素预防血栓,术后无活动性出血患者可于 24 小时后使用抗凝治疗。

8. 新辅助治疗后的患者,应重新评估肿瘤的 TNM 分期,诊断临床完全缓解的患者,应向其讲明存在根治性手术或观察等待等多种选择,并讲明各种策略的利弊,协助患者作出治疗决策。

三、手术规范

1. 全系膜切除原则 直肠系膜为直肠固有筋膜覆盖包裹,直肠系膜内可能存在的转移性淋巴结及癌结节残留于狭窄的盆腔是直肠癌局部复发的重要机制,TME 使直肠癌的局部复发率明显降低,远期生存率显著提高,因此腹腔镜直肠手术必须采取各种措施,尽量保证直肠固有筋膜的完整及系膜的完整切除。腹膜返折以上的中高位直肠癌,可在肿瘤下缘 5cm 处横断系膜,而腹膜返折以下的低位直肠癌,则应行 TME 或腹会阴联合切除术。

2. 自主神经保护原则 在腹腔镜直肠癌根治术过程中损伤自主神经可能导致患者泌尿系统及性功能障碍,包括排尿困难、尿失禁、射精功能障碍、勃起功能障碍等。自主神经易受损伤的部位包括:①肠系膜下动脉周围,尤其是其左侧的肠系膜下丛主干;②上腹下丛在骶骨岬前方处;③腹下神经在骶骨两侧处;④骶丛副交感神经,尤其是 S_3 及 S_4 的副交感分支主干由于相对靠向中线,容易损伤;⑤下腹下丛(盆丛)处;⑥神经血管束。

3. 淋巴结清扫原则 推荐施行主淋巴结(No.253 组)清扫;影像学上不存在侧方淋巴结可疑转移的情况下,不推荐常规施行预防性侧方淋巴结清扫。日本指南推荐腹膜返折以下的 Ⅱ、Ⅲ 期直肠癌施行侧方淋巴结清扫。尽管日本的 JCOG2102 显示在 TME 基础上增加侧方淋巴结清扫,能带来侧方型局部复发的降低,但该研究的病例均未施行术前新辅助放化疗,且侧方清扫并未带来生存率的改善。因此在新辅助治疗情况下,预防性侧方淋巴结清扫的价值仍不明确。术前存在侧方肿大淋巴结的情况下,越来越多的研究发现即使经过放化疗,其仍然是局部复发的高危因素,因此可考虑对这部分病例施行侧方淋巴结清扫术。NCCN 指南也推荐对区域外可疑转移的淋巴结施行切除或活检。

4. 选择性施行预防性的造瘘手术 低位直肠前切除术后吻合口漏是最常见的严重并发症,预防性造瘘可显著减轻吻合口漏带来的危害及部分降低其发生率。多数学者推荐对吻合口漏发生风险高的病例施行预防性造瘘,但预防性造瘘的具体指征目前尚未达成统一意见。常见影响吻合口漏发生的高危因素包括低位直肠癌、吻合口距肛门小于 4cm、术前新辅助放化疗、肥胖、男性、合并症多及吻合有张力等，推荐结合医师经验对高风险病例施行预防性造瘘。

四、手术主要步骤

1. 麻醉与体位　常规气管插管全身麻醉，患者取头低足高位，右腿与腹部平齐以免影响器械操作范围，臀部抬高 30°~40° 并左侧稍抬高，以通过重力作用暴露手术野。推荐采用可调节式的腿固定架，应妥善固定以免腿部及膝关节处受压迫，增加血栓形成风险。应采用胸带或肩托等设施妥善固定患者。建议将患者的手臂妥善固定于患者身体两侧。拟行腹会阴联合切除术的患者，臀部应稍超过床沿。常规消毒铺巾。

2. Trocar 位置　于脐上切口穿刺建立 CO_2 气腹，气腹压力 10~15mmHg，置入 Trocar 进镜，仔细探查肝、脾、胃、结肠、网膜、小肠及腹膜等有无转移，对术前存在肝脏不确切占位的患者，应采用腹腔镜下超声进行探查。不同的医师有不同的打孔偏好，多数医师采用 5 孔法完成手术，也有采用 4 孔、3 孔或单孔完成手术的报道。多数主刀医师站于患者右侧，推荐主操作孔在右下腹，12mm，麦氏点稍内侧；主刀的辅助操作孔为 5mm 或 10mm Trocar，右锁骨中线平脐；助手操作孔分别位于左锁骨中线平脐及左下腹反麦氏点处。Trocar 的部位及大小可根据手术者的个人喜好及站位习惯进行调整和选择。

3. 术野显露　将大网膜置于横结肠上区，仔细将小肠牵拉置于右上腹，使小肠完全离开盆腔，并显露十二指肠升部为宜。

4. 游离乙状结肠　多数医师主张采用内侧入路完成手术，但在内侧入路之前，先分离乙状结肠外侧粘连有利于改善乙状结肠牵拉效果，有利于由内向外快速建立通道。主刀采用肠钳尽量沿肠管纵轴牵拉乙状结肠系膜外侧，以减少系膜损伤。外侧粘连分离后，助手右手牵拉乙状结肠与直肠交界区的系膜(骶骨岬平面直肠上动脉投影区域)，左手牵拉直肠上段的肠系膜，完全展开乙状结肠系膜，肠系膜下血管被拉直。在保持良好张力情况下，切开后腹膜，CO_2 气体会自动充斥直肠后疏松间隙，在最靠近直肠固有筋膜的部位解剖，至清晰辨认直肠固有筋膜。在直肠固有筋膜的表面以及后腹膜下筋膜的表面均有沿筋膜走行的细小血管，研究这些细小血管的走向，有利于准确区分筋膜间隙。直肠乙状结肠后间隙的游离应该以直肠固有筋膜为标准，而不应仅满足于"发丝样"的疏松间隙，以免进入腹下神经后方的疏松间隙，从而导致腹下神经损伤。主刀将乙状结肠系膜向头侧"挑起"，继续沿直 / 结肠固有筋膜为标识分离，向头侧分离结肠系膜与肾前筋膜。由于乙状结肠系膜是完整意义的系膜，乙状结肠系膜后方的融合筋膜常不明显，因此稍偏后的分离容易进入肾脂肪囊的内部。

5. 处理肠系膜下血管　助手右手牵拉乙状结肠系膜的部位向头侧方向移动，使乙状结肠系膜与腹主动脉间夹角尽量大于 30°，以方便达到肠系膜下动脉近根部。助手左手牵拉肠系膜下静脉区域，这样可辨认左结肠血管的走向。在肠系膜下静脉后方切开腹膜，分离降结肠系膜与 Toldt's 筋膜间的间隙，这一操作不仅有利于辨认肠系膜下血管的根部，而且有利于肠系膜下丛左侧主干的保护。为保护肠系膜下丛同时清扫 No.253 组淋巴结，建议可采用两种方法：①在距离肠系膜下动脉根部 1~2cm 处切断；②裸化肠系膜下动脉，清扫 No.253 组淋巴结并在左结肠动脉远端切断主干。在肠系膜下动脉的头侧，脂肪组织显著薄弱，且为乏神经区域，建议可先分离至此处，最易显露肠系膜下动脉，肠系膜下动脉的裸化可在血管鞘外或血管鞘内，这对淋巴结清扫并无影响，但在鞘内裸化血管更利于保护肠系膜下丛左侧主干。动脉切断后，贴近结肠固有筋膜切断走向肠道的神经。在 Toldt 筋膜前方分离结肠系膜至肠系膜下静脉分出左结肠静脉处或胰腺下缘，予以切断。肠系膜下静脉主干周围罕有转移淋巴结，多数学者认同不必强求在胰腺下缘切断肠系膜下静脉。在部分患者肠系膜下静脉主干可有 Riolan 弓伴行，此时结肠左曲的 Griffith 关键点上 Drummond 弓(边缘弓)发育可能不健全(20% 左右不健全)，应尽量予以保留。

6. 游离降结肠后间隙 分离平面宜在降结肠与乙状结肠系膜后方的固有筋膜(与直肠固有筋膜相延续)与 Toldt's 筋膜之间进行。Toldt's 筋膜由胚胎发育过程中腹膜融合而形成的融合筋膜,其后方为肾前筋膜。各层筋膜表面均有细小血管走行,可方便辨认筋膜层次。为达到良好的牵拉,助手可自结肠系膜后将乙状结肠牵拉向左下前方向,而主刀则将降结肠系膜向头侧、前方牵拉。结肠固有筋膜与 Toldt's 筋膜间存在少量穿支血管,在钝性剥离筋膜间隙过程中,应注意提前用能量设备切断这些血管,减少出血。乙状结肠长的患者,通常游离降结肠至其中段即可,乙状结肠短的患者应游离至结肠左曲或绕过结肠左曲,将大网膜与结肠左曲分离也可很大限度延长结肠。

7. 游离直肠后间隙 助手向前牵拉上段直肠系膜,保持足够向前方的张力,紧贴直肠固有筋膜向远端分离,直接向后牵拉腹下神经,有利于间隙的显露。紧贴直肠固有筋膜向远端分离,在骶尾转弯处切开骶骨直肠韧带时,适当偏后,可顺利进入肛提肌上间隙,而沿骶骨直肠韧带分离势必进入直肠系膜内部(本身为同一结构的延续)。

8. 辨认低位直肠前、侧间隙筋膜的标志 理论上低位直肠系膜的游离可紧贴直肠固有筋膜完成,但由于直肠系膜在前方与前列腺或阴道后外侧,在侧方与下腹下丛所在区域紧密粘连,加之骨盆狭窄、肥胖、肿瘤巨大、系膜肥厚等因素干扰,直肠固有筋膜周围的间隙有时难以良好显露。除沿筋膜走行方向外,无论在前方或侧方均可采用这两个原则指导手术:①在黄白交界的筋膜间隙的黄色侧分离;②直肠系膜表面较多来源于盆前侧壁,并主要向头侧走行的细小血管,这些细小血管可帮助筋膜间隙的准确辨认。

9. 准确进入前列腺后间隙(阴道后间隙) 助手分别牵拉直肠系膜及盆前壁,主刀牵拉切开的盆侧壁腹膜或腹下神经,形成倒 Y 形牵拉关系,良好的牵拉可使直肠系膜侧方出现发丝样结构,贴近固有筋膜分离,至腹膜返折平面分离至近下腹下丛时,偏向膀胱(阴道)侧切开腹膜,轻推膀胱侧脂肪,可显露输精管或直肠侧向头侧走行的细小血管,沿此平面剥离,可顺利进入腹膜会阴筋膜前方,此处腹膜会阴筋膜常非常菲薄,难以与直肠固有筋膜辨别。而向远端分离时,腹膜会阴筋膜逐渐变厚,应在前列腺与精囊交界的头侧、神经血管束的内侧切断腹膜会阴筋膜,进入直肠固有筋膜前方(直肠前间隙)。女性患者腹膜会阴筋膜有时不明显,可以采用黄白交界的原则及微小血管帮助辨认间隙,或直接靠近粉红色的阴道壁分离。

10. 分离侧间隙与辨认下腹下丛 进入肛提肌上间隙后,沿肛提肌表面向两侧扩大疏松间隙,可见走行于直肠系膜后表面的细小血管。副交感神经干(S_2~S_4)的间隙在部分患者也非常疏松,容易导致错误判读,而损伤 S_3、S_4 神经干。此时辨认上述小血管,其近心端消失处即为下腹下丛与直肠系膜的分离界面。也可在前后方的固有筋膜均清晰显示后,沿其曲度进行分离,并采用黄白交界的原则保护下腹下丛。

11. 远端直肠前侧分离平面的维持 腹膜会阴筋膜切断后,神经血管束后方的分离是远端直肠分离的最难点,也是最常出血及导致神经损伤的部位。优先分离后间隙及侧间隙,可以获得对前间隙更好的牵拉张力。优先从正中线方向切断腹膜会阴筋膜,进入前列腺后方(或女性阴道后方)直肠前的乏脂肪区域。分别辨认前侧方的筋膜走行有利于神经血管束后方正确间隙的辨认。在神经血管束内部也有细小血管分支供应并走行于直肠系膜筋膜表面,这些血管的根部可帮助指示神经血管束与直肠系膜的交界面,仔细辨认这些小血管及神经血管束内的前列腺包膜支血管,有助于准确把握神经血管束后方的分离平面。可坚持后侧方优先原则,优先显露肛提肌直肠裂孔的边缘并沿此边缘向前方推进,更能保证实现直肠全系膜切除。

12. 裸化直肠 完整直肠系膜分离后,裸化直肠可沿肛提肌直肠裂孔进行,建议先沿直肠侧前壁的长轴方向裸化,看清肠壁后再沿肠管垂直方向裸化肠管,超声刀的非工作面应靠近肠管,以避免工作面的震动导致肠壁副损伤。裸化肠管后方时可将 30° 镜面翻转,以便显示直肠后壁。行部分直肠系膜切除时,应在距离肿瘤下缘 5cm 处裸化直肠系膜,可先在前壁正中切开前方的脂肪组织,辨认清肠壁后向两侧拓展。后壁游离时应将 30° 镜面翻转,有利于与肠管纵轴方向垂直横断系膜。

13. 结直肠吻合　采用粗线结扎、大肠钳夹闭及肠道阻断钳等阻断肿瘤远端肠腔,采用蒸馏水冲洗远端直肠,以清除脱落的癌细胞。采用腹腔镜下的直线切割吻合器切断直肠远端,宜采用可弯曲型设备,以便沿肠道纵轴垂直的方向切断直肠。也可采用经耻骨联合上小切开,置入开放用的切割吻合器切断直肠。取小切口切开入腹,保护套保护切口后,将直肠脱出切口,妥善延长结肠系膜,在肿瘤近端10cm以上切断直肠,检查断端血供,置入吻合器抵钉座,收紧荷包横线。小切口可用手套与保护套扎紧,重新建立气腹。自肛门插入吻合器,中心杆自远端穿出后,对和吻合器完成吻合,注意防止结肠旋转,保证结直肠吻合无张力,新直肠应自然弯曲"卧"于骶骨的弯曲面。

14. 腹会阴联合切除术的会阴操作　腹腔镜游离到肛提肌平面时,可将后方及侧方的肛提肌切断。会阴操作前调整体位至标准的头低足高位。缝合肛门,沿肛周皮肤黑白交界处切开皮肤皮下,优先自后方分离,朝向尾骨尖方向切割坐骨肛门窝脂肪组织,至与腹部会师,在手指引导下继续向侧方切断肛提肌,两侧分离完后,将直肠反向拖出肛门外,手指引导下,自前正中方向切开建立隧道,继续向两侧拓展切断耻骨直肠肌,完成直肠游离。盆腔放置引流管,缝合皮下组织及皮肤。重新建立气腹,腹膜张力容许时,尽可能缝合关闭盆底腹膜。

15. 肛提肌外的腹会阴联合切除术　肛提肌外的腹会阴联合切除术(extralevator abdomino-perineal excision,ELAPE)是指在会阴部操作时,始终沿肛门外括约肌及肛提肌表面分离至肛提肌的起点切断肛提肌,该方法通常在折刀位下完成,可直视直肠前间隙,避免传统腹会阴切除术在肛提肌裂孔上方的"细腰"、降低直肠穿孔率、增加环周切缘的安全性,并避免低位直肠游离的困难。近年也有学者报道可在不翻转体位的情况下完成该术式。腹腔镜游离时可在直肠与下腹下丛分离结束及切断腹膜会阴筋膜后结束腹腔镜手术,也可在腹腔镜下在肛提肌的近起始部将其切断,避免向远端过多分离直肠。切断直肠、完成结肠造口后关闭腹部戳孔。将体位翻转为折刀位,自尾骨尖至会阴中心腱做纺锤形切开,沿肛门外括约肌表面分离并向上延续至肛提肌表面,尽量向其起始部分离至与腹腔镜下切开处会师,可将尾骨全部或部分切除,与腹腔贯通后将直肠拖出,在直视下分离直肠前壁,可清晰见到神经血管束,沿隧道或前列腺表面分离,切断耻骨直肠肌,至完全切除直肠。可采用生物补片、肌皮瓣、筋膜瓣填充会阴缺损,缺损情况允许时,通常也可直接缝合皮下组织与皮肤。

16. 结肠造口　在预定造口部位(通常在左下腹,经腹直肌拖出,并避免皮肤皱褶处)做圆形切口,切开各层,乙状结肠可经腹膜外通道或直接拖出切开,经腹膜外时,应在腹膜与腹直肌后鞘间钝性分离腹膜前间隙,将乙状结肠自隧道拖出。将结肠与腹膜及腹直肌前鞘做适当固定。造口结肠突出皮肤2~4cm,完成造口时将结肠末端翻转缝合于皮肤,最终的造口结肠高于皮肤1~2cm。

17. 回肠预防性双腔造口　吻合口漏风险较高的患者,可行近端肠道转流,可采用横结肠或末段回肠,目前多主张采用回肠,其造口及还纳造口的并发症发生率更低。通常于右下腹或腹正中线做取标本的小切口。拖出的肠袢可通过缝线或玻璃管支撑,缝线支撑可方便术后护理。造口可一次成形,靠近拖出肠袢的远端环形切开肠壁1/2或2/3周径,近端肠袢折叠翻转后缝合于皮肤,使其高出皮肤2~3cm。远端肠管与皮肤平齐即可。

五、术中、术后并发症的预防及处理

1. 术中输尿管损伤　导致输尿管损伤的主要原因是分离平面错误、肿瘤及其转移淋巴结与输尿管粘连或侵袭、肥胖、乙状结肠致密粘连及在腹腔镜手术学习曲线过程中。预防的方法主要是要严格沿自然筋膜间隙分离,即应在Toldt筋膜或肾前筋膜前方(乙状结肠中下段系膜后方可能无Toldt筋膜),为了实现筋膜间分离,应保持良好的牵拉与对抗牵拉张力,避免一味地锐性分离或钝性分离,前者容易切入错误的组织层次,后者容易造成筋膜的撕裂及平面染血导致辨认困难。也有不少学者强调提前显露辨认输尿管,再游离结肠,这对初学者尤为重要,但另一些学者认为细心操作,在保证筋膜的完整情况下,无须刻意显露输尿管,尤其是肥胖患者,显露输尿管的过程容易导致出血。

2. 骶前出血　骶前出血的主要原因是分离平面错误进入盆筋膜壁层的后方,肿瘤对盆筋膜的侵袭也是损伤骶前静脉的重要原因。患者肥胖、骨盆狭窄、放化疗引起的纤维化、过多钝性分离均是导致骶前静脉损伤的易发因素。操作平面应尽量靠近直肠固有筋膜进行,直肠后间隙分离时先由后正中进入肛提肌上间隙后,再向两侧拓展也是防止损伤静脉的重要原因。静脉损伤后,应首先采用纱布压迫,切忌采用反复钳夹,刚发生的损伤通常只是静脉壁的小破口,由于骶前静脉固定于骶骨表面,不具有回缩性,钳夹常导致静脉更大的撕裂。压迫之后,继续分离直肠,待建立足够空间或移除直肠后,可优先考虑使用双极电凝止血,若失败应及时在纱布压迫情况下中转开腹手术,压迫、双极电凝、组织焊接技术是处理骶前静脉出血的优选技术。仍然无法止血时可视出血情况考虑图钉压迫、子宫纱条填塞、放置间断气囊等技术。

3. 自主神经损伤　自主神经在多个部位容易受到损伤,直肠癌术后泌尿系统及性功能损伤的原因是多因素的,除术中损伤外,放化疗、术后纤维化等均可使损伤加重。术中损伤可因进入错误平面、热损伤及肿瘤侵袭后切除。当肿瘤侵袭时,可切除单侧下腹下丛及腹下神经,应尽量避免双侧下腹下丛切除,当双侧受累时,也应尽量争取保护部分下腹下丛,以免术后出现严重的排尿功能障碍。尽力维持正确的筋膜间隙是减少神经损伤的关键,助手的良好配合,协助主刀医师维持良好的牵引与对抗牵引,仔细辨认各筋膜走行,分辨黄白交界的边界以及筋膜表面向头侧走行的小血管是维持正确手术分离平面的重要技术手段。也有学者主张,肿瘤位于直肠后壁且分期较早时,也可在神经血管束后侧保留薄层系膜组织。

4. 损伤周围器官　腹腔镜直肠癌手术损伤周围器官的原因包括分离平面错误、能量设备热损伤、肿瘤与周围器官粘连、放化疗后严重纤维化及肿瘤直接侵袭。可能受到损伤的常见器官包括输尿管、输精管、精囊、前列腺、阴道、子宫、膀胱及卵巢等。当肿瘤侵袭或与周围器官致密粘连时,应尽可能先行新辅助放化疗使肿瘤降期后再行切除,粘连仍明显时(未完全缓解)应优先考虑行联合脏器切除,因存在粘连时约有 40% 的病例最终病理可证实为癌性粘连。腹腔镜下视野范围相对局限,当有出血污染视野时,容易进入错误的分离间隙,应强调在妥善控制出血情况下再继续手术,并间断地切换大视野,以确定分离平面未出现偏差。手术困难时应及时中转开腹手术,不应一味追求腹腔镜下完成手术,应强调中转开腹手术并非手术的失败,患者的安全才是第一位的。

5. 吻合口漏　吻合口漏是低位直肠前切除术后最常见的严重并发症,文献报道其发生率为 3%~20%。预防吻合口漏的基本原则与开腹手术仍是一致的,应确切做到近远端肠段血液循环良好、吻合口无张力。多数学者推荐可采用选择性预防性造瘘、肛管减压直肠、直肠腔注气检查吻合是否完整等手段以降低吻合口漏发生率。尽管既往认为直肠手术必须行肠道清洗,以排空近端粪便,降低肠腔内细菌,尽管目前循证学研究并未就这一问题达成共识,但行结直肠吻合前应彻底冲洗直肠,以免吻合线的微脓肿导致吻合口漏,同时避免吻合口的癌细胞种植。关于预防性造瘘目前也并未达成一致,有学者主张低位前切除后均行预防性造瘘,更多的学者主张选择高风险的人群行预防性造瘘,较为公认的吻合口漏危险因素,除吻合不满意外,还有术前新辅助放化疗、吻合口距肛门小于 4cm、男性、肥胖等。缝合结直肠双吻合后两次吻合钉的交界处以降低吻合口漏的发生。低位吻合时建议常规放置肛管减压直肠,尽管对肛管能否降低吻合口漏发生率并无共识,但肛管减压后可降低肠腔内高压引起大量肠液溢出导致急性弥漫性腹膜炎的概率。盆腔应常规放置引流,肠周液体积聚也可能是吻合口漏发生的原因。

发生吻合口漏后选择保守引流治疗还是行转流手术,取决于患者是否有腹膜炎及感染中毒症状、是否建立了有效的引流、吻合口漏大小等综合因素。有症状的吻合口漏,应积极引流,以免盆腔持续感染引起的严重纤维化,导致严重的直肠功能障碍。

6. 会阴切口并发症　行腹会阴联合切除或 ELAPE 术后,盆腔的组织缺损、积液是会阴部切口易于感染或不愈合的重要原因，发生率高达 10%~30%，术前新辅助放疗或放化疗也是不良愈合的高危因素。国外学者多主张在 ELAPE 术后行肌皮瓣或筋膜瓣移植。国内采用此法较少，行 ELAPE 时尽量靠近肌肉表面分离，保留坐骨肛门窝脂肪表面的筋膜，采用可吸收线严密关闭皮下组织，有效的盆腔引流，必要时进行盆腔冲洗，对促进愈合有益。也有学者主张经切口实现最低位引流可减少感染发生，但也有研究并未获得相同结果。发生感染后，及时拆线引流，采用 1∶5 000 高锰酸钾溶液等坐浴与间断换药比较，可能减轻患者痛苦，促进愈合。部分经久感染的患者也可考虑清创术后用肌瓣移植填充盆腔缺损。

7. 小切口肿瘤种植　腹腔镜手术开展的早期发生小切口癌种植的概率为 0~21%。导致切口种植的原因除肿瘤生物学特性外，还与 Trocar 松动反复进出、取出标本时缺乏保护、未吸尽腹腔渗液等多种因素有关。随着器械技术的发展，小切口种植率已降至与开腹手术相当。但仍应注意戳孔大小适宜、妥善固定 Trocar、使用小切口保护套等多种措施的应用。

8. 术后吻合口出血　术后吻合口出血是较少见并发症，但处理较为困难。吻合前应注意有无可见血管进入吻合线，若存在应使用超声刀闭合该血管后再行吻合。吻合结束后应在直肠内置入纱布条检查有无活动性出血。当存在出血时应扩肛，在直视下电凝或缝扎通常能有效止血，也可采用肠镜下止血。术后出现吻合口大量出血时，止血药物或油纱压迫通常难以达到止血目的，可优先考虑肠镜下止血，外科医师协助清除直肠内大量聚集的凝血块，获得干净的视野，是提高肠镜止血成功率的重要措施，可采用电凝或钛夹等多种措施止血。无效时，可再次手术缝合止血，吻合口距离肛门较远时，也可采用经肛门内镜微创手术等措施缝合止血。

（王自强　周总光）

参 考 文 献

［1］ 胡仁伟, 欧阳钦, 陈曦, 等. 近 15 年我国炎症性肠病文献分析 [J]. 胃肠病学, 2007, 12 (2): 74-77.

［2］ RUNGOE C, LANGHOLZ E, ANDERSSON M, et al. Changes in medical treatment and surgery rates in inflammatory bowel disease: a nationwide cohort study 1979-2011 [J]. Gut, 2014, 63 (10): 1607-1616.

［3］ KAPLAN G G, MCCARTHY E P, AYANIAN J Z, et al. Impact of hospital volume on postoperative morbidity and mortality following a colectomy for ulcerative colitis [J]. Gastroenterology, 2008, 134 (3): 680-687.

［4］ MYRELID P, ORESLAND T. A reappraisal of the ileo-rectal anastomosis in ulcerative colitis [J]. J Crohns Colitis, 2015, 9 (6): 433-438.

［5］ 中华医学会外科学分会腹腔镜与内镜外科学组, 中华医学会外科学分会结直肠外科学组, 中国医师协会外科医师分会结直肠外科医师委员会, 等. 腹腔镜结直肠癌根治术操作指南 (2018 版)[J]. 中华消化外科杂志, 2018, 17 (9): 877-885.

［6］ WATANABE T, ITABASHI M, SHIMADA Y, et al. Japanese Society for Cancer of the Colon and Rectum (JSCCR) guidelines 2010 for the treatment of colorectal cancer [J]. Int J Clin Oncol, 2012, 17 (1): 1-29.

［7］ NELSON H, SARGENT D J, WIEAND H S, et al. A comparison of laparoscopically assisted and open colectomy for colon cancer [J]. New Engl J Med, 2004, 350 (20): 2050-2059.

［8］ VELDKAMP R, KUHRY E, HOP W C, et al. Laparoscopic surgery versus open surgery for colon cancer: short-term outcomes of a randomised trial [J]. Lancet Oncol, 2007, 6 (7): 477-484.

［9］ Colon Cancer Laparoscopic or Open Resection Study Group, BUUNEN M, VELDKAMP R, et al. Survival after laparoscopic surgery versus open surgery for colon cancer: long-term outcome of a randomised clinical trial [J]. Lancet Oncol, 2009, 10 (1): 44-52.

［10］ WEST N P, HOHENBERGER W, WEBER K, et al. Complete mesocolic excision with central vascular ligation produces an oncologically superior specimen compared with standard surgery for carcinoma of the colon [J]. J Clin

Oncol, 2010, 28 (2): 272-278.

［11］ DALIBON N, MOUTAFIS M, FISCHLER M. Laparoscopically assisted versus open colectomy for colon cancer [J]. New Engl J Med, 2004, 351 (9): 933-934.

［12］ STEVENSON A R, SOLOMON M J, LUMLEY J W, et al. Effect of laparoscopic-assisted resection vs open resection on pathological outcomes in rectal cancer: the ALaCaRT randomized clinical trial [J]. JAMA-J Am Med Assoc, 2015, 314 (13): 1356-1363.

［13］ FLESHMAN J, BRANDA M, SARGENT D J, et al. Effect of laparoscopic-assisted resection *vs.* open resection of stage Ⅱ or Ⅲ rectal cancer on pathologic outcomes: the ACOSOG Z6051 randomized clinical trial [J]. JAMA, 2015, 314 (13): 1346-1355.

［14］ FUJITA S, MIZUSAWA J, KANEMITSU Y, et al. Mesorectal excision with or without lateral lymph node dissection for clinical stage Ⅱ / Ⅲ lower rectal cancer (JCOG0212): a multicenter, randomized controlled, noninferiority trial [J]. Ann Surg, 2017, 266 (2): 201-207.

［15］ 中华人民共和国国家卫生健康委员会. 中国结直肠癌诊疗规范 (2020 版)[J]. 中华消化外科杂志, 2020, 19 (6): 563-588.

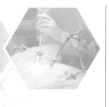

第二十七章
腹腔镜肝手术

第一节　腹腔镜肝癌切除术

肝癌主要指肝细胞癌,是全球发病率及病死率较高的恶性肿瘤之一。我国是肝癌的高发地区,肝癌在我国恶性肿瘤致死率中居第2位。肝癌的治疗仍是以手术切除为主的综合治疗。1991年Reich等首次报道腹腔镜肝切除术(laparoscopic hepatectomy,LH)在肝脏良性肿瘤中的治疗,开创了LH治疗肝脏肿瘤的先例。1993年Wayand等报道LH治疗转移性肝癌。1994年Croce等首次报道LH治疗肝细胞癌。随着LH技术的提高和器械的改进,LH适应证不断扩大,切除范围也由最初的周围型肝癌局部切除,发展到半肝切除甚至扩大半肝切除等。近年来LH治疗肝癌的报道例数不断增加,呈加速上升趋势。越来越多的研究证实LH治疗肝癌具有创伤小、恢复快、并发症少等优点,并且其远期疗效与开腹手术相当。2008年在美国Louisville,45位来自五大洲的肝胆外科专家,共同针对腹腔镜肝切除的适应证、切除区域、患者的选择等起草了一份腹腔镜肝切除国际共识,2014年在日本Morioka召开了第二届国际腔镜共识大会,在Louiscille共识基础上做了改进和更新并起草了Morioka国际共识。在中国,中华医学会外科学分会肝脏外科学组组织全国肝脏外科专家,共同讨论形成了《腹腔镜肝切除专家共识与手术操作指南(2013版)》。其中,专家共识部分包括腹腔镜肝切除术的手术方式、类型、手术适应证与禁忌证、术前准备与麻醉方式、手术设备与器械、体位、气腹压力、操作孔位置、中转开腹手术的指征、术中入肝及出肝血流的处理等内容。手术操作指南包括腹腔镜肝切除技术及肝脏断面处理和各种腹腔镜肝切除术式。目前,我国开展腹腔镜肝切除术的中心较多,为推进腹腔镜肝切除术在我国的开展,本节主要探讨腹腔镜肝切除治疗肝癌的适应证、术前分期及准备、手术规范、手术步骤及术中可能出现的并发症的预防和处理。

一、适应证与禁忌证

Louisville共识提出位于Ⅱ、Ⅲ、Ⅳb、Ⅴ、Ⅵ段肿瘤是LH的最佳适应证,其中腹腔镜左外叶切除术有望成为Ⅱ、Ⅲ段肝癌手术治疗的首选术式。随着LH技术提高,位于Ⅰ、Ⅳa、Ⅶ、Ⅷ段的肝癌采用LH也越来越多见。肿瘤大小以≤10cm为宜。肿瘤过大,影响肝脏游离及第一和第二肝门显露,且需较大的切口取出标本。但是肿瘤大小是相对因素,如果肿瘤与第一和第二肝门分界清楚,也可选择腹腔镜手术。若肿瘤紧贴或侵袭拟保留肝组织的格利森系统及肝静脉系统、第一和第二肝门或下腔静脉,不宜采用LH。若肝癌合并门静脉癌栓或肿瘤边界不清伴肝内转移,也不宜采用LH。严重肝硬化、门静脉高压症或有上腹部复杂手术史预计腹腔内粘连严重为相对禁忌证。

综上所述,腹腔镜肝切除术治疗肝癌的适应证与禁忌证如下。

1. 适应证

(1)病理学检查确诊为肝癌。

(2)肿瘤直径 ≤10cm,单发病灶,且门静脉、肝静脉、下腔静脉及胆管无癌栓。

(3)肝功能 Child-Pugh 分级 B 级以上。

(4)肝脏储备功能吲哚菁绿 15 分钟滞留率<15%,预留肝脏体积 / 标准肝脏体积>40%。

2. 禁忌证

(1)一般情况不能耐受全身麻醉及手术。

(2)术中腹腔镜探查及超声检查发现肿瘤破裂、侵袭其他脏器、肝内或腹腔转移。

(3)伴有门静脉高压症食管 - 胃底静脉重度曲张或合并消化道出血。

(4)乙型病毒性肝炎活动期。

(5)既往腹部手术史导致上腹部严重粘连,腹腔镜手术器械无法置入或无法建立 CO_2 气腹。

二、术前分期及准备

术前对患者肝功能的评估是至关重要的,患者的正常肝脏剩余体积的低限为 20%~25%,但是对于肝硬化的患者来说,防止术后肝衰竭所需要的剩余肝体积还没有文献记载,并且根据其肝硬化的严重程度有很大的不同。已经有很多方法应用于评估肝功能,包括 CT 计算肝体积、术前取活检评估肝纤维化程度及吲哚菁绿滞留率等。

肝硬化肝脏,外科手术切除的风险要高于正常的肝脏,因为其肝脏储备功能和肝脏再生能力均不同程度损伤。术前患者应无门静脉高压症(血小板减少、静脉曲张)。在大型肝胆外科中心的数据中,肝硬化患者行肝切除术后的死亡率为 1%~8%,而正常肝的患者为 1%~5%。并发症和死亡率增高的原因如下。

1. 由于肝硬化、解剖关系改变、门静脉高压、凝血功能障碍等因素,术中出血的风险更高。

2. 在一些大型肝胆外科中心,行大范围肝切除术患者术后发生肝衰竭概率为 2%~10%。这是由剩余肝体积的不足,及出血、感染等因素导致。

3. 腹水及营养失调。

血管的流入和流出道的解剖以及胆道系统应该利用术前影像,如增强 CT 来明确。侵袭主要胆道的胆管细胞癌应该行胆管造影制定最佳的治疗方案。恶性肿瘤导致的胆道梗阻,大部分胆管细胞癌,术前需要胆汁引流改善预留肝功能。与开腹手术类似,位于中心的和较大的肿瘤需要扩大半肝切除,可能要行门静脉栓塞以增加剩余肝体积。标准化的肝体积计算一般使用 CT,并将患者的体重纳入考虑范围。有肝病的患者,行门静脉栓塞后剩余肝体积的增加通常比正常肝少。如门静脉栓塞后肝脏体积不增加,通常预示术后肝衰竭风险高。使用奥沙利铂和伊立替康进行化疗的患者通常肝损害的风险更高,如脂肪性肝炎的发生。

三、手术规范

(一) 切除范围

肝脏边缘或浅表的小肝癌(≤3cm),可采用非解剖性切除术。但需注意遵循开腹手术同样的无瘤原则,切缘(尤其是基底部分)应距离肿瘤边缘至少 1cm。制定切线时需考虑肿瘤大小、深度、邻近的脉管结构及超声刀的方向。较大病灶(>3cm)或深部病灶,通常需要行肝段以上范围肝切除,建议采用解剖性切除,一方面可获得足够的切缘,另一方面沿段间或叶间裂切肝所遇管道较少。腹腔镜下解剖性肝切除术通常先解剖拟切除肝段的格利森蒂,阻断后根据缺血分界线标记切线;或利用肝段、肝叶的解剖学标志,辅以术中超声定位标记切线。

(二) 处理术中入肝及出肝血流

肝脏血供丰富,肝切除过程中易出血。除切除直径≤3cm的病灶或左外叶切除可不阻断入肝及出肝血流外,切除直径>5cm的病灶或行解剖性肝切除时,为减少肝切除过程中的出血,常需阻断入肝血流。可于肝十二指肠韧带周围预置阻断带,若遇较大出血时采用Pringle法临时阻断。解剖性切除时,先根据切除范围解剖相应的入肝血管予以阻断。入肝管道解剖可分为格利森鞘外和鞘内法。左肝各段的入肝脉管通常在格利森鞘外进行解剖分离。如左外叶切除时可于矢状段左侧解剖Ⅱ、Ⅲ段肝蒂,左内叶切除时可于矢状段右侧解剖Ⅳ段肝蒂。左、右半肝切除时通常于格利森鞘内分别解剖肝动脉、门静脉左右支结扎切断;也可于格利森鞘外解剖左、右半肝的肝蒂。肝右前叶或右后叶解剖性切除时,在格利森鞘内分出相应的动、静脉较为困难,通常采用格利森鞘外法。虽然肝左、右静脉主干在腹腔镜下也可在肝外解剖分离,但不主张在肝外分离、切断肝静脉,以防止肝静脉破裂引起大出血和气体栓塞。肝左、右静脉主干通常在肝实质离断的最后,用Hem-o-lok夹夹闭后切断或用直线切割吻合器离断。

(三) 断肝技巧及处理肝断面

腹腔镜离断肝实质器械的选择可根据医院实际情况和术者的熟练程度灵活选用。目前最为常用的离断肝实质器械为超声刀。首先确定肝脏的预切除线,用电刀沿预切除线切开肝包膜,然后用超声刀等器械逐步由前向后、由浅入深离断肝实质。由于距肝脏表面1cm范围内的肝实质内无大的脉管结构,可一次性离断较多肝实质。而离断至肝脏深部后则需小心,一次性离断肝实质不宜过多。直径≤3mm的脉管结构可以直接凝固切断;直径>3mm的脉管应用钛夹或生物夹夹闭后予以切断;直径>7mm的脉管结构,应用丝线结扎或切割吻合器处理。使用切割吻合器时,必须保证切割组织内的大血管完整离断。大的脉管结构和肝蒂的处理建议使用切割吻合器以确保手术的安全。

视频7 腹腔镜肝中叶切除术

肝切除术后肝脏断面处理的目的是止血和防止胆汁漏。可采用双极电凝或氩气刀喷凝止血。细小血管和胆管可采用电凝封闭。经过反复电凝止血后出血仍未停止,应仔细观察创面,寻找出血点,进行缝扎止血。若脉管直径>3mm,需用钛夹妥善夹闭。肝脏断面处理完毕后需用生理盐水冲洗,确认无出血和胆汁漏,或局部再使用止血材料。一般肝脏断面下需放置1~2根引流管,以腹腔镜肝中叶切除术为例,展示断肝技巧及处理肝断面(视频7)。

四、手术主要步骤

(一) 麻醉方式

所有患者均采用气管插管吸入和静脉复合全身麻醉。

(二) 手术器械与设备

1. 手术设备　高清晰度电子或光学腹腔镜系统、全自动高流量气腹机、冲洗吸引装置、视频和图片采集存储设备、超声设备及腹腔镜可调节超声探头。应用术中超声能发现术前影像学及术中腹腔镜未能发现的病灶,有助于确定肿瘤的可切除性。无法行手术切除的患者,术中超声可避免不必要的剖腹探查;可行手术切除的患者,术中超声能明确病灶的大小、边界及子病灶情况,提高手术根治性切除率。另外,腹腔镜下超声检查还可确定肝内重要管道结构的位置,有效避免损伤,防止术中大出血及气体栓塞等严重并发症出现。因此,建议常规使用术中超声检查。

2. 一般器械　气腹针、5mm及12mm Trocar穿刺器、分离钳、无损伤抓钳、单极电凝、双极电凝、手术剪、持针器、腹腔镜拉钩、一次性施夹钳及钛夹、可吸收夹及一次性取物袋。常规准备开腹肝切除手术器械。

3. 特殊器械　内镜下切割吻合器、超声刀、超声吸引刀、结扎速、电刀、腹腔镜多功能手术解剖器、微波刀、水刀、氩气刀等。术者可根据医院条件及个人习惯选用其中一种或多种器械。

（三）患者体位、气腹压力、操作孔位置

患者取头高足低仰卧位。CO_2气腹压力建议维持在12~14mmHg（1mmHg=0.133kPa），儿童患者的气腹压力建议维持在9~10mmHg，应避免较大幅度的气腹压力变化。关于患者双下肢是否需要分开以及术者站位可根据自身经验、习惯决定。建议采用4孔法或5孔法，肝脏边缘较小病灶者也可采取3孔法。观察孔位于脐上或脐下，操作孔位置依据拟切除的肝脏病灶所处位置而定。一般情况下病灶与左、右操作孔位置间遵循等腰三角形原则，且主操作杆不与肝脏断面平行。操作孔位置选取的总原则是利于手术操作。主操作孔应尽可能接近病变部位。病变在右肝者取剑突下，病变在左肝者取左锁骨中线肋缘下。

（四）腹腔镜局部肝切除术

1. 游离肝脏　先离断肝圆韧带、镰状韧带，然后根据病灶部位游离肝脏。病灶位于肝Ⅱ段，靠近左三角韧带和冠状韧带者，需离断上述韧带；病灶位于肝Ⅵ段者，需离断肝肾韧带、右三角韧带及部分右冠状韧带。

2. 离断肝实质　距病灶边缘1~2cm标记肝切除线，由前向后，由浅入深采用超声刀等器械离断肝实质。直径>3mm的脉管，钛夹夹闭远近端后再予超声刀离断，直至完整切除病灶。

3. 处理肝脏断面　肝脏断面渗血可用氩气刀或双极电凝止血，肝脏断面活动性出血宜采用3-0或4-0无损伤缝线缝合止血。肝脏断面覆盖止血材料并放置腹腔引流管。

4. 取出标本　标本装入一次性取物袋中。体积较小的标本直接扩大脐部切口取出，体积较大的标本可从肋缘下的2个戳孔连线做切口或下腹部另做横切口取出。

（五）腹腔镜肝左外叶切除术

1. 游离肝脏　用超声刀依次离断肝圆韧带、镰状韧带、左三角韧带和左冠状韧带。左三角韧带内较大的血管，需先于近膈肌侧采用血管夹夹闭后再离断。

2. 离断肝实质　采用超声刀于肝圆韧带及镰状韧带左侧0.5cm处肝缘由浅入深，由前向后离断肝实质。直径>3mm的脉管，采用血管夹夹闭后再用超声刀离断。接近肝Ⅱ、Ⅲ段格利森鞘时，只需将其前方及上下肝组织稍加分离后，直接采用血管切割吻合器夹闭即可。继续向肝实质深部分离。接近肝左静脉时，沿肝脏膈面切开肝实质1~2cm，采用血管切割吻合器离断肝左静脉及肝实质。至此肝左外叶完全切除。

3. 处理肝脏断面　冲洗肝脏断面，确认无明显出血和胆汁漏后，可喷洒生物蛋白胶和覆盖止血纱布。于肝脏断面下放置橡胶引流管1根由右侧肋缘下腹直肌旁辅助操作孔引出。

4. 取出标本　将标本装入一次性取物袋后从脐孔拉出。如标本体积太大可适当延长脐孔或经耻骨上小切口取出标本。只有当肝脏病变为良性时，才可将取物袋中的肝组织捣碎后取出。

（六）腹腔镜左半肝切除术

1. 游离肝脏　首先离断肝圆韧带和镰状韧带，切断肝脏周围韧带，游离肝左叶。

2. 解剖第一肝门　解剖肝左动脉、门静脉左支。采用可吸收夹或钛夹夹闭肝左动脉和门静脉左支并剪断，控制入肝血流，可见左半肝呈缺血改变。分离肝左管后夹闭。

3. 解剖第二肝门　分离肝左静脉的主干后用可吸收夹夹闭或用7-0丝线结扎，控制出肝血流。如果肝左静脉游离困难，也可暂时不予处理，等待肝实质离断至肝左静脉时再处理。

4. 离断肝实质　沿左半肝缺血线左侧0.5cm标记肝切除线。沿肝脏膈面切开肝实质约1cm，在预切除平面上用电刀、超声刀等多种器械离断肝实质。直径>3mm的脉管，切断前需用血管夹夹闭，以防出血和胆汁漏。肝实质离断至第二肝门时采用切割吻合器离断肝左静脉。

5. 处理肝脏断面　肝脏断面细小血管、胆管可用电凝封闭。经过反复电凝止血后出血仍未停止,应仔细观察创面,寻找出血点,采用缝合、微波凝固、钛夹闭等方式止血。直径>3mm 的脉管,需用钛夹妥善夹闭后处理。冲洗肝脏断面,再次确认无明显出血和胆汁漏后,可喷洒生物蛋白胶和覆盖止血纱布并放置引流管。

6. 取出标本　将切除的肝脏组织标本装入一次性取物袋从延长脐孔切口处取出。良性病灶可在取物袋中将肝组织捣碎后取出,体积较大的恶性肿瘤标本需经耻骨上小切口取出。

（七）腹腔镜右半肝切除术

1. 游离肝脏　切断肝圆韧带、镰状韧带、右三角韧带、右冠状韧带、右肝肾韧带,使整个右半肝完全游离。为方便旋转,有时还需要切断下腔静脉左侧的部分左冠状韧带。离断肝肾韧带时注意勿损伤粘连的结肠、十二指肠以及右肾上腺。

2. 解剖第一肝门　先解剖胆囊三角,夹闭、切断胆囊动脉及胆囊管,可将胆囊减压而不做剥离。从肝外切开格利森鞘,将肝右管夹闭后切断,显露右门静脉。如果肝右管较粗可用直线切割吻合器切断,最后解剖肝右动脉,以可吸收夹双重夹闭后切断。另外,肝门阻断钳及可拆卸肝门阻断钳可用于肝门阻断。

3. 解剖第二肝门　通常采用肝下途径分离下腔静脉和肝右静脉,完全游离右肝至下腔静脉右侧壁,打开下腔静脉韧带并显露肝后下腔静脉、肝右静脉右侧壁,必要时离断部分肝短静脉后显露下腔静脉前壁,在肝后下腔静脉的前方向左上方分离肝右静脉。

4. 切断肝右静脉　①肝外分离与切断。自腔静脉陷窝向右下方轻柔地分离,于腔静脉前方向左上方分离,两者结合可分离肝右静脉主干,穿入牵引带后可用直线切割吻合器切断。②肝外分离预阻断,肝内切断。在肝外稍加分离,而不要求分离肝右静脉主干,然后用钛夹做临时阻断,最后在肝内用直线切割吻合器切断。第二种肝右静脉切断方法相对比较安全。

5. 离断肝实质　根据以下方法确定肝脏中线。①根据肝脏表面的标志,以胆囊窝中部和下腔静脉连线为肝脏中线;②根据门静脉支配的范围,即观察阻断或切断右肝蒂后肝脏表面的颜色改变确定肝脏中线;③腹腔镜超声探查确定肝中静脉的走行,进而确定肝脏中线。沿肝脏中线右侧 1cm 用多种离断肝实质器械离断肝实质。直径>3mm 的脉管,采用钛夹夹闭远、近端后再予超声刀离断。采用血管切割吻合器离断肝静脉主干以及不能完全游离的肝静脉主要分支。可采用低中心静脉压技术减少肝脏断面的出血。

6. 处理肝脏断面　肝脏断面渗血可用双极电凝或氩气刀喷凝止血,肝断面活动性出血和胆汁漏可以采用钳夹或缝合脉管。肝脏断面覆盖止血材料并放置腹腔引流管。

7. 取出标本　将标本装入一次性取物袋中,从肋缘下的 2 个戳孔连线做切口取出。切口长度一般不超过肝脏直径的 1/2。也可在下腹部另做横切口取出标本,因切口隐藏在横向的腹纹中,具有较好的美容效果。

五、术中并发症的预防及处理

预防和控制出血是肝实质离断过程的核心环节,也是手术成功的关键之一。难以控制的大出血是 LH 中转开腹的首要原因。因此,在肝实质离断过程中精细操作,对预防出血尤为重要。若不慎发生出血,应准确及时判断出血来源,采取相应措施迅速有效止血。来自肝动脉或门静脉的出血,色较红,压力高,呈"喷涌状",可采用 Pringle 法临时阻断入肝血流,吸尽积血,找准出血点后缝扎止血。肝静脉分支的出血,颜色较暗,呈"脉冲状",可先予压迫止血,再行缝扎止血。适当降低中心静脉压可以减少肝静脉反流出血。若肝静脉主干或下腔静脉破口较大,应迅速以纱布填塞,并果断中转开腹止血。CO_2 气体栓塞虽然极少发生,但却是最危险的并发症。如进入量较多且速度快时,气体充满右心腔并进入肺中,可导致完全性肺动脉栓塞,进而产生急性心力衰竭,甚至死亡。肝实质离断中出现较大肝静脉损伤疑有气体栓塞时,应立即将患者置于头低足高位,同时终止气腹。虽有学者提出肝实质离断前,于肝外解剖肝静脉夹闭,可以预防 CO_2 气体栓塞的发生,但在肝实质离断前切断肝静脉同样存在 CO_2 气体栓塞的风险。此外,免气腹腹腔镜术也可预防气体栓塞的发生,此方法需一定的器械,且术野暴露不如常规腹腔镜手术,因此未能广泛开展。同时,腹腔镜肝切除术中出血控制是手术的重要环节,直接影响患者手术安全和预后。一项配对研究提出,与开腹手术相比,10~14mmHg 气腹可以有效减少术中出血。有研究发现腹腔镜肝切除术中降低中心静脉压($<5cmH_2O$,$1cmH_2O=0.098kPa$)是安全、可行的,与开腹肝切除一样可以减少术中出血。术中一般由麻醉科医师操作降低中心静脉压,可以通过控制麻醉深度、限制输液量、使用利尿药和血管活性药达到。有随机对照试验发现,腹腔镜下的血流阻断与开腹手术一样,均能减少术中出血,而对入肝血流进行区域性控制,可以有效减少腹腔镜肝切除术中出血。有学者提出,腹腔镜手术中保证肿瘤切缘,不触及肿瘤组织,注意无瘤原则,能够减少肿瘤播散的发生。取出肿瘤标本时,应将标本装入标本袋中,防止肿瘤污染切口。解除气腹压后,再拔除穿刺 Trocar,避免高强度气流触及切口,造成肿瘤切口种植。

(郑树国　刘嘉龙)

第二节　肝胆管结石的腹腔镜肝切除术

肝胆管结石在东南亚、我国中西部地区发病率较高,是复发率和再手术率较高的疾病。其治疗原则是黄志强院士提出并倡导的"清除结石、解除梗阻、去除病灶、通畅引流"。肝叶切除是治疗肝胆管结石病的有效外科手段,能够较为彻底去除病灶,最大限度地减少复发和再手术,其有效率达 90% 以上。肝胆管结石外科手术治疗是一项复杂的手术系统工程,过去都采用传统开腹手术来完成。随着腹腔镜技术水平的提高、经验的积累、器械设备的改进,腹腔镜肝切除在近几年发展迅速。腹腔镜肝切除术是肝内胆管结石治疗的重要手段,由于反复胆管炎,甚至多次手术,解剖结构多已发生改变,在手术实施中其手术难度要高于其他病症同类手术,尤其是在血流控制、断肝、胆管离断平面等方面。腹腔镜肝切除治疗肝胆管结石,具有手术创伤小、康复快等优点。

一、适应证

1. 肝胆管结石并发肝段、肝叶、或半肝发生肝纤维化萎缩、脓肿、胆管癌变。
2. 无法通过其他手术途径解除狭窄和清除结石。
3. 肝胆管结石合并肝内胆管囊状扩张症。
4. 肝功能 Child-Pugh B 级以上,肝脏储备功能吲哚菁绿 15 分钟滞留率 ≤15%。
5. 同开腹肝切除术。

二、禁忌证

随着腹腔镜手术水平的进步,肝胆管结石腹腔镜肝切除术,除不能耐受气腹和系统、器官功能差不具备手术条件者之外,绝对手术禁忌证越来越少,以下禁忌证均为相对禁忌证。

1. 既往多次腹部手术,腹腔尤其是肝门广泛致密粘连,分离困难,为避免器官损伤者。

2. 合并胆管癌,胆管癌侵袭重要血管,需要进行血管取栓、切除重建者。

三、术前准备

1. 常规检查外,完善增强 CT 和血管成像,明确切除范围、进出血管和毗邻血管;完善磁共振水成像或胆道造影,明确胆管走行、变异和狭窄位置;有条件者完善三维虚拟肝脏重建。

2. 常规手术条件评估外,完善肝功能、肝体积测量、吲哚菁绿 15 分钟滞留率等综合评估肝功能。

3. 术前感染严重、黄疸指数高、食欲减退者需行抗感染、护肝、减黄及营养支持治疗。

4. 既往有多次腹部手术史者,需行术前清洁灌肠。

四、麻醉、体位与 Trocar 位置

1. 常规采用气管插管、全身静脉麻醉。

2. 常规仰卧、分腿位或截石位,有利于扶镜手中间站位。根据肝切除部位,选择左/右侧和头尾之高/低位;术者根据习惯选择左或右站位。

3. 根据手术情况共布局 4~6 个戳孔。观察孔设置在脐周,根据操作区域稍偏左或右,高位肝脏切除要求观察孔偏头侧,需同时行胆肠吻合者要求观察孔偏足侧。切肝主操作孔原则上位于切肝平面延长线与腹壁交界线上。两两操作孔之间距离>5cm,尽量避免"筷子效应"。在剑突下胆管正前方或肝断面胆管邻近处添加一个戳孔,以便进行取石和胆道镜操作。患者既往有腹部手术史者根据分离粘连需要可以在相应位置增加戳孔。

五、器械及材料准备

1. 常规腹腔镜设备同腹腔镜肝癌切除术。

2. 特殊器械,如胆道镜、胆道镜碎石设备。

六、手术操作

肝胆管结石腹腔镜肝切除大部分流程与腹腔镜肝癌切除术一致,切肝的主要戳孔位置大致相同。不同之处如下。

(一)再次腹部手术入路及分离粘连

1. 需要切肝的肝胆管结石患者一般都会有既往手术史,存在腹腔内粘连,包括切口粘连和肝门粘连,均会影响手术显露和操作进程。术前充分了解既往手术史及影像学检查,制定详细的手术计划,想好应对策略,选择好突破点。

2. 第一个戳孔的设置需要尽可能远离切口,有右上腹手术史者,宜选择脐下偏左,反之亦然。开放式建立气腹最为安全稳妥,以避免穿刺损伤肠管或系膜血管。

大部分前一次手术为右上腹切口,因此第一个操作孔选择左锁骨中线和腋前线之间区域,既有利于分离粘连,又可以作为之后的一个操作孔和左肝切除之后的引流管孔。

3. 利用气腹将前腹壁粘连牵伸悬吊,一般首先使用电钩或超声刀单一器械贴紧壁腹膜离断粘连,膜性粘连可以剪刀离断,腹壁与肠管致密粘连者,紧贴壁腹膜锐器离断,双极电凝处理腹壁渗血,层面辨别不清楚时宁伤腹壁、勿伤肠管。分离过程中难以避免肠管浆肌层破损时,及时修复。一旦分离出足够的腹腔空间,增添穿刺鞘,增加操作器械。

4. 先不游离肝脏膈面粘连,利用粘连将肝脏悬吊在腹壁上有利于分离肝脏面和肝门部粘连。注意保护十二指肠和结肠。致密粘连时甚至可以打开肝脏包膜将包膜保留在肠侧进行分离。

（二）阻断入肝血流

1. 肝胆管结石患者常存在肝内外胆管扩张，扩张的胆管壁内存在较丰富血管网，并彼此交通。仅进行肝动脉和门静脉阻断后切肝常难以获得满意止血效果，间断 Pringle 法阻断是最好选择。

2. 腹腔镜肝切除术切肝前一般行鞘内或鞘外解剖，选择性阻断入肝血流以获得缺血平面和减少断肝过程中的出血。但在肝胆管结石病例，由于反复胆管炎乃至格利森鞘严重炎症，再加上多次胆道手术，正常组织结构已经破坏，解剖性选择血流阻断遇到困难时，应果断选择间断 Pringle 阻断。

3. 肝胆管结石病灶肝，为纤维萎缩的肝脏，选择性血流阻断难以通过区域缺血来获得切肝平面，一般纤维萎缩肝与正常肝有分界，以此确定切肝范围。

（三）断肝及处理肝断面胆管

1. 肝胆管结石的断肝难点之一在于胆管的处理，手术不仅需要保留剩余肝脏的完整通畅流出道，还需要完全切除病变胆管，清除结石。难点在于肝胆管结石患者的病变胆管常跨过肝叶段的边界，让术中难以使用常规肝叶分界方法来判断断肝平面，可能陷入迷失切肝方向和损伤正常肝的困局。病肝萎缩，正常肝代偿性增大，病灶肝胆管扩张大多贴近肝中静脉等主要回流静脉干，断肝时沿肝内扩张胆管走向，有利于避免需要保留的回流静脉损伤。除了所切肝叶的主干扩张胆管之外，如果在断肝过程中遇到其他的胆管结构，通常意味着断肝平面偏离，此时应该辨别清楚该胆管的走行方向，根据该胆管的归属方向修正断肝平面。

2. 肝胆管结石断肝工具与其他腹腔镜肝切除手术一样。不同之处在于不同器械根据其不同作用特点应用于不同部位的处理。肝胆管结石病例扩张的胆管常与需要保留的静脉紧贴，可以通过超声刀等器械进行管周肝组织压榨，显露管状结构后再做相宜处理。增厚的胆管内常有较粗的滋养血管，常规剪刀或电凝离断胆管常会导致胆管壁出血，可以使用超声刀离断或边切边缝方法。肝蒂离断平面，若能明确胆管没有结石，可以直接用切割吻合器吻合，既可减少污染，又可节约手术时间，提高手术效率。

3. 腹腔镜下肝内胆管取石比开腹手术困难，肝断面胆管敞开之后提供了良好的取石渠道。在断面胆管朝向的腹壁上增加一个戳孔，使用取石钳、刮匙、冲洗、硬质和软质胆道镜结合碎石处理肝内结石，能够获得较好效果。

4. 胆管离断平面应该在狭窄段或以下，如在狭窄段以上，肝断面胆管关闭后，下端狭窄段术后短期水肿，可能造成肝断面胆漏。

5. 肝门内陷或肝方叶压迫肝门时，行肝叶切除，有利于肝门胆管显露、肝胆管狭窄劈开、取石、胆管成形、胆肠内引流。

（四）腹腔保护

1. 腹腔镜肝胆管结石手术时间长、操作术野大、必须打开胆管操作，因此易发生术中胆汁和结石污染。术中及时吸引胆汁以免外溢，结石及时放入标本袋，防止散落他处。

2. 肝胆管结石术中一般常规放置胆道引流，T 管放置后在后续操作过程中应将 T 管夹闭，以避免从 T 管引流的胆汁造成污染。

3. 手术结束前彻底清洗腹腔，细心清除腹腔内的细小结石残留，最后用干纱布蘸干净腹腔。在清理过程中注意调整患者体位，不留死角。

4. 标本处理。切除病灶肝及清除结石，均应装入没有污染的标本袋取出，以免污染切口。

七、术后处理

1. 术后根据术中留取的胆汁培养结果使用有效抗菌药物，注意抗厌氧菌治疗。

2. 护肝、抑酸防止胃肠应激性溃疡、营养支持治疗。

3. 多次手术者,术中广泛粘连松解,尽量早下床活动。同时行胆肠内引流者的患者,适当延长术后胃管胃肠减压时间。

4. 保持引流通畅,胆道引流管保留 1~2 个月,若有残石,术后 2 个月胆道镜取石。

八、并发症的处理

1. 出血 包括腹腔内出血和胆道出血,腹腔内出血的处理措施同其他病症腹腔镜肝切除术。胆道出血,若存在腹痛、T 管出血、呕血、便血、黄疸等典型症状,诊断较为容易。行胆肠内引流的患者,出血并未集聚在胆管内而是快速进入肠道,因此可能没有腹痛、黄疸症状,但是休克症状来得更加快速。术中进行胆道整形、胆管炎症较重甚至糜烂,存在术后胆道出血高危风险的患者,应常规放置 T 管,以便及时观察出血情况,同时可以作为注入止血药的通道。T 管容易被血块堵塞,当发现 T 管内有少量血液和血块时,要高度警惕,这可能只是出血的"冰山一角",需要检查增强 CT 观察肝内及胆道内情况。

胆道出血分为动脉性出血、门静脉性出血和胆管壁渗血。动脉期出血凶猛、呈周期性,常行 CT 血管成像可发现动脉瘤,可以通过介入治疗先行栓塞,无效后手术探查。门静脉性出血常由胆管壁撕裂和胆管壁切开导致,少数情况下可以保守治愈,一部分情况下需要重新手术止血。胆管壁渗血通常可以通过 T 管注射肾上腺素等止血,少数情况下需要重新手术干预。

2. 胆漏 多数情况下为暂时性,保持引流管通畅或穿刺引流,通过负压接 T 管等方式减少胆漏量,使胆漏局限,绝大多数能够自行痊愈。如胆漏量大且无法局限,弥散全腹导致腹膜炎体征、出现化脓性征象,需行再次手术探查、修补及清创引流术。

切肝断面胆漏需要警惕医源性高位胆管损伤,行 T 管造影结合引流管造影,可以明确是否健康肝脏存在胆道流出道受损缺失。一旦明确,需行手术修补胆道、胆肠内引流,甚至需要行其他肝叶 / 段切除术。

3. 术后发热 常与术中胆汁和结石污染腹腔有关,复杂肝胆管结石腹腔镜手术后发热概率非常高。除了术中注意保护术野、留取胆汁进行胆汁培养外,术后针对性应用抗生素治疗和保持 T 管引流通畅同样重要。

4. 胃肠道损伤肠漏、吻合口漏 一旦发现,非手术治疗成功概率低,应尽早手术修补。

5. 淤胆性肝病 肝胆管结石病例偶有术后发生淤胆性肝病,积极排除外科情况,确定诊断,请肝病专科治疗。

6. 肝衰竭 肝胆管结石肝切除适应证一般从严掌握,少有大范围切肝,一般不会发生肝衰竭。但胆道感染重时,容易诱发肝衰竭、肝肾综合征,一旦发生,死亡率高,应引起高度重视。

(尹新民　成 伟)

参 考 文 献

［1］BUELL J F, CHERQUI D, GELLER D A, et al. The international position on laparoscopic liver surgery: the Louisville statement, 2008 [J]. Ann Surg, 2009, 250 (5): 825-830.

［2］NGUYEN K T, GAMBLIN T C, GELLER D A. World review of laparoscopic liver resection-2, 804 patients [J]. Ann Surg, 2009, 250 (5): 831-841.

［3］陈孝平. 腹腔镜肝切除术专家共识 (2013 版)[J]. 中国肿瘤临床, 2013, 40 (6): 303-306.

［4］中华医学会外科学分会肝脏外科学组.腹腔镜肝切除专家共识与手术操作指南 (2013 版)[J]. 中华消化外科杂志, 2013, 12 (3): 161-165.

［5］CHENG X P. Expert consensus on laparoscopic hepatectomy (2013 version)[J]. J Huazhong U Sci-Med, 2013, 33 (6): 791-797.

［6］蔡秀军. 腹腔镜肝切除术的进展 [J]. 现代实用医学, 2013, 25 (10): 1083-1085.

［7］郑树国, 李建伟, 陈健, 等. 腹腔镜肝切除术临床应用的经验体会 [J]. 中华肝胆外科杂志, 2011, 17 (8): 614-617.

［8］尹新民, 朱斯维. 腹腔镜解剖性半肝切除术技巧及关键技术 [J]. 中国实用外科杂志, 2017, 37 (5): 477-481.

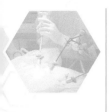

第二十八章

腹腔镜胰腺手术

第一节　胰头部肿瘤的微创治疗

胰腺是人体内仅次于肝脏的第二大外分泌腺器官,具有外分泌和内分泌两种功能,胰腺中的腺泡细胞产生胰液通过胰管进入十二指肠,参与食物的消化。作为人体内最大的内分泌腺,胰腺中的胰岛细胞产生胰岛素、胰高血糖素等激素,经血液循环作用于多种靶器官。胰腺位置较深,于上腹部腹后壁的壁腹膜之后,属腹膜外位器官,位于第一、二腰椎前方。但由于胰腺的特殊解剖位置,以及胰头区与肠系膜上静脉/门静脉、肠系膜上动脉等血管紧密相连,胰头颈体部肿瘤区的手术风险仍较高,微创技术的应用在胰头肿瘤的外科治疗中的难度也相对较高。1994年Birkett等首次报道腹腔镜用于胰腺癌探查术,这一报道标志着腹腔镜开始运用于胰腺外科。腹腔镜系统具有放大手术视野使解剖更加细致,能提高手术操作精准性等优势,特别是在胰腺手术解剖肠系膜上血管等大血管的过程中,如果能配合立体成像的3D腹腔镜则更加安全可靠,可使淋巴结清扫更加彻底。此外,胰腺手术中吻合口重建,尤其是胰肠吻合口是手术的重点与难点,而应用3D腹腔镜手术系统行腹腔镜下的胰肠吻合、胆肠吻合等,由于立体感更强,给手术医师提供的深度感觉更丰富,使吻合操作更流畅、动作更精准,大大缩短了腹腔镜下缝合和吻合口重建的手术时间和学习曲线,是高质量消化道重建的重要保证。

一、适应证

原则上,腹腔镜胰十二指肠切除术(laparoscopic pancreaticoduodenectomy,LPD)的适应证与开放胰十二指肠切除术(open pancreaticoduodenectomy,OPD)相同。但LPD是新技术,尤其腹腔镜下切除钩突和胰肠吻合、胆肠吻合难度高、风险大,应根据患者不同疾病的病理解剖及术者的能力,谨慎选择。不同疾病造成的病理解剖改变不同,其切除和重建的难度差别很大,尤其腹腔镜下小胰管和小胆管的重建非常困难,应根据下列顺序,从易到难,稳步推进。

1. 十二指肠乳头肿瘤　其距门静脉/肠系膜上静脉干较远,切除相对容易;同时,其胆管和胰管扩张,腹腔镜下胆肠吻合和胰肠吻合也相对容易;再者,术前可通过内镜活检取得病理诊断,手术必要性非常明确。因此,十二指肠乳头肿瘤是LPD的首选适应证。建议开展LPD的初期,应该以十二指肠乳头肿瘤为主。

2. 胆总管下段肿瘤　常合并梗阻性黄疸,其手术指征强,胆管扩张,腹腔镜胆肠吻合相对容易;但黄疸患者术中渗血多;且胰管多不扩张,腹腔镜胰肠吻合难度高,胰漏风险高。应待积累了一定的LPD经验后再开展。

3. 胰头或十二指肠良性或低度恶性肿瘤 十二指肠间质瘤、胰头实性假乳头状肿瘤等良性或低度恶性肿瘤,淋巴结清扫要求不高,适用于腹腔镜手术。但其胆管和胰管均不扩张,腹腔镜胰肠和胆肠重建难度大,要求术者掌握腹腔镜小胰管和小胆管的重建技能。

4. 胰头特别是钩突的恶性肿瘤 邻近门静脉/肠系膜上静脉干,易侵犯血管,淋巴和神经转移率高,淋巴结清扫要求高,手术切除率低,切除难度大;肿瘤术前定性诊断困难。要求术者积累较丰富的LPD经验和掌握腹腔镜钩突全系膜切除的技能。

二、术前分期及准备

(一) 常规检查

1. 血常规、尿常规、粪便常规。

2. 肝功能、肾功能、电解质、凝血功能、肿瘤标志物检查(糖类抗原19-9、癌胚抗原、糖类抗原242),感染性疾病筛查(乙肝病毒、丙肝病毒、人类免疫缺陷病毒、梅毒螺旋体),血淀粉酶。

3. 心电图、胸部正侧位 X 线片。

4. 腹部增强 CT,部分患者加行胰腺 MRI 或超声内镜,评估病灶大小、位置、毗邻关系和病灶与肠系膜上静脉/门静脉关系。

5. 十二指肠肿瘤或壶腹肿瘤,应进行胃镜或内镜超声活检,取得病理诊断。

(二) 个体化检查

1. 年龄>60 岁,或者有心肺疾病的患者,应行心脏超声、肺功能检查。

2. 术前胸部 X 线片发现可疑结节,需加查胸部 CT 检查。

3. 怀疑有远处转移者,应行 PET/CT 检查。

(三) 术前治疗

1. 合并症的治疗 对患者术前存在的高血压、糖尿病、中重度营养不良等合并症,应按相关要求予以对症治疗,减少其对手术及术后恢复的影响。

2. 术前减黄 梗阻性黄疸患者是否需要减黄、如何减黄,至今仍有较大争议。鉴于重度黄疸时肝功能和凝血功能差,建议胆红素>300μg/L 者,可考虑行术前减黄。

三、手术规范

LPD 遵循恶性肿瘤根治性切除的原则,需将肿瘤及所属区域淋巴结进行整块切除。钩突和胰腺系膜如不能全部切除,切缘会呈阳性,将影响肿瘤根治的效果。壶腹周围癌尤其是胰腺头颈部癌容易发生腹膜后组织侵袭,胰十二指肠切除术后显微镜下检查发现胰腺系膜是肿瘤残留的主要部位。因此,术中应注意该区域的根治性切除。肠系膜上动脉和腹腔干周围为 LPD 术后局部复发最常见部位,切缘阳性是局部复发的主要原因。因此,选择合适的手术入路是保证 R0 切除的基础。

1998 年 5 月 Beger 等 29 位国际知名的胰腺癌外科和病理专家在意大利召开规范胰腺癌手术的会议,统一了各种胰头癌根治术名称和淋巴清扫范围的标准,该标准仍按 JPs 制定的淋巴结分组(1993 年第 4 版)设计手术。会议指出以往的胰十二指肠切除术(pancreaticoduodenectomy,PD)只注重肿瘤切除,未刻意清扫淋巴结而不能根治肿瘤,已被称为传统的 PD。联合门静脉/肠系膜上静脉及邻近脏器切除只是为了达到切缘阴性,不属于扩大手术。按照淋巴结清扫范围的不同,会议规范了胰头癌的三种手术方式,分别称为标准胰十二指肠切除术(standard pancreaticoduodenectomy,SPD)、根治性胰十二指肠切除术(radical pancreaticoduodenectomy,RPD)和扩大根治性胰十二指肠切除术(extended radical pancreaticoduodenectomy，ERPD）。SPD 需清除 No.12b1、12b2、12c、13、17、8a、14a、14b 组淋巴结，即扩大的 D_1 切除手术（D_1+ 切除）；RPD 需清除 No.12、8、9、14、13、17、16a2、16bl 组淋巴结及胰头后方的肾前筋膜，即扩大的 D_2 切除手术（D_2+ 切除）；ERPD 是在 RPD 基础上清除 No.16a1、16b2 组淋巴结，即缩小的 D_3 切除手术（D_3 - 切除）。同样的标准，胰头癌患者行 LPD 术时，常规在术中切除 No.13 组淋巴结行快速冷冻病理检查，若结果为阳性，可考虑行扩大的淋巴结清扫术，否则常规行腹腔镜根治性胰十二指肠切除术即可。

四、手术主要步骤

1. **麻醉与体位**　采用气管插管吸入和静脉复合全身麻醉，患者仰卧人字位，头部轻度抬高，根据手术进程调节两侧体位。术者站于患者右侧，第一助手站于患者左侧，第二助手（扶镜手）站位患者中间。

2. **采用 5 孔法置入 Trocar**　脐下 10mm Trocar 放置腹腔镜作为观察孔，左锁骨中线脐上 12mm Trocar 作为主操作孔，右锁骨中线脐上 12mm 位置处及左右侧肋缘下腋前线位置处 2 个 5mm Trocar 均作为辅助操作孔。

3. **探查腹腔**　术中探查肝脏、胃、大网膜、盆腔器官排除远处转移灶后，以超声刀打开胃结肠韧带，探查肿瘤可切除性后，行全腹腔镜下根治性胰十二指肠切除术。

4. **贯通胰后隧道**　用超声刀切开胃结肠韧带，暴露胰腺。沿胰腺上缘解剖显露肝总动脉、肝固有动脉、胃十二指肠动脉，肝总动脉旁淋巴结常规送冷冻切片病理检查。于血管根部夹闭离断胃十二指肠动脉，显露门静脉。沿胰腺下缘分离显露肠系膜上静脉，沿肠系膜上静脉 / 门静脉前方贯通胰后隧道，置入系带悬吊。

5. **游离胆总管**　解剖暴露胆囊三角，可吸收夹完全夹闭胆囊动脉后离断。将胆囊从胆囊窝中剥离，夹闭胆囊管。游离暴露胆总管，以无损伤吊带悬吊，暂不离断，以减轻胆汁污染。

6. **离断空肠**　在距十二指肠悬韧带约 15cm 处应用腹腔镜直线切割吻合器（白钉）切断空肠，用超声刀离断近端空肠系膜及十二指肠系膜。将游离后的近端空肠经肠系膜上血管后方推向右侧。

7. **离断胃**　应用腹腔镜直线切割吻合器（金钉）横断胃窦体交界处，切除远端胃（约占整体 1/3）。

8. **离断胰颈**　在门静脉左侧胰腺预定离断处，用超声刀逐步切断胰腺，胰腺断面确切止血。若见到胰管，采用剪刀剪开，易于胰肠吻合。

9. **做 Kocher 切口**　游离十二指肠降部及胰头，避免损伤下腔静脉，左肾静脉。

10. **离断钩突**　提出已经肠系膜上血管后方推向右侧的近端空肠，用超声刀逐步沿肠系膜上动脉鞘右侧完整逐步离断钩突系膜（全系膜切除）。肠系膜上动脉至钩突的分支及钩突至门静脉的属支，分别夹闭后离断。

11. **离断胆管**　在胆囊管与胆总管汇合部上方切断肝总管。一般采用剪刀，并使前壁稍高于后壁，右侧稍低于左侧，有利于腹腔镜下胆肠吻合。

12. **标本取出及处理**　标本完全游离后，将标本袋放入腹腔，标本装入袋中。扩大脐部戳孔成绕脐半周切口，取出标本。标本切缘进行标记，送快速冷冻切片病理检查，确保肝总管、胰颈、钩突切缘阴性。

13. **胰肠吻合**　消化道重建顺序均采用 Child 法，其中胰肠吻合使用置入式胰管空肠吻合术：在肠系膜上静脉左侧以超声刀离断胰颈时保留胰管约 0.5cm，适当游离胰腺残端约 1cm，断面注意充分止血，胰管内置入直径 1~3mm 的硅胶管作为胰管支撑管，防止缝合后胰管狭窄。以 4-0 可吸收缝线将支撑管固定于胰腺断面。空肠袢多采用结肠后位。置入式胰管空肠吻合在胰腺残端与空肠袢之间共做 4 层缝合。①第 1 层缝合：缝合胰腺残端后壁和空肠后壁浆肌层，先于胰腺上缘距胰腺残端 0.5cm 处用 4-0 聚丙烯缝线将胰腺全层与空肠浆肌层做水平褥式缝合。同法于胰腺下缘缝合，缝线于空肠浆肌层内相互交锁，2

针分别打结,注意不要贯穿或损伤主胰管;于胰管对应的空肠处全层切开空肠至黏膜层,切口大小与胰管直径相当,将胰管支撑管远端插入空肠切口,开始第2层缝合。②第2层缝合:缝合胰腺残端后壁全层和空肠切口后壁,第2层的缝合与第1层缝合大致相同,不同之处在于空肠切口处采用缝线贯穿空肠壁后壁全层,一般缝合2~4针,也可采用连续缝合。③第3层缝合:缝合胰腺残端前壁和空肠切口前壁,注意缝线于胰腺残端仅贯穿半层。④第4层缝合:缝合胰腺残端前壁和空肠前壁浆肌层,方法同第1层缝合,但未贯穿胰腺全层。最后,将空肠前壁浆膜层与胰腺前壁被膜加缝间断缝合做浆膜化包埋,强化吻合口前壁。

14. 胆肠吻合　一般在距胰肠吻合口10~15cm处行胆肠吻合。针对不同直径的胆管采取不同的缝合方式。直径<5mm的胆管,前后壁均采用间断缝合;直径>8mm的胆管,前后壁可采用一根3-0可吸收缝线连续缝合,相交处锁边;直径5~8mm的胆管,建议采取前后壁分离式连续缝合。首先将空肠浆膜层与胆管周围组织做U形减张缝合。在空肠对系膜缘打开肠壁组织,行胆管-空肠黏膜对黏膜吻合。吻合完毕后可在两侧前后壁交角处做U行缝合以减少张力。若行连续缝合,在前壁的最后几针,可先穿针再一起拉线,有利于避免最后几针误缝胆管后壁。

15. 胃肠吻合　采用结肠前位侧侧吻合法。将胆肠吻合下方约50cm处空肠上提,分别在空肠对系膜缘及胃后壁打开直至黏膜层,以腹腔镜切割吻合器吻合胃和空肠。其共同开口再以3-0可吸收线缝合关闭,缝合前确定胃管处于胃肠吻合口附近。

五、术中、术后并发症的预防及处理

1. 出血　术后出血包括早期出血(术后24小时内)和晚期出血(术后24小时后)。早期出血多由术中止血不彻底导致。如量少,可在严密观察下非手术治疗。一旦引流管持续引流出鲜血,则应严密观察患者生命体征、出入量及周围循环情况,并立即输液和输血,应用止血药,若循环仍无法稳定应果断再次手术探查止血。后期出血是LPD最为严重的并发症之一,多数病例与存在的胰漏、胆漏或严重腹腔内感染有关,因此预防是关键。一旦出血,可先行动脉造影明确出血位置,并试行介入栓塞止血。非动脉性出血或栓塞止血失败,应果断手术止血,同时清除感染性积液,并充分引流。

腹腔镜手术的突出优势是借助腹腔镜的放大视野和超声刀、腹腔镜切割吻合器等手术器械进行精细解剖,从而出血少、视野清。然而,一旦术中发生意外出血,必须在10~20秒进行有效控制。否则,视野不清,意味着腹腔镜手术失败,需术中中转开腹手术。因此,一旦发生意外出血,必须立即有效控制。主刀和助手分别使用右侧或左侧的两个操作孔,互相配合默契,有利于控制出血。遇到血管出血时,助手先用吸引器压迫止血,再一边吸引,一边用解剖钳提起出血点,主刀通过主操作孔置入钛夹或血管夹夹闭血管破口。如肠系膜上静脉、门静脉或一些重要的动脉分支出血,可先用钛夹控制出血,再采用5-0聚丙烯缝线缝合血管破口,然后移除钛夹。门静脉或脾静脉小分支等撕裂出血时,尽量用纱布或止血材料压迫止血,无效时再用5-0聚丙烯缝线缝合止血。当出血量大而腹腔镜下控制困难、视野暴露不清时,应及时中转开腹手术,以确保安全。

2. 胰瘘　术后一旦发生胰瘘,其治疗原则和方法与OPD术后胰瘘相同,一般应保持引流通畅,适当补充营养和维生素,维持水电解质平衡,必要时加用抑制胰液分泌药物,多可自愈(A级和B级胰瘘);若伴有出血、感染等,需及时再次手术治疗(C级胰瘘)。术后若出现心率快、腹胀、发热等症状,应及时做腹部CT检查,及时穿刺引流。即使没有上述症状,术后1周左右也尽量复查CT,以便患者早期安全出院。

吻合口的质量对胰瘘的发生与否至关重要。目前尚无证据证明哪种重建方式最安全,关键是保证吻合口密封、无张力和血供良好。腹腔镜下要达到上述三个要求,胰肠吻合采用导管对黏膜的胰肠吻合为宜,并根据胰管直径进行个体化重建。胰管直径2~5mm者,胰肠吻合采用置入胰管支架的导管对黏膜吻合,分别在胰管口的 3 点、6 点、9 点、12 点钟方向各缝一针进行吻合,并用 6 点钟缝线固定胰管支架。胰管直径>5mm 者,可不置入胰管支架,根据胰管大小,后壁间断缝合 3~5 针,前壁缝合 3~4 针。

3. 胆漏　可行 CT 引导下穿刺引流及经皮经胆道引流术,确保引流通畅。如引流不畅且有腹膜刺激征,应及时再次手术探查引流。胆肠吻合同样应根据胆管直径采用个体化重建方案(见手术主要步骤)。

4. 吻合口狭窄　多由术中吻合不佳导致。其预防关键在于保证吻合处血供良好,控制好吻合处内翻边距,确保吻合口无血肿,吻合口狭窄多可预防。

5. 腹腔感染　常继发于胰瘘、胆漏等并发症,其防治的关键是术中注意无菌操作,消化道重建前后进行冲洗,保持引流管通畅。如发生腹腔内感染,应积极控制原发病因,如吻合口漏等。经验性抗感染治疗的同时取腹腔引流液做涂片染色、培养和药敏试验,根据药敏结果调整用药。

6. 胃排空延迟　常规采用支持治疗,如鼻胃管减压引流,辅以生长抑素和胃肠促动药等,多可治愈。胃肠吻合口瘘的发生率一般不高,常与胃壁水肿、吻合器使用及手术操作不当有关。术中确保胃肠壁的全层吻合,防止切割和保证吻合口的良好血供。

(秦仁义)

第二节　腹腔镜胰体尾切除术

胰体尾切除术是治疗胰腺体、尾部占位的标准手术方式。1994 年,Cuschieri 首次报道为 1 例慢性胰腺炎患者实施腹腔镜胰体尾切除术(laparoscopic distal panceratomy,LDP)。近年来随着微创外科技术的发展,LDP 已经逐渐被证实安全可行,且较开腹手术有出血少、术后恢复快等优点。胰腺位于腹膜后,位置深在,显露困难,脾脏位于胰尾,脾动静脉均走行于胰腺后方,这种特殊的解剖关系,早期在行胰体尾切除术时,通常需要同时切除脾脏。随着对脾脏维持机体血细胞及免疫功能的认识,有报道称成年人切除脾脏后重症感染的发生率为 0.28%~1.9%,病死率约为 2.2%,良性、交界性及低度恶性肿瘤,越来越多的外科医师主张 "尽可能地保留脾脏,避免无辜性切除",其手术方式包括 Kimura 法和 Warshaw 法两种。胰腺尾部的恶性肿瘤(如胰腺癌),需联合脾脏切除。2003 年,Strasberg 根据胰体尾位于腹膜后以及胰腺淋巴引流的特点,提出了根治性顺行胰脾切除术(radical antegrade modular pancreaticosplenectomy,RAMPS),从而最大限度保证了胰腺后腹膜切缘的 R0 切除及淋巴结清扫数目。随着对其嗜神经特性的认识,有学者主张施行联合腹腔神经丛切除的胰体尾癌根治术,可以缓解患者腰痛及改善患者术后生活质量,但可能出现肠蠕动亢进、顽固性腹泻及继发性营养吸收障碍等。LDP 术后并发症主要包括胰瘘、出血和腹腔感染等,有报道称其发生率与开腹手术相当。下文将详细叙述 LDP 的适应证、术前分期及准备、手术规范、手术主要步骤、术后并发症预防及处理等。

一、适应证

随着腹腔镜设备的发展和手术经验的不断积累,腹腔镜胰体尾切除术已成为大部分胰体尾良恶性肿瘤的标准手术方式,与开放的胰体尾切除术相比具有较多的优势,如术中失血量更少、术后住院时间更短、更低的切口感染率和术后并发症发生率,在临床得到广泛开展。

根据手术适应证,可分为腹腔镜下联合脾脏切除的胰体尾切除术和保留脾脏的胰体尾切除术两类。腹腔镜下联合脾脏切除的胰体尾切除术,Klompmaker 等学者总结美国 106 个医学中心的数据,认为既往影响该手术的危险因素,如肿瘤的大小(>5cm),BMI 为 30~40kg/m² 已不再是影响腹腔镜胰体尾切除术的危险因素。因此腹腔镜胰体尾切除术的手术适应证在逐渐扩大。但是腹腔镜手术具有的足侧视角并且在腹腔密闭空间内进行操作等固有特点,肿瘤太大会影响手术操作的视野和空间,使腹腔镜手术很难进行。因此 Ahmed 等学者认为,肿瘤直径>10cm 是腹腔镜胰体尾切除术的绝对禁忌证;肿瘤直径7~10cm,根据患者是否需联合周围脏器切除而决定手术方式,如联合胃肠道切除重建的建议开腹手术;肿瘤直径<7cm 的恶性肿瘤,无腹腔干及肠系膜上动脉侵袭,可选择行腹腔镜胰体尾切除术联合脾切除术。

随着对脾脏功能的认识,脾切除术后患者发生感染、血栓及肿瘤的风险增高,腹腔镜下保留脾脏的胰体尾切除术在临床得到广泛开展。手术适应证主要为胰腺良性病变和低度恶性肿瘤。目前保留脾脏的胰体尾切除方式包括 Warshaw 法和 Kimura 法两种。Warshaw 法需要离断脾脏动静脉,保留胃短血管、胃网膜左血管及胃大弯血管弓完整性;Kimura 法保留脾脏动静脉的完整性,手术难度较大,但保证脾脏血供的完整性,术后脾脏梗死、脾脓肿的发生率较小,是目前保留脾脏胰体尾切除术的首选方式。保留脾脏的胰体尾切除术适应证,中华医学会外科学分会脾功能与脾外科学组于 2014 年制定了保留脾脏胰腺远端切除术专家共识:①胰腺外伤,胰体尾部损伤严重而无法保全者;②慢性胰腺炎,顽固性疼痛无法缓解的慢性胰腺炎,胰腺组织坏死或炎性假瘤形成;③胰腺囊肿,或不适宜行内引流的胰腺假性囊肿、胰腺血管瘤等;④胰腺囊性肿瘤(浆液性囊腺瘤)和神经内分泌肿瘤;⑤交界性或低度恶性肿瘤,如黏液性囊腺瘤和导管内乳头状黏液瘤、实性假乳头状瘤等。

腹腔镜下保留脾脏胰体尾切除术的手术禁忌证:①肿瘤直径≥4cm,有文献报道当肿瘤直径>3cm实施保留脾脏动静脉的保脾胰体尾切除术较为困难;②肿瘤与脾门距离近,操作空间狭小,容易损伤脾脏;③肿瘤边界欠清晰,包膜不完整,或累及大血管,分离易导致血管破裂大出血;④胰体尾浸润性恶性肿瘤。

二、手术规范

(一)外科治疗原则
手术目的是实施根治性切除(R0 切除)。

根据综合诊治的原则,术前应该进行多学科讨论,充分评估根治性切除的把握性,还要明确肿瘤是否有远处转移和合并症;疑似有远处转移而高质量的 CT/MRI 检查仍然无法确诊的患者,应该进行 PET/CT检查。

(二)可根治切除胰腺癌手术治疗
通过影像学检查,判断肿瘤可根治切除的标准:①无远处转移;②无肠系膜上静脉/门静脉扭曲;③腹腔干、肝动脉和肠系膜上动脉周围脂肪间隙清晰。

胰体尾癌应行胰体尾和脾切除术;部分肿瘤较小的患者,可考虑腹腔镜胰体尾切除术(Grade C)。目前尚无大量文献报道较大的胰体尾癌行腹腔镜胰体尾癌切除术术后长期预后优于开腹手术。胰体尾癌的腹腔镜胰体尾切除在技术上是安全可行的,但是否可以达到与开腹手术一样的肿瘤根治效果,尚缺乏大样本的前瞻性对照研究,现有的小样本前瞻性研究和一些回顾性分析获得的结论存在矛盾和争议。

(三)可能切除胰腺癌的手术治疗
可能切除的标准是:①无远处转移;②肠系膜上静脉/门静脉有狭窄、扭曲或闭塞,但切除后可安全重建;③胃十二指肠动脉侵袭达肝动脉水平,但未累及腹腔干;④肿瘤侵袭肠系膜上动脉,但包绕肠系膜上动脉未超过周径的 180°。

部分可能切除的胰腺癌患者可从新辅助放化疗中获益(Grade B);联合静脉切除如能达到 R0 切除,则患者的预后与静脉未受累及的患者相当(Grade B);联合动脉切除不能改善患者的预后(Grade A)。鉴于目前缺乏足够的高级别循证医学证据,对可能切除的胰腺癌患者推荐参加临床研究。

(四) 姑息性手术治疗

经影像学检查,发现以下情况之一应判定为肿瘤不可切除:①远处转移;②不可重建的肠系膜上静脉/门静脉侵袭;③胰体尾肿瘤累及肠系膜上动脉或包绕腹腔干超过 180°。

手术探查时如发现肿瘤无法切除,应予活检取得病理学诊断证据;暂未出现十二指肠梗阻但预期生存期为 3 个月的患者,建议做预防性胃空肠吻合术(Grade A);肿瘤无法切除但有胆道梗阻的患者,建议进行胆总管/肝总管空肠吻合术(Grade B);十二指肠梗阻的患者,如预期生存期为 3 个月,应行胃空肠吻合术(Grade B)。

LDP 包括腹腔镜保脾胰体尾切除术(laparoscopic spleen preserving distal pancreatectomy,LSPDP)和腹腔镜联合脾切除胰体尾切除术(laparoscopic distal pancreatosplenectomy,LDPS)。其中 LSPDP 包括保留脾动、静脉的 Kimura 法以及切除脾动、静脉并保留胃短动脉、胃网膜左动脉的 Warshaw 法。有丰富开腹和腹腔镜手术经验的胰腺外科医师,术式的选择主要根据胰腺肿瘤的大小、性质、位置(主要与主胰管的关系),是否与周围大血管接触及是否合并慢性胰腺炎决定,患者的身体因素如心肺功能、BMI、腹部手术史等也是重要影响因素。胰腺体尾良性或交界性肿瘤可采取 LSPDP,多数学者认为首选 Kimur 法,其次为 Warshaw 法,但脾血管因粘连等因素无法分离或因强行分离造成大出血者应果断切除脾。恶性肿瘤由于要保证肿瘤的完整切除而必须切除脾脏,应行标准的或扩大的胰腺体尾部切除术,根据国际胰腺小组的共识,标准的胰体尾切除术包括:①胰体和/或胰尾;②脾脏及脾血管;③淋巴结清扫术;④必要时切除左肾前筋膜;⑤必要时行无血管区的横结肠系膜切除术(与肿瘤相连的软组织,但不包括结肠本身)。扩大的胰腺体尾部切除,除标准的远端胰腺切除术外,还应包括以下脏器中的一个或多个:①其他部分的胃切除;②结肠和/或结肠系膜,伴有血管走行的横结肠系膜(血管主要包括中结肠或左结肠血管);③小肠;④门静脉、肠系膜上静脉和/或肠系膜下静脉;⑤肝动脉、腹腔干和/或肠系膜上动脉;⑥下腔静脉;⑦左肾上腺;⑧左肾和/或左肾血管;⑨膈脚和/或膈肌;⑩肝脏。目前关于胰体尾切除术淋巴结清扫的研究较少,因此,胰体尾切除术的淋巴结清扫范围一直备受争议。1999 年意大利威尼托自由堡会议提出的标准一直被广泛采用,具体的清扫范围包括 No.9、10、11 和 18 组淋巴结。2013 年国际胰腺外科小组发表共识推荐,标准的胰体尾切除术淋巴结清扫范围包括 No.10、11 和 18 组淋巴结。当肿瘤局限在胰体时,可考虑清扫 No.9 组淋巴结。

三、手术主要步骤

腹腔镜胰体尾切除手术难度相对较大,手术程序较为复杂,不同的中心操作流程不尽相同。不同的术者也有自己的操作习惯、Trocar 位置及站位。同时,操作步骤也因是否保留脾脏而不同。现将手术主要步骤做一简单的介绍。

(一) 腹腔镜保脾胰体尾切除术

胰腺体尾良性、低度恶性肿瘤,为了保留脾脏功能,应首先选择保留脾脏的胰体尾切除术。腹腔镜保脾胰体尾切除术包括 Kimura 法和 Warshaw 法两种术式。Kimura 法完整保留脾动、静脉,符合解剖生理,降低脾梗死及继发感染的发生,但手术难度较大,术中有大出血的风险。Warshaw 法在胰颈和胰尾近脾门处分两次离断胰腺及脾动、静脉,保留胃短血管及网膜血管提供脾脏血供,操作较简单,但术后有发生脾梗死,甚至脾脓肿的风险。

常规气管插管、静脉全身麻醉,患者仰卧、头高足低位。可根据患者体型及腹腔内网膜情况将左侧抬高 30° 左右以利于显露。

1. Trocar 位置 常规采用 5 孔法。观察孔(10mm)位于肚脐下,主操作孔(12mm)位于右旁正中线脐平面靠头侧 2cm,另外 3 个辅助操作孔(5mm)分别位于左、右锁骨中线及左腋前线。如病变靠近胰尾,可将左锁骨中线 Trocar 孔换为 12mm，以利于使用切割吻合器离断胰腺。

2. 探查腹腔及胰腺　首先探查全腹腔、盆腔及肝脏等器官。明确肿瘤有无肝脏转移、腹膜种植。沿胃大弯侧血管弓打开胃结肠韧带，向右至幽门下方，向左至结肠左曲，显露胰腺，明确病灶部位、大小、与周围组织、血管关系，肿瘤是否活动，初步判断肿瘤是否可以切除。

3. 悬吊胃　打开小网膜，置入悬吊带，绕胃后自剑突下戳孔拖出，将胃悬吊于腹壁。可根据需要显露的部位（胰颈、胰尾）调整悬吊带位置。

4. 游离胰腺下缘　用超声刀或电凝钩自胰腺颈部由右向左游离胰腺下缘腹膜，将横结肠系膜充分下降，显露肠系膜上静脉。

5. 游离胰腺上缘　用超声刀或电凝钩打开胰腺上缘腹膜，将 No.8a 组淋巴结向头侧翻，显露肝总动脉及腹腔干、脾动脉，可根据术中情况悬吊肝总动脉及脾动脉，显露胰腺上缘门静脉，建立胰腺颈部后方隧道。根据病变部位及与肝动脉、腹腔干、肠系膜上动脉关系判断肿瘤是否可切除。

6. 离断胰颈　使用腹腔镜下切割吻合器离断胰颈。根据胰腺质地及厚度选择合适成钉高度的钉仓离断胰腺。需注意的是夹闭、离断胰腺的过程宜缓慢，将胰腺组织缓慢夹闭，切忌快速闭合切割吻合器造成胰腺组织破碎引起断端出血、胰瘘。使用切割吻合器离断胰腺后断面常有少量渗血，使用纱条压迫即可，活动性出血压迫难以控制时需缝合止血。也可使用超声刀离断胰颈后断面使用血管缝线缝合关闭胰腺残端。靠近胰尾的病例，为了保留更多的正常胰腺组织，降低术后发生胰腺内外分泌功能不全的风险，可将胰腺断面向左移，切线一般距离肿瘤边界至少 1cm。采用该法建立胰腺后方隧道时需警惕胰腺实质后方细小静脉撕裂。

7. 切除胰体尾

（1）Kimura 法：本方法需完整保留脾动、静脉，手术操作难度大，术中有大出血风险，特别是胰腺有较多汇入脾静脉的细小属支，术中一旦撕裂出血极难控制，是中转开腹手术的常见原因之一。为了控制术中出血，可悬吊脾动脉及脾静脉根部，预置阻断带，并用动脉夹阻断脾动脉供血，降低脾静脉张力，有利于降低脾静脉出血风险。

采用由右向左切除胰体尾。脾动脉与胰腺实质常有一定的距离且动脉分支相对较少，因此一般先分离脾动脉，再分离脾静脉。助手可将胰体尾向左侧牵拉以显露胰腺与脾脏血管，牵拉时需严格控制张力，既要保证充分显露又要切忌暴力牵拉引起静脉撕裂造成难以控制的出血，同时使用吸引器及时吸除术区积血，为主刀医师提供清晰的视野。直径<1mm 的细小动脉分支，可直接使用超声刀离断，不确切者可使用 Hem-o-lok 夹夹闭后离断。静脉分支可用线结扎、钛夹夹闭后离断。细小静脉使用 Hem-o-lok 夹应慎重，警惕夹子脱落引起出血。需注意的是越靠近脾门，静脉属支越多，因此胰尾近脾门的处理是该法难点之一，操作轻柔是成功保脾的关键。

（2）Warshaw 法：部分肿瘤巨大，与脾脏血管关系紧密无法剥离者及术中脾血管出血难以控制者可使用 Warshaw 法保脾。使用 Warshaw 法保脾需保留胃短血管及网膜血管。可预先阻断脾动脉根部观察脾脏颜色，如阻断脾动脉根部后脾脏明显缺血，则不适合保脾，否则有可能发生脾脏坏死甚至脾脓肿。

使用 Warshaw 法保脾在离断胰腺后首先处理脾动脉，使用 Hem-o-lok 夹双重夹闭脾动脉后离断，也可以先使用粗丝线结扎后再使用 Hem-o-lok 夹夹闭后离断。脾动脉离断后靠近脾静脉根部用切割吻合器离断脾静脉或使用 Hem-o-lok 夹夹闭脾静脉后离断。近脾门的脾脏血管常使用切割吻合器离断，离断时需注意保留脾门周围侧支血管。观察脾脏颜色，也可以使用术中超声观察脾脏血供情况，脾脏血供不良者不建议保脾。

8. 处理胰腺断面　文献报道胰腺断面缝合并不能明显降低胰瘘发生率。因此，可以不常规缝合胰腺断面。断面渗血或胰腺实质较厚，断面实质破碎者使用 4-0/5-0 血管线缝合加固。

9. 处理标本　标本转入标本取出袋,将脐下方戳孔绕脐扩大为半周切口,取出标本。肿瘤及切缘进行冷冻切片病理检查。

10. 放置引流　可放置两根引流管,一根置于胰腺断面,另一根置于脾门,妥善固定,关闭气腹前再次观察引流管位置,警惕移位。

(二)腹腔镜联合脾切除胰体尾切除术

联合脾切除胰体尾切除术是治疗胰体尾癌的标准术式。传统手术方法腹膜后切缘阳性率较高和淋巴结清扫不足。2003年,Strasberg提出了RAMPS,该术式通过胰体尾淋巴引流途径确定淋巴结清扫范围。首先切断胰腺、脾血管,以控制胰腺血流,避免肿瘤细胞通过血液扩散;同时,该术式采取从右向左的切除方式,更有利于手术视野的暴露。RAMPS根据胰腺肿瘤的浸润深度确定腹膜后切缘,若肿瘤未侵袭胰腺后缘,切除肾前筋膜至左肾上腺平面;若侵袭胰腺后缘,则切除左肾上腺,淋巴结清扫至该平面以下,从而最大限度保证了腹膜后切缘的R0切除及淋巴结清扫数目。随着腹腔镜手术技术进步,腹腔镜RAMPS也在部分胰腺中心逐渐开展。

患者麻醉准备、患者体位、Trocar位置、探查腹腔、悬吊胃等步骤与腹腔镜保脾胰体尾切除术手术流程一致。

1. 游离胰腺下缘　用超声刀或电凝钩自胰腺颈部由右向左游离胰腺下缘腹膜,将横结肠系膜充分下降,将结肠左曲完全游离,显露肠系膜上静脉。

2. 游离胰腺上缘　用超声刀或电凝钩打开胰腺上缘腹膜,清扫No.8a组淋巴结,显露并悬吊肝总动脉,显露胰腺上缘门静脉,建立胰腺颈部后方隧道。根据病变部位及与肝动脉、腹腔干、肠系膜上动脉关系判断肿瘤是否可切除。

3. 离断胰颈　可使用腹腔镜下切割吻合器或超声刀离断胰颈,方法同腹腔镜保脾胰体尾切除术。

4. 处理脾脏血管　分离出脾动、静脉后予以悬吊,根据具体情况选择Hem-o-lok夹或切割吻合器离断脾动脉及脾静脉。

5. 清扫腹腔干及肠系膜上动脉周围淋巴结　将远端胰腺提起,沿脾动脉根部、腹腔干左侧分离清扫腹腔干周围淋巴结,沿腹主动脉左侧垂直向下解剖分离显露左肾静脉、左肾上腺动静脉,并清除腹主动脉左侧淋巴结及脂肪组织。向上显露左膈脚,显露腹膜后解剖平面。沿肠系膜上动脉走行分离打开该血管鞘,清除肠系膜上动脉左侧淋巴结及脂肪组织。

6. 切除胰体尾及脾脏　根据肿瘤浸润深度决定是否联合左肾上腺切除。如肿瘤未侵袭胰腺被膜,遂沿肾前筋膜向左游离胰腺,沿左肾上腺前方腹膜后间隙游离远端胰腺至脾门,保留左肾上腺及左肾周脂肪组织。如果侵袭胰腺被膜,需联合左肾上腺一并切除。游离脾脏周围韧带、联合脾脏整块切除。

7. 胰腺断面处理、标本处理、引流管放置　与腹腔镜保脾胰体尾切除术类似。

四、术中、术后并发症的预防及处理

胰腺解剖位置深在,周围毗邻腹腔重要血管,同时胰腺兼具内外分泌功能,因此一直以来胰腺手术的并发症发生率较高。然而胰体尾切除术(保脾或不保脾),不涉及复杂的消化道重建,因此其术后并发症与胰十二指肠切除术相比较少。有研究表明,胰体尾切除术后并发症发生率为9%~31%,近年来随着手术技术的进步,其围手术期死亡率已接近0。常见的腹腔镜相关并发症(如皮下气肿、高碳酸血症、气体栓塞等)与外科围手术期常见并发症(如肺部感染、心脏功能不全、肺栓塞)此处不再赘述。本章主要讨论与胰体尾切除术相关的术中、术后并发症。

(一)出血

1. 术中出血　是腹腔镜胰体尾手术中最常见的并发症,分为主干出血或分支出血、动脉性出血或静

脉性出血等。脾动脉或脾静脉主干出血常由术中解剖不清或强行游离血管导致,这类出血通常较为凶猛,是造成术中中转开腹手术或被迫切除脾脏的主要原因。因此,手术初期应对脾动、静脉起始段进行充分游离,发生出血时助手应首先进行压迫止血,主刀利用腹腔镜下无创血管阻断钳进行血管阻断,找到出血点后使用血管滑线进行缝扎止血。另一种情况是动脉分支出血,从解剖角度来讲,脾动脉自腹腔干分出后,发出数个分支,分别为胰背动脉、胰大动脉及胰尾动脉。其中胰背动脉是脾动脉的第一分支,其左支血管,又称胰下动脉,是胰体尾最主要的供血动脉。在横断胰腺时,断面出血常来自胰横动脉及其细小分支,止血方法通常使用电凝或缝扎。而在游离胰体尾时,通常使用合成夹处理动脉细小分支,出血的分支可以采用腹腔镜下缝扎止血。而与动脉分支出血相比,术中静脉分支出血更为常见,这是由于静脉壁通常较薄,在游离胰腺时如果牵拉过度可能会撕裂这些细小分支从而引起出血。据统计,胰体尾有 3~6 支平均直径 0.9mm 的小静脉直接汇入脾静脉,因此在行腹腔镜胰体尾切除术时,应充分利用腹腔镜的放大作用,分别处理这些细小分支,而在静脉分支出血时,通常采用首先使用钛夹夹闭,之后进行缝扎的策略。

2. 术后出血　是胰腺手术最严重的并发症之一。据统计,术后消化道或腹腔内出血发生率为 1%~8%,占总体死亡原因的 11%~38%。早在 2007 年国际胰腺手术学组(International Study Group of Pancreatic Surgery,ISGPS)就根据出血发生时间(早期出血——24 小时内、晚期出血——24 小时后),出血位置(消化道出血、腹腔内出血)以及严重性(轻型、重型)对胰腺术后出血进行了定义。术后早期出血通常由术中止血不彻底导致,通过切除标本后仔细检查术野,对于可疑出血点或结扎不牢靠的地方再次进行缝扎,可以避免绝大部分早期出血。术后迟发性消化道出血可能是应激性溃疡或吻合口出血,轻型患者可使用质了泵抑制剂、生长抑素、补液扩容等非手术治疗,重型患者可能需要输血、内镜 / 介入治疗甚至再次手术止血。术后迟发性腹腔内出血可能是由胰瘘或腹腔脓肿腐蚀血管导致的,出血量较大,需要紧急介入栓塞或再次手术。

（二）术中脏器损伤

腹腔镜手术具有局限性:①仅具有局部视野;②操作器械较长,具有“筷子效应”;③力学反馈不够直接,导致术中较容易发生相关脏器损伤。因此,在腹腔镜胰体尾切除术中,常见的损伤包括脾损伤、胃损伤、肝损伤等。实质性脏器损伤,通常是由暴露时器械使用不当导致的裂伤,裂伤较为表浅,可以通过纱布压迫、电凝达到很好的止血效果。空腔脏器损伤,通常是由牵拉暴露时用力过猛或方向不对导致的浆肌层撕裂,此时可间断内翻缝合裂口。

（三）术后胰瘘

胰瘘是所有胰腺手术中最常见的并发症,由于没有胰肠吻合,局部积液和坏死组织得不到有效引流,胰体尾切除术后胰瘘发生率明显高于胰十二指肠切除术,有报道显示,胰体尾切除术后胰瘘发生率高达 10%~30%。ISGPS 2016 年底更新了胰瘘的定义,无论引流量多少,术后 3 天引流液淀粉酶水平大于正常值上限 3 倍即为胰瘘,具体分为三级。

1. 生化瘘　不影响临床治疗及结局的胰瘘。

2. B 级胰瘘(满足至少一点)　①持续引流 3 周;②需穿刺引流或内镜引流;③出血后需介入治疗;④感染(无器官衰竭);⑤任何引起治疗方案改变的胰瘘。

3. C 级胰瘘(满足至少一点)　①再手术;②器官衰竭;③死亡。

其中 B 级胰瘘与 C 级胰瘘常与围手术期并发症发生率、死亡率密切相关,同时需要临床处理,因此又称临床相关术后胰瘘(clinical related-postoperative pancreatic fistula,CR-POPF)。对于胰瘘相关风险的认识可以帮助制定应对策略。事实上,胰十二指肠切除术后的胰瘘相关评分(fistula risk score,FRS)数年前已用于临床,其广泛应用于评估各种手段(吻合口放置、吻合方式、预防性使用生长抑素)对降低胰瘘发生率的效果。直到最近才有相关大样本回顾性研究结果发表。与 FRS 不同的是,尽管研究中指出多种因素

（高龄、肥胖、吸烟、低蛋白状态、良性或神经内分泌肿瘤、未使用硬膜外阻滞、联合脾切除或血管切除）与CR-POPF 相关，然而其预测胰瘘的效用仍然非常有限。因此，未来需要更多更深入的临床研究进行不断探索与验证，以制定更科学的 CR-POPF 高危预测方式。

另外，目前胰体尾切除术后预防胰瘘的措施多种多样，其中包括胰腺横断的方法（切割吻合器、手工缝合、能量设备），是否使用腹腔引流，是否预防性使用生长抑素，是否使用密封材料，是否使用自体组织补片等。目前上述措施在降低胰体尾切除术后胰瘘发生率的效果上并没有达成共识。建议常规采取普通切割吻合器（不含强化支撑材料）离断胰腺，根据胰腺厚度选用合适钉仓，正常胰腺通常使用钉腿高度3.5mm，闭合高度1.5mm 的蓝色钉仓；增厚的胰腺，通常使用钉腿高度3.8mm，闭合高度1.8mm 的金色钉仓。闭合方法推荐采用缓慢压榨的策略，其原因包括：①使胰腺组织细胞脱水，减少胰腺厚度；②使钉子更好塑形，增加成形后稳定性。具体操作分为三步进行缓慢压榨，每一步压榨后保持 30 秒左右，总压榨时间 3~5 分钟。在离断胰腺后，除非断面出血，无须常规对胰腺断面进行缝扎。同时手术结束后于断面放置一根引流管，防止术后胰瘘导致腹水或感染，胰体尾切除术后断面漏出的胰液未与胆汁、肠液等消化液混合，因此较少出现细菌滋生继发腹腔感染或胰酶的激活导致严重的胰瘘。此外，尽管目前并没有强有力的证据支持生长抑素可预防或降低胰体尾切除术后胰瘘的风险，但仍然可以考虑将其作为术后常规用药减少胰液分泌。

（彭　兵）

参 考 文 献

［1］ BERGER A C, HOWARD T J, KENNEDY E P, et al. Does type of pancreaticojejunostomy after pancreaticoduodenectomy decrease rate of pancreatic fistula？ A randomized, prospective, dual-institution trial [J]. J Am Coll Surgeons, 2009, 208 (5): 738-747.

［2］ ASBUN H J, STAUFFER J A. Laparoscopic versus open pancreaticoduodenectomy: overall outcomes and severity of complications using the Accordion Severity Grading System [J]. J Am Coll Surgeons, 2012, 215 (6): 810-819.

［3］ ROSSO E, LANGELLA S, ADDEO P, et al. A safe technique for radical antegrade modular pancreatosplenectomy with venous resection for pancreatic cancer [J]. J Am Coll Surgeons, 2013, 217 (5): e35-e39.

［4］ KLOMPMAKER S, VAN ZOGGEL D, WATKINS A A, et al. Nationwide evaluation of patient selection for minimally invasive distal pancreatectomy using American College of Surgeons' National Quality Improvement Program [J]. Ann Surg, 2017, 266 (6): 1055-1061.

［5］ ADAM J P, JACQUIN A, LAURENT C, et al. Laparoscopic spleen-preserving distal pancreatectomy: splenic vessel preservation compared with the Warshaw technique [J]. JAMA Surg, 2013, 148 (3): 246-252.

［6］ DAI M H, SHI N, XING C, et al. Splenic preservation in laparoscopic distal pancreatectomy [J]. Brit J Surg, 2017, 104 (4): 452-462.

［7］ 李乐, 孙备, 姜洪池. 保留脾脏胰腺远端切除术专家共识 [J]. 中国实用外科杂志, 2014, 34 (1): 6-9.

［8］ 中华医学会外科学分会胰腺外科学组. 胰腺癌诊治指南 (2014)[J]. 中华外科杂志, 2014, 52 (12): 1011-1017.

［9］ 王理伟, 陈栋晖, 李琦, 等. 胰腺癌综合诊治中国专家共识 (2014 年版)[J]. 临床肿瘤学杂志, 2014, 19 (4): 358-370.

［10］ TOL J A, GOUMA D J, BASSI C, et al. Definition of a standard lymphadenectomy in surgery for pancreatic ductal adenocarcinoma: a consensus statement by the International Study Group on Pancreatic Surgery (ISGPS)[J]. Surgery, 2014, 156 (3): 591-600.

［11］ BILIMORIA M M, CORMIER J N, MUN Y, et al. Pancreatic leak after left pancreatectomy is reduced following main pancreatic duct ligation [J]. Brit J Surg, 2003, 90 (2): 190-196.

［12］ WENTE M N, VEIT J A, BASSI C, et al. Postpancreatectomy hemorrhage (PPH): an International Study Group of Pancreatic Surgery (ISGPS) definition [J]. Surgery, 2007, 142 (1): 20-25.

［13］ CALLERY M P, PRATT W B, KENT T S, et al. A prospectively validated clinical risk score accurately predicts pancreatic fistula after pancreatoduodenectomy [J]. J Am Coll Surgeons, 2013, 216 (1): 1-14.

［14］ ECKER B L, MCMILLAN M T, ALLEGRINI V, et al. Risk factors and mitigation strategies for pancreatic fistula after distal pancreatectomy: analysis of 2026 resections from the International, multi-institutional distal pancreatectomy study group [J]. Ann Surg, 2017, 269 (1): 143-149.

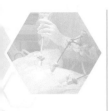

第二十九章
腹腔镜减重手术

第一节　腹腔镜胃旁路术

根据《柳叶刀》的最新数据,2015 年我国男性和女性的体重指数(body mass index,BMI)较 40 年前显著增加,体重指数高于 30kg/m² 的肥胖人群已达 8 960 万。肥胖常与 2 型糖尿病、高血压、血脂异常、心血管疾病、睡眠呼吸暂停综合征、脂肪肝、某些恶性肿瘤、月经紊乱、性功能障碍及骨关节炎等并存,大大增加了医疗卫生开支,而且使患者的生活质量下降,预期寿命缩短。

经过数十年来的不断发展与改善,目前两种最为经典的减重术式为腹腔镜胃旁路术(laparoscopic Roux-en-Y gastric bypass,LRYGB)和腹腔镜袖状胃切除术(laparoscopic sleeve gastrectomy,LSG)。胃旁路术已经有 50 年历史,治疗肥胖症效果显著。自从 1994 年美国 Wittgrove 医师首先报道 LRYGB 成功开展以来,因其明显的微创优点,LRYGB 现已成为治疗肥胖与代谢病的"金标准"术式。

一、适应证与禁忌证

(一) 适应证

1. BMI 超过 35kg/m² 的患者。

2. BMI 为 30~34.99kg/m²,合并有高脂血症、痛风、冠心病、2 型糖尿病、高血压、退行性骨关节变、脂肪肝、睡眠呼吸暂停综合征之一项者。

3. 男性 BMI 为 28~29.99kg/m² 且腰围大于 90cm;女性 BMI 27.50~27.99kg/m² 且腰围大于 80cm;合并有高脂血症、痛风、冠心病、高血压、退行性骨关节变、脂肪肝、睡眠呼吸暂停综合征、胆石症、月经失调、不孕不育之一项以上,且有通过非手术治疗控制不佳的 2 型糖尿病(病史少于 15 年、胰岛细胞功能未衰竭、年龄一般不超过 65 岁)。

4. 具有以上 3 条之一,而且通过控制饮食、服用药物或行其他非手术方式减肥失败的患者;排除继发性肥胖,无吸毒酗酒;女性在术后 2 年内暂不需要妊娠;精神心理评估术后能配合饮食指导的患者。

(二) 禁忌证

1. 无绝对手术禁忌证。

2. 相对禁忌证包括年龄小于 14 岁或大于 65 岁患者;滥用药物或酒精依赖或有难以控制的精神疾病患者;代谢病手术风险、预后及可能出现的并发症缺乏理解的患者;术后难以配合随访并坚持良好生活方式的患者；胰岛 B 细胞功能已基本丧失，空腹 C 肽水平低于正常值下限的 2 型糖尿病患者；合并凝血功能异常、心肺肝肾功能不全，无法耐受麻醉或手术的患者；BMI<30kg/m² 且药物治疗或使用胰岛素能够满意控制血糖的 2 型糖尿病患者；妊娠糖尿病及其他特殊类型的糖尿病等。

巨大膈疝、门静脉高压性肝硬化、慢性胰腺炎、炎性肠病、腹腔手术史、腹腔内有严重感染或粘连的患者会增加手术困难度。

胃体、幽门及十二指肠球部有溃疡、息肉或癌变的患者，可同时行远端胃大部切除术。

二、术式选择及术前准备

手术器械的准备包括 5mm、10mm、30° 或 45° 高清腹腔镜系统及镜头，肠钳、抓钳、分离钳、超声刀、持针钳、冲洗吸引器械，25cm 布带，可转弯直线切割吻合器，专用胃导管。所有器械以加长型为宜。

患者完善心、肝、肾、肺功能，胃镜、内分泌、精神心理等多学科相关检查。术前 30 分钟静脉注射抗生素预防感染，术前无须留置尿管。气管插管全身麻醉。

三、手术规范

腹腔镜胃旁路术的手术规范如下。

1. 不追求手术时间长短，注重各个缝合打结等手术细节，降低术中术后出血及漏的风险。

2. 不过分追求穿刺口数目。采用标准的 5 孔法，比单孔更加方便术者的操作，超级肥胖的患者，可以再增加 1 个戳孔。

3. 用带刻度的布带准确测量小肠旷置长度，胃囊大小用胃管准确量度，吻合口直径要保持一致，这样可保证减重效果，避免复胖或代谢病反弹，还可降低吻合口出血和狭窄的风险。

4. 使用可吸收手术材料，减少身体对异物的排斥。

5. 尽量不切断或减少切断大的血管，术中彻底止血。

6. 建议结肠后完成胃空肠吻合。

7. 完全关闭各个肠系膜裂孔和 Petersen 孔，避免内疝的发生。

8. 注意吻合口血供和张力。

9. 术者同样应保持心情愉快、身体心理状态良好。

10. 减少放置或不放置胃管和引流管，使患者术后恢复更快。

11. 完善的仪器设备，如专为肥胖患者设计的手术台和床、加长型的手术器械，使术者操作更加得心应手。

12. 强调多学科的协作诊治，从术前咨询到手术出院后的终身长期随访，是整个肥胖与代谢病外科治疗过程中重要的一环。

四、手术主要步骤

（一）体位与 Trocar 位置

患者取仰卧"大"字体位，头高足低。患者两腿分开，术者站在患者的两腿之间。采用 5 孔法：脐部为 10mm Trocar 观察孔，用于置入腹腔镜；左腋前线肋缘下 10cm 处 5mm Trocar 为主操作孔；右锁骨中线肋缘下 8cm 处 12mmTrocar、剑突下 5cm 处 5mmTrocar 及左锁骨中线肋缘下 5cm 处 5mmTrocar 为辅助操作孔（图 29-1）。

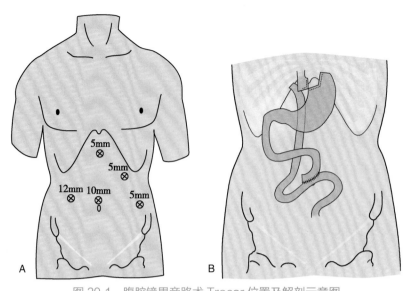

图 29-1　腹腔镜胃旁路术 Trocar 位置及解剖示意图

A. 腹腔镜胃旁路术 Trocar 位置；B. 腹腔镜胃旁路术解剖示意图
（结肠后胃后胃空肠吻合方式）。

（二）手术步骤

探查腹腔，经口置入专用引导胃管，排空胃囊。分离贲门左侧腹膜，贲门左侧完全分离后，可见左侧肋膈角。距离贲门 2cm 处分离胃小弯，注意避免损伤胃壁。制造进入小网膜囊内的裂孔，通过小网膜裂孔置入直线切割吻合器，垂直切割吻合胃前后壁。专用胃管紧贴胃小弯侧作为指引，向贲门胃底方向置入直线切割吻合器切割吻合胃，制作胃小囊。上翻大网膜和横结肠，找到空肠起始端。以 25cm 布带精准测量十二指肠悬韧带以下胆胰袢长度，常规取 25cm。用直线切割吻合器切断空肠和部分小肠系膜，再以超声刀分离部分小肠系膜。从空肠远断端开始测量 Roux 肠袢长度。Roux 肠袢的长度取决于患者的 BMI 及有无糖尿病：BMI 28~40kg/m², Roux 肠袢 125cm；BMI 40~60kg/m², Roux 肠袢 150cm；BMI>60kg/m², Roux 肠袢 175cm。同时合并糖尿病者，Roux 肠袢增加 25cm。在空肠断端以远 125~200cm 处及空肠近侧断端对系膜缘以电钩各做一切口，用以置入腹腔镜直线切割吻合器，直线切割吻合器自两裂口置入做空肠空肠侧侧吻合，吻合口宽 6cm。缝合关闭空肠切口、同时关闭小肠系膜裂孔，预防术后内疝的发生。在横结肠系膜无血管区（常位于十二指肠悬韧带上方）做一小口，直径约 3cm，切开横结肠系膜裂孔，进入胃后网膜囊内。将空肠远断端向上送入小网膜囊内，拉到胃小囊旁，用直线切割吻合器行胃空肠吻合。2-0 可吸收线全层连续缝合关闭胃空肠裂口，丝线连续缝合浆肌层，网膜覆盖吻合口。丝线连续缝合关闭横结肠系膜裂孔及 Petersen 孔。疝修补钩线器全层缝合关闭 12mm 戳孔，排尽气腹，缝合其他各戳孔，手术结束，无须留置胃管或腹腔引流管。

（三）消化道重建

胃旁路术的胃空肠吻合方法，建议采用结肠后胃前的吻合方式。结肠后胃前吻合符合生理，不影响大网膜功能，降低小肠和前腹壁粘连的风险；横结肠无受压，降低术后便秘的风险；消除了结肠系膜下方内疝（结肠前较难避免），但是手术操作复杂，技术要求更高，更费时。术中需要精准测量小肠旷置长度、小胃囊大小、吻合口直径。完全关闭各个异常裂孔及创口，避免内疝发生。手工缝合加固各个吻合口，注意吻合血供和张力，达到止血和防止胃漏的作用。

（四）并发症预防及处理

1. 吻合口并发症　腹腔镜胃旁路术的吻合口可能发生的情况包括吻合口漏、出血、狭窄、溃疡、胃瘘等。发生吻合口漏的患者可表现为发热、心动过速、白细胞增多、血氧饱和度降低、精神萎靡等。术中经胃管注入气体或亚甲蓝观察吻合口有无渗漏,术后留置吻合口旁引流管有助观察。轻微的吻合口漏,通过非手术治疗可痊愈,非手术治疗无效者应尽快行探查手术。出血、狭窄等技术性并发症,通过更细致的手术操作可以避免。若患者出现吻合口狭窄,可发生腹痛、恶心或呕吐。行腹部 X 线片或上消化道造影可明确诊断。一般的吻合口狭窄可通过内镜扩张治疗,若狭窄梗阻情况严重则需考虑手术修复。

2. 下肢深静脉血栓　肥胖患者在围手术期发生下肢深静脉血栓的风险相对较高,术后应尽快下床活动。术前及术后患者双下肢弹力绷带加压包扎或使用弹力袜有助于降低下肢深静脉血栓形成和肺栓塞的风险。

3. 内疝　文献报道内疝的发生率一般为 0.7%~2.5%。内疝的发生主要和术者操作的精细度有关,术中留下腔隙可造成小肠内疝导致梗阻。术中应常规关闭各个腔隙,包括小肠系膜裂孔、横结肠系膜裂孔及 Petersen 孔。若出现内疝应该及时行手术探查及疝修补术。

4. 胆石症　胃旁路术后胆石症的发生率明显增高。术前应对患者行腹部 B 超检查,有结石症状者应同时施行胆囊切除。至于是否应该为减重手术的患者常规切除胆囊,目前仍存在一定程度的争议。

5. 切口感染　腹腔镜胃旁路术后发生切口感染的风险远比开放术式低,术中应该严格遵守无菌原则,避免器械和组织直接接触切口,以降低感染的风险。若出现感染应及时予抗感染药物及切口护理,避免进一步恶化。

6. 倾倒综合征　有些患者术后可出现倾倒综合征,主要表现为进食糖类时出汗、心悸、恶心及全身不适,但这些症状可限制患者术后过度进食糖类,有助于减重效果,大部分医师认为倾倒综合征可不作为并发症。

7. 肠梗阻　腹腔镜胃旁路术后肠梗阻的原因包括粘连、内疝、小肠狭窄等。在开放术式的文献报道中,由粘连导致的肠管梗阻最为常见,发生率为 3%~4%。腹腔镜手术将粘连性梗阻的风险降低到 0.3%。如果高度怀疑肠梗阻,即使影像学结果阴性,也应该立即进行手术探查,能起诊断和治疗的作用。

8. 微量营养素缺乏　腹腔镜胃旁路术旷置了大部分的胃,食物不经过十二指肠吸收,导致一些需要胃酸协助吸收或在十二指肠吸收的微量营养素,如维生素 B_{12}、叶酸、铁、钙和维生素 D_3 等吸收不足,容易导致贫血、骨密度疏松等。加强随访,定期补充微量营养素,绝大部分的患者术后不会发生微量营养素缺乏。

(王存川　杨景哥　杨　华)

第二节　腹腔镜袖状胃切除术

LSG 已成为治疗病态肥胖症的手术方式之一。LSG 因其简单的操作而极具吸引力,其术式无须进行无胃肠道吻合,不改变原有的消化道结构,远期营养并发症发生率低。统计显示,目前为止 LSG 已经超过 LRYGB,成为北美、欧洲、亚太地区减重手术最常用的术式。LSG 在北美地区增幅十分明显,从 2011—2013 年的 3 年间,其增幅已经达到 244%。亚太地区相对缓慢,但占比却排在首位。2013 年数据显示,LRYGB 术式仅占 25%,而 LSG 术式已经占了 49%。是什么原因在短时间内导致全球减重外科医师如此关注和推崇 LSG,可总结为以下两点。①手术疗效:数据显示,LSG 的减重效果与 LRYGB 相当,优于腹腔镜可调节性胃束带术,长期疗效仅次于胆胰分流与十二指肠切换术(biliopancreatic diversion with duodenal switch,BPDDS),但是术中操作难度,术后死亡率,创伤,并发症发生率远低于 BPDDS。有研究结果表明,LSG 在治疗 2 型糖尿病方面疗效也很显著,特别是糖尿病的长期治疗,糖尿病的缓解率高达 70%~80%,其结果和腹腔镜胃旁路术的短期疗效差异无统计学意义。除此以外,也有大量研究表明,LSG 对于与肥胖相关的其他代谢性疾病也有明显的疗效,其术后 5 年患者高脂血症和高血压的缓解率达到 100%、95%。②手术安全性:LSG 相对于其他胃肠道手术来说,不涉及胃肠道重建、胃肠吻合等,因此,其操作相对简便易行,较其他术式具有手术安全性高、并发症发生率低及学习曲线短等优点。有统计学数据显示,相对于 LSG,LRYGB 患者存在需有创治疗或终身接受反复手术的风险;年龄>60 岁的患者,LRYGB 再入院率以及再手术率更高,死亡率明显高于 LSG,但是两者 18 个月随访的体重减轻程度和代谢合并症缓解率相当。与腹腔镜胃折叠术(laparoscopic gastric plication,LGP)相比,一项荟萃分析结果显示,通过对患者长达 12 个月的随访,LGP 获得的额外体重减轻不如 LSG,糖尿病缓解率差异无统计学意义,但 LGP 不良事件更多。在术后患者营养监测方面,LSG 较 LRYGB、BPDDS 有明显优势,尤其是术后维生素、微量元素、营养物质缺乏特别是蛋白质等营养障碍等并发症发生风险更低。

虽然该术式的操作比较简单,但如果认为此术式缺乏技术难度,那必定是一种误解。LSG 术中切除胃的钉合线是所有术式中最长的。有研究显示其钉合线裂开、残胃瘘的发生率为 0.3%~5%。除此之外,该术式在探条长度、胃袋校准、胃窦切除范围、反流和食管裂孔疝的处理、支撑材料的使用及钉合线缝合方式等方面都存在争议且存在手术不规范的现象。此外,术后因胃囊增大而复胖需修正手术的比例也较腹腔镜胃旁路术等摄入限制 + 吸收不良术式的比例更高。

一、适应证

LSG 的主要适应证是病态肥胖,这与其他减重相关术式基本相同。参考我国 2014 年《中国肥胖和 2 型糖尿病外科治疗指南》,减重手术适应证可以总结为以下几点:①胰岛虽存有部分胰岛素分泌功能,但 2 型糖尿病的病程 ≤15 年,空腹血清 C 肽水平 ≥正常值下限的 1/2;②判断是否适合的重要指标——患者的 BMI(表 29-1);③若女性腰围 ≥85cm、男性腰围 ≥90cm,可视情况提高手术等级;④推荐手术适应年龄为 16~65 岁。此外,它还适用于特定情况下不适合进行腹腔镜可调节性胃束带术或腹腔镜胃旁路术的病态肥胖患者,如存在肠炎、器官移植、溃疡病史及需要抗凝处理的患者。与腹腔镜可调节性胃束带术或腹腔镜胃旁路术相比,LSG 在低 BMI 人群中具有等同甚至更优的减重疗效,而且没有长期内在的手术风险。而 LSG 与腹腔镜胃旁路术相比,在高 BMI 人群中疗效更好,因其具有操作更容易、风险更低等优点。

表 29-1　患者入选标准

手术选择	体重指数 / kg·m⁻²	2 型糖尿病	改变生活方式血糖控制与否	药物治疗血糖控制与否	代谢综合征符合数[①]	合并症[②]
积极手术	≥32.5	–				
考虑手术	27.5~<32.5	+	–	–	≥2	+
慎重手术[③]	25.0~<27.5	+	–	–	≥2	+

注:①代谢综合征,国际糖尿病联盟(International Diabetes Federation,IDF)定义其包括高甘油三酯(空腹甘油三酯 ≥1.70mmol/L),低高密度脂蛋白胆固醇(空腹高密度脂蛋白胆固醇男性<1.03mmol/L,女性<1.29mmol/L),高血压(动脉收缩压 ≥130mmHg,或动脉舒张压 ≥85mmHg)。

②合并症包括糖代谢异常及胰岛素抵抗,阻塞型睡眠呼吸暂停综合征、非酒精性脂肪性肝炎、内分泌功能异常、高尿酸血症、男性性功能异常、多囊卵巢综合征、变形性关节炎、肾功能异常等,尤其是具有心血管危险因素或糖尿病慢性并发症。

③有一定疗效,但国内外缺少长期疗效的充分证据支持,建议慎重开展。

2011 年 3 月,全球袖状胃切除手术专家围绕手术的适应证、禁忌证、操作流程、围手术期及术后并发症的预防与处理等问题,通过对 12 000 例手术的经验分享交流,制定了《国际袖状胃切除术专家组共识:

基于 12 000 例经验的最佳实践指南》（简称《2011 专家共识》）。《2011 专家共识》表示，LSG 方案的适选对象为 BMI 为 30~35kg/m² 且伴有代谢综合征、炎性肠病及拟行肝或肾移植的患者。此外，LSG 可以显著降低极重度肥胖患者或高危肥胖患者的 BMI 及缓解相关代谢综合征，甚至可以维持长期稳定的减重效果，LSG 作为极重度肥胖患者或高危肥胖手术患者的分期手术的一期手术依然有重要意义。部分效果不明显的患者可在一期手术基础上，施行二期减重手术如 LRYGB、BPDDS。

二、术前评估及检查

术前评估应包括咨询临床营养师和心理医师。术前检查主要有胸部 X 线片，十二导联心电图和常规实验室检查。上消化道造影和内镜检查可根据年龄、症状、危险因素及外科医师的偏好选择进行。我国是胃癌高发国家，因此 LSG 患者术前应常规进行内镜及幽门螺杆菌检查。诊断性腹腔镜检查可以帮助外科医师在遇到脂肪或纤维性肝脏时进行肝活检，也可以确定是否存在食管裂孔疝（BMI 较高的患者可能会非常困难），还可以进行胆囊和腹壁疝的检查。

患有食管裂孔疝并不完全是袖状胃切除术的反指征，在患者知情同意的情况下，可进行修复食管裂孔疝或行胃旁路术抗反流。LSG 术后有高达 40% 的反流和食管裂孔疝发生率，因此术前应向患者及家属详细交代。巴雷特食管或细胞异常增生的活检诊断都应视为 LSG 的禁忌证，因巴雷特食管或有异常增生的患者病变可能会进一步进展，有时甚至需要做食管切除术。LSG 已阻断了胃短动脉对胃的血供，术后的残胃可能会发生缺血，因此巴雷特食管或有异常增生的患者应慎重行 LSG。

三、手术规范

LSG 规范化手术要点在于残胃大小、钉仓材料的使用及残端的加固。残胃的大小与术后远期疗效、复胖和术后残端瘘或狭窄等并发症相关。若残胃的容积增加，将会导致减重效果的降低。

数据显示，残胃>225ml 表明 LSG 失败，需再次进行 LSG。Weiner 认为，如果切除的胃容积<500ml，这可能是一个早期复胖或治疗失败的预测性因素。而在 LSG 术中，支撑棒尺寸及袖状胃的大小与术后狭窄发生率或出现瘘的比例呈负相关。《2011 专家共识》指出，在 LSG 切割闭合过程中，理想的探条直径为 32~36Fr，而在 LSG 中支撑探条必须全程在位以实时确定袖状胃的尺寸，一般选取 34Fr 的支撑探条。采取的有效手段是贴近探条行击发切割，为了获得理想大小的残胃，切割前上下移动探条，确保探条无明显阻力。

术中钉仓的钉脚高度，《2011 专家共识》认为，在直线切割吻合器钉仓高度不能<1.5mm（蓝钉），而使用了加固材料或在切割胃窦时，闭合后的钉脚高度不能<2.0mm（绿钉）。数据显示，89% 残胃漏都发生在食管胃结合部，故切除时，切除部位应离开食管胃结合部；同时，由于胃各部位的厚度不一致，胃底部最薄仅有 1.7mm，因此在选择钉仓时，应以白色钉仓为宜（钉高 2.5mm）。值得注意的是，在术式变换的手术，最后一仓（横跨先前操作的部位）钉脚高度不能<2.0mm（绿钉）。

LSG 术后残端加固与否一直存在着争议，有研究者做了相关的随机对照试验，主要手段是在切割完成且移除标本后向胃腔内持续注入亚甲蓝，记录出现切缘漏时的注射量、胃腔内的压力以及胃漏的部位，分析不缝合、全程贯穿缝合及间断垂直内翻缝合三种情况的异同。结果发现，间断垂直内翻缝合最安全，没有 1 例出现瘘。《2011 专家共识》也认为对残端行加固措施可以降低术后出血的风险，而残端瘘的发生风险降低与否并未明确表示。然而，一项荟萃分析将 3 293 例断端加固患者与 1 588 例未加固患者进行比较，结果显示，患者在残端瘘、总并发症率、死亡率上无明显差异。最近一些报道指出，新型生物学材料对减少残端瘘具有较高应用价值，结果显示不可吸收的牛心包材料覆盖加固、可吸收的聚合物膜加固残端、丝线缝合及不加固，发现使用可吸收的聚合物膜者出现瘘的概率明显降低。

四、手术主要步骤

1. 患者体位和切口位置

(1)主刀医师在患者右侧,助手在患者左侧;或者主刀医师在患者两腿之间,助手在患者右侧,摄像头架在左侧。

(2)将视频显示器放在转台顶部的任意一边,便于手术团队所有成员观看。

(3)手术器械包括抓钳、烧灼器、手术剪、弯形解剖器、施夹器、肝叶牵开器、5mm 持针器、线性缝合器和一个能量源。

(4)切口应在脐平面及其以上。最初的切口和主要进行手术的切口大小为 12mm,位于脐部或脐右侧向上延伸 5cm 的矩形区域内。具体位置应根据患者身高、肥胖程度等具体情况确定,但要便于操作,尤其是游离胃底的操作。

(5)一般情况下肝脏无须专门建孔牵拉或悬挂牵拉,如肝脏过大或手术困难时,可用剑突下固定肝脏牵开器或软柄牵开器通过右腋前线的 5mm 的切口完成肝脏牵引。

(6)摄影窗口位于患者正中线旁的左上位置,取决于主刀医师对视野大小的偏好和是否需要一个更大的切口进行缝合,这个切口一般为 5~12mm。

(7)辅助切口可以是位于正中线旁右上方的 5mm 切口和位于左腋前线的 5mm 切口,前者用于主刀医师的左手,后者用于助手的右手。

2. 游离胃部

(1)确定幽门位置,并用缝线、钛夹或墨水标记:在胃网膜血管解剖分离过程中,胃窦可能因为发生肌痉挛使得幽门难以定位,这时可以使用缝线在胃大弯侧距离胃窦 3~6cm 处标记,作为胃切割起点。缝线还可以在胃切割时起牵引作用,并在手术最后将切下的胃组织取出。

(2)游离胃窦:通过灼烧或电凝,在胃壁和胃网膜动脉间制造一个通向网膜囊的开口。打开网膜囊后,自预切除线开始沿胃大弯分离胃结肠韧带,注意保护大网膜动脉弓,一直分离至胃底。在邻近胃窦处,网膜与胃壁、胃后壁与胰腺多有粘连,应小心分离。需要注意胃十二指肠动脉在接近幽门处移行为胃网膜动脉。通常,在近幽门 2cm 处停止解剖可以避免损伤上述动脉并且维持远端胃窦的血供。

(3)游离胃底:离断胃表面的胃短血管,此部分胃将被切除,因此不用太在意游离时灼伤胃组织。同时,这种方法可以减少发生脾扭转或脾梗死、胃部小血管撕裂等严重后果。

(4)游离贲门:胃底游离后,可以更轻松地将胃底向患者右上方牵拉,这样既可牵拉肝左叶,又可更好地暴露贲门、脾及左膈脚。这一区域任何盲目解剖或暴露都可能导致胃短血管损伤。必要时,可前提胃并向右翻从而使毗邻左膈脚的胃组织和血管拉伸,以获得更合适的观察胃短血管的视角。此时,常可见毗邻胃左动脉的脾动脉和淋巴结组织,注意绕开这些结构。最后,后部的胃短动脉可以沿左膈脚分离。此时,常伴有前脂肪垫的增大,妨碍内侧贲门和食管末端的视野,可将其游离,使这一区域充分暴露以便切割和缝合。需特别强调的是,必须显露左侧膈脚及食管下段,确保完全游离胃底。

3. 胃切除术

(1)探条的尺寸及安放位置:目前残胃腔的大小还没有一个统一的标准。探条的大小为 32~64Fr。直线切割吻合器的安放位置及钉合线的缝合都会影响残胃的体积。通常来说,残胃腔越小,减重效果越持久,但也会增加并发症的发生率,如钉合线出血、开裂、狭窄等。探条的放置应在切割之前,且插入十二指肠内,保证构建成弧形的管状胃。推荐使用较小的探条(32~36Fr),在切割前放置于幽门处,然后在保证探条可来回移动的前提下,通过反复牵拉胃前后壁贴近探条进行切割。

(2)切除胃窦:首先在距离幽门 2~6cm 的近端处开始切除胃窦。保留胃窦以减少远端胃梗阻的发生,但胃窦易于增大,进而引起体重回升。在此处切除部分胃窦,可以使减重效果更好。然而这个部位的胃壁非常厚,切割时浆肌层的损伤可能增加吻合口瘘的发生风险。对于胃窦而言,钉仓的选择应该为绿钉、紫钉或黑钉。蓝钉在此处应避免使用。支撑材料在这个部位可以选择性地使用。这些材料会占据高达40%的钉脚高度,可能导致钉合线破裂。如果要使用支撑材料,钉仓的钉脚高度应更高(选择黑钉或绿钉)。最开始的两个吻合多数是使用绿钉。保留距幽门3~4cm的胃窦,切除其余尽可能大的胃窦以减少未来扩张的可能。很重要的一点是,在放置每个钉仓时应从前后检查吻合器与探条的距离。忽视这一点可能导致一个不规则的外翻从而增加整个残胃的体积。因为胃窦处可能存在浆肌层的损伤,倾向于在探条与吻合器之间留下足够的空间,以便沿着胃窦的钉合线进行间断垂直内翻缝合。

(3)切除胃体及胃底:切除胃窦后可以暴露角切迹(通常在使用第三个钉仓时),务必避免在角切迹产生一个相对狭窄的节段。在此水平,功能性梗阻难以被发现,但是这会增加近端钉合线裂开、持续呕吐和近端胃扩张的发生率。残留的胃通常可以用蓝钉进行切割,但是如果胃壁过厚,可考虑使用紫钉或绿钉。这个区域的吻合倾向于直接位于或邻近胃小弯血管处,但钉合线出血的发生率会增加,为控制出血进行的额外的缝合可能会导致节段性的狭窄及梗阻。放慢切割速度,使用支撑材料可以有助于减少钉合线出血而不导致管腔的狭窄。

(4)处理贲门:胃顶部最后两个钉仓的放置位置是最难准确校正的。容易出现大部分胃后部被系在胃左动脉及左膈脚的情况。从前面很容易看到钉仓非常接近探条,但是背面视野则暴露出多余的胃在钉仓与探条之间。吻合时若没有修正这一点将会导致一个残留的近端胃底而需要再次进行手术。很重要的一点是,在关闭胃壁之前要向前旋转胃及吻合器,以仔细检查并调节钉仓上提胃后壁。为了避免破坏钉合线而让钉合线偏离探条是没有作用的,相反,这会导致大部分胃底的残留而需要进行风险性更大的二次手术。最后一个钉仓的放置位置与食管胃结合部的距离存在争议,多数学者认为应为0.6~0.8cm,最大不应超过1cm,以保证胃底的完全切除。这个区域易出现瘘,可考虑采用间断垂直内翻缝合。一旦钉合完成,就可以取走探条并进行瘘测试。钉合线的出血点也需要进行缝合。整个钉合线都需要进行缝合以降低瘘及出血的发生率。然而这一操作也有许多问题,钉合线通常位于邻近胃小弯血管处,因此这里的缝合会导致胃左动脉附近的出血,也可能发生浆膜下血肿。另一个方法是在钉合线应用一种纤维蛋白密封剂(止血纱),降低迟发性出血的发生率。

4. 评估和修复食管裂孔疝

(1)评估:术前检查和临床表现有助于诊断出食管裂孔疝,但检查结果为阴性并不能排除食管裂孔疝的存在。食管前裂口可以通过抓住食管前脂肪垫,来回移位来快速检查,但对于细小的裂口和前膜松弛这类情况,并没有确定的处理标准。能够肯定的是,BMI较高的患者,手术本身已极具挑战性,应适当避免对食管裂孔这个区域的过细探查。BMI较低并伴有胃食管反流症状的患者,应从左膈脚进行探查是否有食管后裂口,如果发现有松弛或扩大的缝隙,应进行该区域的仔细解剖并用贲门缝合术来修补裂隙。

(2)解剖食管裂口及周边区域:解剖食管裂口及其周围结构都是为了修补裂口。一旦纵隔两端分离或食管远端伸进腹腔,就需要进行膈脚间的缝合。这种修复方法称为Allison修复,是严格的裂口修复法。

(3)闭合食管后裂口:将左右膈脚从后向前进行缝合。目前采用O形编织、永久缝合的方法进行闭合。为最大程度地减少膈脚肌肉的撕裂,应尽量合并腹横筋膜一起进行缝合。裂口的缝合可以在胃切除术之前或之后进行。常见的手术顺序如下。①解剖裂孔等周围结构;②放置引导探条;③进行胃切除术;④在探条周围进行裂口缝合。裂口缝合可以在胃切除前进行。最关键的一点是要在切除前完成解剖裂口及缩小胃体积,否则将会导致在被保留的贲门处出现憩室,这通常会造成患者出现持续的反流、恶心和咽神经症,甚至需要再次手术。

（4）食管前裂口的闭合：食管前裂口的腹膜覆盖了左右膈脚之间的裂隙，如果仅缝合了食管后裂口，患者常会在早期因为前裂口处腹膜的松弛出现复发，继而扩大形成食管前裂口。因此，应在靠近膈脚前方进行单一缝合防止上述情况的发生。单一缝合仍应在探条周围较松弛的地方进行，缝合的长度为1~1.4cm。

（5）贲门缝合术：当袖状胃切除术的吻合部分完成后，可将贲门固定在左膈脚的膈食管韧带之间，这个位置有助于塑造贲门与食管间的角度，可以降低食管裂孔疝的复发率。

5. 大网膜固定术和胃提取术

（1）可将大网膜与胰腺被膜以及残胃单针缝合固定，既可用于止血，又可以在一定程度上固定胃的位置，降低术后胃扭转的发生率。这种方式对于胃角切迹水平及其以下部位的保护是十分重要的。该部分胃容易移向中间胰腺的位置，使胃角切迹处形成一个相对狭窄区域，因此要确保将网膜的两个边缘向上提起，缝在胃网膜的内侧，直到吻合线处，最好与吻合线相交，因为此处的残胃囊中通常会有更多的组织。

（2）切除的胃可以用一个塑料袋提取出来或直接拿出。最简单的方法是抓取吻合口处的胃窦，在轻柔扩大筋膜后将其从最大的戳口中拿出。取出后，需要将筋膜妥善缝合避免形成切口疝，取出的胃可通过注水测量胃容积及检测切缘有无漏。最后，常规缝合伤口。

6. 术后护理

（1）鼻胃管只有在钉合线破裂，需要缝合的时候才考虑使用。引流管术后可常规安置1天，主要观察有无腹腔内出血。

（2）抗胆碱药用于缓解或治疗早期贲门痉挛。术后24小时，患者易于出现胸部紧迫感，流食吞咽困难。抗胆碱药可以有效缓解此类症状。

（3）术后第1天早晨给予清流食，如果患者耐受且疼痛控制良好，则可准许出院。高风险患者需要延长住院时长。选择性地或常规地行上消化道造影（碘海醇注射液）明确有无漏，以及确定患者术后残胃大小，以利于如果未来复胖可进行前后对比。检查结果如为阴性，即可出院。要求患者保持流质饮食2周，以让钉合线完全愈合。在最初2周内患者通常不耐受较稠密的食物，且可能导致顽固性呕吐，钉合线处破裂。

五、并发症的预防及处理

LSG两个最常见的并发症是吻合口出血和吻合口瘘，均可危及患者生命。患者并发症的发生率为0~24%，总体死亡率为0.39%，吻合口出血发生率可高达7.3%。在早期实践中，LSG与腹腔镜胃旁路术、BPDDS、腹腔镜可调节性胃束带术的早期并发症发生率相当，但没有边缘溃疡、内疝、吸收障碍、调节障碍、异物反应等晚期并发症。行减重手术的高风险患者，LSG作为一期手术也是有效且安全的。越来越多的证据证明LSG已成为很多患者的减肥根治手术。LSG是限制型手术，不是吸收不良型手术，因此与其他手术相比，将营养问题降到了最低。

1. 出血　LSG术后出血是很少见的，腔内出血罕见。大出血的出血点通常位于腹内，包括胃切缘、胃短血管和切口的位置。上述出血都是自限性的，少数情况下需要再次手术加以控制。

2. 钉合线破裂　可能发生在术后最初几天里，通常需要早期再手术。1周后，患者情况多变，治疗措施包括经皮穿刺引流术、再次手术、胃肠减压、内镜支架置入等。

3. 误吸　可能发生于术后第1周内的任何时刻，尤其当患者合并贲门痉挛或切缘水肿时。患者入睡前食管内可能残留有液体，入睡后就可能导致误吸。因此，患者入睡前避免饮用液体是很重要的，必要时服用抗胆碱药和镇吐药。

4. 脱水　在最初1~2周，由于胃袋的尺寸和肌肉痉挛等影响，患者进食的流食十分有限，应强调患者每天至少摄入>1 500ml糖盐水。如患者存在较严重脱水,必要时需要静脉输液来治疗脱水。

5. 深静脉血栓/肺栓塞　该风险在所有减重手术中是一样的。在理论上,手术流程简化和手术时间缩短可能降低深静脉血栓/肺栓塞在高BMI患者中的发生风险。

(杜潇 梁辉)

第三节　袖状胃联合术式及其他新兴术式

减重代谢外科经历了半个世纪的发展,减重外科医师总是在不断探索,希望发现能具有广泛适应性的手术,理想的减重手术应该满足以下几点:①手术有效,多余体重减少率应该超过50%;②手术安全性高,特别是尽量避免严重的营养并发症,并且并发症在可控范围内;③手术简单易行,学习曲线短,适合大多数患者;④对消化道干扰少,能够对消化道进行常规检查,不会导致新的严重消化道疾病。

减重手术方式不断出现,也不断被淘汰,从空回肠旁路、空结肠短路到现在的胃旁路手术都各有利弊,在一定阶段发挥重要作用,但是没有完美的手术,手术方式不断出现,目前在世界范围内最常用的减重代谢术式主要包括BPDDS、胃旁路术、袖状胃切除术。其中袖状胃切除术因其手术操作简单,患者消化道连续完整,减重降糖效果比较理想而被广泛接受,是目前最常用的减重手术,在亚太区袖状胃切除术已经占总减重代谢手术的65%以上。

但袖状胃切除术仍然存在着一些弊病:由于部分肥胖患者术后不能改变生活习惯,以及随着时间推移袖状胃的胃囊逐渐扩张,袖状胃切除术的长期减重效果值得存疑,降糖效果有可能随着随访时间的延长而逐渐减弱,或者糖尿病反弹。

此外,袖状胃切除术先天性存在问题就是通常伴有严重的反流性食管炎,近来的研究表明袖状胃切除术后的反流性食管炎的发生率在80%以上,而且巴雷特食管约为20%,从而引发了对于袖状胃切除术后反流性食管炎甚至食管恶性变的担心,袖状胃切除术后多数患者需要服用抗酸药及胃黏膜保护剂等。

没有一种减重代谢术式是完美的,也不是所有的患者都适合一种术式,针对患者不同病情进行减重代谢术式的探索一直是减重外科医师努力的方向。袖状胃切除术在临床上广泛应用后,也出现了以袖状胃切除术为基础的多种术式,在临床上也称"sleeve gastrectomy plus"。

一、袖状胃切除术加空肠空肠旁路术

在袖状胃切除术的基础上旷置一定的空肠段,在限制摄入的基础上,通过减少吸收营养的小肠长度,从而提高减重降糖的效果。具体手术的做法包括:①标准袖状胃切除术。②从十二指肠悬韧带向远端测量20cm离断空肠,从远断端测量2m行近端空肠与远端空肠吻合,从而旷置2m的肠段。③关闭肠系膜裂孔(图29-2)。

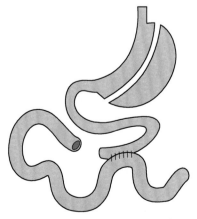

该手术减重效果优于单纯的袖状胃切除术,术后1年多余体重减少率在80%以上,2型糖尿病的缓解率75%以上,减重降糖效果都接近胃旁路术。

但是旷置的空肠段没有食物通过,长期旷置是否会有细菌易位及其他并发症,根据目前的随访数据来看是很安全的,当然还需要进一步长期随访,进行评估。

图29-2　袖状胃切除术加空肠空肠旁路术

二、袖状胃切除术加十二指肠空肠旁路术

包括三种术式。

1. 在袖状胃切除术的基础上,从十二指肠球部和降部之间离断,近端球部和空肠进行袢式端侧吻合,一般从十二指肠悬韧带测量 2m 的空肠与十二指肠近端进行吻合,从而使食物不经过十二指肠和近端空肠,达到减重和降糖的目的,术后的降糖效果优于胃旁路术,减重效果理想,术后 1 年多余体重减少率达到 90% 以上,术后 5 年依然能维持理想体重(图 29-3)。

2. 类似于如上介绍的袢式吻合方法,只是这种吻合方法是从回盲部向近端测量 3m,行十二指肠球部近端和回肠吻合,称为十二指肠空肠袢式吻合,现有的研究表明该术式降糖效果理想,减重满意,美国减重代谢外科学会(American Society for Metabolic and Baratric Surgery,ASMBS)提出该术式是有效的值得尝试的术式,需要进一步进行研究和长时间随访。

3. 在袖状胃切除术的基础上,十二指肠球部近端和远端空肠行端端吻合,近端空肠和远端空肠行 Roux-en-Y 吻合,最早报道该术式的 Kasama 进行了一系列的研究,结果表明该术式减重降糖效果理想,长期多余体重减少率约为 60%,2 型糖尿病的缓解率为 70%(图 29-4)。

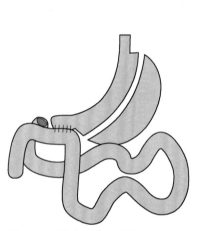

图 29-3　从十二指肠球部和降部之间离断,近端球部和空肠进行袢式端侧吻合

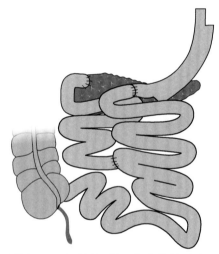

图 29-4　在袖状胃切除术的基础上,十二指肠球部近端和远端空肠行端端吻合,近端空肠和远端空肠行 Roux-en-Y 吻合

这三种术式和胃旁路术相比最重要的益处是避免了术后吻合口溃疡及倾倒综合征。该类手术的方式类似于 BPDDS 的改良术式,因此术后潜在的营养问题是需要关心的并发症,从现有的临床结果来看,改良以后的 BPDDS 更加安全,手术操作相对简化,术后的主要并发症与袖状胃切除术的并发症类似,主要是反流性食管炎及部分维生素缺乏,在女性中贫血的发生率约 17%,低于胃旁路术(约 30%)。

三、袖状胃切除术加空回肠旁路术

该手术是在袖状胃切除术的基础上加做空肠和回肠的侧侧吻合,从而形成旷置 2m 的小肠分流。该术式减重效果优于袖状胃切除术。目前尚缺少进一步的研究结果。

四、袖状胃切除术加空肠袢式双旁路术

该术式是在袖状胃切除的基础上,不离断十二指肠,然后袖状胃的胃窦和空肠行袢式吻合(图 29-5)。

该手术保留了袖状胃,有胃肠吻合口,该术式的报道较少,一般认为类似迷你胃旁路术。其临床结果尚有待于进一步研究。

五、其他新术式以及探索

(一)迷你胃旁路术

该术式是 Roux-en-Y 胃旁路术的变异式式,与经典胃旁路术的主要差别:从胃角处离断胃小弯约3cm,在胃内矫正棒的支撑下,向近端离断至贲门左侧,完全隔绝胃底,从而形成管型胃囊。距十二指肠悬韧带向远侧测量空肠 2m,行胃囊和空肠的端侧吻合(图 29-6)。在此基础上也有加做胆胰支和食物支的侧侧吻合(Braun 吻合)以减少胆胰反流性胃炎。迷你胃旁路术操作简单,降糖效果较好,报道的降糖效果优于经典胃旁路术,更优于袖状胃切除术,多余体重减少率大于 70%,2 型糖尿病完全缓解率大于 80%。

该术式的主要并发症是吻合口溃疡、维生素缺乏、贫血等,主要由胃囊较大、分泌胃酸较多导致。目前该术式的病例数较少,还需要进一步随访研究。

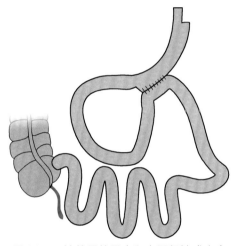

图 29-5 袖状胃的胃窦和空肠行祥式吻合

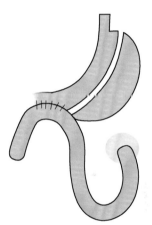

图 29-6 胃囊和空肠的端侧吻合

(二)胃大弯折叠术

该术式是在胃大弯网膜游离后,将胃底及胃大弯向胃腔内折叠,进行浆肌层缝合,从而达到缩小胃腔内容积,减少摄入的目的。胃大弯折叠术不切割胃壁,多余体重减少率约为 50%,2 型糖尿病的缓解率约为 40%。主要的并发症是反流性食管炎、缝线撕裂形成胃壁疝等(图 29-7)。

(三)袖状胃切除加小肠间置

基于后肠学说理论,未消化的食物尽早和末端回肠接触可以促进胰高血糖素样肽 -1 的分泌,从而达到降糖的目的。有学者在袖状胃切除术的基础上,将远端回肠的一段(50cm)间置到近端空肠与十二指肠近端之间(图 29-8)。据报道降糖效果优于袖状胃切除术。但是该术式手术操作复杂,而且随着时间推移,间置的回肠是否空肠化、黏膜是否发生改变、是否还能发挥回肠的功能等诸多问题还有待进一步研究。

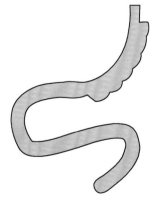

图 29-7 胃大弯折叠术

目前减重代谢外科的主流术式是袖状胃切除术、胃旁路术、胆胰分流与十二指肠切换术,但是每一种术式都有潜在的并发症和风险,在实际工作中要尽量做到个体化选择。新术式仍然在不断探索中,也相信将来可能会有新的流行术式不断出现,以上介绍的新术式不是目前指南里推荐的标准术式,需要在临床上进行长期的随访观察及不断修正。

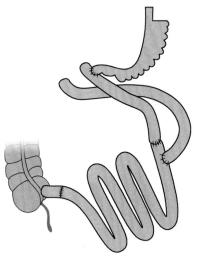

图 29-8　袖状胃切除加小肠间置

（梁　辉）

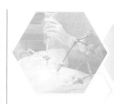

第三十章
腹腔镜疝手术

第一节　腹腔镜腹壁疝修补术

随着腹部手术增多,腹壁疝发生率可达 20%。切口愈合不良是引起切口疝或造口疝的常见原因。相对于腹股沟原发疝,甚至复发疝,腹壁疝手术难度更大,外科医师必须考虑如何选择合理术式和避免术后并发症。开腹手术治疗腹壁疝,需要广泛游离腹壁组织,术后易发生血肿或伤口感染,甚至补片感染。腹腔镜腹壁疝修补术治疗腹壁疝,术后恢复快、并发症少,术中还可探查腹腔,明确隐匿疝的诊断。因此,腹腔镜手术已成为腹壁疝的标准术式之一。

一、适应证

可行全身麻醉开放疝修补的腹壁疝患者均可行腹腔镜手术。但要注意腹腔镜手术时人工气腹,尤其是气腹压的变化,对患者心肺功能的影响。不能耐受全身麻醉或气腹、凝血功能障碍、已出现感染中毒症状的绞窄性疝,为腹腔镜手术的绝对禁忌证。腹腔严重粘连影响进腹安全,疝环缺损大于 20cm 的巨大腹壁疝,为腹腔镜手术的相对禁忌证。腹壁疝患者开腹手术前行腹腔镜探查仍有必要,便于了解腹腔内情况,如疝内容物、肠粘连、缺损的大小等情况。

下面几种情况要特别注意。

1. 嵌顿性或难复性腹壁疝　疝内容物一般都与疝囊和腹壁粘连,进腹时要小心,应用腹腔镜器械还纳疝内容物时更需注意,防止损伤水肿、扩张的肠管。还纳疝内容物,可尝试肌肉松弛药与气腹联合作用,辅助外力手法还纳;腹腔镜器械抓持还纳;切开部分疝环后手法辅助还纳;转为小切口辅助开腹手术。如果疝内容物嵌顿时间较长,疝内容物已经发生坏死,则应直接开腹手术,注意保护创面、防止污染;同时应尽快手术,避免错过疝内容物绞窄坏死的"窗口期"。

2. 合并严重腹腔粘连的腹壁疝　腹部手术后腹腔粘连很常见,但合并严重粘连的病例较少,且处理难度较大。术前为炎症性疾病、反复手术、术后肠瘘或腹腔感染、肿瘤术后放化疗等情况,是腹腔严重粘连的诱因。这种病例在腹腔镜手术操作,甚至是建立气腹时,应格外小心。

3. 边缘切口疝　位于耻骨上、剑突下、肋缘下、髂骨旁的腹壁疝,腹腔镜手术时,补片通常需固定于骨组织上,应注意骨内侧面的游离与固定,以避免术后骨旁再发疝。

二、术前准备

术前必须行腹部 CT 检查,了解腹腔粘连和疝内容物情况,确定合适的 Trocar 位置。术前清洁肠道准备,防止术中损伤肠管、污染腹腔;常规置入胃管及尿管。高龄、肿瘤术后、免疫功能低下、手术创伤大等情况,围手术期合理使用抗生素、预防感染;术前应用腹带,督促患者进行疝内容物回纳后的适应性训练。气管插管全身麻醉,取仰卧位,术中根据情况调整至头高 / 头低或左 / 右侧卧位。

三、手术步骤及要点

(一)建立气腹

建立人工气腹是腹腔镜腹壁疝修补术的第一步。建立气腹包括气腹针、可视 Trocar、直接切开腹壁进入腹腔(Hasson 法)三种方法。首选脐上缘或下缘置入气腹针,如脐周有手术瘢痕,则可在左锁骨中线肋缘下进针。选用可视 Trocar 进腹,可视 Trocar 在穿刺过程中,可观察每一层腹壁结构和腹腔内粘连情况,在直视下确定是否进入腹腔,但在无气腹状态下进行穿刺,仍有损伤腹腔内脏器的可能。采用 Hasson 法进入腹腔,这种方法相对安全。不管选择何种方法进腹,都需远离前次切口位置。术中气腹压力建议 12~14mmHg,气道压高伴肺功能不全的老年患者,适当降低气腹压力。一旦气腹建立,必须探查腹部脏器或血管有无意外损伤。

Trocar 位置取决于疝的部位,原则上尽量远离缺损和补片修复区域,以利于分离粘连及固定补片。腹腔镜头 Trocar 位置与疝环缺损成一直线,距离疝环中心 15~30cm。将腹腔镜观察孔 Trocar 位置与疝环中心之间连线,在连线之间两侧 10~15cm 处,确定另外两个操作孔的位置。腹腔镜直视下置入 5mm Trocar,建立操作通道。如果腹腔粘连影响工作 Trocar 放置,可先使用一个工作通道分离部分粘连后,再放置第二个 Trocar 建立工作通道。三个 Trocar 间、两个操作孔与疝环缺损处呈等腰三角形,减少"筷子效应"。

(二)探查腹腔

腹壁疝修补手术探查腹腔是绝对必要的,主要探查以下几点:①是否有严重腹腔粘连引起肠梗阻的病灶;②肿瘤患者仔细探查有无肿瘤复发;③探查有无其他腹外疝(腹股沟疝、脐疝等);④探查腹壁疝手术区有无丝线结引起的腹壁微感染病灶;⑤探查有无建立气腹时引起的意外损伤。

(三)分离粘连

分离腹腔粘连时,严格遵循"宁伤腹壁勿伤肠管"的原则,没有肠梗阻的病例,分离疝环周围粘连即可,术前存在肠梗阻的病例,应尽量分离全部粘连,明确梗阻原因后,再行疝修补术。分离粘连后,需再次探查腹腔内脏器有无损伤。主张采用冷分离,即非通电的分离剪进行组织分离。补片修复区域内的所有粘连及组织,如肝圆韧带、镰状韧带、脐内侧皱襞、脂肪组织等都应分离,确保补片紧贴腹壁,有利于组织长入。

文献报道,腹腔镜腹壁疝修补术中肠管损伤的发生率为 1.4%~1.8%。当肠管与腹壁有严重粘连时,使用剪刀进行冷性分离,尽量降低肠管损伤的风险,剪刀进行非热源锐性分离的优点包括剪刀分离接触肠管时间短、没有热传导、一旦损伤肠管可及时发现并处理。采用超声刀分离时,超声刀属于热分离,其传导范围小于单极电凝、温度低于单极电凝,但其分离时接触组织时间较长,损伤肠管后可引起瘘口的暂时凝固,容易延误诊断导致术后严重的并发症。单极电凝分离时,热灼伤横向传导范围大,温度高,最容易引起肠管损伤,需谨慎使用。尤其要注意的是,采用单极电凝分离时,灼热的金属电钩在非通电情况下对周围组织有热损伤,需在术中及时发现损伤的肠管并进行处理。如术后发现肠管损伤,应及时开腹手术,视污染情况决定是否取出补片。一旦发生肠管损伤,术中、术后发现的处理和预后完全不同。

（四）测量、关闭缺损

粘连分离完成后，需测量缺损面积，确定补片的大小。疝缺损的面积决定了补片的大小，因此，需准确测量疝缺损的尺寸。测量时隐匿疝要包括在内。测量疝缺损包括腹腔内和腹腔外两种方法。

1. 腹腔内测量法　比腹腔外测量更为精确，将尺或线放入腹腔内，直接测量缺损的横径和纵径，将气腹压降至5~8mmHg进行测量。

2. 腹腔外测量法　在腹部触诊确定疝缺损边缘，用消毒笔或亚甲蓝等在腹部描出缺损轮廓。在气腹压为0mmHg时测量，疝环尺寸最接近实际大小，但无法在腹腔镜引导下进行操作，不易确定缺损边缘；在气腹高时测量，数值会大于实际尺寸。因此，一般在气腹压降至5~8mmHg时进行测量。

腹腔镜直视下两种方法相结合进行测量，可较精确地判断缺损的边界，也可防止漏诊隐匿疝。

文献报道疝缺损横径<10cm，多能关闭。关闭疝缺损可以采用缝合器（或钩线针）和腹腔镜持针器两种方法。缝合器将缝线送入、拉出后在腹腔外打结。腹腔镜持针器是在腹腔内直接缝合打结，也可穿出腹腔外打结。关闭缺损应使用不可吸收或慢吸收缝线，全层缝合肌筋膜关闭缺损。缺损关闭时都有一定的张力，在腹腔外打结，容易操作，更能对抗张力，目前临床上采用缝合器的方法更多一些。

缝合器关闭疝缺损的操作步骤：在皮肤上行约2mm的小切口，用带线的缝合器从缺损一侧的肌筋膜中穿刺入腹腔，无损伤钳抓住缝线，空针退出，然后从缺损的对侧肌筋膜中再次穿入腹腔，将缝线拉出腹腔外，收紧打结至筋膜水平，将疝缺损全层缝合关闭。腹腔镜腹壁疝修补术术中是不剥离疝囊的。当缝合器在穿入腹腔时带有一些疝囊组织，这样关闭缺损时可以缩小疝囊，降低术后血清肿的发生率。

不关闭缺损，直接覆盖补片的方法称为桥接法。关闭缺损再覆盖补片的方法称为加强法。术中要尽可能关闭疝环缺损，可减少术后腹壁膨出或复发、术后血清肿，间接增大补片覆盖疝环周围正常的组织。腹壁疝修补不仅要修补缺损，还要恢复腹壁功能。因此，多主张用加强法进行腹壁疝的修复，重建腹壁功能。

巨大腹壁疝，尤其合并第二腹腔容积较大时可采用杂交手术，即有计划序贯性使用腹腔镜和腹部小切口结合的方法修补腹壁疝，使用腹腔镜探查腹腔、分离粘连、固定补片，小切口切除皮肤或切口内感染灶、去除疝囊、关闭缺损、定位补片，杂交手术可降低费用，减少并发症，降低复发率。

（五）放置补片

目前，材料学发展较为迅速，腹腔内置补片材料应为防粘连的合成补片，轻质、大网孔、部分可吸收补片更佳。

关闭疝环后，再选取合适尺寸的疝补片。一般补片应完全覆盖疝环缺损，并在各个方向都超过缺损边缘5cm。补片必须足够大，这样可以将腹腔内压力均匀地分散到补片上，降低复发的风险。有些患者仅一部分前次切口发生切口疝，补片也应该覆盖整个切口避免其他部位再发疝。

补片放入腹腔前，用缝线等对补片进行标记，补片置入腹腔后可以清晰地辨别补片的正面、反面、轴向和固定点，方便操作；同时，腹腔外也要做和补片标记点或固定点相对应的标记。补片中轴线中点处预置一根缝线，补片置入腹腔后，用缝合器在疝缺损的中央穿入腹腔，将缝线钩出腹腔外，再根据腹腔外和补片上相对应的标记，调整补片至合适位置，可以较方便地定位补片。也可在补片的四角或四周预置4根或更多缝线，为后续的悬吊缝合固定做准备。这些缝线是永久性的，应具有一定强度的缝线，如Prolene线或PDS Ⅱ线。由于气腹的影响，四针吊线法在选取穿刺点时，需适当外沿1~2cm再行穿刺，防止气腹消失时补片的卷曲、移位。

将补片卷曲或折叠后通过10cm Trocar置入腹腔。超大的补片如不能通过Trocar置入，可在疝缺损中央做2~3cm的小切口，直接置入腹腔。在腹腔内将补片展平，防粘连层面对脏器，粘连层面对腹壁。

(六) 固定补片

补片完全展平,用悬吊线确定其合适位置,即可固定。补片固定时需考虑抗张强度和疼痛之间的关系。主要包括钉枪固定和缝线固定两种方法。补片固定时将气腹压降低至 8~10mmHg。钉枪固定时常采用双圈固定法,外圈是固定补片的边缘,疝钉距离补片边缘 2~4mm。文献报道,疝钉之间的间距约为 1.5cm,可适当放宽间距,但要避免肠管、网膜等组织从两个疝钉之间钻入补片和腹壁之间;内圈固定缺损的边缘使补片紧贴腹壁,尽早腹膜化。关闭缺损后再固定补片,内圈的概念相对弱化。由于疝钉的数量与术后疼痛直接相关,在关闭缺损的情况下,也可行单圈固定。为使补片中央能够紧贴腹壁,也可在补片中央部位进行疝钉固定。缝线固定时,采用不可吸收或慢吸收缝线,经筋膜全层缝合固定补片。

刚性较强的补片,可以适当放宽钉子间距,较柔软的材料,需适当加强固定,防止其卷曲,挑选合适的钉枪是保证疗效的必要条件。一般来讲,均质涂层或复合补片使用螺旋或嵌入式固定钉,可得到较好的固定效果;编织型大网孔补片的固定,需要选取合适固定钉,钉体较小容易脱落,选择嵌入式固定器则更加牢靠,而嵌入式固定器刺入腹壁较深,瘦弱的患者需谨慎使用。

巨大腹壁疝使用较大补片时可采用钉枪和缝合相结合的方法固定补片,既能减少钉枪的使用又能牢靠固定减少复发。

补片必须展平,这样术后 2 周左右就能腹膜化,可降低补片和腹腔内脏器发生粘连的概率。若补片没有展平,早期会产生积液、感染,后期会引起皱缩、粘连、复发及其他与补片相关的并发症,如肠梗阻、慢性肠瘘等。

(七) 关闭切口

关闭切口前仔细探查腹腔,必要时放置引流管。较大的 Trocar 孔需全层缝合,以避免 Trocar 疝的发生。

(八) 术后处理

不是所有患者都需放置腹腔引流管,肠粘连较重、术后有肠瘘风险或腹腔出血风险的患者,需进行腹腔引流。同时,腹带保护也是必要的,防止术后腹压骤然升高,导致钉体脱落、补片移位。

四、并发症的预防及处理

(一) 出血

术中插入 Trocar、分解粘连或固定网片时常会出血,一般容易止血。Trocar 引起的出血,一般通过其自身压塞即可止血。但是,如果拔除 Trocar 后继续出血,则可能需要缝合或电凝止血。

分解粘连时,为了避免对周围脏器造成热损伤,而使用冷分离,冷分离网膜或粘连带时可引起出血。必要时冲洗,以确定出血点。如果粘连处没有肠管,可以使用热分离,如单极电钩或超声刀,仔细止血。如果出血点附近有脏器,则需用夹子或缝线结扎止血。同样,如果出血点位于肠管或肠系膜上,缝线结扎止血可能是最恰当的方法。

网片固定过程中,应看清腹壁上、下腹血管的位置,以避免损伤。如果出现血管损伤,通常采用缝合结扎止血。完成手术之前,应再次检查腹腔,以确保没有出血。

(二) 肠管损伤

肠管损伤是术中分离粘连时的并发症,尤其在分离肌肉、皮肤、补片与肠管粘连时容易出现。有报道肠管损伤的发生率为 1%~3%,高于开腹手术的发生率。因此,必须警惕、预防、及时发现和治疗这种潜在的致命并发症。术中未及时发现的肠管损伤发生率为 0.33%。Leblanc 报道无并发症的腹壁疝手术死亡率为 0.05%,及时发现肠管损伤的死亡率为 1.7%,未及时发现肠管损伤的死亡率可达到 7.7%。肠管损伤的临床表现包括腹痛、腹胀或败血症迹象,如心动过速、发热、低血压降低或尿量减少等。如果怀疑有肠管损伤,应立即行腹部探查,一旦发现有明确的肠管损伤,且伴有污染时,应冲洗腹部,取出网片或用可吸收的生物补片。

(三) 血清肿

腹腔镜疝修补术中留置疝囊,而腹壁组织内又没有引流管,因此,大多数患者术后会出现血清肿。早期液体充填于补片和皮肤之间的空隙,随着瘢痕组织形成,血清肿逐渐被吸收,因此,补片与组织间的空隙也缓慢消失。术后腹带加压包扎,可能会减少血清肿的大小和缩短血清肿的持续时间,大多数血清肿无症状并可自行吸收。Susmallian 等连续纳入 20 例患者,在术后 90 天内,对其进行了常规超声检查,尽管超声检查 100% 患者有血清肿形成,但体格检查时只发现 35% 的患者有血清肿,血清肿体积的峰值发生于术后第 7 天,并且 80% 的血清肿在 90 天内可吸收。持续性或有症状的血清肿发生率为 0.7%~12%。血清肿一般不需要抽液,以免发生污染,将外源性细菌带入血清肿内,导致补片感染。观察 3 个月后,如血清肿仍明显存在且伴有明显疼痛或张力,才考虑抽液,但实际上很少需要抽液。

(四) 疼痛

腹腔镜腹壁疝修补术后有明显的疼痛,活动时疼痛加重,其性质通常为肌肉源性的,与筋膜缝合和疝钉网片固定相关,术后患者可用镇痛药或肌肉松弛药治疗。持续疼痛的发生率为 1%~2%,其他原因可能是血清肿或疝复发,如病因不明,可行 CT 检查。

(五) 伤口或补片感染

腹腔镜腹壁疝修补术后感染少见。伤口感染发生率仅为 1.3%~2.3%,而补片感染率仅为 0.9%~1.3%。伤口或补片感染 CT 检查征象为气体和液体影,伴有广泛的炎症变化。补片感染通常需要开腹探查,同时明确腹内有无其他并发症,去除网片,冲洗、引流。

(六) 术后复发

影响复发的因素很多,包括患者和术者两方面因素。与患者有关的因素包括复发疝、缺损较大、病态肥胖症、术后咳嗽、不全肠梗阻导致腹压增高等。与术者技术有关的因素包括补片过小、固定欠佳、术者经验不足等。充分暴露疝环、补片与筋膜充分接触、补片超过筋膜缺损边缘达到要求、固定牢固,这些技术因素可降低复发率。一般认为,腹腔镜腹壁疝修补术后复发率低,与开放式修补术相比,腹腔镜修复的效果更好。一项荟萃分析报道腹腔镜与开放腹壁疝术后复发率分别为 3.1% 和 12.1%。Ballem 等比较了腹腔镜和开放式全腹腔内腹壁疝修补术,结果显示,较小的切口疝中两者的复发率差异无统计学意义,而较大的切口疝开放式修补术后复发率高。另一项荟萃分析显示腹腔镜与开放式修补术后复发率相似,分别为 3.4% 和 3.6%。

(七) Trocar 疝

Trocar 疝是腹腔镜术后并发症之一,其多发生于放置镜头的 10mm Trocar 穿刺处。切口疝患者本身有腹压高、腹壁薄弱的特点,易形成疝。术中仔细缝合 Trocar 孔的肌筋膜层,是预防 Trocar 疝发生的重要方法,如果 Trocar 疝一旦出现,则需行手术治疗。

(陈 杰　王 永)

第二节　腹腔镜经腹腹膜前疝修补术

20 世纪 80 年代末,腹腔镜手术最初用于胆囊切除术。直至 20 世纪 90 年代早期,腹腔镜才用于腹股沟疝修补术。1991 年,Arregui 首次报道了腹腔镜经腹腹膜前疝修补术。腹腔镜经腹腹膜前疝修补术是适合腹股沟疝和股疝的腹腔镜疝修补术,具有术后疼痛轻、恢复快等优点而日益得到推广。该术式优点:①能够全面探查腹腔及对侧腹股沟的情况;②容易确定腹股沟疝的分型;③可诊断是否存在多发疝;④可评估嵌顿疝内容物的血供情况;⑤相对于腹腔镜全腹膜外腹股沟疝修补术,腹腔镜经腹腹膜前疝修补术更易掌握,初学者建议先尝试腹腔镜经腹腹膜前疝修补术。

一、适应证

可以耐受全身麻醉、腹腔镜手术的腹股沟疝患者,均适合行腹腔镜经腹腹膜前疝修补术。手术适应证:①双侧腹股沟疝;②一侧隐匿疝;③嵌顿疝和难复疝;④滑动性腹股沟疝;⑤复发性腹股沟疝;⑥下腹部有手术史的腹股沟疝;⑦病史长、较大的腹股沟疝(阴囊疝);⑧注射疗法(硬化剂)后的腹股沟疝;⑨先天性腹股沟疝;⑩需要探查腹腔的腹股沟疝。

二、术前准备及体位

手术难度大、时间较长者,术前应留置尿管,降低膀胱损伤的风险。患者取仰卧位,双臂紧贴并固定于身体两侧,以便术者向头侧移动,利于操作。手术区高度应平于术者肘部。建立气腹后,将患者调整为头低足高位(头低足高 10°~15° 平卧位),患侧高 10°,可使腹腔脏器远离操作部位。术者站在患侧对侧,助手站在术者对侧,显示器位于足端(图 30-1)。

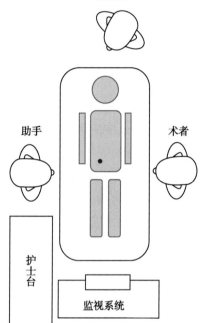

图 30-1　手术人员、麻醉医师及腹腔镜位置

三、手术步骤及要点

(一) 建立工作通道

脐上缘或下缘做一长约 1cm 切口,气腹针建立气腹。巾钳提起腹壁皮肤,防止气腹针穿刺时损伤腹部脏器及大血管。接通 CO_2 将气腹压升至 13~14mmHg,置入 10~12mm Trocar 及 30° 镜头的腹腔镜,全面探查腹腔。单侧腹股沟疝,患侧在腹直肌外侧缘(即半月线无血管神经区)平脐水平,对侧在腹直肌外侧缘脐下 1~2cm 水平(更利于操作),分别置入 5mm Trocar 作为操作孔。双侧疝时,两侧的 Trocar 应平脐放置。放置两侧 5mm 操作 Trocar 时,在腹腔镜直视下完成,避免损伤两侧腹壁下血管及腹腔脏器(图 30-2)。

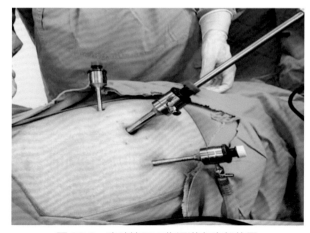

图 30-2　腹腔镜及工作通道在腹部位置

（二）探查腹腔

腹腔镜进入腹腔后，确认 5 条皱襞和 3 个陷窝。5 条皱襞：①脐正中襞，1 条，位于脐与膀胱尖之间的 1 条腹膜皱襞，内有脐正中韧带；②脐内侧襞，位于脐正中皱襞外侧的 1 对腹膜皱襞，内有脐动脉索；③脐外侧襞，位于左、右脐内侧襞外侧的 1 对腹膜皱襞，其深面是腹壁下血管。这 5 条皱襞将该部位的腹膜前区域分成 3 个陷窝：①膀胱上窝，位于 2 条脐内侧襞之间，其中有膀胱；②内侧陷窝，位于脐内侧襞与脐外侧襞之间，是直疝三角的部位；③外侧陷窝，位于脐外侧襞的外侧，是腹股沟管深环口的位置。术中注意观察疝的部位、大小、内容物等，有无对侧的隐匿疝，并记录疝的类型和分型（图 30-3）。

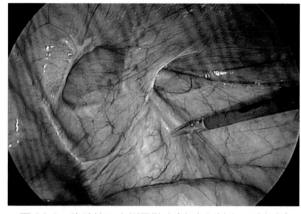

图 30-3　腹腔镜下右侧马鞍疝（直疝和斜疝同时存在）

（三）开腹膜

在腹股沟管深环口上方 2~3cm 处，自脐内侧皱襞外侧至髂前上棘，弧形切开腹膜，进入腹膜前间隙。术中需注意两点：①打开腹膜内侧不能超过脐内侧襞，以免损伤膀胱或脐动脉索，有的患者脐动脉未完全闭锁，切断可引起出血；②切开脐外侧襞时，要注意避免损伤腹壁下血管（图 30-4、图 30-5）。

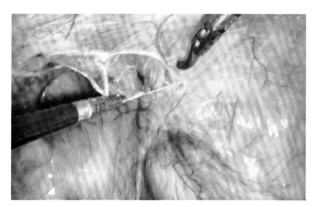

图 30-4　分离内侧的耻骨后间隙

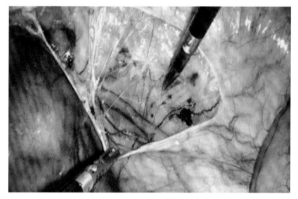

图 30-5　分离外侧的 Bogros 间隙

（四）分离腹膜前间隙

由脐外侧襞向内侧分离，进入耻骨后间隙，解剖显露耻骨梳韧带及耻骨联合。在此间隙内，在耻骨梳韧带的外侧，有时可见一根粗大的动脉吻合支跨过耻骨上支，上方与腹壁下动脉相连，下方与闭孔动脉相连，一旦损伤会引起大出血，因其紧贴骨面，不易止血，曾经有死亡的报道，故称为死亡冠。尸检发现死亡冠 62.5% 为静脉型，8.3% 为动脉型，16.7% 为混合动静脉型。在耻骨后间隙的深面，耻骨后静脉丛向会阴方向汇集成阴茎背侧静脉丛，这是一些横向粗壮密集的静脉血管支。在分离耻骨后间隙时，如过深，就有可能损伤耻骨后静脉丛。一旦损伤，止血非常困难。

向脐外侧襞外侧分离，进入 Bogros 间隙。Bogros 间隙存在疼痛三角，其位于精索血管的外侧、髂耻束的下方，有股外侧皮神经、髂腹股沟神经和生殖股神经股支穿过。在游离腹膜前间隙时，注意不要损伤这些神经。

内外侧间隙分离完成后，再处理斜疝疝囊。充分游离斜疝疝囊后，可见精索血管和输精管，输精管在内侧，精索血管在外侧，两者在腹股沟管深环口水平会合后进入腹股沟管。由精索血管和输精管围成的三角形区域，称为危险三角（Doom 三角），内有髂外动静脉穿过，此处严禁过度分离和用钉枪固定补片，避免损伤髂血管,可能引起致命的大出血。

分离腹膜前间隙的范围要足够大,内侧至耻骨联合并越过中线,外侧至髂腰肌和髂前上棘,上方至腹内斜肌和腹横肌的弓状下缘上 2~3cm,内下方至耻骨梳韧带下方约 2cm,外下方至精索充分腹壁化(腹股沟管深环口以下 6~7cm),完全暴露肌耻骨孔,以保证有足够的空间置入和展平补片。

(五)处理疝囊

1. 处理斜疝疝囊 斜疝疝囊由腹股沟管深环口进入腹股沟管,其后方有输精管和精索血管,在腹股沟管深环口处钳夹、交替抓持疝囊,通过牵拉使其保持张力,分离其与精索之间的粘连。将斜疝疝囊从腹股沟管内拉出,并向腹腔内回纳,回纳后的疝囊无须结扎。疝囊外如伴有脂肪瘤应同时予以切除,否则脂肪瘤会滑入腹股沟管,类似腹膜外滑疝的复发。理论上讲,所有的疝囊都应尽可能完整剥离,残留的疝囊壁会增加术后血清肿的概率。但某些较大、病程较长的斜疝疝囊,疝囊与精索粘连致密,想要将疝囊完全分离出来,通常非常困难,强行剥离可能引起术后血肿,可横断疝囊,远端旷置,近端再与精索充分游离,完成精索的腹壁化。将疝囊或腹膜自腹股沟管深环口水平与其后方的精索血管和输精管分离 5~6cm,这种游离疝囊或腹膜的方法,称为精索腹壁化,目的是保证腹膜前空间足够大,使补片在精索结构表面平铺。在精索腹壁化过程中,有时会见到腹膜前环,若影响输精管内侧腹膜的分离,可切断腹膜前环。

2. 处理直疝疝囊 直疝疝囊位于腹壁下动脉内侧、直疝三角内,剥离较为容易,只需将腹膜瓣(疝囊)和腹膜前脂肪组织从直疝三角中全部回纳。完全回纳疝囊后,即可显露耻骨支和髂耻束。髂耻束是腹腔镜视野下特有的解剖结构,是覆盖在腹股沟韧带上的腹横筋膜,其走向和腹股沟韧带完全相同。直疝缺损处的腹横筋膜明显变薄突出,有学者称为假性疝囊,不要误认为是疝囊而强行剥离。有的文献报道,较大的直疝缺损留有空腔会出现术后浆液肿,可将假性疝囊拉出后与腔隙韧带或耻骨梳韧带钉合固定,拉紧松弛的腹横筋膜,可降低术后浆液肿的发生率。

3. 处理股疝疝囊 股疝的疝囊和腹膜前脂肪常会嵌顿于股环中,如果回纳困难,可切断髂耻束和部分腹股沟韧带将嵌顿的组织回纳。

(六)放置补片

完成腹膜前间隙的分离以后,可以完全显露出腹股沟部位的薄弱区域,内界为腹直肌外缘,外界为髂腰肌,上界为腹内斜肌和腹横肌的弓状下缘,下界为耻骨支和耻骨梳韧带,这个被肌肉和耻骨围成的区域称为肌耻骨孔。补片修复的原则就是用补片代替腹横筋膜完全覆盖肌耻骨孔,并与周围的肌性和骨性组织有一定的重叠。补片的上方要覆盖弓状下缘上 2~3cm,外侧要至髂前上棘,内侧必须覆盖腹直肌和耻骨结节并超过中线,内下方要插入耻骨后间隙,至耻骨梳下方 1~2cm,不能直接覆盖在膀胱上。建议使用 10cm×15cm 的补片(图 30-6)。

男性患者精索的腹壁化较为方便,可将补片直接平铺在精索上。女性患者子宫圆韧带常与腹膜粘连致密,可将补片剪一开口,使子宫圆韧带穿过后再缝合补片开口;也可沿子宫圆韧带两侧纵向切开腹膜,将子宫圆韧带保留于腹壁。老年女性可切断子宫圆韧带。

(七)固定补片

疝环<4cm 可以不固定补片;疝环>4cm 可采用缝合、钉枪、医用胶等方法固定补片,为了避免并发症和术后疼痛,目前多倾向于使用医用胶固

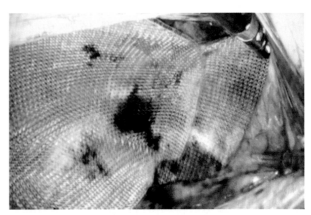

图 30-6 双侧疝补片在中央部位应重叠

定补片。如果采用缝合或钉枪,腹股沟镰、腹直肌、腔隙韧带和耻骨梳韧带四个结构可以用来固定补片(图 30-7、图 30-8)。严禁在危险三角、死亡冠、疼痛三角内用钉枪固定补片。

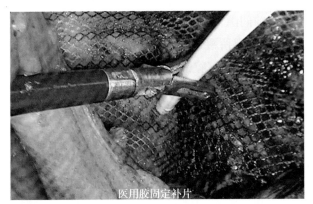

图 30-7　补片用胶进行固定

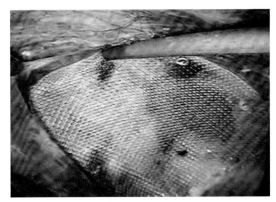

图 30-8　补片用钉枪(钛螺旋钉)固定

(八)关闭腹膜

可用可吸收线连续缝合或钉枪等方法来关闭腹膜。需仔细检查腹膜关闭是否严密、疝囊断端是否缝合,以免术后发生补片与内脏接触。

四、并发症的预防及处理

掌握腹膜前间隙解剖结构,术中小心仔细操作,腹腔镜经腹腹膜前疝修补术并发症并不常见。与腹腔镜技术有关的术中并发症包括穿刺针损伤肠管或大血管、皮下气肿。与腹腔镜疝修补术有关的术中并发症包括血管损伤、神经损伤、内脏损伤、精索相关结构损伤。术后并发症包括血肿或血清肿、术后疼痛、缺血性睾丸炎等。

(一)血管损伤

术中血管损伤发生率为 0.4%~0.6%。腹腔镜经腹腹膜前疝修补术最常见的血管损伤是腹壁下血管,也可能损伤精索血管、髂血管和死亡冠,还有可能损伤横向走行于耻骨上支上缘的动静脉和闭孔血管。血管损伤通常是疝囊太大、再次手术或术者经验不足引起局部解剖结构辨别不清导致的。术中如果将螺旋钉固定到髂血管上,可能造成大出血。

术中要时刻警惕损伤血管引起出血的风险。有气腹压时可能暂时掩盖出血点,因此,在关闭腹膜前必须仔细检查手术操作区域有无活动性出血点。细小血管的出血可自行停止,一般不需要再次手术止血。但是,如果是腹壁下血管或髂血管引起的大出血,可能危及生命,需要紧急处理。腹壁下血管出血可通过血管夹夹闭或缝扎方式止血。髂血管损伤出血,则需要立即缝合修补或紧急行开腹手术止血。腹腔镜手术后发生出血时,可在腹膜前间隙内囤积大量血液,但很难通过体格检查发现。出血症状可能包括超出手术创伤范围的剧烈疼痛,排尿困难,面色苍白、虚弱及眩晕等。一般需要行 B 超或 CT 等检查明确诊断。

(二)膀胱损伤

开放前路手术行网塞或腹膜前间隙修补术后的复发疝,耻骨后间隙可能存在粘连,行腹腔镜经腹膜前疝修补术分离耻骨后间隙时,易损伤膀胱。既往有腹膜前间隙侵入性手术史(如前列腺切除术)的患者,腹膜前间隙入路也会增加膀胱损伤的风险,因此是该入路的相对禁忌证。术中损伤膀胱,术后留置尿管,膀胱损伤一般能自行愈合。部分患者膀胱损伤是由补片放置不当或补片在腹膜前间隙内移位导致,补片可侵蚀膀胱或与膀胱粘连,术后可引发慢性感染、疼痛、膀胱结石及血尿等。怀疑补片侵蚀膀胱时,需行膀胱镜和 CT 检查。一旦确诊,须及时移出补片,行膀胱修补术。

（三）神经损伤

疼痛三角和肌耻骨孔内有多根神经通过,包括髂腹下神经、生殖股神经、髂腹股沟神经、股神经及股外侧皮神经,在闭孔内有闭孔神经通过。在游离疝囊或腹膜前间隙,或用钉枪固定补片时,都有可能损伤这些神经,引起术后疼痛或不适。在游离外侧间隙时,必须注意保留覆盖腹壁肌肉组织的脂肪层,确保钝性分离不要太深,从而降低神经损伤的风险。无论是开腹手术还是腹腔镜手术,腹股沟区神经都不应被骨骼化,以免神经直接与补片相接触。

（四）精索相关结构损伤

在分离腹膜前间隙,做精索腹壁化时,可能损伤输精管或精索血管。如术中误断输精管,或电凝灼伤输精管,可引起输精管梗阻,甚至射精障碍或不育。在术中,要精细钝性解剖疝囊,尽可能少地钳夹输精管,以免引起输精管肌层纤维化或瘢痕形成。精索血管损伤,可引起缺血性睾丸炎,通常在疝修补术后 1~3 天出现,睾丸出现疼痛,有硬结、肿胀,超声检查显示睾丸血流减少,主要给予对症及安慰治疗,半年后多可恢复。

（五）术后慢性疼痛

无论开腹手术或腹腔镜经腹膜前疝修补术,慢性疼痛是术后并发症之一。慢性疼痛通常定义为,持续大于 3 个月术后腹股沟疼痛或不适。腹腔镜经腹膜前疝修补术中慢性疼痛发生率低,报道发生率为 1%~2%。补片本身原因、补片固定方法和腹膜前间隙内操作不当是术后慢性疼痛的三个潜在因素。腹股沟疝补片的选择倾向使用轻量补片,其收缩性较小,形成的瘢痕板不致密,可减少术后症状。补片固定方法不当也可引起疼痛。补片固定的方法包括使用螺旋金属钉、可吸收钉、医用胶或不固定。螺旋钉固定术后疼痛率较高,医用胶固定可减少疼痛的发生。医用胶起临时固定作用,腹腔内容物及其压力使补片保持在适当位置,直到组织向补片内生长。医用胶的优点为没有穿透组织,可减轻术后慢性疼痛。腹膜前间隙操作不当会损伤神经引起术后疼痛。治疗通常是非手术治疗,包括休息和非甾体抗炎药,可同时给予神经营养药等。上述方法疗效欠佳的患者可行手术治疗,80% 以上的患者通过外科手术去除位置错误的固定钉或补片可有效解决或缓解疼痛。

（六）复发

与开放疝修补术相比,腹腔镜经腹膜前疝修补术后复发率较低。常见复发包括补片偏向外侧复发、偏向内侧复发、遗留精索脂肪瘤和补片选择不当,未能游离足够大的腹膜前间隙,补片无法展平导致覆盖面积不够引起术后复发。补片尺寸小,不能完全覆盖耻骨肌孔并与周围组织重叠,也可能导致复发。一般通过临床检查即可诊断复发性腹股沟疝。应与术后浆液肿相鉴别,后者在增加腹压时没有冲击感,一般容易诊断。必要时可行超声或 CT 检查来明确诊断。腹腔镜经腹腹膜前疝修补术后复发性疝,二次手术时,优先选择前入路,避免再次进入解剖层次不清的腹膜前间隙。

（七）浆液肿或血肿

与开放腹股沟疝修补术相比,腹腔镜经腹膜前疝修补术后浆液肿发生率更高,其发生率高达 16%,并与大直疝有关。因为精索血液供应丰富,对精索过多操作可引起精索渗血较多,出现阴囊血肿,发生率约为 5%。血肿或浆液肿均为自限性的,大部分都会自行吸收,一般只需密切观察。有症状的大量浆液肿或血肿,可在无菌条件下穿刺抽吸。

（陈杰　王永　李建文）

第三节　腹腔镜全腹膜外腹股沟疝修补术

腹腔镜全腹膜外腹股沟疝修补术是 Lichtenstein 修补术之外治疗原发性腹股沟疝的备选手术方式。腹腔镜全腹膜外腹股沟疝修补术的术后复发率与 Lichtenstein 修补术相同，术后疼痛更轻。腹腔镜全腹膜外腹股沟疝修补术与开腹手术、腹腔镜经腹腹膜前疝修补术相比，需要人为创建操作空间，故腹腔镜全腹膜外腹股沟疝修补术的学习曲线为 30~50 例手术。学习腹腔镜全腹膜外腹股沟疝修补术的外科医师需谨慎选择患者，选择的对象为无腹部手术史的单侧非阴囊疝的较瘦男性。

一、适应证

腹腔镜全腹膜外腹股沟疝修补术是治疗腹股沟疝的优选手术方式，尤其适合治疗诊断明确的双侧腹股沟疝，腹腔镜全腹膜外腹股沟疝修补术也是治疗原发性单侧腹股沟疝的优先选择。难复疝和巨大阴囊疝是腹腔镜修补术的相对禁忌证，但有经验的外科医师可通过腹腔镜全腹膜外腹股沟疝修补术成功修补。

急性嵌顿疝是腹腔镜全腹膜外腹股沟疝修补术的相对禁忌证，绞窄疝患者是腹腔镜全腹膜外腹股沟疝修补术的绝对禁忌证，只有确诊没有肠管血供障碍才可选择腹腔镜全腹膜外腹股沟疝修补术。腹腔镜全腹膜外腹股沟疝修补术的适应证：①确诊的早期腹股沟疝；②小腹股沟疝；③腹股沟直疝。

二、术式选择及术前准备

腹腔镜全腹膜外腹股沟疝修补术的术前准备有以下几点：①常规术前检查（血常规、凝血功能等）。②老年患者需检查心、肺、肾功能和血糖水平。伴有慢性内科疾病的患者需要加以评估。

三、手术规范

(一) 第一 Trocar（镜头孔）的放置位置与方法

采用开放方法，于脐下行旁正中切口长度 1.0cm，切口偏向患侧距白线 0.5cm，至腹直肌前鞘将皮肤和皮下组织用拉钩向两侧牵拉，充分显露腹直肌前鞘，距白线 0.5cm 切开腹直肌前鞘，暴露并向外牵开腹直肌，进入腹直肌后间隙，伸入组织剪扩大此间隙，置入球囊扩张器分离腹膜前间隙或将 10~12mm 第一 Trocar 置入腹膜前间隙连接气腹管。置入 Trocar 后可用线缝合缩小切口或填塞纱布以减少漏气。

(二) 国内常用镜推法游离腹膜前间隙

腹横筋膜分为深浅两层，浅层是真正意义上的腹横筋膜，紧贴于肌肉组织的后方，分离时要把腹横筋膜浅层分离到"天花板上"，而腹横筋膜深层是一些"白色像蜘蛛网样"的纤维组织，与后鞘相连。镜头创建的间隙弓状线上是肌后间隙，弓状线下穿过了腹横筋膜浅层而行走在两层腹横筋膜之间。分离时镜头沿着"白色蜘蛛网"这个间隙朝向耻骨联合游离，至耻骨联合后再向两侧分离。

(三) 第二、三 Trocar（操作孔）的穿刺部位

第二、三 Trocar 均使用 5mm Trocar，在脐孔与耻骨联合正中连线上约 1/3 和下 1/3 处穿刺入腹膜前间隙。最下端 Trocar 位置要尽量高于两侧髂前上棘连线，以免妨碍补片上端展平，两个 Trocar 部位都在正中线上，可有效避免 Trocar 穿透腹直肌造成出血，但两个 Trocar 放置于一条直线，有可能导致器械之间的相互干扰（筷子效应），因此对术者操作水平要求较高。

（四）手术成败取决于建立足够的空间，故应先进行空间的建立，再进行疝囊的剥离

建立好操作 Trocar 后首先游离耻骨后间隙，应充分显露耻骨联合和两侧耻骨疏韧带，以便处理或探查两侧直疝区及股疝区，直疝和股疝疝囊的处理与腹腔镜经腹腹膜前疝修补术相同。其次，游离髂窝间隙，这一间隙位于腹壁下血管与髂前上棘之间，是 Brogos 间隙向外侧的延续。确定腹壁下血管的位置是关键，在腹壁下动脉外侧轻轻地推开覆盖在腹股沟镰上的腹横筋膜与腹膜之间的粘连，直至髂前上棘，充分显露髂窝间隙。在分离髂窝间隙的过程中注意不要过分显露上方肌肉组织以避免损伤疼痛三角内的神经。最后，游离斜疝的疝囊及精索腹壁化。如疝囊可完整地剥除，处理方法与腹腔镜经腹腹膜前疝修补术相同。如疝囊较大分离困难，需先将疝囊与精索游离，近端结扎远端横断，以避免腹腔进气，腹膜抬高影响视野。精索腹壁化要做到腹股沟管深环口下方 5~6cm，整个分离范围及解剖结构与腹腔镜经腹腹膜前疝修补术一样。因此，补片的覆盖范围和固定与腹腔镜经腹腹膜前疝修补术相同。

（五）CO_2 气体的释放

用器械将补片的下缘压住，在直视下将 CO_2 气体缓慢放出，这样可保证补片被腹膜覆盖而不会引起卷曲。腹腔镜全腹膜外腹股沟疝修补术中阴囊气肿的发生率高于腹腔镜经腹腹膜前疝修补术，因此在拔除 Trocar 之前不要忘记将阴囊内的气体释放，如腹腔内存在 CO_2 气体，可用气腹针或 5mm Trocar 释放气体。

（六）术后检查

术后可进入腹腔检查有无腹膜破损，补片是否展平有无疝内容物损伤等情况。

四、手术主要步骤

（一）放置 10mm Trocar

1. 于脐下行旁正中切口 1.0cm，切口偏向患侧距白线 0.5cm。

2. 分离至腹直肌前鞘，小拉钩向双侧拉开皮肤、皮下组织，显露腹直肌前鞘。

3. 切开腹直肌前鞘。

4. 用拉钩将腹直肌向外侧牵开提起，暴露腹直肌后鞘，于腹直肌后方与腹直肌后鞘前方置入 10mm Trocar。

5. 纱布填塞缝隙或缝合前鞘防止漏气并固定 Trocar，连接气腹，压力 14mmHg。

（二）操作空间的建立

1. 镜推法游离腹膜前间隙。

2. 于两层腹横筋膜之间游离，过浅会见到腹直肌，过深会进入腹腔。

（三）放置 2 个 5mm 操作 Trocar

1. 在脐孔与耻骨联合正中连线上约 1/3 和下 1/3 处穿刺入腹膜前间隙。

2. 垂直腹壁穿刺，避开血管。

（四）暴露耻骨联合及耻骨梳韧带

暴露耻骨联合及两侧耻骨梳韧带。

（五）游离髂窝间隙

确定腹壁下血管的位置是关键，在腹壁下动脉外侧轻轻地推开覆盖在腹股沟镰上的腹横筋膜与腹直肌后鞘及腹膜之间的粘连，直至髂前上棘。

（六）剥离疝囊

游离斜疝的疝囊及精索腹壁化。如疝囊可完整的剥除，处理方法与腹腔镜经腹腹膜前疝修补术相同。如疝囊较大分离困难，需先将疝囊与精索游离，近端结扎远端横断。

（七）精索腹壁化

沿腹膜返折向下游离至距腹股沟管深环口 5~6cm。

（八）探查疝环

探查疝囊远端或断端无出血。

（九）放置补片

1. 从 10mm Trocar 内放入补片。

2. 补片要尽量展平,腹股沟管深环口位于补片正中,补片内侧超过耻骨联合,内下方超过耻骨梳韧带 1~2cm。

3. 补片边缘不要卷曲,补片下方距离腹膜返折 1cm。

（十）直视下放气

确认补片与腹膜贴合后再退出器械。

五、并发症的预防及处理

（一）早期并发症

1. 术区、阴囊血清肿　中、小疝囊应尽量剥除,较大疝囊需横断,操作中以钝性分离为主,辅助电分离,除止血以外合理使用电分离,过多使用电分离是出现血清肿的原因之一。术后托起阴囊,切口压沙袋,以减少并发症。

2. 术区、阴囊的血肿　术中创面严格止血,术后伤口压沙袋或加压包扎抬高阴囊为有效预防措施。

3. 阴囊水肿　术后出现阴囊水肿可能性大的患者应预防性于阴囊最远端放置引流,术后 24 小时拔除。

4. 膀胱损伤　如全层破损需行内翻缝合,并留置导尿管至少 2 周,如不完全破损可单纯缝合。

5. 输精管损伤　医源性输精管损伤的治疗主要是手术重建。

6. 早期伤口疼痛　术后一般经对症处理后基本缓解。

（二）晚期并发症

1. 慢性疼痛　轻微疼痛,一般不影响日常生活,予以理疗、观察即可。中度以上疼痛予以镇痛药物或神经阻滞、脉冲射频等治疗。常用的药物主要包括非甾体抗炎药和弱阿片类镇痛药。神经阻滞又称封闭治疗,主要是神经根部注射。可在 T_{12}~L_2 节段椎间孔处注射治疗。此外,脉冲射频是近年来广泛应用于治疗慢性神经病理性疼痛的一种方法。

2. 精索和睾丸并发症　不要过分游离精索和睾丸;较大疝囊无须整体剥除。

3. 迟发性补片感染　引流和换药处理,如果不见改善则需要再次手术取出。

（三）复发

疝环缺损较大的疝,置入腹膜前间隙的修补材料要切实固定。如有复发需再次行手术修补。

（陈 杰　王 永）

参 考 文 献

[1] TOWNSEND C M, BEAUCHAMP R D, EVERS B M, et al. Sabiton textbook of surgery: the biological basis of modern surgical practice [M]. 19th ed. Philadelphia: Elsevier Saunders, 2012: 1131.

［2］SLATER N J, MONTGOMERY A, BERREVOET F, et al. Criteria for definition of a complex abdominal wall hernia [J]. Hernia, 2014, 18 (1): 7-17.

［3］KINGSNORTH A N, LEBLANC K A. Management of abdominal hernias [M]. 4th ed. London: Springer, 2013.

［4］BITTNER R, BINGENER-CASEY J, DIETZ U, et al. Guidelines for laparoscopic treatment of ventral and incisional abdominal wall hernias. International Endohernia Society (IEHS)-Part 1 [J]. Surg Endosc, 2014, 28 (1): 2-29.

［5］LEBLANC K A. Laparoscopic incisional and ventral hernia repair, complications-how to avoid and handle [J]. Hernia, 2004, 8 (4): 323-331.

［6］PIERCE R A, SPITLER J A, FRISELLA M M, et al. Pooled data analysis of laparoscopic vs. open ventral hernia repair: 14 years of patient data accrual [J]. Surg Endosc, 2007, 21 (3): 378-386.

［7］PAWANINDRA L, KAJLA R K, CHANDER J, et al. Randomized controlled study of laparoscopic total extraperitoneal versus open Lichtenstein inguinal hernia repair [J]. Surg Endosc, 2003 17 (6): 850-856.

［8］KARASHIMA R, KIMURA M, TAURA N, et al. Total extraperitoneal approach for incarcerated obturator hernia repair [J]. Hernia, 2016, 20 (3): 479-482.

［9］中华医学会外科学分会疝和腹壁外科学组. 腹股沟疝腹腔镜手术规范化操作指南 [J]. 中华疝和腹壁外科杂志 (电子版), 2013, 7 (5): 505-512.

［10］BITTNER R, ARREGUI M E, BISGAARD T, et al. Guidelines for laparoscopic (TAPP) and endoscopic (TEP) treatment of inguinal hernia [J]. Surg Endosc, 2011, 25 (9): 2773-2843.

［11］FENG B, HE Z R, LI J W, et al. Feasibility of incremental laparoscopic inguinal hernia repair development in China: an 11-year experience [J]. J Am Coll Surg, 2013, 216 (2): 258-265.

［12］REDDY V M, SUTTON C D, BLOXHAM L, et al. Laparoscopic repair of direct inguinal hernia: a new technique that reduces the development of postoperative seroma [J]. Hernia, 2007, 11 (5): 393-396.

［13］MAINIK F, QUAST G, FLADE-KUTHE R, et al. The preperitoneal loop in inguinal hernia repair following the totally extraperitoneal technique [J]. Hernia, 2010, 14 (4): 361-367.

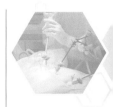

第三十一章
腹腔镜脾手术

第一节　腹腔镜脾部分切除术

随着对脾结构和功能认识的不断深入,外科技术的改良和提高,保脾手术逐渐被外科医师所接受。保脾手术即尽量避免无辜的脾切除,通过部分切除取代脾全切除术或精准切除病灶尽可能保留脾功能。该手术在治疗脾疾病的同时又保留脾功能,避免了脾切除术后败血症、血栓等并发症的发生。因此脾部分切除术逐渐盛行。与开腹脾部分切除术相比,腹腔镜脾部分切除术因创伤小、恢复快、并发症发生率低等优点逐步应用到临床,但腹腔镜脾部分切除术是难度较高的手术,需要经验丰富的腹腔镜外科医师完成,同时要做好开腹手术的器械准备。

一、适应证

(一)急诊手术

部分创伤性脾破裂患者:血流动力学稳定;无合并腹腔内其他器官受损的证据;无颅脑损伤;无凝血功能障碍;术前腹部增强 CT 联合血管三维重建确认单发的脾损伤未累及脾蒂。

(二)择期手术

非寄生虫性囊肿(淋巴管囊肿及上皮样囊肿);错构瘤、血管瘤等良性脾肿瘤;脾炎性假瘤及戈谢病等;慢性髓细胞性白血病、珠蛋白生成障碍性贫血及遗传性球形红细胞增多症。

二、术前准备

(一)急诊手术

患者需在医护人员的陪同下完善包括头、胸、腹部及盆腔 CT 等检查以排除是否合并其他脏器损伤,同时行血常规、肝肾功能、电解质、凝血功能等检查;积极建立静脉双通道补液,准备红细胞悬液及血浆以备术中所需;术前安置鼻胃管行胃肠减压。

(二)择期手术

详细病史询问及专科检查,尤其是有无疫区居住史、寄生虫疾病史和脾栓塞,对手术方式的选择和手术难度的预估有一定帮助;同时行血尿常规、肝肾功能、电解质、凝血功能、心肺功能、寄生虫抗体等检查。若有凝血功能异常、电解质紊乱等应在术前予以积极纠正治疗,术中如胃胀气明显影响操作空间可在麻醉后安置鼻胃管行胃肠减压。

1. 腹部 B 超　腹部 B 超是一种无创、经济的检查方法,作为脾疾病的初步筛查手段,可了解脾病变的大小、部位等。溶血性贫血的患者腹部 B 超可排除是否有胆囊结石,必要时可行 MRCP 了解有无胆道结石。

2. 腹部 CT　脾脏占位性病变,术前应该常规完善上腹部薄层或增强 CT,旨在计算脾占位大小及切除后剩余脾体积,要求剩余脾体积大于 25% 以维持脾结构和功能的完整性;同时行脾血管 3D 重建,可了解脾血管的分布方式,对选择手术方式、确定切除范围及估计手术难度具有较重要的指导作用。

三、手术规范

腹腔镜脾部分切除术应做好腹腔镜和开腹手术两种准备,配备相应的手术设备、器械和人员。经严格训练的手术团队是保障手术安全的基本要求,清晰的影像系统和先进的手术器械也是非常重要的。腹腔镜脾部分切除术均采用气管插管全身麻醉,因为全身麻醉能建立稳定的呼吸,保证充分的肌肉松弛。行择期腹腔镜脾部分切除术的患者,通过术前脾 CT 三维重建能了解脾脏动、静脉分布类型,进行脾体积和脾占位体积计算,指导术中血管离断和切除范围。脾占位性病变,可联合术中腹腔镜下超声定位保证占位的完整切除,术中切缘送冷冻切片病理检查确认切缘阴性。上述疾病和外伤性脾破裂患者均需要保证剩余脾脏体积达到 25% 以上。在传统腹腔镜脾部分切除术的基础上,术中选择性阻断脾动脉主干,可以减少术中出血量。

四、手术主要步骤

全身麻醉显效后患者仰卧,取头高足低位(头高 30°),向右倾斜 30°~45°,根据患者腹部情况,特别是有无下腹部手术史,选择气腹针穿刺法或 Hasson 法建立气腹,压力设置为 13mmHg,肚脐上或肚脐下建立 10mm 观察孔,置入 30° 镜;剑突下左侧 5mm Trocar 为辅助操作孔,左锁骨中线肋缘下 12mm Trocar 作为主操作孔,左腋前线肋缘下 5mm Trocar 为助手操作孔。主刀和扶镜手站在患者的右侧,助手站在患者左侧。

视频 8　腹腔镜脾部分切除术

传统腹腔镜脾脏部分切除手术分为四个步骤(视频 8)。

(一)游离脾脏

超声刀打开胃脾韧带,游离预切除部位的脾周围韧带,如病变部位在脾下极,则充分游离脾下极韧带,包括脾结肠韧带、脾肾韧带、膈结肠韧带及胃脾韧带的下半部,保证脾膈韧带和上半部胃脾韧带、胃短血管的完整性;如病变部位在脾脏上极,则充分游离固定上极的脾膈韧带及胃脾韧带上半部。

(二)分支血管解剖

骨骼化脾门血管,仔细游离供应病灶部位的脾动脉和脾静脉分支(二级脾蒂)并使用 Hem-o-lok 夹钳夹离断,完成上述操作可发现脾实质明显的缺血带,腹腔镜下超声明确脾脏占位位置及预切除范围。

(三)脾脏实质的离断

确定切除范围后,超声刀在缺血范围内离缺血线 0.5~1cm 离断脾实质,切除病变部位。

(四)创面止血与固定

切除后创面会有小静脉渗血,使用双极电凝创面彻底止血。如脾蒂较长,脾脏活动度大则使用 5-0 聚丙烯缝线将残脾缝合固定于侧腹壁或脾周结缔组织,以防脾扭转。最后将标本经 12mm Trocar 取出。

选择性脾蒂阻断手术步骤如下。

1. 首先打开胃脾韧带,完成预切除部位脾脏周围韧带游离后,从胰腺上缘找到并分离脾动脉主干,并使用脾蒂阻断钳将其阻断。

2. 完成脾动脉阻断后再行病灶部位的脾动脉和脾静脉分支血管解剖与结扎。

3. 脾脏实质的离断。确定切除范围后，超声刀在缺血范围内离缺血线 0.5~1cm 离断脾实质，切除病变部位。

4. 完成病变部位切除后，放开脾蒂阻断钳，脾脏创面彻底止血，如脾蒂较长，脾脏活动度大则使用 5-0 聚丙烯缝线将残脾缝合固定于侧腹壁或脾周结缔组织，以防脾扭转；最后将标本经 12mm Trocar 取出。脾动脉主干阻断时间限制在 2 小时内。术毕患者脾窝常规放置 1 根骨科引流管。

五、术中并发症的预防及处理

(一) 出血

出血是腹腔镜脾部分切除手术中常见并发症，也是导致脾部分切除术失败改行全脾切除术或中转开腹手术的常见原因。术中出血几乎都来自脾血管损伤或脾实质破裂。脾血管损伤来源于脾动、静脉的无名小分支或脾上极、下极的小分支血管，这类损伤出血量较少；另外，脾动、静脉主干或脾叶血管损伤通常出血速度较快，出血量较多。

1. 分支血管出血　术中一旦出血污染镜头，扶镜者应立即处理镜头，保持视野清晰；助手使用吸引器压迫出血点，主刀使用无损伤钳牵拉周围网膜和组织，显露出血部位，可使用 Hem-o-lok 夹钳夹、钛夹夹闭，也可使用超声刀或结扎速闭合止血；另外，使用小纱布压迫止血，然后吸尽积血显露出血点，进行钳夹或闭合止血。

2. 脾动、静脉主干或终末支出血　主干血管出血通常很难控制，短时间内血凝块将会填满整个左上腹的手术视野，如果主刀和助手具有非常熟练的腹腔镜操作技术，可采用先前描述的方法止血，否则一旦出现大出血较明智的做法是助手压迫出血部位，立即取左侧肋缘下切口中转开腹手术或剑突下做 5~7cm 纵向切口，放置手辅助器，主刀的左手伸入腹腔控制脾蒂止血；待吸尽积血，如出血部位在脾动脉远端分叉远端，可使用无损伤血管阻断钳阻断脾动脉近端，然后较从容地进行止血操作；如果脾静脉受损或脾动脉主干受损出血控制较困难，建议行全脾切除术。因此，应用选择性脾蒂阻断，即先于胰腺上缘找到脾动脉主干，预先进行阻断，以降低腹腔镜脾部分切除术中脾动脉出血的风险并且减少术中出血量。

3. 脾脏损伤出血　术中损伤脾脏通常是手术粗暴操作导致，因此需要术中仔细操作，尽量避免使用尖端锐利的器械，防患于未然。脾质地较脆，损伤后止血困难，可以采用前述止血方法压迫止血，如果止血失效，则改为手辅助或中转开腹手术。

(二) 毗邻器官损伤

1. 膈肌损伤　膈肌损伤常由超声刀工作头或电钩直接损伤，一旦发生膈肌损伤，术中可见左侧膈肌塌陷，影响操作空间，麻醉医师可发现左侧胸廓无呼吸音或气道压力高等。术中一旦发现膈肌损伤应立即修补，嘱麻醉医师配合鼓气，在吸气末时相使用 4-0 聚丙烯缝线修补，修补完成后可继续手术操作。

2. 胃损伤　胃损伤多由压迫或牵拉胃时暴力操作导致。术中出血时手术野不清晰盲目操作也可造成胃损伤，建议术中使用无损伤抓持钳，直视下仔细操作，手术结束时要仔细检查术野，一旦发现胃损伤要立即修补，可使用 4-0 聚丙烯缝线连续缝合浆肌层包埋，效果较好。

3. 结肠左曲损伤　结肠左曲损伤多见于肥胖患者，助手暴力牵拉结肠、术野暴露不清楚造成解剖层次错误，或在进行脾下极游离时超声刀将工作头向下操作，因此在进行脾下极游离时应将超声刀的非工作头朝下，认清解剖层次，逐层少量解剖离断。一旦损伤结肠根据是否有肠道准备、损伤大小及污染程度选择直接修补或造瘘。

4. 胰腺损伤 是脾脏手术中最容易发生的器官损伤,局限于胰尾。多发生于脾门血管解剖或术中出血时误伤胰尾,胰尾损伤出血时可压迫,电凝或缝扎止血,考虑有胰管损伤,术中可使用 5-0 聚丙烯缝线缝扎,放置引流管,术后配合使用生长抑素。胰尾损伤多为自限性,较少发生出血、感染等并发症,术后如发生假性囊肿,可行假性囊肿内引流或外引流。

第二节 腹腔镜脾切除术

脾切除术是治疗脾相关血液系统疾病、严重的创伤性脾破裂及脾肿瘤的有效治疗方式。传统的开腹手术因创伤大、恢复慢、住院时间长等缺点,在临床应用逐渐减少。自 1991 年法国 Delaitre 等学者首次报道腹腔镜脾切除术后,因其创伤小、出血少、恢复快、并发症发生率低及更好的美容效果等优点,腹腔镜脾切除术已经成为正常大小脾及部分巨脾切除术的"金标准"。但腹腔镜脾切除术作为一种复杂手术,需要经验丰富的腹腔镜外科医师完成或在其指导下完成,整个手术团队术前需要充分准备。

一、适应证

随着手术经验的不断积累,腹腔镜器械的不断改进,手术技术的不断提高,腹腔镜脾切除术的手术适应证也在不断扩大,既往认为门静脉高压合并巨脾是腹腔镜脾切除术的禁忌证,通过技术的改进和手辅助器械的运用,现已成为标准的手术方式。

1. 脾相关血细胞隔离和破坏性疾病 遗传性球形红细胞增多症、珠蛋白生成障碍性贫血、镰状细胞贫血、红细胞淤滞、原发免疫性血小板减少症等。

2. 脾相关免疫系统增殖性疾病 类风湿性关节炎和系统性红斑狼疮。

3. 脾相关脂质沉积性疾病 戈谢病(Gaucher disease)和尼曼 - 皮克病(Niemann-Pick disease)。

4. 脾相关肿瘤性疾病 血管瘤、错构瘤及上皮来源囊肿、恶性淋巴瘤、多发恶性转移瘤等。

5. 脾相关充血和出血性疾病 镰状细胞贫血、门静脉或区域性门静脉高压导致的淤血性脾大、创伤导致的脾破裂、保脾手术或脾部分切除术失败者。

6. 脾相关组织增生性疾病 病毒感染导致的增生性疾病、骨髓纤维化等。

7. 其他 感染性脾脓肿、大面积脾梗死伴脾周围炎临床症状明显、毗邻器官恶性肿瘤需要行脾切除术(如胃癌或胰腺恶性肿瘤)。

二、术前准备

(一)急诊手术

患者需在医护人员的陪同下完善包括头、胸、腹部及盆腔 CT 等检查以排除是否合并其他脏器损伤,同时行血常规、肝肾功能、电解质、凝血功能等检查;积极建立静脉双通道补液,准备红细胞悬液及血浆以备术中所需;术前安置鼻胃管行胃肠减压。

(二)择期手术

详细病史询问及专科检查,尤其是有无疫区居住史、寄生虫疾病史和脾栓塞,对手术方式的选择和手术难度的预估有一定帮助;同时行血尿常规、肝肾功能、电解质、凝血功能、心肺功能、寄生虫抗体等检查。若有凝血功能异常、电解质紊乱等应在术前予以积极纠正治疗,术中如胃胀气明显影响操作空间可麻醉后安置鼻胃管行胃肠减压。

1. **溶血性贫血患者** 腹部 B 超可排除是否有胆囊结石,必要时可行 MRCP 了解有无胆道结石。

2. **巨脾患者** 术前应该常规完善上腹部薄层或增强 CT,旨在了解脾脏大小、估算手术难度、判断术中是否需要合并使用手辅助器械;行脾血管三维重建,可了解脾血管的分布方式,对选择手术方式和确定曲张血管离断范围,预估手术难度具有较重要的作用。巨脾患者合并脾脏脓肿及脾周围炎形成与结肠分界不清时术前需要行肠道准备。

3. **门静脉高压合并食管胃底静脉曲张患者** 术前完善胃镜检查以了解血管曲张程度及评估出血风险,为术中是否需要行曲张血管断流提供参考。

4. **血液系统疾病患者** 原发免疫性血小板减少症患者血小板计数通常较低,可在术前使用地塞米松 10mg/d 至手术日,同时给予质子泵抑制剂治疗;术后根据血小板计数逐步减少地塞米松用量。根据术前血小板计数和是否有出血表现决定是否输注血小板,血小板<10×10^9/L,如术前患者有出血表现,可术前输注血小板然后手术治疗;如没有出血倾向,可于术中离断脾蒂后输注血小板,因为过早地输注血小板会被脾破坏;如血小板 $10\sim30 \times 10^9$/L,术前不用输注血小板,术中离断脾蒂后输注血小板;如血小板>30×10^9/L,患者无出血表现可不用输注血小板。择期血液系统疾病患者术前 2 周接种针对包括肺炎双球菌、流感嗜血杆菌、脑膜炎奈瑟菌的多效价疫苗,以降低患者发生严重感染的概率。

三、手术规范

腹腔镜脾切除术应做好腹腔镜和开腹手术两种准备,配备相应的手术设备、器械和人员。经严格训练的手术团队是保障手术安全的基本要求,术者和主刀要有熟练的腹腔镜下缝合和打结技术。清晰的影像系统和先进的手术器械也是非常重要的。腹腔镜脾切除术均采用气管插管全身麻醉,因为全身麻醉能建立稳定的呼吸,保证充分的肌肉松弛。腹腔镜脾切除术中难度较大是巨脾切除术,特别是合并门静脉高压的患者,腹腔镜的手术操作空间较小,术中发生出血,特别是大出血的风险较高,采用手辅助器械可以减少术中出血量,缩短手术时间,降低术后并发症发生率。日本学者 Kawanaka 通过对 390 例门静脉高压合并脾大、脾功能亢进患者的手术经验进行分析,认为手辅助器械在处理巨脾时较完全腔镜下脾切除术更有优势。

四、手术主要步骤

腹腔镜脾切除术手术体位根据术者的操作习惯及不同的手术入路而定,有前入路和后入路等方法。下文以脾上极入路为例阐述手术主要步骤(视频 9)。

视频 9 腹腔镜脾切除术

(一)体位

全身麻醉后患者仰卧,取头高足低位(头高 30°),向右倾斜 30°~45°。根据患者腹部情况,特别是有无下腹部手术史,选择气腹针穿刺法或 Hasson 法建立气腹,压力设置为 13mmHg,Trocar 布局与腹腔镜脾部分切除手术相同。主刀和扶镜手站在患者的右侧,助手站在患者左侧。

(二)脾上极游离

主刀的左手持无损伤钳钳夹靠胃大弯的胃脾韧带,助手持无损伤钳牵拉靠近脾侧的胃脾韧带,并反向牵拉保持一定张力。超声刀打开胃脾韧带,注意观察结肠及胃的位置,肥胖患者该韧带较厚,需要超声刀逐层小口钳夹离断,切忌大束钳夹伤及周围器官。腹腔镜下操作是足侧向头侧的视角,自下向上离断胃脾韧带,遇到粗大的胃短血管或胃后血管用 Hem-o-lok 夹夹闭;至脾膈韧带处扶镜者将 30° 镜面向右侧倾斜可获得满意的操作视野,同时将超声刀的工作头反转朝上,利用超声刀刀头的弧度进行脾膈韧带的离断,超声刀非工作头朝下一直游离至脾蒂血管的上方,此为脾上极入路。

（三）脾下极游离

助手持无损伤钳牵拉脾结肠韧带邻近结肠侧，主刀牵拉靠近脾侧，保持适当的张力，扶镜者将镜身整体下移至脾下极，30° 镜面向下倾斜；超声刀非工作头朝下进行操作，遇到网膜来源的粗大分支血管用 Hem-o-lok 夹夹闭，自前向后进行游离，直至脾肾韧带完整离断，脾下极充分游离。如胰尾离脾门较近，可在两者之间的疏松结缔组织进行钝性分离。

（四）脾蒂离断

完成上述操作后，脾已经充分游离，可使用内镜下切割吻合器避开胰尾进行离断。如使用手辅助器械，在完成脾上极游离后，术者的左手将脾蒂钝性分离出来，然后使用内镜下切割吻合器离断脾蒂，再进行脾周围韧带的游离就会比较从容。如术中发现副脾需要一并处理。

五、术中并发症的预防及处理

同腹腔镜脾部分切除术。

（彭 兵 李永彬）

参 考 文 献

［1］ EDGREN G, ALMQVIST R, HARTMAN M, et al. Splenectomy and the risk of sepsis: a population-based cohort study [J]. Ann Surg, 2014, 260 (6): 1081-1087.

［2］ BUZELE R, BARBIER L, SAUVANET A, et al. Medical complications following splenectomy [J]. J Visc Surg, 2016, 153 (4): 277-286.

［3］ BALAPHAS A, BUCHS N C, MEYER J, et al. Partial splenectomy in the era of minimally invasive surgery: the current laparoscopic and robotic experiences [J]. Surg Endosc, 2015, 29 (12): 3618-3627.

［4］ DE LA VILLEON B, LE BIAN A Z, VUARNESSON H, et al. Laparoscopic partial splenectomy: a technical tip [J]. Surg Endos, 2015, 29 (1): 94-99.

［5］ WANG X, WANG M J, ZHANG H, et al. Laparoscopic partial splenectomy is safe and effective in patients with focal benign splenic lesion [J]. Surg Endosc, 2014, 28 (12): 3273-3278.

［6］ 李永彬, 蔡云强, 王昕, 等. 选择性脾蒂阻断在腹腔镜脾脏部分切除术中的应用 [J]. 中华普通外科杂志, 2017, 32 (2): 122-125.

［7］ TEPERMAN S H, WHITEHOUSE B S, SAMMARTANO R J, et al. Bloodless splenic surgery: the safe warm-ischemic time [J]. J Pediatr Surg, 1994, 29 (1): 88-92.

［8］ BROWNING M G, BULLEN N, NOKES T, et al. The evolving indications for splenectomy [J]. Br J Haematol, 2017, 177 (2): 321-324.

［9］ SOMASUNDARAM S, MASSEY L, GOOCH D, et al. Laparoscopic splenectomy is emerging 'gold standard' treatment even for massive spleens [J]. Ann R Coll Surg Engl, 2015, 97 (5): 345-348.

［10］ KAWANAKA H, AKAHOSHI T, KINJO N, et al. Laparoscopic splenectomy with technical standardization and selection criteria for standard or hand-assisted approach in 390 patients with liver cirrhosis and portal hypertension [J]. J Am Coll Surg, 2015, 221 (2): 354-366.

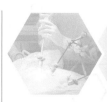

第三十二章
腹腔镜阑尾手术、小肠手术

第一节　腹腔镜阑尾切除术

阑尾为腹膜内位器官,长为 5~7cm,少数不足 2cm 或长达 20cm,直径为 0.5~0.8cm。阑尾为一盲管,根部位于盲肠末端内后 3 条结肠带汇合处,与盲肠相通。阑尾活动范围位置因人而异,变化很人,受系膜等的影响,常见的部位有回肠前位、回肠后位、盲肠下位、盲肠后位、盲肠外侧位等。阑尾位置不明确者,术中可根据结肠带寻找。阑尾的血供来自阑尾动脉,它是一个无侧支的终末动脉,是回结肠动脉的分支。因此,一旦发生血液循环障碍,易使阑尾发生坏死。阑尾静脉回流是经阑尾静脉、回结肠静脉、肠系膜上静脉、门静脉入肝。因此,当阑尾发生化脓性感染时,细菌栓子可能引起门静脉炎和肝脓肿。

阑尾炎是普通外科的常见病和多发病。自 1886 年哈佛大学教授 Regineld Fitz 提出切除阑尾作为治疗阑尾炎的最有效方法以来,阑尾切除术已成为普通外科最经典成熟的手术。1983 年,Semm 报道了首例腹腔镜阑尾切除术(laparoscopic appendectomy,LA)。

一、适应证

开腹阑尾切除术已有 100 余年历史,是经典成熟的手术。多数患者可用小切口完成,并发症发生率并不高。腹腔镜阑尾切除术目前已开展 30 余年,该术式也日趋成熟。前瞻性研究证实腹腔镜阑尾切除术与传统手术相比,创伤更小,术后疼痛减轻,患者能较早地恢复活动,住院时间短。传统开腹阑尾切除术切口感染率为 20%~30%,而腹腔镜阑尾切除术切口感染率为 1.04%,感染率明显降低,其主要原因是腹腔镜阑尾切除后经 Trocar 取出,避免了切口与病菌直接接触。另外,腹腔镜具有检查范围更全这一独特的优势,诊断准确性更高。开腹阑尾切除时,当术中发现阑尾基本正常时,由于切口小,很难全面探查腹腔脏器以了解引起腹痛的真正原因。而腹腔镜操作时,术者能更好地探查盆腹腔,可发现其他病变如梅克尔憩室、阑尾类癌及盲肠憩室等。

腹腔镜阑尾切除术适应证与传统手术相似。《腹腔镜阑尾切除术常规》将我国腹腔镜阑尾切除手术的适应证规定如下。

1. 急性阑尾炎是最主要的适应证。包括单纯性、化脓性及阑尾头体部坏疽性阑尾炎。

2. 右下腹急腹症怀疑为急性阑尾炎,尤其是绝经前女性,需排除其他疾病者。

3. 慢性阑尾炎和慢性右下腹痛的患者。慢性右下腹痛的病因包括慢性阑尾炎、慢性盆腔炎、慢性附

259

件炎、子宫内膜异位症、肠憩室炎、克罗恩病、肠结核等。术前慢性右下腹痛的病因很难明确,通过腹腔镜可全面地观察阑尾、盆腔、附件和腹腔其他脏器的情况,防止不必要的阑尾切除。

4. 阑尾炎穿孔不是该手术的绝对禁忌证。研究资料表明,具有丰富的传统手术经验和熟练的腹腔镜技术的医师完全可以胜任此项手术。

5. 腹腔镜阑尾切除术同样适于儿童患者。为保证手术的安全性,需要儿外科医师的参与和配备特殊的儿科腹腔镜器械。

6. 患有急性阑尾炎的妊娠期女性,是否可采用腹腔镜阑尾切除术还有待临床研究。有研究者发现在妊娠前 6 个月进行该手术是安全的,此后由于子宫增大高出脐水平,从而影响腹腔镜手术的操作空间。

随着腹腔镜技术及当前医疗水平的不断进步,其手术适应证也不断扩展。

二、术前准备

1. 进行术前评估。通过全腹增强 CT、腹部 B 超了解阑尾大致位置,排除腹腔其他病变。若发现阑尾周围脓肿形成者,则可考虑非手术治疗后择期手术治疗。完善血尿常规、凝血功能、感染性疾病检测等常规术前检查,通过肝肾功检测、肺功能测定、超声心动图、心电图等评估手术的耐受性。

2. 同时处理可能影响手术的伴发疾病,如高血压、冠心病、糖尿病、呼吸功能障碍、肝肾疾病等。

3. 术前 6 小时禁食、禁水,不能进食或呕吐严重者可根据实际情况适当补液。

4. 化脓性阑尾炎合并腹膜炎者需要给予抗生素治疗,妊娠早期阑尾炎,可请妇产科会诊肌内注射黄体酮,减少子宫收缩,以防发生流产。

5. 由于需在耻骨上放置 Trocar,可嘱患者术前排空膀胱,腹腔情况不明、术前预计手术时间较长者,建议留置导尿。

三、手术规范

1. 把握手术时机　阑尾炎是最常见的急腹症,早诊断、早治疗、早手术相对简单,耽误手术时机则可能增加阑尾切除术的危险性及术后并发症的发生概率。因此,如何把握恰当的手术时机很关键。单纯性阑尾炎,发病时间在 1 周以内,尚处于急性炎症期,腹腔炎症粘连较轻的患者,一般建议急诊手术治疗,超过 1 周,可考虑非手术治疗,3 个月后择期阑尾切除。化脓性阑尾炎、阑尾穿孔的患者,则需尽快手术治疗。反复发作的慢性阑尾炎患者,建议择期手术治疗。阑尾周围脓肿形成的患者,建议先抗生素联合腹腔穿刺等治疗,待脓肿消退后 3 个月行择期阑尾切除术,若脓肿进一步发展,无局限趋势,则建议手术切开引流。

2. 选手术方式择　目前 LA 包括三孔、双孔及单孔等术式。三孔术式操作相对简单,器械不易出现"筷子效应",临床大都还是采用该术式。近年来随着经自然腔道内镜手术及无瘢痕理念的提出,临床医师在此基础上对传统三孔术式予以改进,通过调整戳孔位置、减少切口数量等操作来完成手术,获得了较好的美容效果,患者的生活质量明显提高。

(1) 三孔术式:适合所有能够实施腹腔镜的阑尾炎患者,该术式是基础,临床医师在掌握了一定腹腔镜技术后,基本上都能完成该手术。该手术中戳孔的选择,定位于麦氏点或反麦氏点、脐与耻骨联合连线中点,在实施手术时,先自脐与耻骨联合连线中点 Trocar 置入无损伤钳探查阑尾周围情况,若考虑放置引流管时,取麦氏点切口,术后引流管可自该切口引出,利于引流,而且无须再做切口;若无须放置引流,取反麦氏点切口,这样主操作孔内器械与提起的阑尾大致成直角,操作相对简单。

(2) 二孔术式:采用悬吊法,即在阑尾根部腹壁投影点置入带线环的硬膜外麻醉穿刺针,提起阑尾,予以悬吊固定后,行手术治疗。该术式除一些根部坏疽性阑尾炎、腹膜后位阑尾炎、浆膜下阑尾炎等较特殊类型者,其他类型的阑尾炎均可完成。

(3)单孔术式:手术难度较大,需专用三通 Trocar,可弯曲抓钳等器械,而且费用较高,基层医院多无法实施此类手术,但其切口隐蔽,美容效果好,易被年轻女性患者接受。

四、三孔腹腔镜阑尾切除术的手术步骤

1. 气管插管全身麻醉,常规消毒铺巾,患者取头低足高位,手术台向左倾斜 10°~20°。术者及助手可立于患者左侧,显示器置于患者右侧。建气腹压力至 10~14mmHg。

2. 脐孔处戳孔,置入 Trocar。放入腹腔镜,探查腹腔。如患者既往有腹部手术史,考虑有腹腔粘连,则采用开放式建立气腹法,在直视下置入 Trocar 后再充气建立气腹。在左下腹和右下腹各置入 5mm Trocar,置入器械帮助暴露和探查。

3. 腹腔镜探查。仔细检查回盲部、盆腔、大小肠和腹腔内其他部位,以排除腹腔内其他急腹症。沿盲肠的 3 条结肠带找到阑尾,明确阑尾炎症及范围。

4. 阑尾系膜和根部处理。用无创抓钳夹住阑尾头部和系膜,向上提起,用分离钳电灼、超声刀或结扎夹分离系膜至阑尾根部。于根部用圈套器双道结扎,或结扎夹或腹腔镜缝合技术关闭,或用内镜切割吻合器在根部连同系膜一并切断关闭。切断阑尾,用电凝烧灼阑尾残端黏膜,因电灼切断阑尾可达到高温消毒并封闭阑尾腔的目的,多数术者目前不主张包埋阑尾残端。

5. 阑尾取出。阑尾取出方式很重要,如果阑尾较小,可以通过 10mm Trocar 取出,如果阑尾较大或已发生坏疽、穿孔,则应将阑尾放入标本袋中取出。原则上应避免阑尾和腹壁切口接触,防止切口感染。

6. 用生理盐水冲洗术野,再次检查阑尾残端,明确无出血后释放气腹,关闭切口。如遇阑尾穿孔或局部炎症严重、渗出较多,可放置引流。

五、并发症的预防及处理

随着腹腔镜手术技术、手术器械的普及和发展,越来越多的普通外科医师选择采用腹腔镜阑尾切除术,临床经验日益丰富,并发症的发生率也逐步降低。其手术并发症发生率比传统手术低。但由于腹腔镜手术本身的特殊性,决定了在手术过程中可能会出现一些特殊的并发症。

(一)与传统手术相同的并发症

1. 术中周围脏器损伤 除术中解剖分离不当导致的肠管损伤外,在建立气腹合穿刺过程中也会导致肠管挫裂伤或腹腔大血管穿刺破裂。此类并发症多发生在腹腔粘连、患者体型瘦小或术者操作不当的情况下。既往有腹部手术史、腹腔有粘连或部分急性阑尾炎并发肠麻痹的患者,建议采用开放式建立气腹法。术中一旦出现脏器损伤,多数情况应中转开腹手术进行处理。

2. 切口感染 与传统手术相比,腹腔镜阑尾切除术后切口感染发生率要低得多。这主要是由于术中阑尾是经 Trocar 或放入标本袋中取出,避免了与腹壁切口接触。另外,由于不缝合腹壁戳孔的腹膜,腹壁切口内渗出可向腹腔内引流。当戳孔处出现感染时,应及时拆除缝线,引流伤口。

3. 腹腔出血 术中未妥善处理阑尾系膜,或者结扎线松脱、钛夹的滑落会导致腹腔出血。术中不建议用电凝器简单地处理阑尾系膜血管,建议采用钛夹夹闭或丝线结扎。采用超声刀处理阑尾系膜是安全可靠的,超声刀切断后的血管残端发生蛋白变性,不会像电凝处理后发生焦痂脱落而出血,但仍推荐采用钛夹夹闭或丝线结扎。

4. 腹腔脓肿 在腹腔镜手术中,腹腔脓肿的发生率较传统手术低。腹腔镜手术中暴露充分,术野冲洗彻底,因此腹腔脓肿的发生率低于传统手术。已发生的腹腔脓肿经明确后,根据脓肿大小、部位采取相应的处理。一般情况下,可进行抗感染、支持、局部理疗等治疗。若上述治疗无效,可做超声引导的穿刺

引流或腹腔镜引流术。原则上，无须开腹手术引流。

5. 阑尾残端瘘 是阑尾切除术后的一种严重并发症。多由阑尾根部水肿、坏疽、穿孔，使结扎线脱落或阑尾残端处理不充分导致，阑尾根部穿孔、坏疽的患者，通过腹腔镜无法满意地处理时，应及时中转开腹手术。

6. 术后肠粘连 其发生率低于开腹手术，粘连导致的肠梗阻非手术治疗不佳者可手术行肠粘连松解术，选择腹腔镜或是开腹手术可根据具体情况而定。

7. 阑尾残株炎 阑尾残端保留过长（超过1cm）或肠石残留，术后阑尾残株可再发炎症，仍表现为阑尾炎的症状。行钡剂灌肠可明确诊断。症状较重者应再次手术切除阑尾残株。

（二）腹腔镜特殊并发症

也是腹腔镜手术的共性问题，包括皮下气肿、CO_2导致的高碳酸血症、气体栓塞、肿瘤切口种植、Trocar损伤血管和腹腔脏器等。

第二节 腹腔镜小肠切除吻合术

随着腹腔镜技术的迅速发展，腹腔镜在胃癌、结直肠癌的治疗中的应用已越来越广泛，相对于开腹手术而言，腹腔镜手术存在创伤小、恢复快、住院时间短等优点。目前腹腔镜技术在小肠疾病的诊治过程中发挥的作用也越来越重要。

一、适应证

在小肠疾病的诊治过程中，腹腔镜首先可以作为一种检查的手段。小肠疾病发病率低，缺乏特异临床表现，小肠长度较长，传统检查方式如消化道造影、CT、血管造影等技术存在限制，在诊断上有一定的困难。随着小肠镜、胶囊内镜等检查方法的应用日益广泛，小肠疾病的检出率得到了很大的提高，但小肠镜仍有部分小肠不能探及，胶囊内镜也存在一定的盲区，因此腹腔镜小肠探查可以为难以诊断的小肠疾病提供另外一种选择。大部分小肠疾病，如各种原因导致的肠梗阻、小肠出血、小肠肿瘤、克罗恩病、肠结核、小肠外伤等，都可以作为腹腔镜小肠探查的适应证。腹腔镜小肠探查的优势在于可以在直视下探查从十二指肠悬韧带至回盲部的全部小肠，特别是发现浆膜面或系膜侧的病灶，确定病变部位。同时可以在术中直接切除病灶，诊断的同时达到治疗的目的。

腹腔镜小肠切除的适应证根据疾病的不同也有所区别。小肠良性疾病，如克罗恩病、肠结核、小肠良性肿瘤等，腹腔镜的适应证与传统开腹手术几乎一致，包括并发肠梗阻、肠狭窄，急性肠穿孔，慢性穿孔形成局限性脓肿、外瘘或内瘘，不能控制的大出血及难以除外肿瘤者。小肠恶性肿瘤，如恶性淋巴瘤、腺癌、平滑肌肉瘤、类癌、恶性度高的间质瘤等，理论上讲只要遵循无瘤操作原则，其适应证与传统开腹手术也是一致的。但腹腔镜在较大肿瘤抓持过程中容易导致肿瘤破裂而扩散，而且肿瘤还需从辅助切口取出，如果肿瘤过大，则需要一个较大的辅助切口，这样腹腔镜的微创优势就难以体现。因此，国内外有学者认为肿瘤直径<5cm者更适用腹腔镜。当然，也有报道直径>5cm的肿瘤在手术操作中也未发生破裂，因此较大的肿瘤也不是绝对禁忌证，只要操作轻柔，必要时结合手辅助技术，同样也能达到无瘤操作的要求。

二、术式选择及术前准备

（一）术前准备

1. 进行术前评估。通过全腹增强CT、胶囊内镜、小肠镜、血管造影等判断病变部位。完善血尿常规、凝血功能、感染性疾病检测等常规术前检查,通过肝肾功检测、肺功能测定、超声心动图、心电图等评估手术的耐受性。

2. 同时处理可能影响手术的伴发疾病,如高血压、冠心病、糖尿病、营养不良、呼吸功能障碍、肝肾疾病等。术前应改善营养不良状态,必要时可少量多次输血使血红蛋白达 80g/L 以上,静脉补充白蛋白,使血浆白蛋白达 30g/L 以上。因为营养不良可导致贫血、低蛋白血症、低血容量及某些维生素缺乏,使患者对麻醉、手术创伤及失血的耐受能力降低。术前应纠正脱水、电解质紊乱和酸碱平衡失调,以免麻醉期间发生严重低血压和心律失常。手术患者常合并内科疾病,麻醉科医师应充分认识并存病的病理生理改变,并对其严重程度作出正确评价,必要时请内科专家协助诊治。合并心脏病者,应重视改善心脏功能。凡有心力衰竭史、心房颤动或心脏明显扩大者,应给予洋地黄类药物治疗;但以洋地黄维持治疗者,手术当天应停药。长期服用 β 受体拮抗剂治疗心绞痛、心律失常或高血压者,最好术前停药 24~48 小时;如因停药后症状加重者,可恢复用药直至手术当天。合并高血压者,虽然不强调术前必须将血压降至正常,但应经过内科系统治疗以控制血压稳定;在选择抗高血压药时,应避免用中枢性抗高血压药或酶抑制剂,以免麻醉期间发生顽固性低血压和心动过缓;其他抗高血压药可持续用到手术当天,避免因停药而发生血压过度波动。合并呼吸系统疾病者,术后肺部并发症可高达 70%,而无呼吸系统疾病者术后肺部并发症发生率仅 3%。术前应检查肺功能、血气分析和胸部 X 线片;停止吸烟至少 2 周,并进行呼吸功能训练;行雾化吸入和胸部物理治疗以促进排痰;应用有效抗生素 3~5 天以控制急、慢性肺部感染。合并糖尿病者,择期手术应控制空腹血糖不高于 8.3mmol/L,尿糖低于(++),尿酮体阴性。急诊伴酮症酸中毒者,应静脉滴注胰岛素消除酮体,纠正酸中毒后手术;如需立即手术者,也可在手术过程中补充胰岛素、输液并纠正酸中毒,但麻醉风险明显增高。

3. 择期手术前常规排空胃,肠梗阻患者留置鼻胃管,以避免围手术期发生,如胃内容物反流、呕吐或误吸,由此导致窒息和吸入性肺炎。成人择期手术前应禁食 8 小时以上,禁饮 4 小时,以保证胃排空。小儿术前应禁食(奶)4~8 小时,禁水 2~3 小时。不能进食或呕吐严重者可根据实际情况适当补液。

4. 合并腹膜炎者需要给予抗生素治疗。

(二) 术式的选择

腹腔镜小肠手术方式分为两类,即腹腔镜辅助小肠切除术和全腹腔镜小肠切除术,两者的区别在于前者需在腹壁做 1 个 4~5cm 的切口,小肠切除吻合在体外,后者小肠切除吻合在体内。全腹腔镜小肠切除操作时间相对较长,手术费用较贵。切除后需要通过扩大切口取出标本,这一切口对完成腹腔镜辅助小肠切除术来说已是足够了。腹腔镜辅助性手术既遵循传统手术原则和步骤,同时又具有腹腔镜手术微创和恢复快等优点,也能取得与全腹腔镜手术相同的效果,并且还能降低手术费用和缩短手术时间,因此应用更为广泛。

三、手术规范

小肠良性疾病,需要行肠段切除,手术切除病变部位包括近远端肉眼观正常肠管 2cm,如情况允许,一期行小肠吻合。恶性肿瘤(恶性间质瘤除外)需切除病变两侧 10cm 小肠,连同肠系膜及区域淋巴结做根治性切除。如肿瘤已与周围组织浸润固定,无法切除,合并梗阻者,可行短路手术。小肠间质瘤,不需要过多地切除肠管及淋巴结清扫,一般切缘距离病变 2cm 即可。术后根据具体病理类型,选用放疗、化疗、分子靶向治疗或其他辅助治疗。

四、手术主要步骤

1. 全身麻醉,气管插管,约束带固定患者,留置导尿管、鼻胃管。怀疑小肠 - 乙状结肠瘘的患者需要采取截石位。

2. 主显示器放在患者右侧,副显示器在左侧对称位置。主刀位于患者左侧,助手在右侧。

3. 脐下做一长 1cm 的纵向切口,置入 1cm Trocar 针,放入腹腔镜。若患者既往有腹部手术史,考虑有腹腔粘连,则采用开放式建立气腹法,在直视下置入 Trocar 后再充气建立气腹。气腹压维持在 12mmHg。

4. 置入腹腔镜后检查肝脏、小肠及网膜表面。

5. 左上腹、左下腹各置入一个 5mm Trocar,两者之间相差一个手掌距离,并与观察孔呈三角形布局。根据需要可在右下腹放置一个 5mm Trocar。

6. 助手移到患者左侧。患者取轻微的头低足高位,右侧抬高 15°~20°。

7. 从左侧两个 Trocar 内置入 2 把无损伤抓钳。依次探查肝脏、胆囊、胃、十二指肠、脾脏、网膜、结直肠和盆腔等。以盲肠为标志,交替抓住小肠自末端回肠向上探查至十二指肠悬韧带的空肠。或者患者改为头高足低位,提起横结肠,找到十二指肠悬韧带,以此为标志自上而下探查整个空肠、回肠至盲肠。在探查过程中根据具体需要调整患者体位以暴露小肠。

8. 找到病变小肠后,用一把无损伤抓钳持住小肠近端或远端。根据需要采取全腹腔镜小肠肠段切除或腹腔镜辅助小肠肠段切除。

9. 腹腔镜辅助小肠肠段切除术

(1)脐下纵向切口向上绕脐扩大至 4~5cm,切口保护套保护切口。无损伤抓钳持住的病变小肠经此切口拉出体外,要防止用力过度导致肠管或肿瘤破裂。

(2)在供应切除段的肠系膜主要血管两侧各分开一个间隙,充分显露血管。用两把弯止血钳钳夹(两钳间距 0.5~0.6cm),在钳间离断此血管。也可在腹腔镜下使用超声刀结合血管夹离断系膜血管后将小肠拉出体外。

(3)肠钳在距切缘 3~5cm 处夹住肠管,紧贴两端的直止血钳切除肠管,移除被切除的肠管,聚乙烯吡咯烷酮溶液消毒断端肠黏膜。

(4)常规吻合小肠断端,吻合方式有端端吻合、侧侧吻合和端侧吻合等,可使用手工缝合,也可使用吻合器完成吻合。具体吻合方式取决于外科医师爱好,一般情况下多采用端端吻合,也有一些外科医师更青睐侧侧吻合,因为其吻合口宽度大于端端吻合或端侧吻合,这在理论上可防止发生吻合口瘘或狭窄。但克罗恩病采用功能性端端吻合可能会降低术后吻合口复发率,应用更为广泛。

(5)小肠吻合完成后关闭系膜裂孔,再次检查吻合口通畅情况、血供情况。将小肠放回腹腔,关闭腹部切口。

10. 全腹腔镜小肠肠段切除术

(1)腹腔镜下游离预定切除的小肠肠管,使用超声刀结合血管夹离断系膜血管。

(2)将需切除肠段的近、远端相互靠拢并用布带扎紧,布带可打结;或紧贴肠壁用 2~3 枚血管夹钳夹布带以关闭肠腔;同时,在吻合肠袢的近、远端用腹腔镜无损伤抓钳夹持,并使输入、输出肠袢相互靠拢、平行,从而阻断病灶在肠腔内迁移,控制肠内容物外溢,并为吻合器放置做好准备。

(3)用超声刀或电凝钩在输入、输出肠袢的对系膜侧缘各开两个小口,切口大小以能插入 45mm 或 60mm 腹腔镜下直线切割吻合器为宜。置入直线切割吻合器时,布带向插入反方向牵引;抓持肠钳将输入、输出袢拉直、展平可以帮助直线切割吻合器放置。

(4)击发直线切割吻合器,两肠袢间建立通道。将第 2 个直线切割吻合器置于输入、输出肠袢的肠切开处下方,关闭并击发,切除病灶肠段,并闭合输入、输出袢。完成小肠侧侧吻合。

(5)腹腔镜下关闭系膜裂孔。标本置入标本袋,经脐部扩大的切口取出。关闭切口,重建气腹,冲洗腹腔并止血,必要时盆腔放置引流管一根。

11. 中转开腹的原因。腹腔粘连是中转开腹的最主要原因,特别是既往有腹部手术史的患者。轻度的粘连可以在腹腔镜下分离,广泛粘连,腹腔镜下解剖层次不清,腹腔镜下手术有损伤其他脏器的可能性。因此,术前需要充分评估腹腔粘连程度,慎重选择入路,掌握腹腔镜下粘连分离的原则及技巧,术前低估腹腔粘连程度、镜下无法探查分离盆腹腔结构的患者,应及时中转开腹手术以减少并发症的发生。中转开腹还有一个原因就是术中损伤血管导致大出血,腹腔镜下难以止血,导致开腹。另外,还有一些中转原因如腹腔脓肿形成、肠管多节段狭窄、肠内瘘或肠皮瘘形成等。总体而言,中转开腹的原因与疾病的复杂程度、主刀的经验与技术密切相关。

五、术中、术后并发症的预防及处理

腹腔镜小肠切除并发症主要包括腹腔入路相关并发症、气腹相关并发症及手术相关并发症。腹腔镜入路相关并发症包括血管损伤、胃肠道穿刺伤、膀胱穿刺伤、神经损伤、戳孔切口感染、疝。气腹相关并发症包括皮下气肿、纵隔气肿、气胸、心律失常、CO_2 潴留、腹内气体潴留相关的术后疼痛及静脉损伤导致的空气栓塞。本书主要讨论手术相关并发症。

1. 胃肠道损伤　胃肠道损伤是一种严重的并发症,因为它在初始腹腔镜手术时可能未被发现,而延误诊断会增加肠坏死、穿孔的风险,并可能导致患者死亡。气腹一经建立,在分离或操作过程中的电外科损伤或创伤可引起肠道损伤。有文献报道在建立腹腔入路期间发现的肠道损伤由组织分离、电凝或抓取组织导致者占总例数的 2/3。胃肠损伤的症状通常在术后 12~36 小时出现,但也可延迟至 3~7 天才出现。如果患者在腹腔镜手术后没有逐渐改善并且持续存在腹痛,尤其是伴心动过速或发热,则应怀疑并评估肠道损伤。尽管影像学检查显示的腹腔内游离气体是胃肠道损伤的征象,但是该征象在腹腔镜手术后可能并无帮助,因为约 40% 的患者在腹腔镜术后 24 小时会有超过 2cm 的游离气体。术后长达 1 周时间在 X 线片上常可见腹腔内游离气体,但气体量应随时间逐渐减少。观察期内腹腔游离气体量增多应引起注意,这一发现在被证实为其他原因之前应提示为空腔脏器穿孔。术中发现的电外科损伤应进行翻转并缝合至健康组织边缘,或切除包括损伤部位周围 1~2cm 的组织。谨记可见的热损伤总是少于实际的损伤。若电外科损伤范围较大并且存在不能缝合至正常组织边缘的任何风险,那么切除是合理的方法。

2. 切口感染　约 4% 的清洁切口和约 35% 的严重污染切口会发生感染。症状包括切口部位的局部红斑、硬结、发热和疼痛。可能发生脓性切口渗出和切口裂开。一些患者可出现感染的全身性表现,如发热和白细胞增多等。手术部位感染的患者特异性危险因素包括糖尿病、肥胖、免疫抑制、心血管疾病、吸烟、肿瘤、既往手术、营养不良和既往放射治疗。根据临床表现作出切口感染的诊断。在进行充分止血的同时避免过多组织损伤和缺血的外科技术对防止感染至关重要。若发生切口感染,需要切开感染切口,并进行探查、引流、冲洗、清创和开放性包扎。根据感染的严重程度决定是否需要使用抗生素治疗。一旦清除感染并且可见明显的肉芽组织,可以二次缝合切口或允许切口经二期愈合方式愈合。外科医师可以采用预防措施降低切口感染发生率,包括避免对有活动性感染的患者进行手术、预防性使用抗生素、正确备皮和术中保持无菌条件。组织损伤小的适宜手术技术与不会引起组织缺血的安全缝合术是同等重要的。

3. 术中腹腔出血　在分离组织过程中通过细致止血预防出血是腹腔镜手术的基本原则。一旦发现大量出血,则外科医师应立即通知麻醉医师进行液体复苏、输血或可能需要转为开腹手术。

在腹腔镜手术过程中发生的大量出血常是技术失误造成的,如在分离区域外意外烧灼,过度热扩散,吻合钉长度或高度、吻合技术不正确,在使用非血管吻合设备进行分离前未能辨明重要的血管结构。

压迫止血通常可以控制轻至中度出血。局部压迫能为外科医师选择最终止血方法争取时间,并且该

操作本身也可能是一种最终处理。大多数中小血管会产生痉挛,因此能减缓出血,并且结合简单的压迫常能够使其停止出血。为进行局部压迫止血,可通过 10mm 的 Trocar 置入海绵纱垫压迫发现的出血区域。止血材料可以很容易通过腹腔镜 Trocar,并与机械性压迫止血联合应用。一旦出血减缓或停止,则应当检查该区域以确定出血点,并通过夹闭、缝合、烧灼或上述其他任何方法对该出血点加以分离并控制。然后应当使用生理盐水对该区域进行仔细冲洗。冲洗时应当谨慎,尽量避免血液和其他体液对腹腔镜尖端造成污染。

当出血量较大时,如果腹腔镜下不能保持充分的可见度,则需要转为开腹手术。患者出现不良结局的一个重要原因是在遇到出血时未能及时转为开腹手术。部分有效或无效的腹腔镜下止血可以引起大量失血及其相关的临床后果。当尝试控制出血时,警惕损伤局部解剖结构的可能性,避免加重其他部位损伤。

4. 吻合口出血

(1)少量出血:少量出血定义为不需要输血和 / 或干预(内镜下干预、血管造影干预或手术干预),通常在 24 小时内停止的出血。手动缝合和 U 形钉吻合后的吻合口少量出血很常见,但很少报道,通常表现为患者最初几次排便时自限性排出暗红色血便。部分最初表现为少量出血的患者会进展为大出血并需要输血。减少吻合口出血的技术包括:①仔细检查吻合线,特别是侧侧吻合和功能性端端吻合;②肠切开处(吻合器械通过)关闭前翻转并检查线性吻合线;③缝合结扎,而不是对出血点进行电凝止血;④使用对系膜缘肠壁来创建吻合口,由此可避免把肠系膜嵌入吻合线;⑤考虑选择用可吸收缝线加固吻合口。

(2)大出血:大出血是指以下一种或多种情况。血流动力学不稳定,需要输血,需要急诊操作处理(如内镜、血管造影、手术)。手术干预应该用于病情不稳定或非手术治疗失败的患者。

1)初始治疗可以采用支持性治疗,包括输血和纠正任何潜在的凝血功能障碍。尽管经积极复苏处理,但血流动力学仍不稳定的患者,应尽早考虑手术治疗。

2)对出血点进行缝合结扎。

3)回结肠吻合发生的持续性出血,可以考虑内镜下处理。但是,既往研究中吻合口出血的病例数均较少,因此限制了对内镜下止血真实成功率的评估。术后早期行内镜检查的一个潜在并发症是吻合口裂开。

4)回结肠吻合发生的持续性出血,研究报道血管造影定位和使用动脉内加压素能有效止血。理论上,应用动脉内加压素(如垂体后叶素、血管升压素)后有缺血和吻合口渗漏的风险。对小肠吻合出血是否有效还需进一步研究。

5)当内镜下或介入止血失败时,有必要再次手术切除出血的吻合口。

5. 短肠综合征 是小肠被广泛切除后,小肠吸收面积不足导致的消化、吸收功能不良的临床综合征。最常见的病因是肠扭转、肠系膜血管栓塞或血栓形成、克罗恩病行肠切除。主要临床表现为早期的腹泻和后期的严重营养障碍。短肠综合征的患者,早期处理主要涉及补液和补充电解质纠正脱水、低血容量、电解质紊乱和酸碱失衡。待患者循环、呼吸等生命体征稳定后,尽早开始肠外营养支持,补充患者所需的营养物质。一旦患者的情况稳定,则应开始肠内营养。建议进行连续肠内营养或者少量多次肠内营养。已知复合平衡膳食多次肠内营养比要素膳更能增强肠道适应。但是,当患者有肠道炎症时,要素膳可起一定作用。微调肠内营养需要经常重新评估患者的吸收状态,因为吸收状态会随着肠道适应的逐步发生而改变。

某些不适合长期肠外营养或出现了长期肠外营养并发症且不能实现充分肠道适应的患者,提倡进行小肠移植。小肠移植被认为是短肠综合征最彻底的治疗方法,但术后严重的排斥反应至今尚难克服。但是,使用肠外营养支持情况稳定的患者或最终能够实现肠道适应并且正在逐渐摆脱肠外营养的患者,不应进行小肠移植。

也有一些非移植外科操作可用于改善短肠综合征患者的肠道功能,如改善吸收面积或减缓通过。减缓小肠通过的操作包括反转某些肠道节段或行结肠间置术以减缓营养素通过小肠的传输,以及设置可产生部分梗阻以阻挡肠内容物正常流通的人造肠瓣。据报道,在一些成人患者中上述方法已经取得了成功,但是年幼儿童和有小肠细菌过度生长的患者,这些方法是禁忌使用的。此类型的手术只能由经验非常丰富的外科医师完成。尽量避免过多的小肠切除,是预防短肠综合征发生的关键。

6. 术后麻痹性肠梗阻　术后麻痹性肠梗阻是指由影响胃肠道正常协调推进运动的非机械性损伤导致的顽固性便秘和经口摄食不耐受。当以下一个或多个体征或症状持续 3~5 天且未出现机械性梗阻时,则可认为发生术后麻痹性肠梗阻:①腹部膨隆、腹胀感和胀气感;②弥漫性持续性腹痛;③恶心和 / 或呕吐;④排气延迟或不能排气;⑤不能耐受经口进食。

一些措施可有效预防腹部手术后的麻痹性肠梗阻。特定的择期手术,建议如下。

(1)轻柔处理并尽量减少肠道操作。这样可以减少胃肠道运动障碍。虽然出血量可能增多,但无证据表明手术时间长对术后肠梗阻的持续时间有负面影响。因此,手术时长控制不能以牺牲细致、微创的手术技术为代价。为控制术后疼痛可使用局部麻醉药行中胸部水平硬膜外阻滞,越来越多的证据表明,相比全身性或硬膜外应用阿片类镇痛药,使用局部麻醉药行中胸部硬膜外阻滞能加快术后胃肠道功能的恢复。

(2)微创手术代替开腹手术。微创手术方法采用小切口,因此术后肠梗阻发病率降低。胃肠道和妇科文献中的大多数随机对照试验都已显示,腹腔镜手术相较开腹手术术后胃肠道运动障碍消失得更快。实际上,腹腔镜术后发生麻痹性肠梗阻是一个不乐观的征象,应怀疑隐匿性脏器(如肠道、膀胱、输尿管)损伤。

(3)使用非甾体抗炎药代替阿片类镇痛药镇痛。阿片类镇痛药可通过减少正常、协调的胃肠道运动导致术后胃肠道运动障碍。使用非甾体抗炎药控制疼痛,可减少术后阿片类镇痛药的使用,因此也可用于麻痹性肠梗阻的预防与处理。

(4)推迟术后进食、常规放置鼻胃管以及药物治疗对预防术后麻痹性肠梗阻均无效。对术后麻痹性肠梗阻采取肠道休息和密切监测的非手术治疗,采用饮食限制、静脉补液、尽量少用阿片类镇痛药以及选择性放置鼻胃管的方式进行针对症状的支持治疗是适当的。

7. 戳孔转移　戳孔转移是指腹腔镜肿瘤切除术后肿瘤在穿刺切口处生长。在有腹腔恶性肿瘤的情况下,进行腹腔镜手术后戳孔转移的发生率为 1%~2%,这与类似情况下开腹手术后伤口转移的发生率相当。可能的机制包括血行播散或肿瘤细胞直接污染,气腹的继发效应(如免疫抑制)以及手术技术。尽管尚不清楚能否预防戳孔转移,但降低戳孔转移风险的建议措施包括使用伤口保护装置和标本提取袋、使用药物预防肿瘤生长及戳孔切除。

8. 吻合口漏　吻合口漏通常发生于术后 5~7 天,约 50% 的渗漏发生于患者出院后,少部分患者发生在术后 30 天后。迟发的吻合口漏常隐匿地表现为低热、长时间的肠梗阻及其他术后感染性并发症引起的非特异性症状。小的、包裹性渗漏发生在临床病程的晚期,可能难以通过放射影像学检查与术后脓肿鉴别,使诊断不确定或漏报。吻合口漏的诊断要根据临床体征、影像学发现和术中发现来确定。临床体征包括疼痛、发热、心动过速、腹膜炎、引流物浑浊、脓性引流物。影像学征象包括腹水、积气,胃肠道造影可见对比剂外溢。术中发现包括肉眼可见的肠内容物溢出、吻合口破裂。

吻合口漏的处理取决于患者的临床情况、漏的性质及术中发现。根据患者的临床稳定性、影像学发现和影像学引导下经皮引流的可行性,可使用以下治疗方案。

(1)亚临床渗漏,定义为没有临床腹部表现的患者经影像学检测到的渗漏,可行期待疗法。

（2）表现为局限性腹膜炎与低级别脓毒症的患者可进行诊断性影像学检查。可使用口服、静脉或肠道用对比剂进行 CT 检查。如果存在漏，大部分可被定位。

（3）如果证实是游离的吻合口漏，则应将患者送入手术室行手术治疗。

（4）如果患者存在小的包裹性脓肿（<3cm）并且情况稳定，推荐使用广谱抗生素和肠道休息进行保守处理。

（5）较大的脓肿（>3cm）、多房性积液或多处积液，应尝试经皮引流。在技术上不可行影像学引导下的引流或尽管进行了引流但患者临床状况恶化的病例，应行剖腹探查。

（6）表现为弥漫性腹膜炎或较严重脓毒症伴低血压的患者，应进行复苏，并送入手术室行急诊剖腹探查。手术处理取决于术中发现。

（7）如果遇到无法手术的蜂窝织炎或有严重缺损者，最安全的方法是在吻合口旁放置引流装置或吻合口切除重建，并使用小肠造瘘转流。

（8）吻合口轻微缺损且组织质量满意的患者，可考虑行吻合口一期修复并放置引流装置。

（汪　勇　蔡秀军）

参 考 文 献

［1］ SEMM K. Endoscopic appendectomy [J]. Endoscopy, 1983, 15 (2): 59-64.

［2］ 吴孟超, 吴在德. 黄家驷外科学 [M]. 8 版. 北京: 人民卫生出版社, 2021.

［3］ CHAPRON C, PIERRE F, HARCHAOUI Y, et al. Gastrointestinal injuries during gynaecological laparoscopy [J]. Hum Reprod, 1999, 14 (2): 333-337.

［4］ KURZ A, SESSLER D I, LENHARDT R. Perioperative normothermia to reduce the incidence of surgical-wound infection and shorten hospitalization. Study of Wound Infection and Temperature Group [J]. N Engl J Med, 1996, 334 (19): 1209-1215.

［5］ MARTÍNEZ-SERRANO M A, PARÉS D, PERA M, et al. Management of lower gastrointestinal bleeding after colorectal resection and stapled anastomosis [J]. Tech Coloproctol, 2009, 13 (1): 49-53.

［6］ LAYEC S, BEYER L, CORCOS O, et al. Increased intestinal absorption by segmental reversal of the small bowel in adult patients with short-bowel syndrome: a case-control study [J]. Am J Clin Nutr, 2013, 97 (1): 100-108.

［7］ VIANNA R M, MANGUS R S. Present prospects and future perspectives of intestinal and multivisceral transplantation [J]. Curr Opin Clin Nutr Metab Care, 2009, 12 (3): 281-286.

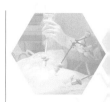

第三十三章 腹腔镜泌尿系统手术

男性泌尿生殖系统中的多数器官包括肾、输尿管、膀胱、前列腺、精囊等,均位于腹膜后间隙和盆腔内。肾上腺虽不属于泌尿系统的器官,但其紧邻肾脏上极,和肾脏共同位于腹膜后间隙的肾周筋膜囊内,因此其手术多由泌尿外科医师实施。这些器官解剖位置深,与腹膜后和盆部的大血管、神经等重要结构关系密切,并与上腹部、盆腔内的消化器官、生殖器官毗邻。

传统开腹手术中,这些器官的暴露相对困难,不容易做到精细解剖。随着腹腔镜技术和手术系统的不断进步和完善,现在几乎所有的泌尿系统手术都能用腹腔镜技术实施和完成,包括复杂肿瘤的根治性切除手术、需要保留器官结构和功能的手术及修复重建性手术。与开腹手术比较,腹腔镜泌尿系统手术相对创伤更小,局部解剖结构和标志显露更清晰、辨识更准确,进而使术者能沿正确解剖层面和间隙操作,再辅助先进的能量发生设备和器械,可在完全控制出血的情况下完成解剖性手术,因此具有较为明显的优势,但同样需要手术者通过由简到难、循序渐进的学习曲线逐步掌握。

第一节 腹腔镜肾上腺手术

一、适应证

肾上腺为腹膜后器官,左右各一,位于膈顶下方、肾脏上方前内侧,紧邻腹部大血管。因其位置深,开腹手术不容易暴露,腹腔镜手术具有明显优势,已成为肾上腺手术的首选。腹腔镜肾上腺手术主要包括肾上腺肿瘤切除、肾上腺次全切除及肾上腺全切除术。

常见的原发肾上腺肿瘤包括肾上腺皮质腺瘤(功能性或无功能)、肾上腺皮质癌、嗜铬细胞瘤等。影像学发现的肾上腺包块,即便没有任何临床表现,都应对肾上腺功能和肿瘤恶性程度进行评估。较小的、无功能的、偶然发现的肾上腺肿物可随访观察,直径>4cm 的肾上腺肿物,为避免其发生恶变应手术切除。

肾上腺转移性肿瘤常见的包括黑色素瘤、肺癌及乳腺癌等,肾上腺活检只有在排除嗜铬细胞瘤后才予以考虑;同时,也只有在明确其组织类型及没有肾上腺外转移后才考虑手术切除。肾上腺皮质癌相对罕见且具侵袭性,肿瘤较大者(直径>6cm)需怀疑。通常癌的特征包括侵袭周围组织、淋巴结肿大、肿块内坏死或出血等,高度怀疑皮质癌者应行开放性肾上腺切除术,而不适宜腹腔镜手术。

二、术式选择及术前准备

腹腔镜肾上腺手术可选择经腰腹膜后入路或经腹腔入路。多数病例经腹膜后入路即可顺利完成,少数肿瘤较大(直径>6cm)、与邻近重要结构如大血管、肝脏、胰腺等关系密切者,可采用经腹腔入路,操作空间更大,且易于根据术中需要增加相应的辅助操作孔协助手术操作。

肾上腺功能性皮质腺瘤和嗜铬细胞瘤,都需要有针对性地进行充分的术前准备,否则易发生严重的围手术期并发症,严重者可威胁患者生命。另外,功能性皮质腺瘤术后、库欣综合征行双侧肾上腺全切或次全切除术后,容易出现肾上腺皮质功能不足,都需要补充肾上腺皮质激素,否则可能发生肾上腺危象。

(一)醛固酮增多症

患者都表现为不同程度的高血压和低钾血症,术前需用螺内酯和补钾纠正,一般1~2周,血钾应恢复到正常生理水平。

(二)库欣综合征

促肾上腺皮质激素(adrenocorticotropic hormone,ACTH)依赖的库欣综合征的患者若有单侧肾上腺瘤,则推荐行肾上腺切除术;若由肾上腺结节状增生导致的库欣综合征,可能需要切除双侧肾上腺,因为肾上腺结节状增生常累及双侧肾上腺,单侧切除可能效果有限。年龄<50岁的亚临床库欣综合征患者推荐行肾上腺切除术。此外,合并高血压、糖尿病、ACTH抑制的亚临床库欣综合征患者,也推荐行肾上腺切除术;若患者无明显的临床表现且ACTH正常则可以考虑先行观察,暂不行手术治疗。

(三)嗜铬细胞瘤

使用α受体拮抗剂对术前血压进行控制,同时也有助于充分封闭血管α受体,避免因术中挤压瘤体大量儿茶酚胺释放入血引起的血压急剧升高,以及切除瘤体后儿茶酚胺水平降低,容量血管急速大量扩张引起的血压骤降。手术原则包括早期结扎肾上腺静脉、尽量避免对周围组织进行操作以保护肾周筋膜。

三、应用解剖及手术规范

肾上腺和肾脏都是包裹在肾周筋膜(Georta筋膜)囊内的腹膜后器官,周围均由肾周脂肪组织所包绕。肾上腺位于肾周筋膜囊腔内顶端、膈顶下方、腹膜后大血管后外侧、肾脏上方前内侧,与肾脏由肾周脂肪组织隔开。

1. 右肾上腺前方为肝脏,前内侧为下腔静脉,上方为肝脏与膈肌。右肾上腺中央静脉短,直接汇入下腔静脉。

2. 左肾上腺前方从前向后依次为胃、胰尾与后腹膜。左肾上腺的中央静脉自其下方发出,与膈下静脉汇合后汇入左肾静脉。

3. 肾上腺血供较为丰富,其血供来自主动脉、膈下及肾血管。这些供应的血管分成数十支小支穿过肾上腺包膜进入肾上腺,用超声刀均能满意闭合、切断。

腹腔镜肾上腺手术的关键在于肾上腺的充分暴露和游离,以及中央静脉的控制和处理。如切除整个肾上腺,需要结扎、切断中央静脉。单纯行腺瘤切除或肾上腺部分切除则不需要。嗜铬细胞瘤手术最好先处理中央静脉。

腹膜后入路良好暴露肾上腺,可充分利用肾周筋膜囊前方和后方的肾前、肾后间隙。在建立好腹膜后气腹空间后,只切开锥侧筋膜而非肾周筋膜,即可辨识肾周筋膜前叶与腹膜返折之间的交界,循此交界向腹侧推开腹膜,就可以进入肾前间隙,该间隙为相对无血管区的解剖层面,前方为后腹膜、后方为肾周筋膜前叶,内为少量白色网状的疏松结缔组织,充分向肾门、脊柱方向扩大此间隙,直到大血管外侧,就可在肾周脂肪外甚至肾周筋膜囊外,充分暴露肾上腺的腹侧和内侧。若一开始就切开肾周筋膜进入肾周脂肪囊,在肾上腺肿瘤小、肥胖、肾周脂肪多而致密的病例,暴露肾上腺变得相对困难。

四、腹膜后手术主要步骤

(一)体位

患侧向上的完全侧卧位,健侧下肢屈膝、患侧下肢伸直,升高腰桥、充分延展髂嵴与肋弓下缘之间的距离。良好固定肩部和骨盆部,有利于术中体位的保持。

(二)建立腹膜后气腹空间

肾上腺腹腔镜手术多用 3 个 Trocar,操作孔 Trocar 穿刺经过体壁时可略向肾上腺方向倾斜。

(三)游离肾前间隙

切开锥侧筋膜,仔细辨识肾周筋膜前叶与腹膜返折之间的交界,循此交界面钝性和锐性结合向腹侧推开腹膜,肾前间隙内为少量白色网状的疏松结缔组织。充分向肾门、脊柱方向扩大此间隙,直到大血管外侧、膈顶下方,就可显露肾上腺的腹侧、内侧和头侧。

在腹膜返折部分离时,容易切开腹膜,有经验的术者可继续完成后续操作。如腹腔充气后影响后续操作,可在髂前上棘内上方做一辅助操作孔,置入器械协助前推腹膜。若切开了肾周筋膜,则进入肾周脂肪组织,可再仔细辨识邻近的白色网状结构后重新回到肾前间隙。

(四)完全暴露肾上腺

沿肾上腺内侧缘,切开被覆其表面的肾周筋膜前叶,此部在右侧较为疏松明显,在左侧常较为致密。切开后,大血管在重力和气腹压的双重作用下,就可以离开肾上腺,由此获得安全的解剖空间。然后,紧邻肾上腺下方切开该部肾周筋膜前叶,进入肾上腺与肾脏之间的肾周脂肪组织,超声刀切开脂肪组织,即可进入肾上腺背侧后方,并将肾上腺下份掀起。

肥胖或肾周脂肪组织多而致密者,在游离肾前间隙后,可转至肾周筋膜囊后方,游离肾后间隙,进入肾上腺后方区域,在肾上腺背侧充分游离,直至其内侧缘和膈顶。之后,再进入肾上腺与肾脏之间的肾周脂肪组织,进行肾上腺的充分游离。必要时可通过辅助操作孔下压肾脏上极以协助暴露。

(五)控制和处理中央静脉

左侧在完成以上步骤后,即可游离汇入左肾静脉的中央静脉。右侧多需在肾上腺后方再沿腔静脉外侧向头端游离,才能将肾上腺向外推开和牵张,进而接近和显露从后外侧直接汇入下腔静脉的中央静脉。中央静脉游离和暴露后,可用 Hem-o-lok 夹、钛夹或超声刀等封闭后切断。

(六)切除肾上腺或肾上腺肿瘤

如单纯切除肾上腺肿瘤(或肾上腺次全切),多数情况下不需要完全游离和切断中央静脉。在暴露肾上腺腹侧、背侧后,即可用超声刀沿肿瘤边缘切开正常肾上腺组织,将肿瘤完整切除。如已切断中央静脉,即可将整个肾上腺周围游离后,完整切除。

五、术中并发症的预防及处理

(一)肾上腺腺体撕裂、出血

肾上腺实质和肿瘤瘤体质脆、包膜薄弱,在游离过程中,如用器械直接抓持、牵拉、顶压,容易发生瘤体破裂、腺体撕裂,如撕裂部位近中央静脉进入腺体部,常导致明显的出血,影响后续的操作。因此,在游离肾上腺时,应沿肾前间隙、肾后间隙充分游离,直至肾上腺内侧缘,使肾上腺腹侧、背侧充分显露;可保留腺体周围少量的脂肪结缔组织做抓持、牵拉;以无创抓钳或吸引器的杆面而非头端抬起腺体或瘤体,以减少对腺体和瘤体的损伤。行单纯腺瘤切除,切开正常肾上腺组织时,可先用超声刀半闭合状态夹持腺体,凝固后再切开。若发生明显出血,可充分游离出残余的正常腺体后夹上 Hem-o-lok 夹,或直接缝合腺体止血。

(二) 中央静脉滑脱、腔静脉出血

切除整个肾上腺或较大嗜铬细胞瘤,需要控制和切断中央静脉。右侧中央静脉短,直接汇入腔静脉,如瘤体大、腺体周围组织致密,在游离、暴露肾上腺内侧缘以及夹闭、切断中央静脉的过程中,可能发生中央静脉、下腔静脉血管壁的损伤,或者中央静脉滑脱,过短者可直接退缩成下腔静脉壁上的破孔。因此,在沿肾前间隙游离肾上腺内侧缘与下腔静脉交接部时,宜充分切开被覆于两者表面的肾周筋膜前叶,获得肾上腺与下腔静脉之间的操作间隙,以利于后续显露和游离整段中央静脉。若发生中央静脉滑脱或下腔静脉小破口损伤,可用器械、纱条压迫,尝试用钛夹夹闭静脉断端或破口,若无法夹住则用 4-0 或 5-0 聚丙烯缝线直接缝合止血。如瘤体大,可在压迫止血情况下,切除腺体或瘤体充分暴露出血部位后,再缝合止血,必要时可增加辅助操作孔协助操作。若腔静脉损伤破口大、瘤体大,尝试腹腔镜下缝合不成功者,应在压迫出血部位的情况下,中转开腹手术。

(李 响　朱育春　魏 强)

第二节　腹腔镜肾手术

一、适应证

腹腔镜肾手术包括肾囊肿去顶减压术、单纯肾切除术、根治性肾切除术及肾部分切除术等。

1. 单纯肾切除术　主要适用于各种良性疾病导致的患侧肾功能严重受损或失功、活体肾脏移植的供肾切取。

2. 根治性肾切除术　则针对临床诊断为肾恶性肿瘤者,最佳适应证为局限性肾癌。进展性肾癌尤其是合并下腔静脉瘤栓者,腹腔镜手术即使对有充分腹腔镜手术经验的术者也是相当大的挑战。

3. 肾部分切除术　主要针对肾肿瘤需要行保留肾单位手术,包括对侧肾脏缺失(解剖性独肾)、无功能(功能性独肾)的绝对适应证或有潜在影响肾功能的疾患(相对适应证),以及患侧肾脏肿瘤可以完整切除而又能以保留同侧肾脏的情况(选择性适应证)。位于肾门部、完全内生性的复杂性肾肿瘤,腹腔镜手术同样属于挑战性手术,需要通过比较长的学习曲线循序渐进地掌握。

二、术式选择及术前准备

(一) 术式选择

1. 单纯肾切除术　一般都能经过后腹腔入路完成,对于感染性无功能肾而言,如为重度肾积脓,经腹腔入路可获得更好的操作空间,但也面临操作挤压之后肾脏破裂,脓液外溢污染腹腔的风险。

2. 根治肾切除术　局限性肾癌可选择后腹腔和经腹腔入路,两者无论在肿瘤控制和并发症方面,均没有显著差异。局限性肾癌如肿瘤体积过大导致后腹腔操作空间狭小者,可选择经腹腔入路,尤其是位于下极的超过 10cm 的肿瘤。进展性肾癌需要根据肿瘤的大小、局部侵袭的程度、肾动静脉与肾门肿大淋巴结之间的关系,来选择经腹腔还是后腹腔入路。合并下腔静脉瘤栓者,可以联合后腹腔和经腹腔入路,先经后腹腔控制和处理肾动脉,再经腹腔入路完成后续的大血管控制、瘤栓取出及患肾切除。

3. 肾部分切除术　选择经后腹腔入路还是经腹腔入路取决于术者习惯及肿瘤所处的部位。通常

情况下，右侧肾脏肿瘤位于上极和后份、左侧位于上极和前份，选择后腹腔入路。若位于其他部位，选择后腹腔入路需要充分游离肾脏。肾门部、前份肿瘤及大体积的下极肿瘤，多选择经腹腔入路。若术者有充分的经验和手术技巧，两种入路都可以完成。

（二）术前准备

肾囊肿去顶减压术需行肾脏 CT 或静脉肾造影，明确囊肿与集合系统不相通，排除肾盂憩室的可能。无论是单纯肾切除术、根治肾切除术还是肾部分切除术，除全腹增强 CT 评估患侧肾脏病变的详情外，还需要行核素肾图或肾显像检查评估对侧肾功能。结核肾、肾门血管被淋巴结包绕者行腹腔镜肾切除，需要充分和患方沟通术中中转开腹手术的可能性；复杂部位的肿瘤行肾部分切除术，术前的肾血管成像、三维成像能够帮助术者分析肿瘤与肾血管、肾窦、集合系统之间的毗邻关系，设计恰当的手术入路。除简单的肾囊肿去顶减压手术外，其他肾手术均有发生围手术期出血的风险，术前宜常规备血。

三、应用解剖及手术规范

（一）腹膜后间隙的应用解剖

肾脏与肾上腺同为腹膜后器官，都在肾周筋膜所包绕的肾周脂肪囊内。腹膜后隙是位于腹膜腔后、腹后壁骨骼肌肉前的间隙。该间隙前方为壁腹膜，后方为腹内筋膜，上起自膈，下至骶骨岬并向盆部延续。腹膜后隙内主要容纳了腹部的大血管、神经和淋巴等结构，以及胰腺、十二指肠、升降结肠、肾上腺、肾脏、输尿管腹段等脏器。在这些结构和脏器之间，充填着疏松的结缔组织。从应用解剖的角度，这些结构和脏器在腹膜后间隙并不处于同一个解剖层面。Hayes、Tobin 等在 20 世纪中叶就将腹膜后结缔组织分为三个解剖层。

1. 内层　为腹膜后方的支撑结缔组织。该层紧邻后腹膜，腹膜后的消化器官如十二指肠、胰腺、升降结肠及其血管、神经等与其关系密切，甚至可以认为就是由此层结缔组织包绕。

2. 中间层　主要为肾周筋膜及筋膜囊所包含的各种组织结构，包括肾上腺、泌尿生殖系统及大血管等。

3. 外层　为构成腹壁的内层筋膜，也就是衬贴在腹壁肌层内面的筋膜（腹内筋膜），包括腹横筋膜、锥侧筋膜、腰大肌和腰方肌筋膜等。

（二）肾周筋膜囊的应用解剖

肾脏位于中间层的肾周筋膜囊内。肾周筋膜为前后两层，即肾前筋膜和肾后筋膜。这两层包绕肾上腺、肾脏、输尿管及肾周脂肪、生殖血管等。其顶部在膈下融合，并与膈下筋膜相附着。在肾区内侧，肾前筋膜越过腹主动脉、下腔静脉的前方与对侧的同名筋膜相连，而肾后筋膜则紧贴外层腰肌筋膜的前方，附着于脊柱两侧。在肾区以下，肾前筋膜向下消失于腹膜下筋膜中，肾后筋膜向下达到髂嵴后与髂筋膜愈着。因此，肾前、后筋膜在下方互不融合。

（三）肾脏与周围脏器的毗邻

左、右肾在脊柱两侧，平对 T_{12}~L_3，其中左肾比右肾约高半个椎体。除肾上腺外，与肾脏相毗邻的器官前方有肝、胰、脾和消化管道。肝大部分在右侧，居右肾上腺和右肾的前方，中部跨越下腔静脉前面，左侧只有小部分位于食管前方。胰头位于 L_2 水平、下腔静脉的前方，上、右、下三面均为十二指肠包绕，十二指肠降部恰好经过右肾门。胰体斜向左上，跨越主动脉、左肾上腺、左肾门，移行为胰尾。胰尾末端接脾，位于左肾上外侧部的前面。肝下面有结肠右曲，位于右肾下极的前外侧。脾的下方有结肠左曲，位置比结肠右曲高，位于左肾下半的前外侧。胃在胰体和胰尾的前方，胃后方的结构总称胃床，它的构成除胰腺外，还有左膈脚、左肾上腺、左肾和脾。胃下方有横结肠，两者下缘都附有大网膜。

经后腹腔入路行肾脏手术，应用解剖的要点首先是正确辨识和切开被覆在肾周筋膜囊侧外方的锥侧筋膜,这样就可以在肾周筋膜前、后方的无血管平面建立肾前间隙和肾后间隙,之后在肾门部切开肾周筋膜后层、前层,就可以在大血管的外侧,暴露和处理肾动、静脉。

经腹入路则和开腹手术类似,首先需沿结肠旁沟侧腹膜和后腹膜交界线(Toldt's 线)切开腹膜,在肾周筋膜前层的表面将结肠松解、游离,右侧还需要在腔静脉的表面向左侧推开十二指肠,充分暴露手术侧的后腹腔。然后,在肾门区域(自肾下极平面至肾上腺平面),沿腹部大血管的外侧切开肾周筋膜前层,这样就能够良好地暴露和处理肾门血管。

四、后腹腔入路肾手术主要步骤

(一)体位

患侧向上的完全侧卧位,健侧下肢屈膝、患侧下肢伸直,升高腰桥、充分延展髂嵴与肋弓下缘之间的距离。良好固定肩部和骨盆部,利于术中体位的保持。

(二)建立腹膜后气腹空间

肾脏切除的腹腔镜手术多用 3 个 Trocar,Trocar 穿刺经过体壁时可略向头侧倾斜。困难病例的肾部分切除手术,可预留辅助操作孔(参见第八章第二节)。

(三)游离肾前、肾后间隙

清理术野区的腹膜外脂肪,显露腹膜后空间。仔细辨识肾周筋膜前叶与腹膜返折之间的交界,并单层切开被覆在两者表面的锥侧筋膜,循肾周筋膜前叶与腹膜返折之间的交界面,钝性和锐性结合向腹侧分离和推开腹膜,肾前间隙内为少量白色网状的疏松结缔组织。若行肾脏切除手术,可先充分向肾门方向扩大此间隙,直至大血管外侧,就可显露大血管和肾门。

在肾部分切除术中,如先完全游离肾前间隙达腹部大血管外侧,之后再游离肾后间隙,气腹压将从前方挤压肾周筋膜囊,暴露肾动脉有时会有一定难度,特别在肥胖的病例。因此,可在腹膜返折部游离少部分肾前间隙后,就转向后方,完全游离肾后间隙,直接从肾脏后方游离和控制肾动脉。

单纯肾囊肿去顶减压术则不需要游离肾周筋膜外的肾前、肾后间隙,清理完腹膜外脂肪后,将锥侧筋膜和肾周筋膜自肾上极向肾下极一并纵向切开,并根据囊肿的位置,切开肾脏表面的肾周脂肪,至肾实质表面,游离肾囊肿,沿囊肿壁与肾实质交界边缘,将突出肾表面的囊肿壁切除。

(四)处理或控制肾、动静脉

肾前、后间隙游离后,肾门部就可从前方和后方获得充足的操作空间。如行肾脏切除,钝性和锐性结合分离出足够长度的肾动、静脉,分别予以结扎、离断,先动脉后静脉。多数采用 Hem-o-lok 夹结扎血管,肾血管近端留置至少 2 个 Hem-o-lok 夹,以防滑脱。肾门游离困难者,可以用内镜切割吻合器集束处理肾蒂;还可以先游离肾脏下极,之后将输尿管上段和肾盂抬起,逐步向肾门方向游离,接近并显露肾动、静脉,加以处理。

行肾部分切除术,在多数情况下游离足够长度的肾动脉即可;复杂病例还需游离足够长的肾静脉;以便后续的血管阻断,可分别用血管带牵绕。

(五)肾脏切除或肾部分切除

若行根治性肾切除,在结扎和切断肾门血管后,因肾前、后间隙在之前已游离得较为充分,可沿该平面向上游离直达膈顶下方,向下游离达肾下极以下水平,之后从下方切开肾周筋膜和脂肪,找到输尿管上段,予以结扎和切断,就可以在肾周筋膜囊内将整个肾脏连同周围的脂肪组织完整切除。单纯肾切除则可以在肾周脂肪囊内游离肾脏,处理肾门血管和上段输尿管,就可将肾脏切除。

肾肿瘤行肾部分切除术,不仅需要完整切除肿瘤,还需缝合肾实质及切开的肾窦和集合系统。手术步骤如下。

1. 游离肿瘤和肾脏 根据肿瘤所处的部位,在邻近肿瘤的位置打开肾周脂肪囊,在肾脏实质表面游离,逐渐接近和显露肿瘤,尽可能保留肿瘤表面的肾周脂肪。若肿瘤位置不利于后续的腹腔镜下切除和缝合,需在肾周脂肪囊内充分游离整个肾脏,使肾脏有足够的活动度。

2. 切除肿瘤 充分游离后,用血管阻断夹阻断肾动脉,在距肿瘤 5mm 的正常肾实质部切开,寻找肿瘤与正常肾实质之间相对乏血供的过渡区,钝性和锐性解剖结合,将肿瘤连同周围 5mm 左右的正常肾实质完整切除。

3. 缝合肾实质和肾窦、集合系统 若肿瘤体积小、位置表浅,切除肿瘤后肾窦表面仍为完整肾实质,只需行肾皮质的单层缝合。若肿瘤切除后,肾窦敞开,甚至集合系统被切开,则需要做至少两层缝合,内层用可吸收线如 3-0 倒刺线,沿敞开肾窦的肾髓质连续缝合,将集合系统、肾窦创缘被切开的小血管一并关闭和缝扎,同时也缩小了肾实质的缺损、降低了外层缝合时的张力,有助于肾实质的良好对合。外层肾实质可用 2-0 可吸收线或倒刺线连续缝合。

五、术中并发症的预防及处理

(一) 术中出血

腹腔镜肾手术,在正确层面分离和解剖,一般不会发生明显的术中出血。但在肾门部粘连严重、肾血管多个分支等病例,在游离肾门、显露和处理血管的过程中,可能发生血管损伤、滑脱等情况;肾周炎症、粘连严重的病例,在游离肾脏过程中,则可能发生肾实质破裂、出血等情况。肾部分切除时,若多支肾动脉、肾门部中央型肿瘤、血管阻断不充分,在切除肿瘤过程中,可以发生明显出血。

(二) 肾门血管损伤、滑脱

在肾门游离过程中,可能导致肾动脉和肾静脉损伤。粘连不重的病例,仔细解剖,逐步分离,多能暴露主要的肾门血管。无法确定是否有血管支在内的组织条束,分离显露后,以 Hem-o-lok 夹牢固夹闭或能量器械完全封闭。切忌盲目切割肾门部汇入肾脏的大束组织。若切破或撕裂肾静脉,压迫或夹住破口,控制出血,分离显露血管主干,肾切除则直接结扎、离断。其余情况则用聚丙烯缝线缝合修补。肾动脉主干不容易损伤,但严重动脉粥样硬化在放置 Hem-o-lok 夹时,可能导致动脉内膜剥脱,重者可引起动脉破裂。术中若怀疑肾动脉条件差,宜轻柔分离足够长度的肾动脉,先用钛夹阻断动脉血流,再在其远端放置 Hem-o-lok 夹。

(三) 肾实质、肾上腺的损伤

在游离肾脏过程中,如粘连重、分离困难,有可能引起肾实质和肾上腺的裂伤。术中发现有明显粘连,不易分离,可远离肾实质和肾上腺进行操作。浅表小裂伤无须处理,其余情况需缝合修复并止血。

(四) 肾部分切除术中出血的预防和处理

复杂病例的肾部分切除术,术前肾血管造影、肾脏及血管三维重建等,有助于了解肾动静脉有无分支,数目、位置、与肿瘤之间的关系。预先分离出各血管分支,有助于在切开肾实质、发生明显出血时予以控制。肾门中央内生型肿瘤,不仅需阻断肾动脉,必要时还需阻断肾静脉,以控制肾窦内的明显出血。切除肿瘤时,沿肿瘤与正常肾实质之间相对乏血管的层面,钝性和锐性结合剥离肿瘤,邻近或进入肾窦后,遇到较大肾窦内血管分支可予以钳夹或封闭。切开的肾实质创面仍有明显出血,多数还有没有控制的分支血管,可用纱条和吸引管压迫出血部位,待肿瘤切除后,用 3-0 倒刺线缝合止血。

(李 响 刘振华 魏 强)

第三节 腹腔镜膀胱手术

一、适应证

腹腔镜膀胱手术主要为肌层浸润性膀胱癌的根治性膀胱全切手术。非肌层浸润性膀胱癌一般采取经尿道膀胱肿瘤电切。有经验的术者也可用腹腔镜技术完成各类膀胱切除手术和重建手术,如膀胱憩室切除术、脐尿管囊肿(脓肿)切除术、输尿管膀胱再植术、膀胱扩大术以及根治性膀胱全切后的全腹腔镜下肠道新膀胱的重建手术等。本节重点介绍和讨论腹腔镜根治性膀胱全切术。

二、术式选择及术前准备

腹腔镜根治性膀胱全切术和开腹手术一样,其切除范围包括膀胱和周围组织、前列腺和精囊(男性)、子宫和附件(女性),并需要做盆腔区域性淋巴结清扫。淋巴结切除的范围一般包括闭孔、髂内、髂外组淋巴结,为膀胱癌的标准盆腔淋巴结清扫,如扩大淋巴结清扫则还应包括髂总、骶前甚至大血管下端等各组淋巴结。另外,膀胱固有肌层外没有完整的纤维性器官包膜,膀胱周围组织为含有淋巴管和血管的疏松脂肪性结缔组织,仅膀胱顶部覆盖腹膜。肌层浸润性膀胱肿瘤有较高风险发生周围组织的微小侵袭和扩散,术中需将膀胱连同周围组织、顶部覆盖的腹膜一并切除。

由于以上手术切除范围的需要,腹腔镜根治性膀胱全切术多采用下腹部经腹腔入路来完成。如采用腹膜外入路,需游离膀胱顶部和腹膜,位于顶部的浸润性膀胱癌,则可能有残留已经扩散的微小病灶的风险。另外,采用腹膜外入路时,即使有经验的术者,一般也只能做到标准的盆腔淋巴结清扫,无法实施扩大的盆腔淋巴结清扫。盆腔淋巴结的清扫,在膀胱切除之前或之后进行均可。

根治性膀胱全切术需要行尿流改道。目前最常用的尿流改道包括输尿管皮肤造口、回肠流出道(Bricker 手术)和原位肠道新膀胱术(以 Studer 新膀胱为代表)三种。后两种都需要用一段肠道(多数用末段回肠)来行尿流改道。因此,除常规术前准备外,还需要行肠道准备。传统肠道准备需术前严格禁食(3 天)、应用肠道抗生素(3 天)、全肠道清洗(术前 1 天)、围手术期留置胃管等。随着加速康复外科理念和技术的临床应用,考虑使用回肠做流出道或新膀胱的病例,已简化为适度的肠道清洗,采用复方磷酸钠溶液口服、术前禁食 6~8 小时即可。

三、应用解剖及手术规范

经腹腔入路的膀胱切除手术在应用解剖方面需要辨识和利用的解剖标志、结构,以及解剖层面和间隙,包括盆段输尿管,直肠子宫陷凹,腹膜会阴筋膜,下腹部盆底腹膜及其韧带,盆内筋膜,耻骨前列腺韧带,前列腺背血管丛,盆部间隙(直肠前间隙、耻骨后间隙、直肠侧间隙),膀胱前列腺侧后血管蒂等。

(一)盆段输尿管

输尿管在腹膜后沿腰大肌前面下行,在髂总动脉分叉附近跨越髂血管进入盆腔。该处是手术时寻找输尿管的最佳部位。输尿管跨越髂血管后,沿髂内动脉前面下行,至接近坐骨棘水平时转向前内侧抵达膀胱。左输尿管越过髂血管处常为乙状结肠系膜根部覆盖,特别是体型矮胖的患者,需适当游离该处后腹膜,才便于显露和游离输尿管。游离输尿管应完整保留其周围的疏松结缔组织鞘,内为与输尿管相伴行的交通血管。如紧贴输尿管壁游离,长段剥除其周围组织,则易发生输尿管末端缺血,进而继发输尿管下段和吻合口的狭窄。

(二) 直肠子宫陷凹

覆盖在膀胱上面的腹膜向后,在男性向下伸延至精囊平面,继而转至直肠上 2/3 的前面,形成直肠膀胱陷凹。在女性,腹膜向后覆盖子宫体,形成膀胱子宫陷凹。经腹腔途径手术时,需要在陷凹处切开腹膜,才能进一步游离膀胱后方,显露腹膜会阴筋膜,进入膀胱后直肠前间隙。

(三) 腹膜会阴筋膜

在男性位于直肠与膀胱之间,称直肠膀胱隔;女性位于直肠与阴道之间,称直肠阴道隔。为冠状位的结缔组织隔,上连腹膜盆腔陷凹的底,下达盆膈上筋膜,两侧附于盆腔侧壁的盆壁筋膜。一般认为是直肠子宫陷凹的凹底两层腹膜愈合的遗迹,称为腹膜会阴筋膜。该筋膜常与前方的前列腺、精囊或阴道壁愈着较为紧密,后方则为直肠前疏松结缔组织。行膀胱全切手术、前列腺根治手术都需在腹膜会阴筋膜后方游离,进入直肠前间隙,在这一重要的解剖平面,直肠很容易被向后推开并得以保护。

(四) 下腹部盆底腹膜及其韧带

经腹腔入路的盆腔手术,需要切开盆底腹膜,才能进入膀胱和前列腺前方的间隙。膀胱呈三棱锥体形,尖端借脐正中韧带(胚胎时脐尿管)连于脐部。膀胱顶面由腹膜覆盖,该部腹膜向前与腹前壁的腹膜延续,并在此处形成腹膜返折。在下腹部及盆部腹膜上,除脐正中韧带外,在其两侧还有起自髂内动脉的脐血管闭锁形成脐外侧韧带。脐正中韧带与脐外侧韧带之间的腹膜上常覆盖较多内含滋养血管的腹膜外脂肪,而外侧的腹膜与其前方的腹横筋膜间多数为相对无血管的层面。

(五) 盆内筋膜

盆内筋膜是腹内筋膜向盆腔的直接延续,覆盖于盆底,分为壁层和脏层。壁层覆于盆壁肌肉表面,又称肛提肌筋膜,脏层则覆盖于膀胱及前列腺表面。壁层与脏层相延续覆盖于膀胱前列腺前外侧,止于直肠前方。沿壁层和脏层交界部切开盆内筋膜,就可以进入膀胱及直肠侧方间隙,以方便处理膀胱前列腺的侧后血管蒂。

(六) 耻骨前列腺韧带、耻骨膀胱韧带

为盆内筋膜在耻骨后方局部增厚形成,在中老年男性,多数为典型的韧带结构,起于耻骨结节骨面,止于前列腺尖部两侧,称为耻骨前列腺韧带;女性则止于膀胱尿道交界部,称为耻骨膀胱韧带。男性中年之前由于前列腺没有增生,该结构附着于膀胱与前列腺交界部,也称耻骨膀胱韧带。切断该韧带,更容易处理前列腺尖部、膜部尿道和前列腺背血管丛。

(七) 前列腺背血管丛

前列腺背血管丛为前列腺背侧及前外侧的静脉丛,以及局部细小的滋养动脉,又称背静脉复合体。阴茎(阴蒂)背静脉穿过尿生殖膈后分为浅、深支经膜部尿道表面和前外侧汇入该静脉丛。浅支于双侧耻骨前列腺韧带中间穿行到前列腺表面的疏松脂肪结缔组织中。前列腺尖部与膜部尿道的解剖和离断,不可避免地要切断这些静脉血管,先予缝扎更容易控制出血。没有经验的术者,常因该血管丛损伤后的出血而不同程度地影响手术。

(八) 盆部间隙

在盆壁筋膜与盆脏筋膜之间形成许多筋膜间隙。内有大量疏松结缔组织和脂肪,有利于盆腔脏器的容积变化。在临床上较为重要的有耻骨后间隙和直肠旁间隙。耻骨后间隙又称膀胱前间隙,向上与前腹壁的腹膜外组织相延续,临床上常将该间隙作为膀胱、前列腺的腹膜外手术入路。

直肠旁间隙位于盆底腹膜与盆膈之间、直肠筋膜的周围,被直肠侧韧带(由直肠下动、静脉及周围结缔组织构成)分为前、后两部。前部称直肠前间隙或骨盆直肠间隙,其前方为直肠膀胱隔(男)或直肠阴道隔(女),后方为直肠和直肠侧韧带;后部为直肠后间隙,又称骶前间隙,位于直肠侧韧带与骶骨之间,向上

与腹膜后隙相通,下至盆膈。

(九) 膀胱前列腺侧后血管蒂

主要由进入膀胱颈和前列腺的髂内动静脉分支及其周围的筋膜及结缔组织构成。膀胱和前列腺切除手术中,不需要逐一游离、结扎和切断其中的血管分支,集束处理即可,腹腔镜手术中用超声刀、结扎速等能量器械予以封闭和切割,更能提高手术效率。

四、经腹腔膀胱切除术主要步骤

(一) 体位

头低足高仰卧位。头低足高的角度要足够,一般需与地面成 20°~30°,肠管在重力作用下坠向头侧腹腔,使盆腔更容易暴露。不仅如此,与平卧位相比较,该体位也让术者更容易在腹腔镜下充分观察、精细解剖、良好处理膀胱颈部及前列腺尖部。良好固定肩部和骨盆部,有利于术中体位的保持。手术台上留置导尿,使膀胱空虚。

(二) 穿刺点选择和建立腹腔气腹空间

多数采用下腹 5 孔法。一般在下腹部沿两侧髂前上棘与脐部弧形连线区域,相对均匀地分布 5 个孔。腹腔镜孔在脐部,每 2 孔之间保持足够距离,一般 4~5cm。在腹腔镜孔位置用气腹针法或直接切开法,进入腹腔建立气腹;然后再直视下留置其余 Trocar。右利手术者在手术台左侧,通过左侧 2 孔做主要操作,助手利用右侧 2 孔做牵拉、吸引等操作,协助充分暴露。

(三) 游离盆段输尿管

将盆腔内小肠拨入腹腔,在输尿管越过髂血管平面部切开后腹膜,然后沿输尿管走行表面向下切开腹膜,将盆底腹膜切口一直延长至近直肠子宫陷凹处。输尿管周围包绕的结缔组织与髂血管鞘之间有疏松的无血管区,在此层面将盆部输尿管连同其周围包绕的血管及结缔组织完整游离。向下至汇入膀胱处,向上越过髂总血管 2cm 左右。这样的长度,完全满足尿流改道时在体外做输尿管肠道吻合的要求。

(四) 游离膀胱后间隙

于直肠子宫陷凹切开该部腹膜,辨识此处的双侧输精管和精囊(女性则为子宫颈和阴道后壁),沿其后表面向深面游离,即可显露腹膜会阴筋膜。切开腹膜会阴筋膜,即可沿其后方进入直肠前间隙,该层面为无血管区。在该间隙内紧贴腹膜会阴筋膜后层,向前列腺尖部和两侧游离,即可将直肠向后推开,以避免在后续操作中损伤直肠。

(五) 游离耻骨后间隙

沿脐外侧韧带旁侧,自脐动脉起始部向脐部,斜向切开下腹前壁腹膜及盆侧壁腹膜,在切开盆侧壁腹膜时,一般将其覆盖的输精管一并切断。在脐部与膀胱顶之间,切断脐正中韧带和脐外侧韧带,显露膀胱顶前区域,然后沿膀胱表面向盆底游离,直达盆内筋膜的表面,即可获得耻骨后间隙的解剖空间。

(六) 游离膀胱(前列腺)后外侧间隙

该间隙为解剖学上直肠旁间隙的前半部分。在前列腺和膀胱颈两侧,于盆内筋膜壁层和交界部,将盆内筋膜切开一直至前列腺尖部,即可获得此间隙。

(七) 处理耻骨后韧带和背静脉复合体

盆内筋膜自两侧向前列腺尖部切开后,即可显露和接近耻骨前列腺韧带,切断该韧带并注意避免损伤其深面的静脉分支,于膜部尿道进入前列腺尖部的交界处,将背面的血管丛予以 "8" 字缝扎。

(八) 处理膀胱前列腺侧后血管蒂

膀胱和前列腺的前、后、侧间隙游离后,直肠已自膀胱、前列腺后方推开,之间仅留两侧的膀胱前列腺侧后血管蒂。向头侧和内侧提起精囊,在后间隙与侧间隙之间,暴露侧后血管蒂,沿髂内血管主干走行的表面,集束结扎或封闭、切断进入膀胱和前列腺的血管分支及其周围结缔组织,直达前列腺尖部。

(九) 离断前列腺与膜部尿道

手术到此步骤,仅剩前列腺尖部与膜部尿道相连。如要保留完整的功能性尿道,需行解剖性离断。首先距背血管"8"字缝扎部 3~5mm 处,切开前列腺尖部的筋膜层和背静脉复合体,即可显露进入前列腺尖部的尿道前壁;然后沿两侧切开包绕尿道肌层的尿道周围筋膜,使尿道与前列腺尖部完整暴露;再将尿道内支撑的导尿管退出,用大号 Hem-o-lok 夹夹闭尿道,在其远端将尿道离断,切除膀胱、前列腺及精囊。尿道残端一般不需要缝合封闭。女性患者则离断尿道与膀胱颈,并将子宫、附件及阴道上段部分予以切除,并缝合和封闭阴道残端。

五、术中并发症的预防及处理

(一) 术中出血

膀胱和前列腺表面有丰富的静脉血管分支,暴力牵拉、解剖不当如切开盆内筋膜过于靠近前列腺腺体、能量器械切割时封闭血管不完全,均易导致静脉血管破裂出血。若分支细小,在气腹压作用下可自行停止,其余情况需双极电凝或缝扎以满意止血。前列腺尖部的背血管丛,术中需要良好控制,最好予以满意缝扎;若控制不好,个别情况可发生术后严重出血,甚至需要二次手术止血。术中,充分了解和利用盆腔的应用解剖要点,实施精细、准确的解剖性操作,一般都能避免。有经验的术者可以做到每一步都完全控制出血的无血化手术。

(二) 血管损伤

一般发生在缺乏腹腔镜手术经验,行盆腔淋巴结清扫时。多数为静脉损伤。髂外静脉切破,需先控制住破口出血,然后以聚丙烯缝线缝合破口。破口小者,可用吸引杆头端直接压闭后缝合。破口较大、血管壁已基本游离者,可用多个钛夹夹住破口,基本控制出血后缝合。血管壁还没有游离、破口处无法夹上钛夹,需用血管阻断钳或阻断夹,在破口近心端和远心端予以阻断;在完全控制出血后,游离血管壁并缝合关闭破口。髂内血管主干损伤,如无法夹上 Hem-o-lok 夹,则予缝合结扎。

(三) 术中尿液外溢

膀胱肿瘤行膀胱全切术,如发生尿液外溢,就有尿液内肿瘤细胞术野种植的风险。在将前列腺尖部与尿道切断前,应切开包绕该部尿道的周围筋膜组织,充分游离和暴露足够长的尿道,退出支撑的导尿管,才能用大号 Hem-o-lok 夹牢固夹闭尿道断端,防止尿液外溢。另外,膀胱前壁与腹壁间有粘连的病例,或者缺乏经验的术者,在切断脐正中韧带时如过于靠近膀胱顶区域,就可能进入膀胱顶部的固有肌层,甚至切开膀胱壁,若发生则立即连续缝合关闭膀胱破口。

(四) 直肠损伤

膀胱前列腺与直肠之间隔有腹膜会阴筋膜,该筋膜较为致密坚韧。膀胱切除术分离直肠前间隙的操作,是在腹膜会阴筋膜与直肠之间的疏松无血管层面,因此大多数情况下不容易发生直肠损伤。但在局部进展性病例或膀胱前列腺后方与直肠壁粘连较严重,则可能损伤直肠。术中如发现该层面粘连,不容易将直肠推开,宜先精细解剖并切断粘连较轻一侧的膀胱前列腺侧后血管蒂,从后外侧向前内方寻找到无粘连的正常层面,充分游离后再紧贴膀胱前列腺后壁分离粘连部位,尽量避免损伤直肠。若发生直肠损伤,在膀胱前列腺切除、术野满意止血后,予以修补。用可吸收线双层连续缝合直肠破口,破口小、肠道准备充分的病例,可不行结肠造瘘。直肠破损较大、肠道没有充分准备及有盆腔放疗史等的病例,宜行结肠造口术转流粪便,待直肠愈合后再还纳结肠。

(李　响　张　朋　魏　强)

第四节　腹腔镜前列腺手术

一、适应证

腹腔镜前列腺手术主要为前列腺癌的根治性前列腺切除术,适用于预期寿命较长的局限性前列腺癌($T_{1~2}$ 期)和局部进展性前列腺癌(累及前列腺包膜、精囊或膀胱颈)。

前列腺位于盆腔底部,位置深、暴露困难;其尖部和表面有丰富的静脉丛和分支,处理不当容易出血;支配阴茎勃起的血管和神经束紧邻前列腺侧后方走行,损伤后可出现不同程度的勃起功能障碍;前列腺切除后还需行膀胱颈口重建、膀胱颈尿道吻合,吻合难度大、要求高。传统开腹手术创伤大、操作困难、术中出血多,需要相当长的学习曲线及外科手术量,才能熟悉和掌握该手术的应用解剖。腹腔镜手术利用腹腔镜和腹腔镜器械,能直达开腹手术难以暴露的部位,直视下完成精细解剖和准确操作,在盆腔脏器的各类手术中有着开腹手术难以比拟的优势,使术者能在较短时间内,掌握解剖性前列腺切除的应用解剖和手术技巧。

二、术式选择及术前准备

腹腔镜根治性前列腺切除术可采用经腹腔入路或经下腹腹膜外入路。经腹腔入路可行扩大范围的盆腔淋巴清扫,但需切开下腹前壁腹膜及盆侧壁腹膜,才能到达耻骨后间隙。中、低危局限性前列腺癌不需要清扫盆腔淋巴结,经下腹腹膜外入路直接进入耻骨后间隙,即可顺利完成根治性前列腺切除术。经下腹腹膜外入路如充分游离髂窝间隙,在腹股沟管深环处切断精索,将腹膜腔及其内容物向内、向头侧推移,多数能暴露髂血管分叉,甚至髂总血管,进而完成包括闭孔、髂内、髂外组淋巴结,这已经能够满足高危局限性前列腺癌和局部进展性前列腺癌对于盆腔淋巴结清扫的需要。因此,临床上大多首选经下腹腹膜外入路的手术方式。

术前不需要全肠道准备,常规清洁灌肠,使直肠保持空虚即可;既利于在前列腺后方和直肠前方的手术操作、避免直肠损伤,又可在直肠损伤发生后,便于行直肠壁修补。术前也不需要常规备血,但盆腔及前列腺周围有丰富的静脉回流,特别是前列腺背静脉丛,如处理不当、缝扎不够,有时会发生术中甚至术后较为严重的出血,其他如闭孔静脉、髂内静脉主干损伤后也会发生较大出血,因此困难病例或手术经验不足,应该备血。

三、应用解剖及手术规范

前列腺位于耻骨联合的后下方,在膀胱的下方包绕男性尿道的起始部。前列腺呈倒置栗形,底向上,尖朝下,分别与膀胱颈和尿道括约肌接连,彼此没有明显分界,因此术时不易分清楚前列腺的上下边界。

前列腺实质表面包裹着薄而坚韧的固有膜,称为前列腺囊或前列腺包膜。前列腺后上方与精囊和输精管壶腹紧密相邻,其后方依次为腹膜会阴筋膜、直肠固有筋膜和直肠前壁。腹膜会阴筋膜与前列腺包膜之间有平滑肌连接,愈着较紧密,不易分离;而与直肠筋膜之间仅以疏松结缔组织相连,为直肠前间隙,容易分离。

经腹腔手术在直肠子宫陷凹打开腹膜后,自膀胱后壁向下游离,如不切开腹膜会阴筋膜进入直肠前间隙,则只能达到精囊和输精管壶腹的顶侧,不容易将直肠自前列腺后面完全推离。当腹膜会阴筋膜致密、明显时,更是如此。而切开腹膜会阴筋膜后,可顺直肠前间隙轻松向下分离,直达前列腺尖部。

在前列腺包膜的表面,由盆脏筋膜形成的前列腺筋膜包绕在前列腺的前外侧,又称前列腺外侧筋膜,包绕在后侧的筋膜则为腹膜会阴筋膜。在前列腺包膜和前列腺筋膜之间,有与前列腺根治手术密切相关的重要结构:在前列腺的背侧和前外侧为前列腺静脉复合体,此静脉丛为阴茎背深静脉与前列腺静脉汇合而成;在前列腺的后外侧为支配阴茎勃起的神经血管束。

该神经血管束位于前列腺筋膜、盆内筋膜脏层及腹膜会阴筋膜所围成的三角形区域内,自膀胱颈向下,经前列腺、膜部尿道侧后方达会阴区,沿途发出支配精囊、前列腺、尿道和海绵体的血管支和神经支。需要保留勃起功能的病例,则应在筋膜间或筋膜内的层面解剖,将一侧或双侧的神经血管束自前列腺后外侧推离,避免在后续离断进入前列腺的血管时损伤。怀疑为非局限肿瘤或不需要保留勃起功能的病例,则可在盆脏筋膜外侧切断前列腺后外方的血管蒂和周围组织,此时神经血管束常被横断。

盆脏筋膜在前列腺尖部两侧增厚形成耻骨前列腺韧带,而在前列腺前外方则于耻尾肌表面与盆壁筋膜相延续,形成一沿前列腺尖部向侧后方的盆内筋膜反折。在反折线外侧切开盆内筋膜,可避免损伤前列腺前外侧的静脉丛。由后向前沿该反折线切开盆内筋膜达前列腺尖部,下压前列腺就可清楚暴露耻骨前列腺韧带,此时容易贴耻骨锐性切断此韧带,而避免损伤其深面的背静脉丛。切断耻骨前列腺韧带后,即可显露膜部尿道汇入前列腺处,为后续满意缝扎背静脉复合体、分层解剖前列腺尖部和尿道,提供良好而充分的暴露。

尿道膜部的固有肌层为平滑肌,穿过盆膈段由肛提肌来源的横纹肌纤维呈马蹄形结构包绕,形成尿道外括约肌;尿道膜部汇入前列腺尖部处为由盆筋膜延续而来的尿道周围筋膜包绕。术中应分层解剖前列腺尖部和尿道膜部,尽可能地保留全长尿道膜部,并避免过多切除或损伤尿道周围结构包括尿道外括约肌,有利于术后控尿功能的恢复。

四、腹膜外前列腺切除术主要步骤

(一) 体位

头低足高 20° 的仰卧位。良好固定肩部和骨盆部,有利于术中体位的保持。该体位能让术者更容易在腹腔镜下充分观察、精细解剖、良好处理膀胱颈部及前列腺尖部。手术台上留置导尿,使膀胱空虚。

(二) 穿刺点选择和建立腹膜外气腹空间

多采用下腹部 5 孔法,也可减少辅助操作孔,仅用 4 孔甚至 3 孔。腹腔镜孔在脐下 2~3cm,在脐部容易直接进入腹腔。其余各孔在下腹部沿两侧髂前上棘与脐部弧形连线区域相对均匀地分布,每 2 孔间保持足够距离,一般 4~5cm。采用 5 孔法,右利手术者在患者左侧,通过左侧 2 孔做主要操作,助手利用右侧 2 孔做牵拉、吸引等操作,协助充分暴露。采用 4 孔或 3 孔,术者可根据习惯,选择在患者左侧或右侧进行操作。

(三) 游离耻骨后间隙

于腹股沟管深环处切开附着在腹膜和精索表面的腹横筋膜,将该部的腹膜及其内容物向内侧和头侧推移,显露髂外血管。沿膀胱前进入耻骨后间隙,清除在盆壁和膀胱前列腺之间的疏松脂肪结缔组织,暴露耻骨联合、盆内筋膜反折、背静脉复合体、耻骨前列腺韧带。注意用能量器械封闭自两侧耻骨前列腺韧带中间穿行在脂肪组织中的背静脉浅支。

(四) 处理耻骨前列腺韧带和背静脉复合体

于盆内筋膜壁层和交界部,将盆内筋膜切开一直到前列腺尖部,即可显露和接近耻骨前列腺韧带,切断该韧带并注意避免损伤其深面的静脉分支。于膜部尿道进入前列腺尖部的交界处，"8"字缝扎尿道背面的静脉复合体。

（五）切开膀胱颈

辨识和确认前列腺基底部与膀胱颈的交界，不易辨识者可牵拉膀胱内的导尿管，通过球囊位置加以确定。于膀胱颈11点至1点分层切开膀胱前壁的膀胱外筋膜和肌层纤维，暴露膀胱颈及膀胱内导尿管。抽空导尿管气囊，利用导尿管将前列腺向腹壁牵拉，充分显露膀胱颈侧壁及后壁。离断膀胱颈侧壁肌纤维，准确辨认膀胱颈后壁与前列腺交界部，避开双侧输尿管开口，切开膀胱颈后壁的黏膜层和肌层，达到膀胱颈后方、精囊和输精管壶腹部表面。

（六）游离精囊和输精管

精囊和输精管由周围筋膜组织所包绕，首先钝性和锐性结合切开其表面的筋膜组织，显露输精管及精囊的腹侧面；然后于双侧输精管之间将其表面筋膜组织切开，提起一侧输精管，显露并切开后方包绕同侧精囊的筋膜组织，游离精囊后份，直至精囊底部，注意封闭精囊动脉和输精管动脉。此时，再切断输精管，并沿精囊后方一直游离到与前列腺交界处。

（七）游离直肠前间隙

提起输精管及精囊，显露腹膜会阴筋膜，并将其横向切开，自直肠固有筋膜和腹膜会阴筋膜之间的无血管解剖层面，进入直肠前间隙，将后方的直肠自前列腺后壁推开，直到前列腺尖部后方。如紧贴前列腺后壁，则可能进入其后愈着的前列腺筋膜和腹膜会阴筋膜之间的层面，该层面在前列腺基底外侧有进入前列腺的血管支，需加以注意。

（八）处理前列腺侧后血管蒂

直肠前间隙充分游离后，前列腺与直肠之间只剩下于两侧的前列腺侧后血管蒂。将同侧精囊向头侧和内侧提起，充分显露侧后血管蒂、直肠前间隙和前列腺前外侧间隙，将血管蒂予以集束处理。不保留神经血管束的病例，可直接用能量器械直接封闭切断血管蒂。要保留勃起功能者，宜紧贴精囊与前列腺交界的外侧，细致分离血管蒂，用Hem-o-lok夹或钛夹夹闭进入前列腺的血管分支，然后将前列腺前外侧被覆的盆内筋膜（筋膜间）、前列腺筋膜（筋膜内）自前列腺表面推开，再沿前列腺后外侧神经血管束走行逐渐分离到达前列腺尖部，以保留同侧的神经血管束。

（九）解剖性离断前列腺尖部及尿道

在尿道汇入前列腺尖部处背深静脉复合体"8"字缝扎线近端，切开表面的筋膜和背静脉复合体；沿两侧切开包绕尿道肌层的尿道周围筋膜，使该部尿道充分游离。于前列腺尖部垂直剪开尿道前壁、侧壁，显露足够长度的尿道后壁，再紧贴前列腺切断尿道后壁。

（十）膀胱颈成形及膀胱尿道的吻合

前列腺基底部宽大、突入膀胱显著的病例，膀胱颈口敞开过大，需要行膀胱颈成形、缩小颈口；可采用前壁或后壁的连续缝合的"网球拍样成形"，也可采用两侧壁连续缝合的"鱼嘴样成形"。腹腔镜下尿道与膀胱颈的吻合，多数采取连续缝合的方法。按术野尿道断端面顺时针，自右侧壁3点起，经后壁（5、6、7点），左侧壁（9、11点），前壁（12、1点），最后与3点汇合。尿道后壁各点进针时，助手可于会阴区将尿道断端顶起，并在尿道内以尿管做引导，以方便缝合。

五、术中并发症的预防及处理

（一）术中出血

前列腺切除术中发生明显出血，多数都与背静脉复合体处理不当、髂内静脉主要分支损伤或封闭不全等有关。其余小的静脉性出血，在气腹压作用下多不明显，双极电凝也可满意止血，或在前列腺切下之后,可自行停止。术中谨慎处理背深静脉复合体是预防大出血的关键。在切开盆内筋膜、切断耻骨前列腺韧带时,应做到精细解剖,避免切破深面的静脉。如不慎切破,予以缝扎止血,再进行后续操作。

(二) 直肠损伤

局限性前列腺癌,因肿瘤局限于前列腺包膜内,前列腺与直肠之间有较为致密的腹膜会阴筋膜层,一般不容易损伤直肠。但在局部进展性病例、经直肠穿刺活检后短时间内(4~6周)接受手术、前列腺后壁与直肠壁存在较严重粘连等情况下,分离直肠与腹膜会阴筋膜间层面时就可能损伤直肠。因此,预防主要是术前注意病例选择、术中精细解剖,如发生直肠损伤,在前列腺切除、术野满意止血后,予以修补。用可吸收线双层连续缝合直肠破口,破口小、肠道准备充分病例,可不行结肠造瘘,术后直肠内留置肛管,使直肠空虚,有利于愈合。直肠破损较大、肠道没有充分准备及有盆腔放疗史等的病例,宜行结肠造口术,暂时性粪便改道。

(三) 输尿管损伤

较少见,主要为分离膀胱颈后壁时输尿管口、壁内部或近膀胱处的损伤。因此,分离膀胱颈后壁时,必须清晰辨识输尿管开口位置,切开后壁黏膜层和肌层纤维时,注意保护输尿管。应用呋塞米、输尿管插管等,可帮助辨别输尿管开口。轻微损伤如输尿管口不完整、壁内段破损等,可留置输尿管支架,并将后壁连续缝合,留前方的膀胱颈与尿道吻合。如输尿管已与膀胱离断,则应分离下段输尿管,行输尿管再植术修复。

(李　响　曾　浩　魏　强)

参 考 文 献

［1］ ISHIDOYA S, ITO A, SAKAI K, et al. Laparoscopic partial versus total adrenalectomy for aldosterone producing adenoma [J]. J Urol, 2005, 174 (1): 40-43.

［2］ KATZNELSON L. Bilateral adrenalectomy for Cushing's disease [J]. Pituitary, 2015, 18 (2): 269-273.

［3］ ZOGRAFOS G N, PERYSINAKIS I, VASSILATOU E. Subclinical Cushing's syndrome: current concepts and trends [J]. Hormones (Athens), 2014, 13 (3): 323-337.

［4］ ARON M, GILL I S. Minimally invasive nephron-sparing surgery (MINSS) for renal tumours part Ⅰ: laparoscopic partial nephrectomy [J]. European urology, 2007, 51 (2): 337-346.

［5］ GILL I S, DESAI M M, KAOUK J H, et al. Laparoscopic partial nephrectomy for renal tumor: duplicating open surgical techniques [J]. J Urol, 2002, 167 (2 Pt 1): 469-467.

［6］ HEMAL A K. Laparoscopic management of renal cystic disease [J]. Urol Clin North Am, 2001, 28 (1): 115-126.

［7］ KATO H, KIYOKAWA H, INOUE H, et al. Anatomical reconsideration to renal area: lessons learned from radical nephrectomy or adrenalectomy through a minimal incision over the 12th rib [J]. Int J Urol, 2004, 11 (9): 709-713.

［8］ NG C S, GILL I S, RAMANI A P, et al. Transperitoneal versus retroperitoneal laparoscopic partial nephrectomy: patient selection and perioperative outcomes [J]. J Urol, 2005, 174 (3): 846-849.

［9］ PAHERNIK S, ROOS F, HAMPEL C, et al. Nephron sparing surgery for renal cell carcinoma with normal contralateral kidney: 25 years of experience [J]. J Urol, 2006, 175 (6): 2027-2031.

［10］ UZZO R G, NOVICK A C. Nephron sparing surgery for renal tumors: indications, techniques and outcomes [J]. J Urol, 2001, 166 (1): 6-18.

［11］ GILL I S, KAOUK J H, MERANEY A M, et al. Laparoscopic radical cystectomy and continent orthotopic ileal neobladder performed completely intracorporeally: the initial experience [J]. J Urol, 2002, 168 (1): 13-18.

［12］ SORCINI A, TUERK I. Laparoscopic radical cystectomy with ileal conduit urinary diversion [J]. Urol Oncol, 2004, 22 (2):

149-152.

［13］张朋, 刘华伟. 原位新膀胱是尿流改道方式的首选 [J]. 现代泌尿外科杂志, 2012, 17 (5): 504-506.

［14］李响, 魏强. 膀胱全切术后尿流改道: 共识与争议 [J]. 现代泌尿外科杂志, 2012, 17 (5): 508-509.

［15］李响, 李虹. 在规范化诊治基础上改进和提高泌尿系统肿瘤综合治疗水平 [J]. 四川大学学报 (医学版), 2012, 43 (1): 74-78.